中国中医科学院研究生系列教材
供中西医结合类等专业用

中医肾病学

主　审　聂莉芳

主　编　余仁欢

副主编　李　平　张勉之　徐建龙

编　委（以姓氏笔画为序）

王小琴（湖北省中医院）　　　　　　　　余仁欢（中国中医科学院西苑医院）

王悦芬（首都医科大学附属北京中医医院）　张　宁（中国中医科学院望京医院）

占永立（中国中医科学院广安门医院）　　　张守琳（长春中医药大学附属医院）

刘玉宁（北京中医药大学东直门医院）　　　张勉之（北京中医药大学东方医院）

孙红颖（中国中医科学院西苑医院）　　　　张晶晶（中国中医科学院西苑医院）

李　平（中日友好医院）　　　　　　　　陈志强（河北省中医院）

李　伟（山东中医药大学附属医院）　　　　赵文景（首都医科大学附属北京中医医院）

李建民（北京市中西医结合医院）　　　　　赵宗江（北京中医药大学）

杨洪涛（天津中医药大学第一附属医院）　　徐建龙（中国中医科学院西苑医院）

邱模炎（中国中医科学院望京医院）　　　　梁　莹（中国中医科学院西苑医院）

何立群（上海中医药大学附属曙光医院）　　鲁　盈（浙江省立同德医院）

协　编（以姓氏笔画为序）

王新慧　王耀巍　郎　睿　禹　田

人民卫生出版社

·北　京·

图书在版编目（CIP）数据

中医肾病学 / 余仁欢主编 . —北京：人民卫生出版社，2024.2

ISBN 978-7-117-35675-6

Ⅰ. ①中… Ⅱ. ①余… Ⅲ. ①肾病（中医） Ⅳ. ①R256.5

中国国家版本馆 CIP 数据核字（2023）第 230559 号

| 人卫智网 | www.ipmph.com | 医学教育、学术、考试、健康，购书智慧智能综合服务平台 |
| 人卫官网 | www.pmph.com | 人卫官方资讯发布平台 |

中医肾病学
Zhongyi Shenbingxue

主　　编：余仁欢
出版发行：人民卫生出版社（中继线 010-59780011）
地　　址：北京市朝阳区潘家园南里 19 号
邮　　编：100021
E - mail：pmph @ pmph.com
购书热线：010-59787592　010-59787584　010-65264830
印　　刷：三河市潮河印业有限公司
经　　销：新华书店
开　　本：787 × 1092　1/16　　印张：18
字　　数：449 千字
版　　次：2024 年 2 月第 1 版
印　　次：2024 年 3 月第 1 次印刷
标准书号：ISBN 978-7-117-35675-6
定　　价：69.00 元

打击盗版举报电话：010-59787491　E-mail：WQ @ pmph.com
质量问题联系电话：010-59787234　E-mail：zhiliang @ pmph.com
数字融合服务电话：4001118166　E-mail：zengzhi @ pmph.com

序　言

慢性肾脏病患病率逐年升高,且发病隐匿、病情持续进展,致死率、致残率高,预后差,已成为严重危害人类健康的全球性公共卫生问题。

中医治疗肾病具有悠久的历史,早在《黄帝内经》就对肾病的病因病机及治则治法有了明确的认识,其中的一些经典理论及治法仍为现今临床的规矩。汉代张仲景著《金匮要略》设水气病专篇,从病因病机、治法、方药等方面,形成了以"水气病"为代表的中医肾病的诊疗体系雏形。自汉代以来,中医肾病学内容不断丰富,诊疗技术不断发展,其中包含着极其深厚的学术积淀和丰富的临床经验。随着现代科学的日新月异,人们对肾病的认识也不断深入,研究手段不断丰富,中医肾病学汲取了现代医学的精华,已成为中医学诸多学科中特色明显的学科,以其独特的优势在慢性肾脏病的防治方面发挥着重要作用。

为了突出本教材的中医特色和优势,教材编写委员会坚持传承与创新相结合,以中医内容为核心,在系统继承中医肾病传统理论和临床经验的基础上,吸取现代科学的研究成果,收入部分现代医学肾脏病研究及诊疗方面的内容,强调辨病与辨证相结合、宏观辨证与微观辨证相结合,以期对肾病的认识更深入,诊断和治疗更精准。

本教材为中国中医科学院 2020 年立项的首批教材建设项目,项目立足于中国中医科学院的中医优势学科,由本专业领域的知名专家领衔,汇聚全国各地中医肾病领域学验俱丰的专家参与编写。同时,参考各位专家的学术专长和学术成就,安排编写内容,力求百家争鸣,客观反映当前中医肾病学的学术特点和研究水平。希望本书有助于提升中医肾病学的教学质量,启迪青年学子在肾脏疾病临床诊疗及科学研究方面的思维,成为中医研究生、临床医生喜爱的中医学读本。

中国中医科学院西苑医院　　余仁欢

前　言

　　中医肾病学是基于中医学理论,研究肾的生理病理、肾脏疾病的辨病辨证以及治疗与调养的一门临床学科。中医肾病学具有悠久的历史,早在《黄帝内经》对肾病就有一定的认识,两千多年来中医肾病学不断丰富与发展,已成为中医学的优势学科。

　　本书编写委员会由全国有地域代表性和学术代表性的权威专家组成,以传承精华、守正创新为宗旨,以中医药学内容为主体,亦包括现代科学在肾脏疾病诊断和治疗等方面的最新进展。

　　本书由总论篇、文献精华传承篇、肾生理病理研究篇、中医治法研究篇、肾脏疾病诊治篇五个部分组成。总论篇主要为中医肾病学的基本理论。文献精华传承篇重点集萃古代名家对肾病的认识、治法和方药等方面重要文献以及当代有代表性的名家学术思想和临床经验。肾生理病理研究篇集中反映"肾阳虚证""肾主骨""肾络病"等肾生理病理的研究进展。中医治法研究篇则从不同的角度介绍中医肾病的常用治法。肾脏疾病诊治篇以临床为导向,选择中医特色和优势突出的常见肾脏疾病作为主要内容。

　　总之,本书是中医肾病领域优秀专家临床经验和学术智慧的结晶。希冀本书对青年学子有所启迪,成为中医研究生、临床医生喜爱的中医学教材,对中医肾病学教学工作起到积极的助力作用。

　　由于时间仓促,本教材难免会有疏漏之处,恳望各位读者批评指正。

《中医肾病学》编写委员会

目 录

第一章　总　论　篇

第一节　中医肾病学源流与发展

中医肾病学是以中医学理论为基础,依据肾的生理特点和病理变化,结合现代医学对肾脏疾病的研究成果,系统阐述肾病的病因病机及证治规律的临床学科,是中医内科学的重要组成部分,并随着中医理论和临床实践的发展而不断丰富和完善。

一、中医肾病学的起源

(一)《黄帝内经》为中医肾病学的形成奠定了基础

中医对肾及肾病的认识源远流长,马王堆出土的《五十二病方》中就有关于"癃闭"的症状分类描述和治疗用药的记载,反映了我国古代早期医家们对此类疾病的认识和探索。

《黄帝内经》系统、全面、明确地提出肾的生理功能、病理变化及其治则、治法。在生理上提出了"肾藏精""主水""肾生骨髓""诸髓者,皆属于脑"等肾脏生理功能。肾脏的生理功能概括起来主要有两个方面:①肾的封藏功能,涉及人体的生长、发育、健康、寿命及生殖功能各个方面,如《素问·六节藏象论》"肾者,主蛰,封藏之本,精之处也,其华在发,其充在骨",并提出"天癸""命门"等理论。《素问·上古天真论》则指出:"肾者主水,受五脏六腑之精而藏之。"认为肾与五脏密切相关。②肾主水液代谢的功能,如《素问·上古天真论》曰"肾者主水",《素问·逆调论》载"肾者水脏,主津液"。《黄帝内经》提出了以肾主气化为核心的人体水液代谢体系。脾、肺、肝、胃、小肠、三焦在水液代谢过程中也发挥着重要作用,但脏腑水液代谢皆有赖于肾阳的温煦和气化。

《黄帝内经》提出多种肾病病名,如"肾痿""肾咳""肾痹""肾泄""肾胀""腰痛""肾风""风水"等。并详细描述了肾病的临床表现,如《灵枢·水胀》云:"水始起也,目窠上微肿,如新卧起之状,其颈脉动,时咳,阴股间寒,足胫瘇,腹乃大,其水已成矣。以手按其腹,随手而起,如裹水之状,此其候也。"对水肿病症状的描述比较全面。

《黄帝内经》对肾病的病因病机也有阐述。在病因方面,认为肾病的致病因素有外感风、寒、湿邪以及劳倦内伤等,《素问·至真要大论》说:"诸寒收引,皆属于肾。"《素问·水热穴论》载:"勇而劳甚则肾汗出,肾汗出逢于风,内不得入于脏腑,外不得越于皮肤,客于玄府,行于皮里,传为胕肿,本之于肾,名曰风水。"在水肿的病机认识上,强调"诸湿肿满,皆属于脾",并提出"肾者,胃之关也,关门不利,故聚水而从其类也","三阴结,谓之水","其本在

1

肾,其末在肺"。这些对水肿发病机制的认识,涉及水液代谢的各个关键环节,对后世影响深远。

《黄帝内经》提出了肾病的治则和治法,如《素问·汤液醪醴论》对水液代谢障碍疾病提出了"平治于权衡,去宛陈莝,微动四极,温衣,缪刺其处,以复其形。开鬼门,洁净府,精以时服"。后世医家在这些原则的指导下,创立了宣肺发汗、利水消肿、活血化瘀等具体治法和方药。《素问·脏气法时论》结合肾的生理提出了"肾苦燥,急食辛以润之。开腠理,致津液,通气也。"对遣方用药有一定的指导意义。

总之,《黄帝内经》中关于肾脏生理病理、肾病病因病机和治法的论述,为中医肾病学的形成奠定了基础。

(二)《伤寒杂病论》建立了以水肿病为主的中医肾病学辨证论治体系

汉张仲景继承了《黄帝内经》理论及当时的各家医说,创立了中医辨证论治体系。《伤寒杂病论》有关肾病的内容主要集中于《金匮要略·水气病脉证并治》《金匮要略·痰饮咳嗽病脉证并治》两个专篇。"水气病"篇将水肿分为风水、皮水、正水、石水和黄汗 5 种,并提出了水肿病的治疗原则,即"诸有水者,腰以下肿,当利小便;腰以上肿,当发汗乃愈"。在风水、皮水的治疗上,侧重从表论治,主要用越婢汤、越婢加术汤、防己黄芪汤、防己茯苓汤,宣肺利水和益气祛风利水。对于正水和石水,虽然在水气病篇未明确列出方剂,但其他篇章给出了治疗里水的麻黄附子汤和治疗少阴病水气病的真武汤。同时,提出了"五脏水"和"水在五脏"的概念,认为水气病和痰饮病可以互相渗透和转化。当痰饮病发展到某一阶段时,可以并发水肿,如《金匮要略·痰饮咳嗽病脉证并治》中的溢饮、悬饮、支饮,列有茯苓桂枝白术甘草汤、十枣汤、防己椒目葶苈大黄丸等方剂。《金匮要略》提出了"气分""水分""血分",强调气、血、水之间的密切关系,认为水分可病及血分,血分也可病及水分,为后世医家"血不利则为水"理论渊源,并与《黄帝内经》"去宛陈莝"理论相呼应,构成了活血化瘀法治疗肾脏病的重要理论依据。《伤寒杂病论》有关水气病、痰饮、小便不利以及少阴病篇章的内容相互补充,形成了治疗水肿病理、法、方、药的完整体系,其创立的越婢汤、越婢加术汤、防己黄芪汤、防己茯苓汤、肾气丸、真武汤、五苓散、猪苓汤、己椒苈黄丸、木防己汤等方剂,至今仍是中医临床治疗肾脏病的常用方。此外,张仲景还对淋证的症状进行了描述:"小便如粟状,小腹弦急,痛引脐中。"病可引起"淋秘不通",提出了尿血的病机为"热在下焦"。这些认识与西医学的尿路感染颇为相似。

(三)中医肾病学的发展与完善

《黄帝内经》提出许多肾病相关的病名,但展开论述不多,且无具体治法。《伤寒杂病论》重点集中在"水气病""痰饮""小便不利"等水液代谢性疾病。自隋唐以降,对肾病的认识不断完善。隋代巢元方在《诸病源候论》对肾系疾病做了详细论述。"诸淋者,由肾虚而膀胱热故也……肾虚则小便数,膀胱热则水下涩,数而且涩,则淋沥不宣,故谓之淋。"明确提出了淋证病机和临床表现,指出:"石淋者,淋而出石也。肾主水,水结则化为石,故肾客砂石。"对水肿的病机做出了归纳,认为:"水病者,由脾肾俱虚故也。肾虚不能宣通水气,脾虚又不能制水,故水气盈溢,渗液皮肤,流遍四肢,所以通身肿也。令人上气,体重,小便黄涩,肿处按之,随手而起是也。"除此以外,首次提出了"肾劳"的病名,曰:"肾劳者,背难以俯仰,小便不利,色赤黄而有余沥,茎内痛,阴湿,囊生疮,小腹满急。"与西医学肾结核很相似。

唐代孙思邈补充许多治疗水肿的方剂,如麻黄煎、大豆汤、茯苓丸、猪苓散、泽漆汤、褚澄汉防己煮散等。尤其值得一提的是,专门提出了水肿必须忌盐和应用"鲤鱼汤"等饮食调理的方案。另外"葱管导尿"治疗癃闭急证,是世界上最早有文献记载的导尿术。

宋代医事发达,出了很多治疗肾病的良方,如《太平惠民和剂局方》有治疗淋证的八正散、石韦散、五淋散,治疗腰痛的青娥丸、无比山药丸,治疗水肿的参苓白术散。《济生方》有治疗血尿的小蓟饮子,治疗水肿的济生肾气丸、实脾饮、疏凿饮子等。严用和将水肿分为阴水、阳水,在其《重订严氏济生方·水肿门》中云:"然肿满最慎于下,当辨其阴阳。阴水为病,脉来沉迟,色多青白,不烦不渴……则宜用温暖之剂。阳水为病,脉来沉数,色多黄赤,或烦或渴……则宜用清平之药。"金元朱丹溪创立补肾水、降阴火之大补阴丸,以治疗阴虚火旺之梦遗等生殖系统疾病。

至明清时期,医家重视肾之元阴元阳,并形成了命门学说,创制了很多调补肾阴肾阳的良方。其中最有代表性的医家为张景岳,他提出"善补阳者,必于阴中求阳,则阳得阴助而生化无穷;善补阴者,必于阳中求阴,则阴得阳生而泉源不竭",以金匮肾气丸和六味地黄丸为基础,创制了左归丸、右归丸等。张景岳还丰富了张仲景的水气病理论,言:"凡水肿等证,乃肺脾肾三脏相干之病。盖水为至阴,故其本在肾;水化于气,故其标在肺;水惟畏土,故其制在脾。"他对癃闭的描述,类似今天的尿毒症,拓展了中医对肾病的认识范围,《景岳全书·癃闭》载:"小水不通,是为癃闭,此最危最急证也。水道不通,则上侵脾胃而为胀,外侵肌肉而为肿,泛及中焦则为呕,再及上焦则为喘,数日不通则奔迫难堪,必致危殆。"清代李用粹全面概括了中医治疗水肿的具体方法,在《证治汇补·水肿》中提出:"治水之法,行其所无事。随表里寒热上下,因其势而利导之,故宜汗,宜下,宜渗,宜清,宜燥,宜温。六者之中,变化莫拘。"

二、中医肾病学的发展

中华人民共和国成立后,从国家层面非常重视中医药事业的发展,1955 年以中国中医研究院的成立为标志,全国各地纷纷成立中医学院和中医医院。中医肾病学的研究主要分为两个方面:一方面是肾藏象研究,即所谓的肾实质及肾虚证的研究;另一方面是肾脏疾病的研究。前者以沈自尹为代表,从异病同治角度,研究补肾法治疗多种疾病的肾虚证,探讨肾的本质。1964 年出版《肾的研究》论著,并于 1990 年《肾的研究》再版。后者主要基于现代医学的肾脏疾病的研究。1955 年前后全国多个地方成立肾炎或肾病研究小组,代表人物北京的岳美中教授和南京的邹云翔教授,邹云翔著述了肾病学专著《中医肾病疗法》。1965 年在重庆召开了首次全国中医学术座谈会,20 世纪 80 年代以后全国各地纷纷成立肾病专科,肾病临床、科研快速发展,中医肾病学进入崭新的发展阶段,先后成立了中华中医药学会肾病分会和中国中西医结合学会肾病分会,逐渐规范中医肾病的病名和诊疗规范,制定和不断更新了常见肾脏疾病的中医或中西医结合等有关肾病的学会或行业标准。

肾脏病中医病名以症状名为主,如水肿、尿血、癃闭、关格、腰痛、遗精等,部分是以病机兼症状的复合病名,如风水、肾风、水气病、虚劳等。然而,中医病名的缺陷是明显的,肾脏疾病多为慢性病,症状名不能很好地反映疾病的发生、发展和预后,目前基本采用的中西医双重病名,如肾病综合征——水肿病,糖尿病肾脏疾病——肾消,IgA 肾病——尿血,等等。这样的病名,有利于古为今用,洋为中用,促进学科的发展。但在肾脏疾病西医病名与中医病名一一对应方面尚存在一定的争议。

肾脏病中医证候规范性研究方面,20 世纪 80 年代和 90 年代分别制定慢性肾炎和慢性肾衰竭(肾衰)的中医证型标准,确立以正虚为主,兼顾实邪的中医证候分类方法,其后虽进行过多次修订,但基本证型变化不多。以慢性肾衰竭为例,中华中医药学会第三次会议(1987年)制定的慢性肾衰中医辨证分型参考意见,正虚为脾肾阳虚、脾肾气虚、肝肾阴虚、气阴两虚、阴阳两虚5型,邪实主要为外感、痰热、湿热、湿浊、水湿、瘀血、风动、风燥8型。近30年来这个标准基本得到众多临床医师的认可。2000年前后国家中医药管理局、中华中医药学会肾病分会组织制订《中医常见病诊疗指南》发布慢性肾衰竭、糖尿病肾脏疾病、IgA肾病、慢性肾炎、尿路感染、紫癜性肾炎等疾病的中医诊疗指南,对推动中医肾病的规范化治疗有一定的促进意义,其实用性和科学性仍值得持续关注和临床实践的检验。

在临床研究方面,21世纪以来,中医肾病研究进入了新的发展阶段,从临床报道、动物实验研究,逐步开展了多中心中医药治疗慢性肾脏病的临床循证医学研究。如聂莉芳教授团队开展益气滋肾颗粒治疗IgA肾病血尿的临床研究,陈以平教授团队开展了参芪膜肾颗粒治疗膜性肾病的临床研究,李平教授团队开展的糖肾方治疗糖尿病肾脏疾病的临床研究,陈香美院士团队开展的尿毒清颗粒治疗慢性肾功能不全、黄葵胶囊治疗慢性肾炎的临床研究等,这些研究为中医药治疗慢性肾脏病提供了重要的循证研究证据。

(余仁欢)

第二节　中医肾的基本理论

一、肾的生理和病理

肾位于腰部脊柱两侧,左右各一,右微下,左微上。清代林佩琴《类证治裁》载:"肾两枚,附脊十四椎。"肾的外形椭圆弯曲,状如豇豆。明代赵献可《医贯》曰"肾有二,精所舍也,生于脊膂十四椎下,两旁各一寸五分,形如豇豆,相并而曲附于脊外,有黄脂包裹,里白外黑。"肾的主要生理功能有:藏精,为脏腑阴阳之本,生命之源,故称肾为"先天之本"。肾所藏之精有促进生长、发育和生殖的作用。人之生身源于肾,生长发育基于肾,生命活动赖于肾。肾在五行属水,肾主持全身水液代谢,调节体内水液代谢平衡,故称"肾者主水"。

(一)肾藏精,主生长、发育、生殖

肾藏精是指肾对精气的封藏,故《素问·六节藏象论》说:"肾者,主蛰,封藏之本,精之处也。"精是人体生长发育及各种功能活动的物质基础,故《素问·金匮真言论》说:"夫精者,生之本也。"肾所藏之精气包括"先天之精"和"后天之精","先天之精"是禀受于父母的生殖之精,"人始生,先成精",精与生俱来,是构成胚胎发育的原始物质,即《灵枢·本神》所谓"生之来,谓之精",所以称"肾为先天之本"。"后天之精"是指来源于摄入的饮食物,通过脾胃运化功能而生成的水谷精气,以及脏腑生理活动中化生的精气,藏之于肾。故《素问·上古天真论》说:"肾者主水,受五脏六腑之精而藏之。""先天之精"与"后天之精"的来源虽然不同,但均归藏于肾,两者是相互依存,相互为用的。如《景岳全书·脾胃》说:"人之始生本乎精血之源,人之既生,由乎水谷之养,非精血无以立形体之基,非水谷无以成形体之壮。精血之司在命门,水谷之司在脾胃,故命门得先天之气,脾胃得后天之气也。是以水谷之海,本赖先天为之主,而精血之海,又必赖后天为之资。"即先天之精必须得到后天之精的不断培育和充养,才能发挥其生理功能;后天之精的化生,又依赖于先天之精的支持。两

者相辅相成,密切结合而成肾中所藏之精气。

肾藏精,为天癸之源,具有促进机体的生长、发育和生殖能力。《素问·上古天真论》说:"女子七岁,肾气盛,齿更发长;二七而天癸至,任脉通,太冲脉盛,月事以时下,故有子;三七,肾气平均,故真牙生而长极;四七,筋骨坚,发长极,身体盛壮;五七,阳明脉衰,面始焦,发始堕;六七,三阳脉衰于上,面皆焦,发始白;七七,任脉虚,太冲脉衰少,天癸竭,地道不通,故形坏而无子也。丈夫八岁,肾气实,发长齿更;二八,肾气盛,天癸至,精气溢泻,阴阳和,故能有子;三八,肾气平均,筋骨劲强,故真牙生而长极;四八,筋骨隆盛,肌肉满壮;五八,肾气衰,发堕齿槁;六八,阳气衰竭于上,面焦,发鬓颁白;七八,肝气衰,筋不能动;八八,天癸竭,精少,肾脏衰,形体皆极,则齿发去。"明确指出机体生、长、壮、老自然规律,以及人体生殖能力,与肾中精气的盛衰密切相关。

西医学中的蛋白质、氨基酸、糖、红细胞等都是人体的精微物质,肾藏精,藏而不泻,蛋白质、氨基酸、糖等精微亦藏而不泄。若肾失封藏,这些物质从肾脏外漏,就会出现蛋白尿、糖尿、氨基酸尿。肾失封藏的原因很多,归纳起来主要有两点:其一,肾的精气不足,肾失封藏,肾精不固,精微流失;其二,外感之邪或内生之邪扰肾,肾失封藏,精微泄漏。

(二)肾司气化,主水液

《素问·上古天真论》曰"肾者主水",《素问·逆调论》曰"肾者水脏,主津液"。肾为水脏,从广义来讲,是指肾具有藏精和调节水液的作用,通过肾的气化功能,统领一身的水液代谢,包括水、津、液、精、髓等。清代何梦瑶《医碥》曰"精、髓、血、乳、汗、液、津、涕、泪、溺,皆水也,并属于肾。"从狭义来讲,肾主水液,主要是指主导和调节人体水液代谢。饮入于胃的水液由胃到小肠,经过脾的运化、转输作用上达于肺。肺中之津为清,其清中之清者,经肺气的宣发、心脉的运载,布散于皮毛、肌肤等组织器官;清中之浊,通过肺气肃降,经三焦水道,下降于肾,经肾阳的蒸化;其浊中之清,复化气上升于肺而布散周身;浊中之浊下注膀胱,化为尿液排出体外。在水液代谢过程中,有清有浊,清中有浊,浊中有清,清者上升,浊者下降,皆离不开肾之气化蒸腾功能。

肾司气化,主水液的功能,还有赖于肺、脾、胃、小肠、三焦、膀胱等脏腑的共同参与。以水液始入于胃,终出于肾,《素问·水热穴论》故称:"肾者,胃之关也。关门不利,故聚水而从其类也。"肾气化失常,既可引起关门不利,发生尿少、水肿;又可引起气不化水,出现小便清长、夜尿增多。《素问·灵兰秘典论》说:"三焦者,决渎之官,水道出焉。"肾主三焦水道,三焦的气化作用,也源于肾气,而三焦的决渎功能,又受肾脏气化的制约。如三焦气化不利,则决渎无权,水道壅阻,水停为患。津液下输膀胱,通过肾气化功能,变成尿液排出体外,肾气足,则膀胱开合有度。

肾主水,五液悉由肾所主。五液,一是指汗、涕、泪、涎、唾。《素问·宣明五气》云"五脏化液:心为汗,肺为涕,肝为泪,脾为涎,肾为唾,是谓五液。"二是指溺、汗、泣、唾、水,亦称"津液五别"。《灵枢·五癃津液别》"水谷入于口,输于肠胃,其液别为五,天寒衣薄则为溺与气,天热衣厚则为汗,悲哀气并则为泣,中热胃缓则为唾。邪气内逆,则气为之闭塞而不行,不行则为水胀。"清代张志聪《黄帝内经素问集注》云:"五液者,肾为水脏,受五脏之精而藏之,肾之液,复入心而为血,入肝为泪,入肺为涕,入脾为涎,自入为唾。是以五液皆咸。"可见五液虽与本脏相关,但仍为肾主水的功能。

(三)肾主纳气

肾主纳气,系指将肺吸入之气收纳于肾而贮藏。也就是说,肾有摄纳肺所吸入的清气和调节呼吸的作用。机体的呼吸功能虽为肺所主，但必须依赖肾气为之摄纳，呼吸才能通畅、调匀，才能保持呼吸的深度，使呼吸有根。故称"肺为气之主，肾为气之根"。《素问·逆调论》曰"肾者……主卧与喘也。"《素问·经脉别论》云"是以夜行则喘出于肾，淫气病肺。"《难经·四难》指出："呼出心与肺，吸入肾与肝。"若肾精精气不足，摄纳无权，吸入清气不能下纳于肾，就会使气浮于上，出现气喘、呼多吸少，张口抬肩，气不得续等症。

肾主纳气是通过经络实现的。《灵枢·经脉》曰"肾足少阴之脉……其直者，从肾上贯肝膈，入肺中。"《灵枢·本输》曰"肾上连肺。"通过经络，使肺与肾之间紧密联系，由肺吸入清气，依靠肺气肃降，由上下达于肾，为肾所摄纳。反之，肾经发生病变，肾纳气失职，出现呼吸异常，如咳、喘等。

（四）肾藏志

志有两种解释，一为遇事不忘，一为守信以恒。前者从记忆言，后者从志向言，皆属神志范畴。《灵枢·本神》谓"意之所存谓之志"，实包括了这两种含义。神本由心所主，然又分属五脏。《素问·宣明五气》曰："肾藏志。"说明志与肾关系密切。肾的精气充盛，则志得涵养，同时脑力也充足。《素问·灵兰秘典论》有"肾者，作强之官，伎巧出焉"之说。"作强"是指精神健旺，精力充沛之意；"伎巧"即精巧多能之意。肾藏志，出伎巧，如果肾精充盛，则表现为意志坚定，有毅力，对外界事物有较强的分析、识别和判断能力，对外界事物的处理就表现出足智多谋，反应灵敏、活动敏捷有力。若肾精不足，则表现出意志消沉，对外界事物分析、识别能力下降，处理事务优柔寡断，精神萎靡不振、呆滞、行动迟钝。

肾何以藏志？清代唐容川《医经精义》曰："事物所以不忘，赖此记性。记在何处？则在肾精。盖肾生精，化为髓，而藏于脑中。"概言肾生精，精生髓，髓通于脑。此论与王清任之"灵机记性在脑"相同。可见肾精充足之人，其记忆力就强，而肾精匮乏之人，记忆力则弱。此又如《灵枢·本神》所言："肾盛怒而不止则伤志，志伤则喜忘其前言。"

（五）肾主骨、生髓、通脑

肾主藏精，而精能生髓，髓居于骨中，骨赖髓以充养。《素问·宣明五气》曰："肾主骨"。《素问·阴阳应象大论》曰："肾生骨髓"，肾精充足，骨髓生化有源，骨骼得到髓的滋养而坚固有力，即"髓者，骨之充也"。若肾精虚少，骨髓化源不足，不能营养骨骼，便会出现骨骼脆弱，不能久立，在小儿多见发育不良。宋代杨士瀛《仁斋直指方》云："齿者，骨之所终，髓之所养，肾实主之。经云：肾衰则齿豁，精固则齿坚，虚热则齿动。"清代叶天士《外感温热篇》谓："齿为肾之余，龈为胃之络。"指出了肾主骨、主齿的生理、病理联系。基于此理论，临床上牙齿松动、脱落及小儿牙齿生长迟缓等疾病多与肾的病变有关。肾藏精生髓，髓有骨髓和脊髓之分，脊髓上通于脑，脑为髓汇而成，故《灵枢·海论》曰："脑为髓之海。"《素问·五脏生成篇》："诸髓者，皆属于脑。"不但指出了脑是髓汇聚而成，同时还说明髓与脑的关系。脑髓为肾之精华化生。肾精不足，髓海空虚，则脑失所养。如《灵枢·海论》："髓海不足，则脑转耳鸣，胫酸眩冒，目无所见，懈怠安卧。"可见，脑的生理病理，虽统归于心，但与肾关系密切。故对脑的病变，临床上常采用补肾填精之法治疗。

（六）肾与唾、耳、发、腰、二阴

1. 肾与唾　唾与涎均为口腔中分泌的一种液体，清者为涎，稠者为唾。《素问·宣明五气》说："肾为唾"，《灵枢·九针论》说："肾主唾"。生理的唾液为肾精所化，咽而不吐，有滋养肾中精气的作用。唾液的多少变化，可以反映体内津液的盈虚以及水液代谢的情况。如唇焦齿槁，口干舌燥，少唾甚或无唾等表现常见于肾虚之人，多唾则责之于肾阳虚。若多唾或久唾,则易耗伤肾中精气。古人对唾液极为重视,故有"金津""玉液""甘露"之称。明代李时珍《本草纲目》说:"人能终日不唾,则精气常留,颜色不槁。"清代汪文绮在《杂症会心录》中说唾液可以"行经络,润肠胃,生精血,灌灵根者也。"所以中医的养生家、气功家都特别重视"咽津",即以舌抵上腭,待津唾满口后,咽之以养肾精,称此法为"饮玉浆"。认为吞咽口津可以治病、保健、养生、长寿。

2. 肾与耳 耳的听觉功能的灵敏与失聪,与肾藏精气的盛衰有密切关系。《素问·阴阳应象大论》曰:"肾主耳……在窍为耳。"《灵枢·五阅五使》曰:"耳者,肾之官也。"《灵枢·脉度》曰:"肾气通于耳,肾和则耳能闻五音矣。"《灵枢·师传》曰:"肾者主为外,使之远听,视耳好恶,以知其性。"《灵枢·本藏》根据耳廓的颜色、形状、大小来判断肾脏疾病,"黑色小理者肾小,粗理者肾大,高耳者肾高,耳后陷者肾下,耳坚者肾坚,耳薄不坚者肾脆。"这些文献从生理、病理上论证了耳与肾的关系。耳为肾之窍,肾开窍于耳。在功能上耳是听觉器官,清代王清任《医林改错》解释说:"两耳通脑,所听之声归于脑。"听觉的灵敏与否,与肾中精气的盈亏有关。肾中精气充盈,髓海得养,则听觉灵敏,分辨力较高;反之,肾中精气虚衰时,则髓海失养,听力减退,出现耳鸣,甚或耳聋。临床上常把听觉的变化,作为推断肾气盛衰的标志。

3. 肾与发 中医学认为发与肾有密切关系。发的营养来源于血,故称"发为血之余"。但发的生机根源于肾。因为肾藏精,精能生血,精血旺盛,则毛发壮而润泽,故《素问·六节藏象论》曰"肾者……其华在发。"《素问·五脏生成篇》曰:"肾……其荣发也。"由于发为肾之外候,所以发的生长与脱落,润泽与枯槁常能反映肾中精气的盛衰。一般说来,青壮年肾中精气充盛,发黑而光泽;老年人肾中精气渐衰,发白而枯槁并易于脱落。也有年少而发白,少白头者未必肾虚,年老而发黑者,这是禀赋不同所致。肾乃"先天之本",发之光泽茂密是肾中精气充盛的表现。临床上对于脱发等毛发的病证,多从肾论治。需要提及的是,不仅头发与肾有关,反映第二性征的胡须、腋毛、阴毛等,其分布、密疏也多能反映肾精的盛衰变化。

4. 肾与腰 肾左右各一,位于腰部。《素问·脉要精微论》曰:"腰者,肾之府。"肾藏精,精生髓、髓养骨。肾精有充养腰府的作用。人年轻时,肾精充足,精足则髓足,腰府得养,故腰直有力,转动轻巧,人老则肾精亏虚,精虚则腰府失养,故腰背屈曲,酸软无力,或腰痛,转侧不利。

在临床上腰病多责之于肾,其中以肾虚最为常见。《素问·脉要精微论》曰:"腰者,肾之府,转摇不能,肾将惫矣。"《灵枢·本藏》曰:"肾下则腰尻痛,不可以俛仰。""肾偏倾,则苦腰尻痛也。"肾的病变最易影响腰府,而从腰的症状上表现出来,如宋代杨士瀛《仁斋直指方·腰痛方论》指出"腰者,肾之外候,一身所恃,以转移阖辟者也……肾气一虚,凡冲风、受湿、伤冷、蓄热、血沥、气滞、水积、堕伤,与夫失志作劳,种种腰痛,叠见而层出矣。"故临床治疗腰病,尤其虚性腰病,多用补肾强腰法。

5. 肾与二阴 《素问·五常政大论》曰:"肾其畏湿,其主二阴。"二阴包括前阴外生殖器和后阴肛门。前阴是排尿和性事的器官,后阴是排泄粪便的通路。二阴司二便的功能,有赖于肾阳的气化作用。肾的气化功能正常,则二便开阖适度。肾的气化异常,可导致尿频、遗尿、尿失禁、大便秘结或失禁。

6. 肾与季节、气候 《素问·金匮真言论》曰:"五脏应四时,各有收受。"五脏的时间节律性,以与四时的关系最为明显,其中肾与冬季相通应。故《素问·六节藏象论》说"肾者,主蛰,封藏之本,精之处也,其华在发,其充在骨,为阴中之少阴,通于冬气。"《素问·脏气法时论》云:"肾主冬"。从运气五运推论,水为五运。五运的时间是从每年的立冬开始至大寒前,相当于冬季。《素问·五运行大论》谓"北方生寒,寒生水,水生咸,咸生肾……其在天为寒,在地为水,在体为骨……在脏为肾,其性为凛。"

肾与冬季相通应,是由于同气相求。肾气在冬季最为旺盛,本气相胜必自伤,故冬季多见肾的病变或肾病加重。了解肾的这种生理特性,有助于掌握肾的生理功能及肾病的发生,有利于护肾养生。如《素问·四气调神大论》所说:"冬三月,此谓闭藏,水冰地坼,无扰乎阳……使志若伏若匿……去寒就温,无泄皮肤,使气亟夺……逆之则伤肾,春为痿厥,奉生者少。"《素问·金匮真言论》所言:"夫精者,身之本也。故藏于精者,春不病温。"说明冬季如果注意肾精的涵养和闭藏,无使妄泄,则一身精气充沛,春日腠理开泄,元气亦随之外达敷布肌表,风、温之邪难以客袭,故无病温之虞。

二、肾的特性

(一)肾主封藏

肾主藏精,为封藏之本。《素问·六节藏象论》曰:"肾者,主蛰,封藏之本,精之处也……通于冬气。"肾主蛰,就是说肾的生理特性像冬令阳气下潜,万物收藏,百虫伏蛰,地户封闭一样藏伏,是封藏的根本。肾之藏精,宜藏而不宜泻;肾主命火,宜潜不宜露,故曰"封藏之本"。肾为封藏之本,是对肾脏生理功能的高度概括,体现了肾脏各个生理功能的共同点。精藏于肾,气纳于肾,妇女月经的按期来潮,胎儿的孕育,二便的正常排泄等,均为肾封藏之职的功能所及。基于这一生理特性,而有"肾无实,不可泻"之论。若肾失封藏,就会出现小便清长、遗尿、尿失禁、蛋白尿,汗出过多,大便滑脱,男子遗精、滑泄,女子带下不止、崩漏、滑胎等。

(二)肾恶燥

《素问·宣明五气》曰:"五脏所恶……肾恶燥"。明代马莳解释曰:"肾主水,其性润,而肾燥则精涸,故恶燥。"肾恶燥,包括六淫邪气、饮食、情志、药饵、季节、时辰、居处等所有"燥"气,从而形成肾的生理特性之一。肾之所以恶燥,因为肾为水脏,主藏精,主津液,燥则阴津受伤,肾精耗损,甚则骨髓枯竭。肾恶燥的临床意义,主要在于指导临床用药。在肾病的临床治疗上,一般不宜用燥烈之品,尤其是肾阴不足之证更应注意,燥性伤精助火,肾阴不足本属精虚阳盛,用之不宜。就是肾阳不足之证,也不应过用燥烈之品,此时亦当以"少火生气",金匮肾气丸的组成就体现了这一基本精神。肾既有所恶,亦有所喜,肾恶燥而喜辛,如《素问·脏气法时论》曰:"肾苦燥,急食辛以润之。"明代张景岳注曰:"少阴肾,癸水也,太阳膀胱壬水也,表里同治,壬为阳水,癸为阴水,北方之干也。肾为水脏,藏精者也,阴病者苦燥,故宜食辛以润之,盖辛以金化,水之母也,其能开腠理,致津液者,以辛能通气也。水中有真气,惟辛能达之,气至水亦至,故可以润肾之燥。"张琦注曰:"肾主水而苦燥者,肺郁不降,水乏化源,肝郁不升,温气留于下焦,故燥也。辛味开腠理以泄肺郁,又能升散木气,故津液致而气通。"

(三)肾主恐

七情是五脏精气活动的体现。如《素问·阴阳应象大论》说"人有五脏化五气,以生喜怒悲忧恐。""肾在志为恐。""精气并于肾则恐"等,说明恐与肾有着密切关系。恐是人们对事物惧怕的一种精神状态,恐与惊相似,但惊为不自知,事出突然而惊;恐为自知,俗称胆怯。肾是藏精舍志之脏,而志又由心神所发,故恐与惊为肾脏精气活动的反应。正常情志变化过程中,恐由肾所出,所以说"肾主恐""精气并于肾则恐"。在病理情况下,过度惊恐每易伤肾,如《素问·阴阳应象大论》曰:"在脏为肾……在志为恐,恐伤肾。"恐何以伤肾?《素问·举痛论》曰:"恐则气下……恐则精却,却则上焦闭,闭则气还,还则下焦胀,故气下行矣。"张景岳说:"恐惧伤肾则伤精,故精却,却者退也。精却则升降不交,故上焦闭,上焦闭则气归于下,病为胀满而气不行,故曰恐则气下也。"恐伤肾,主要是影响肾的气机,导致肾气逆乱,肾气不固。《灵枢·本神》说:"恐惧而不解则伤精,精伤则骨酸痿厥,精时自下。"恐惧伤人,常出现二便失禁,或遗精滑泄,腰酸腿软等临床表现,即肾气虚损,封藏不固,不能升腾而下陷。恐伤人,致逆气上冲,则可形成奔豚病,如《金匮要略·奔豚气病脉证治》所说:"从少腹起,上冲咽喉,发作欲死,复还止,皆从惊恐得之。"

（四）肾为水火之宅,为元气之根

水火一阴一阳,为生命的基础,均根源于肾。《素问·阴阳应象大论》曰:"水火者,阴阳之征兆也。"肾为水火之脏的临床意义有二:其一,一身之水火由肾所主,全身水火失调的病变,多与肾之水火失调相关。其二,在水火失调病变的治疗上,应究其水火之本。如《素问·至真要大论》曰:"诸寒之而热者取之阴,热之而寒者取之阳。"唐代王冰注曰:"益火之源,以消阴翳;壮水之主,以制阳光。"

《难经》提出了"左肾右命门"说,《难经·三十六难》曰:"命门者……原气之所系也。"原气即元气,它是先天之精所化,先天之精藏于肾,可见肾精是元气作用发生的物质基础。元气发生以后,藏于丹田,借三焦之道布达全身,推动五脏六腑等一切组织器官的生理活动,为生命动力的源泉。人体的脏腑气化、新陈代谢、思维活动等一切内在和外在的生命活动,均须得到元气的维持和发动。元气充沛,则人的生命力旺盛,体格强壮,思维敏捷,运动灵活;反之,元气衰弱,则生命力低下,体弱多病,思维迟钝,运动笨拙。

（余仁欢）

第三节　中医治疗肾脏疾病的临床思路

常见肾脏疾病的中医治疗思路可分为如下步骤:第一步是辨病,包括辨西医的疾病和中医的病名,西医病名如慢性肾炎、紫癜性肾炎等;中医病名如水气病、关格病、淋证等。如没有恰当的中医病名,可辨中医的病症名,如腰痛、尿血等。第二步根据疾病进程中所处的阶段进行临床分期等。第三步结合患者的临床症状,参合舌脉得出定位与定性的诊断,即得出中医证候的结论。第四步根据辨证的结果确立相应的治法。第五步选取合适的处方与药物。第六步根据患者复诊的情况进行疗效评价和进一步地调整处方。

以上步骤就是肾脏疾病的中医临床诊治思路,其核心环节仍然是辨证论治。辨证就是医者通过分析、综合四诊信息,运用中医理论得出证的结论,进而确定恰当的治法和方药,即体现理、法、方、药的一致性。

一、辨病

辨病包括辨西医的疾病和中医的病名。既然辨证论治是中医诊治慢性肾脏病的核心环节,那么为什么还要辨病呢?其意义如下:

（一）辨西医的疾病

1. 明确西医诊断以后,可对某一肾脏疾病有一个整体的认识,同时也能探讨其中医证候规律。例如 IgA 肾病慢性迁延期以气阴两虚证为主,急性期主要有风热外袭证、湿热下注证。又例如慢性肾衰竭以脾肾气阴两虚、寒湿中阻、湿热中阻证居多。这也是中医辨证应与辨西医的病相结合的必要性所在。

2. 因为多种慢性肾脏病有其各自的临床发病特点,只有明确了西医肾脏病的诊断以后,才能有助于细化其中医治疗。比如使用频率最高的益气养阴法,如治疗 IgA 肾病时就常配合凉血止血法及清热利咽解毒法。再比如治疗已服用激素的肾病综合征时,在选用经验方参芪知芩地黄汤的基础上,如痤疮严重者,可配用五味消毒饮。治疗慢性肾衰虚损期患者,常选用经验方加味参芪地黄汤。治疗紫癜性肾炎常在益气养阴的基础上合用民间验方过敏煎。治疗糖尿病肾脏疾病因常兼燥热,故在益气养阴的基础上加用生石膏、黄连。再如紫癜性肾炎与 IgA 肾病虽然其肾脏病理大致相同,但从中医病机的角度来看,紫癜性肾炎兼夹的内热更甚,基于"斑发于阳明""肺主皮毛"的理论,可重用生石膏、黄芩清解肺胃之热,以取得控制紫癜的良效。

3. 明确西医诊断,还有助于评判疗效。中医治疗慢性肾脏病不仅要关注患者临床症状的改善,同时还需要关注理化指标的改善。慢性肾脏病一般需要监测的理化指标包括尿沉渣红细胞计数、24 小时尿蛋白尿定量、血肌酐。但不同的慢性肾脏病,其兼顾的指标仍有所不同。比如肾病综合征还需要关注血浆白蛋白、血脂。慢性肾衰竭还需要关注肾性贫血及血钙、血磷及血钾的情况。如此则有助于疗效评价的客观性。

4. 明确西医诊断,有利于中西医肾病学者的学术交流。

（二）辨中医病名

1. 辨中医病名在中医医疗实践中具有极其重要的意义,它有利于整体地、动态化地把握疾病的发展规律,有利于临床治疗及判断预后。徐灵胎《医学源流论》指出:"凡一病必有数症,有病同症异者,有症同病异者;有症与病相因者,有症与病不相因者。盖合之则曰病,分之则曰症。"《兰台轨范》曰:"欲治病者,必先识病之名,能识病名而后求其病之所由生,知其所由生又当辨其生之因各不同,而病状所由异,然后考虑治之之法。"可见病是一个总的概念,它包括病因、病机、临床表现、发展传变规律、治疗总的原则及预后诸方面的内容。而证是在每个疾病的过程中,由于个体体质的差异,以及气候、地理环境、思想情绪、治疗经过等方面的不同因素的影响所表现的不同的证候特点。病和证两者是总体与局部、共性与个性的关系。比如关格病,根据其临床表现分为虚损期和关格期,虚损期多为脏腑气血阴阳虚损等虚证表现,关格期多为湿浊、瘀毒内蕴等因虚致实表现。如此在辨关格病的前提下再辨中医临床分期,则可以对疾病全过程有一个总体的把握。

再者从判断疾病的预后方面看,如中风、虚劳、鼓胀、噎膈四病,历代医家向来认为是疑难大病,预后不佳。纵然辨证准确,亦终难救起沉疴。只有辨识疾病,才能判断预后,做到心中有数。如果离开辨病而泛泛谈辨证,那么辨证也是不能深化的。只有重视辨病,着眼于疾病的本质,才能使辨证论治得以深化,从而进一步提高临床疗效。

2. 有利于理解主要中医病机。如《伤寒论》即以太阳病、阳明病、少阳病、太阴病、少阴病、厥阴病作为病名,并于每篇首列出每一病的提纲,如"太阳之为病,脉浮,头项强痛而恶寒。"一提到太阳病我们就知道其病机主要为寒邪袭表。提到阳明病,就知其病机主要为胃热炽盛。提到少阳病就知其病机为正邪交争于半表半里。提及三阴病就知其病机主要为正气虚衰而虚寒内生。

对于慢性肾脏病的中医病名研究,始自 20 世纪 80 年代初期。比如慢性肾衰竭的中医病名,虽然在中医学文献中并无此名词,但《伤寒论·平脉论》中载有:"关则不得小便,格则吐逆。"可见关格病与慢性肾衰竭的临床特点极为相似,因为它集中地突出了慢性肾衰竭终末期,由于正虚至极,气机升降失司,致使浊毒内蕴、上干脾胃这一病机转化所反映的临床特点。并提出了慢性肾衰竭以正虚为主,因虚致实的中医核心病机。而气阴两虚是正虚的重心,兼夹的邪实有外邪、湿浊、瘀血、水停等诸种。基于这一认识,重视脾肾气阴双补以扶助正气为主,摸索出了一些有效的方药。不仅可使患者的症状减轻或消除,而且观察有关理化指标亦有明显的改善,取得了较好的临床疗效,对缓解病情,延长患者的生命确有裨益。如果对本病的正虚为主,邪实为标的病机没有一个全面而深刻的认识,仅一味地着眼于祛邪,则有"虚虚"之弊。

3. 有利于学习和继承前人的宝贵经验。根据中医病名查阅古代文献,从中整理发掘,并继承前贤有关疾病的治疗经验,对于提高中医临床疗效有所裨益。如果仅着眼于证而不知其病,就无法查阅古代文献,无从借鉴前贤经验,势必使治疗思路有所局限。

4. 目前中医病名还有一些不尽如人意的地方,有待于进一步规范。比如西医疾病和中医病名不能完全对等,某些西医疾病可能归属于多个中医病证名。如对某些肾脏病的中医病名医者认识不一,应尽可能体现西医疾病的临床特点,若确实难以统一中医病名,此时应搁置争议,重点研究该病的辨证论治规律。比如 IgA 肾病,因为该病以血尿为突出的临床表现,相当于中医"尿血"的病证名。但亦有部分学者认为属中医的"肾风病",肾风病出于《素问·奇病论》,其病的临床表现与慢性肾衰竭相似。这一争议已久,难以统一,宜于搁置。

二、临床分期辨识

西医根据肾小球滤过率进行了慢性肾脏病的分期,并对分期提出了治疗建议。比如在慢性肾脏病(chronic kidney disease, CKD)1 期主要控制危险因素,CKD2~3 期主要控制原发病,控制进展因素,如控制血压、蛋白尿等,CKD4 期主要延缓肾功能进展,控制相应的并发症,CKD5 期则进入肾脏替代治疗。

慢性肾脏病进行宏观地临床分期或分阶段,在辨中、西医病名的基础上,进一步辨中医病期或阶段,对指导中医治疗同样有非常重要的意义。《素问·标本病传论》:"治主以缓,治客以急",此即"急则治标,缓则治本"之义,不同的病期其治则是不同的。

例如,根据慢性肾衰的中医病机为正虚邪实,而且在病程中有虚实主次及标本缓急之异,可将关格病(慢性肾衰竭)分为虚损期、关格期两期。

(1)虚损期:是指这一阶段患者临床表现以一派虚损症状为主,病机特点以正气虚衰为主,至于究竟属于气虚、阳虚、阴虚、气阴两虚、阴阳两虚则有待于进一步辨证,其诊断标准如下:①患者临床表现以虚损症状为主,如神疲乏力,心悸气短,动则尤甚,头晕目眩,耳鸣,畏寒或五心烦热,腰膝酸软,足跟作痛,自汗或盗汗,口干舌燥等。②面色萎黄或苍白或晦滞,舌淡边有齿痕,苔腻或舌干少苔,脉浮大无力或细数。③口有尿味或轻度恶心,纳食不香。④既往可有关格病史。关格虚损期的治则以扶正为主。

(2)关格期:是后期阶段,患者的临床表现具有典型的下关上格的关格病特征,病机特点以邪实为主,且病势急骤多变,预后不良,其诊断标准如下:①恶心呕吐,纳呆食减,小便不通或二便俱不通。②肢体无力,精神萎靡,或伴心悸怔忡,胸憋气喘,动则尤甚,眠不实善惊,其或神昏惊厥不省人事。③面色萎黄或晦暗,口有尿味,舌淡苔腻,脉浮大无力或弦大至极。关格期病机以邪实为主,但同时正虚至极,邪实亦多为因虚致实。该期的治则以祛邪为主。分期并不是固定不变的,期可分而不可定。虚损期可以进展到关格期,关格期经过治疗缓解后可以转为虚损期。

对于 IgA 肾病则分为急性发作期和慢性迁延期;紫癜性肾炎分为紫癜发作期和慢性迁延期;对于肾病综合征分为水肿突出阶段、蛋白尿持续阶段和激素撤减阶段;糖尿病肾脏疾病分为早、中、晚三期。多种慢性肾脏病不同病期及阶段均有其治疗重点。中医临床分期或分阶段不仅对治疗具有重要意义,而且能让医者对病机、临床表现特点及疾病发展变化的规律等方面有整体的认识,且利于对预后的判断;也利于慢性肾脏病辨证论治的规范化研究及治疗方案的优化。

三、辨证论治

辨证候是中医诊断的最终结果。它是将定位与定性综合在一起,之后根据证候,确定相应的治法与方药,因此医者一定要辨证准确。同时在病程中证候有一定的动态性,而且同一种肾脏疾病,不同的患者证候可以不同,它反映了中医证候个体化的特点。

(一)辨证方法

常用的辨证方法主要有八纲辨证、脏腑辨证、经络辨证、六经辨证、卫气营血辨证、三焦辨证等。这些辨证方法都是在不同时代背景下产生的,在中医历史长河中发挥了重要的作用,各有其特色及优势。比如六经辨证源于《伤寒论》,后世虽有六经钤百病之说,但其主要还是为外感病由表入里而设;卫气营血辨证适用于温热病;三焦辨证适用于湿热病;经络辨证适用于针灸取穴的治疗;八纲辨证以辨阴阳、表里、寒热、虚实为主,为辨证的总纲;脏腑辨证是根据四诊信息,辨明脏腑病位,再结合其气血阴阳虚实情况,形成最终的辨证结果,临床多用于内伤杂病。由于慢性肾脏病病程迁延,属于内伤杂病,故适用于脏腑辨证。

从古代文献中也有很多辨腑辨证的内容值得借鉴。如《金匮要略·脏腑经络先后病脉证》"夫治未病者,见肝之病,知肝传脾,当先实脾,四季脾旺不受邪,即勿补之。"运用肝脾两脏的相克关系,提出了治未病的预防思想。《金匮要略·水气病脉证并治》记载"心水者,其身重而少气,不得卧,烦而燥,其人阴肿。肝水者,其腹大,不能自转侧,胁下腹痛,时时津液微生,小便续通。肺水者,其身肿,小便难,时时鸭溏。脾水者,其腹大,四肢苦重,津液不生,但苦少气,小便难。肾水者,其腹大,脐肿,腰痛,不得溺,阴下湿如牛鼻上汗,其足逆冷,面反瘦。"这里明确提出了心水、肝水、肺水、脾水、肾水的分类及临床特点,并对水肿的特点进行定病位。又如隋代巢元方说:"诸淋者,由肾虚膀胱热故也。"明代张景岳认为"凡水肿等证,乃脾、肺、肾相干之病,盖水为至阴,故其本在肾;水化于气,故其标在肺;水惟畏土,故其治在脾。"明确说明水肿与肺脾肾三脏功能失调有关。

对于慢性肾脏疾病主要运用脏腑辨证与八纲辨证相结合,从患者突出的临床表现,如水肿、蛋白尿、血尿、虚损、紫癜、关格等入手,运用患者的四诊资料分析其中医病位与病性从而得出证候的结论。通过临床实践,可将慢性肾脏病常见的中医证候归纳如下:肝肾阴虚,血不归经证;脾肾气虚,血不归经证;肝肾阴虚,肝阳上亢证;阴虚血热证;肾阴虚证;气阴两虚证;气阴两虚,兼夹湿热证;气阴两虚,兼夹水停证;脾胃不和,水湿内停证;阳虚水停证;血瘀水停证;寒湿中阻证;湿热中阻证;下焦湿热证;水凌心肺证;肺卫风热证等。

在上述中医证候的基础上,还应辨病位与病性的重点即侧重面。比如在辨气阴两虚证时应进一步辨具体的病位,如心肺气阴两虚、肺脾气阴两虚、肺脾肾气阴两虚、心肾气阴两虚、脾肾气阴两虚等。并强调气阴两虚证仍需进一步权衡气虚和阴虚的程度,又细分为气阴两虚偏于气虚、气阴两虚偏于阴虚、气阴两虚并重三种情况。如此治疗时更为细化与贴切,方能取得较好的疗效。若偏于气虚者常以党参易太子参,用炙黄芪并增量,气虚重者则加人参;若偏于阴虚者生地黄增量,太子参和生黄芪减量;若气阴两虚并重者加西洋参。

中医辨证论治的优势在于,可以根据患者整体情况及病情缓急随时把握患者病程中正气与邪气的状况,从而使扶正与祛邪的治法处理恰到好处,其目的在于祛除病邪、扶助正气,以促使疾病向愈。

(二)整体调治

论治就是讨论和研究治疗,临床上常常遇到患者提出这样的问题:我肾脏有病,怎么治脾胃或者治肺呢? 回答这个问题之前,首先应把西医学的肾脏与中医学的肾区分开来,其次要弄清楚中医治疗肾脏病并不局限于补肾一法,而是要遵循中医的理论体系来进行辨证论治。中医学的整体观念强调人本身是一个有机整体,人与自然也是一个有机的整体。所以,在治疗时常常几个脏器兼顾,而且还要因时、因地、因人制宜。例如慢性肾衰竭患者常以消化系统功能紊乱为突出表现,如食欲不振、腹胀、恶心、呕吐、口黏、便秘或腹泻等,舌苔黄腻、或水滑、或焦黄起刺、或焦黑燥裂等。中医学认为上述现象是肾病及脾的结果,脾胃属土,居于中焦,胃纳脾运,滋养五脏,为后天之本。肾居下焦,主水藏精,为先天之本。脾肾两脏关系密切,相辅相成。病理上两脏也相互影响,由于慢性肾衰竭患者肾气衰败,气化无权,二便失司,遂致湿浊内停,上干脾胃,从而影响胃纳脾运,升清降浊的功能。此时的治疗当以调理脾胃,顾护胃气为主,胃气得顾,胃纳脾健,则患者能渐进水谷,水谷化为精微以荣肾而肾气渐复,以后天补先天,于肾脏有所裨益;还可以增进食欲,改善营养,提高抗病能力。临床上确见有部分患者,经调治脾胃后,呕恶除,纳增神振,苔净,血肌酐、尿素氮的值逐渐下降。反之脾胃衰败,水谷不进,百药难施,则病情急转直下,患者旋即死亡。而消化系统症状的轻重,与肾功能的毁损的程度成正相关。

又如慢性肾衰竭患者由于肾虚,卫气不足,易于感受外邪,即常常会感冒,出现恶寒发热、头痛身痛、咽干口燥等,感邪之后又会加重病情,致使湿浊毒瘀内滞,水凌心肺而喘憋心悸、肝风内动而时现抽搐等危急症。因此平时治疗慢性肾衰竭也应注意防治感冒,可在处方中加金银花、板蓝根等。如患者有新感外邪时则积极救治,宣肺清肺为首务以逆转病情。这就是整体调治的意义所在。

(三)标本缓急、治病留人

《素问·标本病传论》:"知标本者,万举万当,不知标本,是谓妄行。"可见标本的重要性。标本的含义十分广泛,一般而言,从邪正关系来说,人体的正气为本,致病的邪气为标;从病因与症状的关系来说,病因为本,症状为标;从疾病先后来说,旧病为本,新病为标,先病为本,后病为标等。"急则治标,缓则治本"是总的法则,这对于辨别病情的主次、本末、轻重、缓急,从而给予正确的治疗,具有重要的指导意义。

对于慢性肾脏病迁延期当以扶正为主,一是此期虚证居多,且宗"缓则治本"的原则,在扶正补虚的基础上兼顾祛邪。一旦邪气较盛,出现如新感外邪、水凌心肺、湿浊壅盛、水停突出、大便干结腑实证等,则宜"急则治标"。但在祛邪的同时要注意顾护人体的正气,且宜

"中病即止",也就是"治病留人"的思想。比如通腑常选用制大黄同煎,剂量一般为3~20g,通便较为缓和。又如治水停尿少,常选用淡渗利水的冬瓜皮、茯苓、车前子等,而不选用峻下逐水药攻伐正气。

四、肾脏疾病常用的中医治法

根据慢性肾脏病不同阶段的临床表现及辨证要点,我们总结其常用的中医治法有益气养阴法、调理脾胃法、益气活血利水法、发汗解表法、利水消肿法、清化湿热法、清热通腑泄浊法等。每一种治法均有其适应证,并有丰富的内涵,具体内容参见第四章中医治法研究篇。

五、肾脏疾病选方用药

选择方剂与药物是"论治"的关键环节。关于常用的方剂,一方面选用古代名方,如气阴两虚证常选参芪地黄汤化裁,脾虚泄泻证常选参苓白术散化裁,脾胃不和证常选香砂六君子汤化裁,湿热中阻证常选黄连温胆汤化裁,肾阳虚水停证常选济生肾气汤化裁,血瘀水停证常选当归芍药散化裁,热伤血络证常选小蓟饮子化裁等。另一方面对某些肾脏疾病可运用疗效可靠的经验方。如治疗IgA肾病的"益气滋肾汤";治疗慢性肾衰竭虚损期的"加味参芪地黄汤";治疗紫癜性肾炎的"紫癜肾1号方";治疗慢性尿路感染及尿道综合征的"加味导赤汤"等,以及运用经验食疗方——黄芪鲤鱼汤治疗肾病综合征的水肿。如此则能满足临床多方面的需要。

同时抓主症选方也是提高临床疗效的重要措施。《伤寒论》:"伤寒五六日,中风,往来寒热,胸胁苦满,默默不欲饮食,心烦喜呕……小柴胡汤主之。""呕而发热者,小柴胡汤主之。""伤寒中风,有柴胡证,但见一证便是,不必悉具。"这就是抓主症选方的范例。它可以大大提高临床诊治效率和准确度。如加味参芪地黄汤证和益气滋肾汤证虽均针对气阴两虚证而设,但临床应用有别,加味参芪地黄汤偏重补虚,而益气滋肾汤则补虚又兼解毒利咽。如IgA肾病气阴两虚兼夹热毒者(常有咽痛)则选益气滋肾汤;如IgA肾病患者神疲乏力、腰膝酸软之症突出则选加味参芪地黄汤化裁。又如外感风热袭肺证,多选用辛凉清疏之剂,若以身热、口干、咽痛为主者,常以银翘散加减化裁;以咳嗽为主者,多以桑菊饮化裁。脾胃气虚证,以泄泻为主症者,则以参苓白术散为主加减;以呕恶、纳差为主症者以香砂六君子汤化裁;口苦口黏、苔黄厚腻者为主症者,常以黄连温胆汤化裁等。

如临床上,曾有一例慢性肾衰竭的住院患者,其主要症状为恶心呕吐,食欲不振。先以香砂六君子汤、半夏泻心汤、旋覆代赭汤等以和胃降逆止呕效均不显,后仔细询问病史,患者诉饮食不慎则易频频腹泻,遂更方为参苓白术散健脾升清止泻,药后患者腹泻症状缓解,纳差呕恶亦随之明显改善。

六、随症加减用药

这是指在中医证候不变的情况下,由于患者临床表现的不同则加味用药不一。如治疗血尿常在扶正的基础上选用小蓟、仙鹤草、炒栀子、墨旱莲、三七粉等。治疗蛋白尿常在补益脾肾的基础上选用芡实、金樱子、菟丝子、沙苑子等。咽痛者常配牛蒡子、野菊花、金银花等。纳差者常加鸡内金、白术、砂仁、焦楂曲;眠差者,常加天麻、炒枣仁;头晕者,多用天麻、杭菊花;尿频急、灼热者常加入车前草、石韦、蒲公英;胸闷痛者常加赤芍、丹参、全瓜蒌、薤白通阳宽胸化瘀止痛之品;腰痛者常加杜仲、怀牛膝、巴戟天、鹿角胶等。

七、疗效评价及注意守方

完成上述诊疗过程之后,就需要随访观察和评价疗效。疗效评价既要看患者的症状是否改善,同时要看相关的理化指标的变化。如慢性肾衰竭的患者要看血肌酐值是否下降?血红蛋白值是否上升?如肾病综合征的患者治疗后要看尿蛋白值是否下降?血浆白蛋白值是否上升?肾性血尿的患者治疗后要看尿沉渣红细胞计数是否减少或消失?

治疗慢性肾脏疾病还要注意守方,一般一个药方要坚持服用 1 个月后再化验相关指标。因为慢性肾脏病病程绵长,难以速效,应图缓功。如果更方过频说明医者心中无数。一旦药后患者出现明显不适或临床出现新的症状时,则须更改治疗方案。著名中医药学家岳美中先生也曾说过:"慢性病的治疗,不但有方,还需要有守,朝寒暮热,忽攻又补,是治杂病所切忌的。"慢性病的中医治疗有一个由量变到质变的过程,切勿急躁求效,同时也要与患者沟通以求密切配合。

临床中守方还在于用药较为平和,一方面扶正补虚剂量不大,且兼顾护胃祛邪。如此补而不腻,且不恋邪。很少用大辛大热伤津耗气的桂附,亦少用大苦大寒伤脾败胃之品。对于慢性肾衰阳虚畏寒一症,应尽可能避免重用附片。可选用党参、炙黄芪、菟丝子等补气温煦之品,而少用姜、桂、附,其义在于顾护正气。清代医家徐灵胎在《医学源流论》中谈到:"夫邪之中人,不能使之一时即出,必渐消渐托而后尽焉。今欲一日见效,势必用猛厉之药,与邪相争;或用峻补之药,遏抑邪气。药猛厉,则邪气暂伏,而正亦伤;药峻补,则正气骤发,而邪内陷。一时似乎有效,及至药力尽,而邪复来,元气已大坏矣。"告诫医者应慎用虎狼之药。

(聂莉芳　徐建龙)

第二章　文献精华传承篇

第一节　尿　血

《黄帝内经》中有"溺血""溲血"的名称,如《素问·气厥论》:"胞移热于膀胱,则癃溺血。"《素问·痿论》:"悲哀太甚,则胞络绝,胞络绝,则阳气内动,发则心下崩,数溲血也。"

首先提出"尿血"这一病证名的是汉代著名医家张仲景,他在《金匮要略·五脏风寒积聚病脉证治》中描述:"热在下焦者,则尿血。"宋代医家陈无择和明代医家戴元礼还明确地阐述了"尿血"与"血淋"的鉴别诊断要点。陈无择在《三因极一病证方论·尿血证治》中谈到:"与淋不同,以其不痛,故属尿血,痛则当在血淋门。"戴元礼在《证治要诀·小便血》中说:"痛者为血淋,不痛者为尿血。"纵观历代中医文献,"尿血"是中医的病症名,尿血是指小便中混有血液,尿时无疼痛感。

一、古代名医传承精华

(一)对尿血病因病机的认识

《黄帝内经》多处论述了溺血和溲血的病因病机。如《素问·气厥论》:"胞移热于膀胱,则癃溺血。"《素问·痿论》:"悲哀太甚,则胞络绝,胞络绝则阳气内动,发则心下崩,数溲血也。"《素问·四时刺逆从论》:"少阴……涩则病积溲血。"《素问·至真要大论》:"火淫所胜……民病注泄赤白,少腹痛,溺赤,甚则血便。"《灵枢·热病》:"热病七日八日……病者溲血。"从《黄帝内经》的记载看,尿血的病位在肾与膀胱,病因有悲哀太甚和火淫所胜,病机为热迫血妄行。

东汉张仲景在《伤寒论·辨少阴病脉证并治》中说:"少阴病,八九日,一身手足尽热者,以热在膀胱,必便血也。"在《金匮要略·五脏风寒积聚病脉证治》中记载:"热在下焦者,则尿血。"认为尿血的病位在下焦与膀胱,病机强调热在下焦。

晋代王叔和《脉经·平三关病候并治宜》云:"尺脉滑,血气实,妇人经脉不利,男子尿血……尺脉芤,下焦虚,小便去血。"首次把尿血分为虚实两端,血气实可以导致尿血,下焦虚亦可出现尿血。

隋代巢元方《诸病源候论·小便血候》"心主于血,与小肠合。若心家有热,结于小肠,故小便血也。下部脉急而弦者,风邪入于少阴,则尿血,尺脉微而芤,亦尿血。"将尿血的病机归纳为心移热于小肠、风邪入少阴和肾虚三种。

宋代《太平圣惠方·治尿血诸方》中也有对尿血的记载:"夫尿血者,是膀胱有客热,血渗于胞故也。血得热而妄行,故因热流散,渗于胞内而尿血也。"主要强调热迫血妄行。

宋代陈无择《三因极一病证方论·尿血证治》中提到:"病者小便出血,多因心肾气结所致,或因忧劳,房室过度,此乃得之虚寒。故《养生方》云,不可专以血得热则淖溢为说,二者皆致尿血。"认为尿血的病因也可为忧劳和房室过度,其病机为虚寒性出血。

金代刘完素《素问玄机原病式·六气为病》:"血泄,热客下焦,而大小便血也。"在他的另一部著作《黄帝素问宣明论方》中,记载用"妙功藏用丸(大黄、黄芩、黄连、黑牵牛、滑石、荆芥穗、防风、川芎、木香、官桂)"来治疗"血溢血泄。"

金代张元素《医学启源·血泄》:"注云:热在下焦,而大小便血也。"

元代朱丹溪《丹溪手镜·溺血》:"溺血,热也,又因房劳过度,忧思气结,心肾不交"。强调尿血为热所致,房劳、情志而为主因。

明代王肯堂《证治准绳·溲血》载:"五脏凡有损伤,妄行之血皆得如心下崩者渗于胞中,五脏之热皆得如膀胱之移热传于下焦。何以言之?肺金者,肾水之母,谓之连脏,况恃之通调水道下输膀胱者也。肺有损伤,妄行之血,若气逆上者即为呕血矣。气不逆者如之何?不从水道下降入于胞中耶?其热亦直抵肾与膀胱可知也。脾土者,胜水之贼邪也,水精不布则壅成湿热,湿热必陷下,伤于水道,肾与膀胱俱受其害,害则阴络伤,伤则血散入胞中矣。肝属阳,主生化,主疏泄,主纳血;肾属阴,主闭藏,而不固必渗入胞中。"

明代张景岳《景岳全书·血证》载:"溺孔之血,其来近者,出自膀胱……多以酒色欲念致动下焦之火而然。常见相火妄动……其来远者,出自小肠……盖小肠与心为表里……故无论焦心劳力,或厚味酒浆,而上中二焦五志口腹之火,凡从清道以降者,必皆由小肠以达膀胱也。"张景岳指出纵情色欲,相火妄动,以致络伤血溢而尿血。另一方面,劳心、劳力或嗜食肥甘厚味,上焦与中焦之火,可移于小肠而抵达膀胱而尿血。该书中对溺血因"三焦火盛者""肾阴不足精血不固者""心气不定,精神外驰""脾肺气虚下陷,不能摄血者"都分别给予不同药物治疗。

清代李用粹在《证治汇补·溺血》中说:"胞移热于膀胱则溺血,是溺血未有不本于热者,但有各藏虚实之不同耳。或肺气有伤,妄行之血,随气化而下降,胞中或脾经湿热内陷之邪,乘所胜而下传水府。或肝伤血枯,或肾虚火动,或思虑劳心,或劳力伤脾,或小肠结热,或心胞伏暑,俱使热乘下焦,血随火溢。"李用粹在强调因热导致尿血的同时,重点强调各种虚热均可导致尿血的见解。

清代程钟龄《医学心悟》:"心主血,心气热,则遗热于膀胱,阴血妄行而溺出焉,又肝主疏泄,肝火盛,亦令尿血。"强调心火和肝火是导致尿血的病因。

清代沈金鳌《杂病源流犀烛·五淋二浊源流·尿血》:"尿血,溺窍病也,其原由于肾虚,非若血淋之由于湿热……而以尿血亦为有火者,非。"沈氏认为尿血无火,病由肾虚。

(二)血尿的治法与方药

古人对尿血的治疗内容也相当丰富,尤其在《备急千金要方》《丹溪心法》《景岳全书》《医学入门》《证治汇补》《类证治裁》等书中,对尿血的治法和方剂有不少记载。

唐代孙思邈《备急千金要方·尿血》记载:①治房劳伤中尿血方:牡蛎、车前子、桂心、黄芩。该方温涩下元与清利湿热并进。②治小便血方:生地黄、柏叶、黄芩、阿胶。本方重在养血凉血止血。③又方:蒲黄、白芷、荆实、菟丝子、干地黄、芎䓖、葵子、当归、茯苓、酸枣。注重补肾活血止血。④治小便血方:戎盐、甘草、蒲黄、鹿角胶、芍药、矾石、大枣。重在补肾止血。

晋代葛洪《肘后方》推荐了治血尿的简易方,即苎麻根十根,水五升,煎取二升,一服效。

宋代严用和《济生方》收录了小蓟饮子、鹿角胶丸等多首治疗血尿和血淋的方剂。①小蓟饮子:吴昆《医方考·血证门第二十一》对小蓟饮子有较好的诠释,"下焦结热血淋者,此方主之。下焦之病,责于湿热……故用生地、栀子凉而导之,以竭其热;用滑石、通草、竹叶淡而渗之,以竭其湿;用小蓟、藕节、蒲黄消而逐之,以去其瘀血;当归养血于阴,甘草调气于阳。"②鹿角胶丸治房室劳伤,小便尿血,鹿角胶五钱,没药另研,头发灰各三钱,上为末,用茅根汤打糊为丸,如梧桐子大。每服五十丸,盐汤送下。③治血淋方,牡丹皮、当归、生地黄、栀子、白芍、甘草梢、滑石、泽泻、白茯苓、木通各等分,每服五匕,加生姜皮二分,灯芯一分,水煎,食前服。

元代朱丹溪《丹溪心法·溺血二十三》:①"溺血属热……实者,用当归承气汤下之,后以四物加山栀。"朱丹溪指出尿血证属实热迫血妄行者,可用下法通腑泄热,用方为当归承气汤,本方以承气泄热,以当归补血和血。一旦热去血止,又提出以四物汤加栀子(山栀)治之,四物为补血之剂,可益血之虚损,再加栀子兼以凉血,意在泻血分之余热。制定了标本先后的整体治疗计划。②"其人素病于色者,此属虚。宜五苓散合胶艾汤,吞鹿茸丸,或辰砂香散。四物加生地黄、牛膝。或四物加黄连、棕炭。又六味地黄丸为要药。"对于纵情色欲、易耗肾阴所致之肾虚证,治之当以补肾养血为要,常用四物汤或六味地黄丸、胶艾汤之属。

明代张景岳《景岳全书·血证》:①"胞移热于膀胱……治宜清利膀胱之火,以生地、芍药、牛膝、山栀、黄柏、知母、龙胆草、瞿麦、木通、泽泻等剂,或七正散、大分清饮、五淋散之属皆所宜也。"②"命门之病而治之之法,亦与水道者不同。盖水道之血宜利,精道之血不宜利……若果三焦火盛者,惟宜清火凉血为主,以生地、芍药、丹皮、地骨、茜根、栀子、槐花及芩、连、知、柏之类主之,或约阴丸、约阴煎俱可用。"③"若肾阴不足而精血不固者,宜养阴养血为主,以左归饮或人参固本丸之类主之。"④"若肾虚不禁,或病久精血滑泻者,宜固涩为主,以秘元煎、苓术菟丝丸、金樱膏、玉锁丹、金锁思仙丹之类主之,或续断、乌梅之属,亦所宜用。"⑤"若心气不定,精神外弛,以致水火相残,精血失守者,宜养心安神为主,以人参丸、天王补心丹、王荆公妙香散之类主之。"⑥"若脾肺气虚下陷,不能摄血而下者,宜归脾汤、人参养营汤、补中益气汤、举元煎之类主之。"

上述张景岳治疗血尿之法,归纳起来主要有清利膀胱湿热法、泻火凉血法、养阴补血法、涩血固精法、养心安神法、益气摄血法六法,并列举了具体的方剂,便于后学者学习和掌握。

明代李梴《医学入门·溺血》:"此疾(指溺血)日久中干,非清心静养不可救也。"指出尿血日久,清心静养,强调精神调养对长期尿血的重要性。

清代李用粹《证治汇补·溺血》:"暴热实火,宜甘寒清火;房劳虚损,宜滋阴补肾。此病日久中枯,非清心静养,不可治也。实热用导赤散加山栀、黄芩、淡竹叶、赤苓煎成,调滑石末饮之;虚热宜四物汤加生地、茯苓、山栀、牛膝、麦冬煎成,调发灰饮之;久不止者,胶艾四物汤;虚甚者,鹿角秋石丸,阻塞不通,加冬葵子、生蒲黄以化之。"强调辨证治疗尿血,实热用导赤散加味;虚热以四物汤加味;血尿不止者用胶艾四物汤;虚甚者予鹿角秋石丸等。

清代林佩琴《类证治裁·溺血》云:"胞移热于膀胱,则癃溺血。惟房欲损肾,热注膀胱……故血随溺出,亦火所迫也。其脉洪数,法当滋化源(六味饮加生牛膝),如肺肾阴虚,口干腰酸(六味丸合生脉散),小肠火盛,血渗膀胱(导赤散),肝火脉洪,不能藏血(龙胆草汤加法),胆火溺血,头痛眩晕(当归饮),溺血日久,肾液虚涸(六味阿胶饮),阴虚火炎,一切溺血血淋(保阴煎),小溲自利,后沥血点,痛如血淋(小蓟饮子),小水不利,赤浊淋闭(大分清饮),通治溺血……脾虚不能摄血,久而滑脱(妙香散去桔梗、麝,加煅龙骨、益智仁)。"亦强调根据尿血不同的证候特点进行辨证治疗。

古人对尿血的认识较为全面,已经从理法方药上形成了一套较为完整的理论体系。在病因上,提出尿血的病因有"风邪入于少阴""火淫所胜"等外因,有"酒色欲念而致相火妄动""悲哀太甚""忧思气结"等情志因素,也有"心肾气结""卒然多食饮,起居不节,用力过度""房劳过度"等内伤;在病位上,认识到尿血虽出自膀胱,但与小肠、肾、心、肺、肝、脾、三焦等脏腑都有关系;在病机上,认识到有热、有寒、有虚、有实、有因虚致实等多种不同。热者有"胞移热于膀胱,则癃溺血","热病七日八日……病者溲血","热在下焦者,则尿血","夫尿血者,是膀胱有客热,血渗于脬故也。热客下焦,而大小便血也"等论述,说明尿血因热而致者多见。寒者有"病者小便出血……此乃得之虚寒"等论述,说明尿血还存在因寒而致的情况。虚者有"尺脉芤,下焦虚,小便去血","尺脉微而芤,亦尿血","肾阴不足精血不固者","脾肺气虚下陷,不能摄血者","肺气有伤","肝伤血枯","劳力伤脾","肾虚"等论述;实者有"溺孔之血……多以酒色欲念致动下焦之火而然,常见相火妄动","胞中或脾经湿热内陷之邪,乘所胜而下传水府"等论述,说明尿血的病机有虚有实。因虚致实者有"脾土者胜水之贼邪也,水精不布则壅成湿热,湿热必陷下伤于水道,肾与膀胱俱受其害,害则阴络伤,伤则血散入胞中矣"等论述,说明脾虚不运水湿,以致湿热内停引起尿血,阐述了尿血因虚致实的病机转化。

由于科技水平的限制,古人对血尿的认识主要为肉眼血尿。对于今天的镜下血尿,尤其是肾小球性血尿认识不足,缺乏现今的病因诊断和病理诊断。治疗上,在强调清热凉血止血的同时,亦重视补虚益气、养血活血、疏肝养肝等治法,并制定了许多治疗血尿的诸多名方,其中许多宝贵的经验和精华仍值得我们学习和借鉴。

二、当代名家精华

当代中医对血尿的研究主要聚焦于肾源性血尿,如 IgA 肾病、紫癜性肾炎等,为中医的特色和优势,在此重点介绍 IgA 肾病血尿的名家诊疗精华。

(一)时振声教授

时振声教授认为 IgA 肾病病位主要在肾,病性以阴虚为多。过劳之后往往诱发或加重,甚则出现肉眼血尿。肾精亏虚,精不化气,卫气乏源,卫外不固,故易反复感冒。肾精亏虚,封藏失职,故精微随尿而下。而瘀、湿、热、毒为 IgA 肾病四大标邪。

IgA 肾病的不同时期,其治疗重点也不同,早期以血尿为主,或有少量蛋白尿,同时手足心热,口干喜饮,大便偏干,脉象沉细或弦细,证属肾阴不足或肝肾阴虚,兼夹瘀血、湿热。常用经验方滋肾化瘀清利汤,药用女贞子、墨旱莲、白花蛇舌草、生侧柏、马鞭草、小蓟、益母草、白茅根、石韦。

随着 IgA 肾病的进展,病情逐渐演化为气阴两虚证。临证不仅血尿、蛋白尿长期不消,同时有乏力气短,手足心热,腰膝酸软,大便干结,小便黄赤,或者有畏寒而手足心热,或有上半身热下半身凉,脉象沉细或沉弱,舌体稍大质红有齿痕。常用经验方益气滋肾化瘀汤,药用太子参、生黄芪、当归、赤芍、川芎、生地黄、女贞子、墨旱莲、石韦、白花蛇舌草、益母草、白茅根、桑寄生。本方侧重扶正,益气、养血、补阴、滋肾,少佐清利之品,因正气足则邪自去矣。

（二）邹燕勤教授

邹燕勤教授认为 IgA 肾病治疗首先关注肺、脾、肾。①肺气失治,常伴见咽痒咳嗽,或咽喉肿痛,治疗分为清热利咽、养阴利咽。前者以咽部红肿明显为辨证要点,常用药有射干、蒲公英、金银花、连翘、重楼、牛蒡子;后者以咽部暗红、肿痛不明显为辨证要点,常用药有沙参、麦冬、玄参、芦根、百合。②脾失健运,常见纳少、便溏,苔薄或腻,治疗分为健脾助运、健脾化湿。前者以纳少、苔薄为辨证要点,常用药有党参、白术、茯苓、薏苡仁;后者以便溏、苔腻为辨证要点,常用药有凤尾草、马齿苋、车前草、生薏苡仁。③肾失气化常伴见腰膝酸痛、肢体浮肿,治以益肾清利,常以补肾药和利湿药相配伍,如牛膝、续断、桑寄生、山茱萸、石韦、车前草、白茅根等。

IgA 肾病久治不愈,正气愈虚,邪未消退,标邪乘虚入络,致湿邪、痰浊、瘀血相互胶结于肾络,进而肾元亏损,湿毒内蕴,可发展为尿毒症,治疗较为棘手。在临床上常用补肾强腰药,与祛风湿药、化痰湿药、活血药相配伍,代表方剂有独活寄生汤加减,常用经验药有续断、桑寄生、怀牛膝、生黄芪、太子参、生薏苡仁、川芎、赤芍、青风藤、制僵蚕、牡蛎、蜀羊泉、泽兰。如血尿明显者,加茜草、仙鹤草、荠菜花。

（三）聂莉芳教授

聂莉芳教授认为 IgA 肾病属中医的"尿血"范畴,可分为急性发作期和慢性迁延期。急性发作期重点疏风清热、解毒利湿以祛邪;慢性迁延期以气阴两虚证为最常见,创立了治疗 IgA 肾病气阴两虚证的经验方益气滋肾汤,该方由生黄芪、太子参、生地黄、白芍、当归、小蓟、墨旱莲、三七、芡实等药物组成,主要功效为益气养阴、养血柔肝,兼以清热解毒、凉血止血。

（余仁欢　王耀巍）

第二节　水　肿

一、古代名医传承精华

（一）病名沿革及分类

《黄帝内经》首次提到水的病名,并详细描述了水肿的特点及相关症状。如《灵枢·水胀》曰:"水始起也,目窠上微肿,如新卧起之状,其颈脉动,时咳,阴股间寒,足胫肿,腹乃大,其水已成矣。以手按其腹,随手而起,如裹水之状,此其候也。"《素问·平人气象论》曰:"颈脉动喘疾咳,曰水。目裹微肿如卧蚕起之状,曰水。"《素问·水热穴论》曰:"肾者,胃之关也,关门不利,故聚水而从其类也。上下溢于皮肤,故为胕肿。胕肿者,聚水而生病也。""故水病下为胕肿大腹,上为喘呼不得卧者,标本俱病,故肺为喘呼,肾为水肿。"《素问·评热病论》云:"诸水病者,故不得卧,卧则惊,惊则咳甚也。"

同时《黄帝内经》对水肿进行了分类,并对不同类型的水肿进行了详尽的描述。如《素问·评热病论》曰:"汗出手热,口干苦渴,小便黄,目下肿,腹中鸣,身重难以行,月事不来,烦而不能食,不能正偃,正偃则咳甚,病名曰风水。"《素问·水热穴论》:"勇而劳甚则肾汗出,肾汗出逢于风,内不得入于脏腑,外不得越于皮肤,客于玄府,行于皮里,传为胕肿,本之于肾,名曰风水。"这里两次提到了风水。第一个风水从原文症状及岐伯的解释来看,是因脾胃病变引起的水液代谢失调及一系列症状,与我们现在理解的风水相去甚远。第二个风水则明确谈到劳累汗出后受风而发为水肿,且病本于肾,符合肾性水肿的特点。

《黄帝内经》还叙述了石水的病机、脉象及预后。石水的病机为阳衰阴盛,其脉象为肾肝并沉;并提到如果出现石水下焦阳衰的典型表现,而又能见肾脉微大,脉证不符,病情危重,预后不良。如《素问·阴阳别论》:"阴阳结斜,多阴少阳曰石水,少腹肿。"《素问·大奇论》:"肾肝并沉为石水。"《灵枢·邪气脏腑病形》"肾脉……微大为石水,起脐已下至小腹睡睡然,上至胃脘,死不治。"

《黄帝内经》中明确提到了肾风为一病名,其典型症状即为水肿,并伴有脊痛不能正立,其色炲,不能食,其病在肾,符合肾病水肿的特点,但病情比之前述之风水相对较重。如《素问·风论》曰:"肾风之状,多汗恶风,面疪然浮肿,脊痛不能正立,其色炲,隐曲不利,诊在颐上,其色黑。"《素问·奇病论》:"有病疪然如有水状,切其脉大紧,身无痛者,形不瘦,不能食,食少,名为何病?岐伯曰:病生在肾,名为肾风。"

《金匮要略·水气病脉证治》中对水肿按证候特点和脏腑定位进行了不同的分类,具体内容参见第二章第三节水气病。

元代朱丹溪执简驭繁,把水肿证候概括为阳水和阴水,对阳水和阴水的证候特点进行了详细的描述,将水肿辨治推向了新阶段。如《丹溪心法·水肿》曰:"若遍身肿,烦渴、小便赤涩、大便闭,此属阳水。""若遍身肿,不烦渴、大便溏、小便少、不赤涩,此属阴水。"

(二)对病因病机的认识

《黄帝内经》认为气与水的关系密切,气行则水行。因而气滞、气虚、气逆皆可导致水停而成肿。五脏气逆、邪气壅滞均可致肿。如《素问·宣明五气》曰:"五气所病……下焦溢为水。"《素问·大奇论》:"肝满肾满肺满皆实,即为肿。"倘若四肢相继水肿,则为阳气日衰的表现。如《素问·生气通天论》云:"因于气,为肿。四维相代,阳气乃竭。"

《素问·阴阳别论》描述了三种不同水肿的病机特点。"结阳者,肿四肢。""阴阳结斜,多阴少阳曰石水,少腹肿。""三阴结谓之水。"四肢为诸阳之本,若气郁结于阳经,故现四肢肿;邪气郁结,阳虚阴盛,肿在多阴少阳的少腹,名曰石水;足太阴脾,手太阴肺皆为三阴,脾肺寒邪郁结,则为水肿。

《素问·水热穴论》云:"黄帝问曰:少阴何以主肾?肾何以主水?岐伯对曰:肾者至阴也,至阴者盛水也,肺者太阴也,少阴者冬脉也,故其本在肾,其末在肺,皆积水也。帝曰:肾何以能聚水而生病?岐伯曰:肾者胃之关也,关门不利,故聚水而从其类也。上下溢于皮肤,故为胕肿。胕肿者,聚水而生病也。"这一段主要说明肾、肺二脏在水肿形成中的作用,尤其强调了肾的重要性。肾为阴脏,居五脏之下,为阴中之阴,故曰至阴。水也属阴,为肾脏所主,肾气动,则蒸水化气,循环于周身,浊阴者则由肾门排出;若肾阳不足,关门不利,聚水而从其类,形成水肿病,故曰水病其本在肾。肺居五脏之上,主一身之气化,水之气化需藉肺气布达全身,故曰肺为水之上源,亦曰水病其末在肺。

《素问·水热穴论》又云:"帝曰:诸水皆生于肾乎?岐伯曰:肾者牝脏也,地气上者属于肾,而生水液也,故曰至阴。勇而劳甚则肾汗出,肾汗出逢于风,内不得入于脏腑,外不得越于皮肤,客于玄府,行于皮里,传为胕肿,本之于肾,名曰风水。所谓玄府者,汗空也。"这一段则主要说明风水成因以及其本在肾的道理。由于过劳伤肾,肾阳虚而卫外不固,风邪乘虚而入,诱发水肿。水在肌表,外不能越于皮肤,内不得入于脏腑,水留于皮肤间,因风引起水肿,故曰风水。

《中藏经·论水肿脉证生死候》记载"人中百病难疗者,莫过于水也。水者,肾之制也。肾者,人之本也。肾气壮则水还于海,肾气虚则水散于皮。又,三焦壅塞,荣卫闭格,血气不从,虚实交变,水随气流,故为水病。有肿于头目者,有肿于腰脚者,有肿于四肢者,有肿于双目者,有因嗽而发者,有因劳而生者,有因凝滞而起者,有因虚乏而成者,有因五脏而出者,有因六腑而来者,类目多种,而状各不同。所以难治者,由此百状,人难晓达,纵晓其端,则又苦人以娇恣,不循理法,触冒禁忌,弗能备矣!故人中水疾死者多矣。"这一段说明水肿的根本病机是肾虚,又与三焦、血气、营卫及人体正气的虚实密切相关。同时说明了水肿发病特点及病因变化多端,导致治疗具有复杂性,这与西医学多个系统疾病可引起水肿的特点是一致的。

隋代巢元方认为水肿中医病机主要在于脾肾功能失调,如脾胃不能运化水湿,湿聚加害于脾,脾不转输,三焦之道不通,肾失蒸腾、开合,则水气溢于皮肤而成肿。如《诸病源候论·水肿候》云"肾者主水,脾胃俱主土,土性克水。脾与胃合,相为表里。胃为水谷之海,今胃虚不能传化水气,使水气渗溢经络,浸渍腑脏。脾得水湿之气,加之则病,脾病则不能制水,故水气独归于肾。三焦不泄,经脉闭塞,故水气溢于皮肤,而令肿也。"

朱丹溪认为肾虚不能行水,脾虚不能制水为水肿发病的重要病机。如《丹溪心法·水肿》记载"夫人之所以得全其性命者,水与谷而已。水则肾主之,土谷则脾主之,惟肾虚不能行水,惟脾虚不能制水,胃与脾合气,胃为水谷之海,又因虚而不能传化焉。故肾水泛溢,反得以浸渍脾土,于是三焦停滞,经络壅塞,水渗于肤,注于肌肉而发肿矣。"

明代李梴《医学入门·水肿证治》云:"阳水,多外因涉水冒雨或兼风寒暑气而见阳证;阴水,多内因饮水及茶酒过多或饥饱、劳役、房欲而见阴证。阳水先肿上体,肩背手膊手三阳经,阴水先肿下体,腰腹髀跗足三阴经,故男从脚下肿起,女从头上肿起者为逆,阴阳微妙如此,不可不辨。"论阳水、阴水之病因及临床特点,阳水生于外,其因风寒暑湿;阴水生于内,其因内伤饮食劳倦。阳水先从上肿,阴水先从下肿,这是从水肿部位起始先后来区别阴水阳水。另外,男子从下肢肿起,女子从上肢肿起为不祥的预兆,俗语"男怕穿靴,女怕戴帽"也是此义,这是从男女先肿部位来判断预后。

李氏将水肿分为阴水阳水以外,又按病因分为风肿、气肿、瘀肿,这对水肿的辨证治疗又有新的发展,对后世也颇有影响。如《医学入门·风气血因》:"风肿者,即痛风肿,肿面多风热,肿脚多风湿,关脉浮洪弦者,风热湿三气郁而为肿,因脾土不足,木火太盛,胃中纯是风气,所以清气不升,腹作膜胀,浊气不降,大便闭涩……气肿者,七情停滞,郁为湿热,脾肺俱病,四肢瘦削,腹胀膨胀,与水气相似,但以手按之成凹不即起者,湿也,按之皮厚不成凹者,气也……瘀血肿者,皮间必有赤缕血痕。"

明代张景岳认为水肿与肺、脾、肾三脏功能失调相关,因为肺主气,通调水道;脾主运化,转输津液;肾主水,司二便。所以三脏之中任何一脏功能失常都会引起水肿,但是,肾主水,为水液代谢之总司,故水肿与肾主水无权密切相关。如《景岳全书·肿胀·水肿论治》云"凡水肿等证,乃脾肺肾相干之病。盖水为至阴,故其本在肾;水化于气,故其标在肺;水惟畏土,故其制在脾。今肺虚,则气不化精而化水;脾虚则土不制水而反克,肾虚则水无所主而妄行,水不归经,则逆而上泛,故传于脾而肌肉浮肿;传于肺则气息喘急,虽分而言之,而三脏各有所主,然合而言之,则总由阴胜之害,而病本皆归于肾。"

明代武之望《济阴纲目·浮肿门》记载:"良方论曰,妇人经水不通,则化为血,血不通,复化为水,故先因经水断绝,后至四肢浮肿,致小便不通,名曰血分……若先因小便不通,后身面浮肿,致经水不通,名曰水分……经水不通而化为水,流走四肢,悉皆肿满,亦名血分,其证与水证相类,实非水也。"提出了妇人若先断经,后浮肿,此乃瘀血化水,引起浮肿,名为血分;若先浮肿,后经水不通,此乃由水肿引起经水不通,名为水分。在治疗上前者调经活血利水,后者以利水为主佐以活血。

(三)治法方药认识

《素问·汤液醪醴论》记载:"平治于权衡,去宛陈莝……开鬼门,洁净府。"后世将"开鬼门、洁净府、去宛陈莝"称之为《黄帝内经》治水三法,对水肿病的治疗影响深远。

《金匮要略·水气病脉证治》提出了"诸有水者,腰以下肿,当利小便;腰以上肿,当发汗乃愈"的治则。同时记载了治疗不同水肿的很多有效方剂,具体内容参见第二章第三节水气病。

宋代严用和提出了从脾、肾阳虚论治水肿,脾阳虚为主选用实脾散,肾阳虚为主选用复元丹。如《济生方·水肿门》云:"治疗之法,先实脾土,脾实则能舍水,土得其政,面色纯黄,江河通流,肾水行矣,肿满自消。方用实脾散(厚朴、白术、木瓜、木香、草果仁、大腹子、附子、白茯苓、干姜、炙甘草)。次温肾水,骨髓坚固,气血乃从。极阴不能化水而成冰,中焦温和,阴水泮流,然后肿满自消而形自盛,骨肉相保,巨气乃平。方用复元丹(附子、木香、茴香、川椒、独活、厚朴、橘红、吴茱萸、桂心、白术、肉豆蔻、槟榔、泽泻)。"

元代朱丹溪认为运用利小便、峻下法治疗水肿当视人体正气情况而选用之,只有人体正气充足的时候可暂用,否则易犯"虚虚"之戒。如《丹溪心法·水肿》记载:"诸家只知治湿,当利小便之说,执此一途,用诸去水之药,往往多死。又用导水丸、舟车丸、神佑丸之类大下之,此速死之兆。盖脾极虚而败,愈下愈虚,虽劫效目前,而阴损正气,然病亦不旋踵而至。"并认为脾为气机升降及津液运行的枢纽,故治疗水肿强调健脾运湿,如"水肿,因脾虚不能制水,水渍妄行,当以参术补脾,使脾气得实,则自健运,自能升降。"

明代张景岳认为水肿病因精血皆化为水,故属虚败,既是虚败,治法要温补脾肾,即便虚不受补,也要千方百计进行温补,这样病愈才是真正治愈。尤为重视气化,提倡温补脾肾,促使气化,名为正治之法。特别推崇济生肾气丸,认为该方补而不滞,利而不伐,凡病水肿于中年之后,及气体本弱者,但能随证加减用之,其应如响,诚诸方之第一,更无出其上者。如《景岳全书·肿胀·水肿论治》云"夫所谓气化者,即肾中之气也,即阴中之火也。阴中无阳,则气不能化,所以水道不通,溢而为肿。故凡治肿者,必先治水,治水者,必先治气。""水肿证,以精血皆化为水,多属虚败,治宜温脾补肾,此正法也……故余之治此,凡属中年积损者,必以温补而愈,皆终身绝无后患。"

明代方贤《奇效良方》记载了治疗气滞水停的有效方剂,导水茯苓汤(赤茯苓、麦冬、泽泻、白术、桑白皮、大腹皮、紫苏、槟榔、陈皮、木瓜、木香、砂仁、灯心草),主治水肿胀满、喘而难卧。

清代程钟龄举例说明经水先断,后发水肿者,此属血分,即仲景所谓"血不利则病水",处以通经丸活血以利水。如《医学心悟·水肿》云:"妇人经水先断,后发肿者,名曰血分,通经丸(当归尾、赤芍药、生地黄、川芎、牛膝、五灵脂、红花、桃仁、香附、琥珀、苏木)主之。先发水肿,然后经断者,名曰水分,五加皮饮送下通经丸主之。体虚者,用理中汤送下;若血寒,加肉桂五钱。"

二、当代名家精华

（一）张琪教授

张琪教授认为肺脾肾气化失司是水肿形成的主要原因，还与瘀血相关。其将肾性水肿分为九型，并总结出九种相应的治法。①风寒犯肺，肺气不宣，水气不行而致水肿，方用加味越婢汤宣肺解表、利水消肿。②肺气失宣之风水，又具有肾阳衰微、水气内停之水肿，方用麻辛附子桂甘姜枣汤宣肺温肾利水。③水邪夹热弥漫三焦，水热壅结之水肿，方用加味疏凿饮子清利三焦水热。④脾湿胃热、湿热互结于中焦，健运失司，以腹水为主之水肿，方用中满分消饮（川朴、枳实、黄连、黄芩、半夏、陈皮、知母、泽泻、茯苓、砂仁、干姜、姜黄、人参、白术、猪苓、甘草）清热利湿和中。⑤寒湿凝聚中焦，运化失职、水湿滞留，以腹水为主之水肿，方用中满分消汤（厚朴、制川乌、吴茱萸、当归、麻黄、半夏、升麻、木香、干姜、草果仁、党参、黄芪、茯苓、泽泻）温中散寒除湿。⑥湿热壅滞于下焦，气化失常，水湿泛滥证，方用加味牡蛎泽泻饮清利湿热，散结逐饮。⑦肾阳亏虚，水气不行，肺中燥热之上热下寒证，方用瓜蒌瞿麦汤温肾利水，清热生津。⑧脾虚不运，气滞水蓄证，方用茯苓利水汤健脾行气利水。⑨病久之瘀血内阻，水湿内停证，方用坤芍利水汤活血化瘀、利水消肿。

（二）邹燕勤教授

邹燕勤教授认为肾病水肿是一本虚标实、虚实错杂的病候，以脾肾气虚为本，水湿潴留为标，病久伤阴及阳，瘀阻络脉。邹老临证之时每每先诊其肿势之轻重，再辨气血阴阳之分属。但无论水肿或轻或重、在气在血、属阴属阳，治疗总以健脾益肾、淡渗利水为主法。健脾补肾之法，根据病情、脾肾虚证之不同，可补脾肾之气，或温脾肾之阳，补脾肾气阴，而淡渗利水之法为参入必用之法。临床上以脾肾气虚、水湿内聚和脾肾气阴两虚、水湿逗留证候为多见，故治法前者常用健脾益肾补气、淡渗利水法，方选五苓散合参苓白术散或四君子汤加减；后者常用健脾益肾、补气养阴、淡渗利水法，方选五苓散合参芪地黄汤加减。

（三）聂莉芳教授

聂教授认为肾病水肿中医病机多以正虚为主，邪实为辅，或虚实并重。病位以脾肾两脏为重心，同时因气、血、水三者生理上相辅相成，病理状态下亦相互影响，水病可致气滞血瘀，即"水病及血"，而气滞血瘀又有碍于水的运行，即"血病及水"，常可致水肿迁延难愈。治疗上对于水肿脾胃症状突出者，特别擅长运用调理脾胃法，以呕恶为主症者，常选用香砂六君子汤加减合五皮饮；以腹泻为主症者，常选用参苓白术散加减。对于"血病及水"，即血瘀水停，表现为下肢硬肿，双下肢不对称者，常用参芪当归芍药散加减益气活血利水。聂教授在治疗肾病型水肿时常嘱患者严格限盐，并注重配合食疗方——黄芪鲤鱼汤（生黄芪、白术、茯苓、冬瓜皮、砂仁等），以健脾淡渗利湿之药与鲤鱼（或鲫鱼）同煎以健脾利水消肿，每周1~2次，临床常有水肿消退且不易反复之功。

（徐建龙）

第三节　水　气　病

水气病是指由于人体气化功能失常而导致水液停聚，泛溢全身，以浮肿为主症的一类疾病，包括西医学的各种肾性水肿、心源性水肿、肝源性水肿、内分泌性水肿以及营养不良性水肿等多种疾病。

在中医学中,水液代谢失常性疾病有多种,包括痰饮、水肿、水胀、水气病等,并且每种病还可细分。水气病与痰饮、水肿、水胀异名而同类,在生理病理及临床表现上既有区别,又密切相关。

一、古代名医传承精华

(一)关于水气病的病名

水气之名,首见于《素问·评热病论》:"诸有水气者,微肿先见于目下也。"《素问·逆调论》云:"夫不得卧,卧则喘者,是水气之客也。夫水者,循津液而流也。肾者水藏,主津液,主卧与喘也。"汉代张仲景在《黄帝内经》对水气认识的基础上,首次提出"水气病"病名,并在《金匮要略》中设《水气病脉证治》专篇,对水气病的分类、症状、脉象、治则、方药均有详细论述,形成了水气病的理法方药论治体系,奠定了后世水肿病的辨证论治的基础。

"水肿"一词最早见于《素问·水热穴论》,云:"故水病,下为浮肿大腹,上为喘呼不得卧者,标本俱病,故肺为喘呼,肾为水肿,肺为逆不得卧。"意在言水肿为肾病的症状。而将水肿作为病名首称源于《诸病源候论》,并将"水肿"之名作为各种水病的总称,设《水肿病诸候》专篇论述。自此以降,水肿之名一直沿用至今。

(二)水气病的病因病机

《素问·生气通天论》:"因于气,为肿,四维相代,阳气乃竭。"《素问·阴阳别论》又云:"三阴结谓之水。"《灵枢·五癃津液别》:"五谷之津液,和合而为膏者,内渗入于骨空,补益脑髓,而下流于阴股。阴阳不和,则使液溢而下流于阴……阴阳气道不通,四海闭塞,三焦不泻,津液不化,水谷并行肠胃之中,别于回肠,留于下焦,不得渗于膀胱,则下焦胀,水溢则为水胀。"认为阳气不足,阴阳不和,气机不畅是水气病的主要发病机制。

《素问·水热穴论》曰:"勇而劳甚则肾汗出,肾汗出逢于风,内不得入于脏腑,外不得越于皮肤,客于玄府,行于皮里,传为胕肿,本之于肾,名曰风水。"指出风水病为过于劳累加上外感风邪,导致三焦气化不利,而出现水肿。

《素问·六元正纪大论》曰:"感于寒湿,则民病身重胕肿,胸腹满。"《难经》云:"久坐湿地,强力入水,则伤肾。"强调寒湿之邪伤肾,而致水气病。

《素问·水热穴论》曰:"肾者至阴也,至阴者盛水也,肺者太阴也,少阴者冬脉也,故其本在肾,其末在肺,皆积水也。"指出水气病,其本在肾,其末在肺,明确说明水气病的形成与肺肾两脏的关系密切。

《素问·阴阳别论》有:"阴阳结斜,多阴少阳曰石水,少腹肿。"《素问·大奇论》曰:"肾肝并沉为石水。"《灵枢·邪气脏腑病形》有:"肾脉……微大为石水,起脐以下至小腹睡睡然,上至胃脘,死不治。"《黄帝内经》首次指出石水的特点是病在下焦,少腹肿而下坠,其质坚硬,多为阴证,石水发病与阳虚有关。

《金匮要略·水气病脉证并治》:"师曰:病有风水、有皮水、有正水、有石水、有黄汗。风水,其脉自浮,外证骨节疼痛,恶风;皮水,其脉亦浮,外证胕肿,按之没指,不恶风,其腹如鼓,不渴,当发其汗。正水,其脉沉迟,外证自喘;石水,其脉自沉,外证腹满不喘。黄汗,其脉沉迟,身发热,胸满,四肢头面肿,久不愈,必致痈脓。"首次对水气病进行了系统的阐述,列出了风水、皮水、正水、石水、黄汗各自的临床特点,指出了水气病发展不同阶段之间的相互联系。

"寸口脉弦而紧,弦则卫气不行,紧即恶寒,水不沾流,走于肠间;少阴脉紧而沉,紧则为痛,沉则为水,小便即难。"提示从脉象如何判断水气病的病位在肺? 在肾?

"脉浮而洪,浮则为风,洪则为气,风气相搏,风强则为隐疹,身体为痒,痒为泄风,久为痂癞;气强则为水,难以俯仰,风气相击,身体洪肿,汗出乃愈。"亦是以脉象言病机,脉浮为风邪外袭,洪为气实而有邪热,风气相搏指风热合邪。风强是指风邪偏盛,出现皮肤隐疹,搔痒抓痕而结痂,久为痂癞。气强即热盛而影响气化功能,导致水湿贮留,水肿严重。整段揭示了水气病与皮肤病并见的临床现象及其发病机制,对临床具有极高的指导意义。

"寸口脉沉而迟,沉则为水,迟则为寒,水寒相搏。趺阳脉伏,水谷不化,脾气衰则鹜溏,胃气衰则身肿。少阳脉卑,少阴脉细,男子则不便小利,妇人则经水不通。经为血,血不利则为水,名曰血分。"前一部分重点说明正水的病机为脾胃虚寒。后一部分则解释水气病"血不利则为水"的演变规律。由于水肿日久,可影响气血流通,即为水病及血。反过来血不利亦可为水,气滞血瘀又可水停,互为因果,为临床上所常见。

晋代王叔和《脉经·平妊娠胎动血分水分吐下腹痛证》云"经水前断,后病水,名曰血分","先病水,后经水断,名曰水分",说明了血病与水病相互影响的关系,血能病水,水能病血,血与水为病可以互相转化。

隋唐以后,"水气病"作为一个病名提及逐渐减少,而对风水则讨论较多,更多的医家用水肿病这个症状名,取代"水气病"这个病机证候名。

《金匮要略心典·水气病脉证并治》:"风水,水为风激,因风而病水也。风伤皮毛,而湿流关节,故脉浮恶风而骨节疼痛也。"在《金匮要略》的基础上对风水的病机作了解读。

《诸病源候论·风水候》:"风水病者,由脾肾气虚弱所为也。肾劳则虚,虚则汗出,汗出逢风,风气内入,还客于肾,脾虚又不能制于水,故水散溢皮肤,又与风湿相搏。故云风水也。令人身浮肿,如裹水之状,颈脉动,时咳,按肿上,凹而不起也,骨节疼痛而恶风是也,脉浮大者,名曰风水也。"这段文字可以认为是对《素问·水热穴论》肾风的解读,强调脾虚是风水的素因,风邪是风水的诱因。

至宋,随着"阳水阴水"分类法的确立,脾肾阳虚,水湿不运或水湿不化成为水气病发病的主要病理机制,相关内容可参考水肿病。

明代张景岳言:"病在水分者,以阴胜于阳,而肌肤皆肿。""盖水之与气,虽为同类,但阳旺则气化,而水即为精,阳衰则气不化,而精即为水。""阴中无阳则气不能化,所以水道不通,溢而为肿。"重视阳气及气化在水气病发病过程中的地位。

清代吴谦《医宗金鉴》云:"风水之病,外风内水也。脉浮恶风者风也,身重肿者水也。汗出表虚,故用防己黄芪汤,固表以散风水也。皮水之病,是水气相搏,在皮肤中,故四肢聂聂瞤动也,以防己茯苓汤补卫通荣,祛散皮水也。"在《金匮要略》的基础上,阐述了风水与皮水的病机、治法与方药。

(三) 水气病的治疗

《素问·汤液醪醴论》:"平治于权衡,去宛陈莝,微动四极,温衣,缪刺其处,以复其形。开鬼门,洁净府,精以时服。"《黄帝内经》提出了发汗、利小便、疏通瘀滞等水气病的治疗原则,为后世水气病治疗的准绳。

《金匮要略·水气病脉证并治》:"师曰:诸有水者,腰以下肿,当利小便;腰以上肿,当发汗乃愈。"张仲景提出了水气病的发汗和利小便的治则,实为引邪就近外出。"气强则为水,难以俛仰,风气相击,身体洪肿,汗出乃愈。""皮水其脉亦浮,外证胕肿,按之没指,不恶风,其腹如鼓,不渴,当发其汗。""太阳病,脉浮而紧,法当骨节疼痛,反不痛,身体反重而酸,其人不渴,汗出即愈,此为风水。"强调了风水和皮水的临床特征和以发汗为主的治法。张仲景在本篇对正水和石水的病机论述不多,具体治法更少提及。从水气病的发展过程以及"石水其脉自沉,外证腹满不喘"的描述看,石水主要与肾虚有关。

1. 风水与皮水的治法与方药 《金匮要略·水气病脉证并治》:"风水其脉自浮,外证骨节疼痛,恶风。""寸口脉沉滑者,中有水气,面目肿大,有热,名曰风水。视人之目窠上微拥,如蚕新卧起状,其颈脉动,时时咳,按其手足上,陷而不起者,风水。""太阳病,脉浮而紧,法当骨节疼痛,反不疼,身体反重而酸,其人不渴,汗出即愈,此为风水。"描述了风水的临床表现和辨证要点。

《金匮要略·水气病脉证并治》根据风水和皮水的不同临床特征,制定了较为系统的辨证论治体系、具体方药,其中越婢汤、越婢加术汤、防己黄芪汤、防己茯苓汤仍是目前治疗慢性肾炎、肾病综合征的常用方。其主要条文如下:

"风水,脉浮身重,汗出恶风者,防己黄芪汤主之。"

"风水恶风,一身悉肿,脉浮不渴,续自汗出,无大热,越婢汤主之。"

"皮水之为病,四肢肿,水气在皮肤中,四肢聂聂动者,防己茯苓汤主之。"

"里水,越婢加术汤主之;甘草麻黄汤亦主之。"

"里水者,一身面目黄肿,其脉沉,小便不利,故令病水。假如小便自利,此亡津液,故令渴也。越婢加术汤主之。"

"水之为病,其脉沉小,属少阴。浮者为风,无水虚胀者,为气。水病发其汗即已。脉沉者,宜麻黄附子汤;浮者,宜杏子汤。"

2. 正水和石水的治法与方药 正水与石水当属后世的阴水,《金匮要略》指出"正水,其脉沉迟,外症自喘;石水,其脉自沉,外证腹满不喘。""脉得诸沉,当责有水,身体肿重。"指出正水和石水的临床表现,病机上正水主要与脾虚有关,石水主要与肾虚有关。《金匮要略》对正水与石水没有明确给出治法与方药,结合《伤寒杂病论》全书,有关治疗水液代谢障碍的方剂可供参考和借鉴,如麻黄附子汤、桂枝去芍药加麻辛附子汤、八味肾气丸、真武汤等。主要条文如下:

"水之为病,其脉沉小,属少阴……脉沉者,宜麻黄附子汤"。

"气分,心下坚,大如盘,边如旋杯,水饮所作,桂枝去芍药加麻辛附子汤主之。桂枝去芍药加麻黄细辛附子汤方:桂枝三两、生姜三两、甘草二两、大枣十二枚、麻黄二两、细辛二两、附子一枚(炮)"

"虚劳腰痛,少腹拘急,小便不利者,八味肾气丸主之。"

"少阴病,二三日不已,至四五日,腹痛,小便不利,四肢沉重疼痛,自下利者,此为有水气。其人或咳,或小便利,或下利,或呕者,真武汤主之。"

二、当代名家精华

(一)时振声教授

时振声教授认为水气病相当于西医学的急性肾炎、慢性肾炎、肾病综合征等,并提出了风水病和正水病的诊断标准。

1. 风水病的诊断标准 风水病主要是在外感后出现以面部浮肿为主的病症,相当于西医诊断的急性肾炎或慢性肾炎急性发作。

（1）诊断依据：主症为浮肿；尿量减少。次症为发热恶风寒；头身骨节疼痛；咳嗽；咽痛。尿液检查异常,蛋白尿及血尿。根据主症任意一项,结合次症一项,以及理化检查即可诊断。

（2）证候分类

1）风水风寒证：颜面浮肿,恶寒发热,头痛无汗,身重骨节疼痛,或咳嗽喉痒,小便量少而不利,舌苔薄白,脉浮紧。

2）风水风热证：颜面浮肿,发热微恶寒,口渴心烦咳嗽,咽喉疼痛,小便不利或有血尿,舌质红苔薄黄,脉浮数。

3）风水风湿证：颜面浮肿,汗出恶风,四肢关节沉重,身重乏力,舌苔白腻,脉浮滑。

4）风水内外俱实证：颜面或全身浮肿,起病较短,畏寒恶风,咳嗽气急,腹胀而满,脐肿外凸,阴囊水肿,缺盆脊背肿平,足心肿平,大便秘结,小便量少,苔薄,脉滑实。

5）风水寒热错杂证：颜面浮肿,恶寒,骨节酸痛,口干喜饮,尿少色黄赤,大便干结；或恶风不恶寒,口干不欲饮水,大便稀溏,尿少色黄。舌质红或淡,苔薄腻,脉浮紧或浮数。

6）风水虚实互见证：颜面浮肿,畏风易感冒,汗出面肿不消,骨节疼痛；或有恶寒发热,腹胀纳少,尿少便溏。舌苔厚腻,舌质淡红,脉沉无力。

2. 正水病的诊断标准　正水是指因脾虚或脾肾两虚导致水湿停留的一种水肿病。本病主要以全身水肿、腹满、喘急、小便难、脉沉迟等为临床特点,相当于西医的肾病综合征。

（1）诊断依据：主症：全身水肿；腹满；小便短少。次症：气急或喘息不能平卧；四肢困重、腰以下有重感；畏寒或憎风、怕冷；纳差食少；大便稀溏。舌象：舌质淡,舌体胖大有齿痕,苔白。脉象：脉沉迟或沉缓或沉弱。理化检查：尿液检查异常,见蛋白尿和/或血尿；血浆白蛋白降低。

成人患者根据主症,除全身浮肿外再加任意一项,结合次症两项与实验室检查即可诊断。

（2）证候分类

1）正水水湿停留证：全身水肿,按之没指,小便短少,四肢困重。头重、胸闷、纳呆、泛恶。妇女白带多而清稀。舌体胖大质淡,边有齿痕,苔白腻；脉沉缓或濡细无力。

2）正水脾肾气虚证：全身浮肿,神疲乏力,纳少腹胀,少气懒言,腰膝酸软,尿少。舌淡胖,边有齿痕,舌苔薄白或薄腻,脉沉弱或濡。

3）正水脾肾阳虚证：全身水肿,腰以下肿甚,按之凹陷不易恢复；畏寒肢冷,面色㿠白,神倦身重,腰困而沉,脘腹胀满,纳差便溏或大便不实,小便短少。舌质淡胖嫩润,舌苔白滑或白腻；脉沉缓或沉弱。

4）正水气阴两虚证：全身浮肿,神疲乏力,面色萎黄,腰膝酸软,纳差食少。口干饮水不多,畏寒而手足心热,大便或干或稀。舌质淡红,苔薄有齿痕；脉沉细而数。

5）正水阴阳两虚证：遍身浮肿,肢冷畏寒,面色㿠白。神疲乏力,腰膝酸软,腰以下有重感。口干喜饮,五心烦热。舌质淡红,舌体胖大,舌苔白腻；脉沉细或濡数。

6）正水脾虚湿热证：遍身浮肿,皮肤绷急光亮,胸脘痞闷,纳少腹胀,口苦口黏,口干不欲饮水。小便短赤,大便干结或黏滞不爽。舌苔黄腻质淡；脉沉数或濡数。

7）正水脾虚瘀血证：遍身水肿,按之凹陷没指,面色黧黑,脘腹胀满,神倦纳少。大便偏稀,小便短赤或有血尿。妇女月经不调或痛经。舌质紫暗或有瘀点,舌苔薄腻；脉沉缓或细涩。

（二）余仁欢教授

余仁欢教授认为西医学的慢性肾炎、肾病综合征,尤其是微小病变肾病和膜性肾病符合中医"水气病"范畴。张仲景治疗水气病的经方可概括为麻黄类方、防己黄芪类方、桂枝茯苓类、附子类4类,其大致针对"水气病"的风水、皮水、正水、石水四种临床类型。麻黄类方、防己黄芪类方主要用于风水和皮水的治疗,桂枝茯苓类、附子类主要用于正水和石水的治疗。对于"水气病"方证,不应仅局限于《金匮要略》"水气病"篇的论述,而应参照张仲景在《伤寒论》以及后世医家治疗水液代谢障碍的相关方剂,这样可以补充《金匮要略》"水气病"临床方证的不足,完善"水气病"的辨治体系,提高临床疗效。

(余仁欢　梁　莹)

第四节　淋　证

一、古代名医传承精华

(一)病名沿革及分类

《黄帝内经》最早将淋作为症状提出,如《素问·六元正纪大论》曰:"其病中热胀,面目浮肿,善眠,衄衊,嚏欠呕,小便黄赤,甚则淋。"这里说的是五运六气中的初之气,气化失常出现的一系列症状。

汉代张仲景明确提出了淋作为一种疾病,且形象地描述了淋的具体症状。如《金匮要略·消渴小便不利淋病脉证并治》云:"淋之为病,小便如粟状,小腹弦急,痛引脐中。"

《中藏经·论诸淋及小便不利》提出了八淋的分类,并对冷、热、气、劳、膏、砂淋具体表现做了详细的描述,尤其谈到了砂淋的病因、缓急和预后,非常切合临床实际。"状候变异,名亦不同。则有冷、热、气、劳、膏、砂、虚、实之八种耳。""冷淋者,小便数,色白如泔也。热淋者,小便涩而色赤如血也。气淋者,脐腹满闷,小便不通利而痛也。劳淋者,小便淋沥不绝,如水之滴漏而不断绝也。膏淋者,小便中出物如脂膏也。砂淋者,腹脐中隐痛,小便难,其痛不可忍,须臾从小便中下如砂石之类,有大者如皂子,或赤或白,色泽不定,此由肾气弱而贪于女色,房而不泄,泄而不止,虚伤真气,邪热渐强,结聚而成砂;又如以水煮盐,火大水少,盐渐成石之类。谓肾者,水也,咸归于肾,水消于下,虚热日甚,煎结而成此,非一时而作也。盖远久乃发,成即五岁,败即三年,壮人五载,祸必至矣,宜乎急攻;八淋之中,唯此最危,其脉盛大而实者可治,虚小而涩者不可治。"

隋代巢元方首次将血淋与尿血分别论治,分载于"血淋候"与"小便血候"二篇之中,这是两者病名发展史上的一大进步。正如《诸病源候论·血淋候》:"血淋者,是热淋之甚者,则尿血,谓之血淋。心主血,血之行身,通遍经络,循环腑脏。劳甚者,则散失其常经,溢渗入胞,而成血淋也。"《诸病源候论·小便血候》:"心主于血,与小肠合。若心家有热,结于小肠,故小便血也。下部脉急而弦者,风邪入于少阴,则尿血。"

宋代陈无择将淋分为冷、热、膏、血、石五淋,并摘录了《养生方》部分内容,其中明确记载了区分血淋与尿血的关键在"痛与不痛"。如《三因极一病证方论》记载:"诸淋大率有五:曰冷,曰热,曰膏,曰血,曰石。""《养生方》云:不可专以血得热为淖溢为说,二者皆致尿血,与淋不同,以其不痛,故属尿血,痛则当在血淋门。"

明代戴思恭《证治要诀》曰:"不通为癃;不约为遗;小便滴沥,涩痛者,谓之淋;小便急满不通者,谓之闭。"戴氏从"不通""不约""涩痛""急满"八字,从排尿次数与排尿感觉

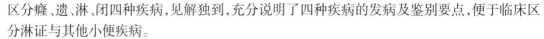

区分癃、遗、淋、闭四种疾病,见解独到,充分说明了四种疾病的发病及鉴别要点,便于临床区分淋证与其他小便疾病。

（二）对病因病机的认识

《黄帝内经》说明淋证的病机主要在热。正如《素问·六元正纪大论》云:"热至则身热,吐下霍乱,痈疽疮疡,瞀郁、注下……血溢、血泄、淋闷之病生矣。"

《难经·十六难》曰:"假令得肝脉……其病四肢满闭,淋溲便难,转筋。"这里提出淋证的病机为肝脉得病,肝气不行,说明肝脏受邪,病邪循经侵犯下焦阴器则可致淋。

张仲景亦认为湿热下注膀胱,膀胱气化不利,则可出现淋秘。正如《金匮要略·五脏风寒积聚病脉证并治》所云:"热在下焦者,则尿血,亦令淋秘不通。"

《中藏经·论诸淋及小便不利》记载:"诸淋与小便不利者,皆由五脏不通,六腑不和,三焦痞涩,荣卫耗失。"认为淋的病机为五脏不通,六腑不和,三焦痞涩,荣卫耗失,主要说明气机失调可致淋。

隋代巢元方对淋的病机高度概括为肾虚膀胱热,突破以往淋的病机为热的认识,是淋证病机认识的进步。如《诸病源候论》曰:"诸淋者,由肾虚膀胱热故也。"

宋代陈无择《三因极一病证方论》记载:"五种不同,皆以气为本,多因淫情交错,内外兼并,清浊相干,阴阳不顺,结在下焦,遂为淋闭。"陈氏认为淋虽有冷、热、膏、血、石五种不同,但其病机均以气机失调,不能升清降浊,致使清浊不分,结于下焦而发病。

元代朱丹溪《丹溪心法·淋》云:"诸淋所发,皆肾虚而膀胱生热也。水火不交,心肾气郁遂使阴阳乖舛,清浊相干蓄在下焦,故膀胱里急,膏血砂石,从小便道出焉。""死血作淋,痛不可忍。""老人气虚而淋。"这里丹溪引用巢氏肾虚膀胱热的病机论,并进一步认为水火不交,气机失调,清浊相干,蓄于下焦而致淋,相当于巢氏与陈无择对淋证病机认识的结合。同时,丹溪提及"死血做淋","死血"二字可见血瘀日久,久亦生热,瘀热结于下焦,而发为淋证。此外,还提出"老人气虚而淋"的观点。这些都极大地丰富了淋证的病机认识。

（三）治法方药认识

汉代张仲景《金匮要略·消渴小便不利淋病脉证并治》云:"淋家不可发汗,发汗则必便血。""小便不利者,有水气,其人苦渴,栝蒌瞿麦丸(栝蒌根二两,茯苓三两,薯蓣三两,炮附子一枚,瞿麦一两)主之。""脉浮发热,渴欲饮水,小便不利者,猪苓汤(猪苓、茯苓、阿胶、滑石、泽泻各一两)主之。"这一节里仲景提出了"淋家不可发汗"的治禁。同时提出了阳虚湿热和阴虚湿热的治法及名方瓜蒌瞿麦丸和猪苓汤,这两个方剂现在仍然广泛应用于临床实践中。

唐代孙思邈《备急千金要方·消渴方·淋闭第二》记载:"地肤子汤:治下焦结热,小便赤黄不利,数起出少,茎痛或血出,温病后余热及霍乱后当风取热,过度饮酒房劳,及行步冒热,以饮逐热,热结下焦及散石热动关格,小腹坚,胞胀如斗,诸有此淋,悉治之立验方。

地肤子、知母、黄芩、猪苓、瞿麦、枳实、升麻、通草、葵子、海藻(各上十味㕮咀,以水一斗,煮取三升,分三服,大小便皆闭者加大黄三两。女人房劳,肾中有热,小便难不利,小腹满痛,脉沉细者,加猪肾一具。)

治百种淋,寒淋、热淋、劳淋,小便涩,胞中满,腹急痛方:通草、石韦、甘草、王不留行(各二两),冬葵子、滑石、瞿麦、白术、芍药(各三两)。

治淋痛方:滑石(四两),贝子(七枚,烧碎),茯苓、白术、通草、芍药(各二两)"这里孙思邈记载了治疗淋证的几首方剂,从主治证及药物组成来看,主要还是针对热结下焦而设,但

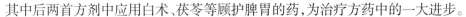

其中后两首方剂中应用白术、茯苓等顾护脾胃的药,为治疗方药中的一大进步。

宋代陈无择《三因极一病证方论》记载:"生附散:治小便冷淋秘涩,数起不通,窍中疼痛,憎寒凛凛。多因饮水过度,或为寒泣,心虚志耗,皆有此证。

附子(去皮脐,生用)、滑石(各半两)、瞿麦、木通(各三分)、半夏(汤洗七次,三分)

石韦散:治热淋。多因肾气不足,膀胱有热,水道不通,淋沥不宣,出少起数,脐腹急痛,蓄作有时,劳倦即发,或尿如豆汁,或便出砂石。

木通、石韦(去毛,各二两)、甘草、当归、王不留行(各一两)、滑石、白术、瞿麦、芍药、葵子(各三两)。

地肤子汤:治下焦有热,及诸淋闭不通。

地肤子(三两)、知母、黄芩、猪苓(去皮)、瞿麦、枳实(麸炒)、升麻、通草、葵子(炒)、海藻(洗去腥,各二两)。

鹿角霜丸:治膏淋。多因忧思失志,意舍不宁,浊气干清,小便淋闭,或复黄赤白暗如脂膏状,疲剧筋力,或伤寒湿,多有此证。

鹿角霜、白茯苓、秋石(各等分)。

立效散:治血淋。多因下焦结热,小便黄赤,淋闭疼痛,所出如血,或外夹风冷风热,或内伤志劳神,或房室过度,丹石发动。便鲜赤者,为风热伤心;瘀血者,为风冷伤肾,及大小便俱出血者。

瞿麦穗(一两)、甘草(炙,三分)、山栀子(半两,炒)。

石燕丸:治石淋。多因忧郁,气注下焦,结所食咸气而成,令人小便碜痛不可忍,出砂石而后小便通。

石燕子(烧令通赤,水中淬一两次,捣研水飞,焙干)、滑石、石韦子(去毛)、瞿麦穗(各一两)

上为末,糊为丸,如梧子大。煎瞿麦灯芯汤下十丸,食前服,日二三。甚即以石韦去毛、瞿麦穗、木通各四钱,陈皮、茯苓各三钱,为末,每服三钱,以水一盏,煎七分,去滓服。

沉香散:治气淋。多因五内郁结,气不得舒,阴滞于阳,而致壅闭,小腹胀满,使溺不通,大便分泄,小便方利。

沉香(不焙)、石韦(去毛)、滑石、王不留行、当归(炒,各半两)、葵子(炒)、白芍药(各三分)、甘草(炙)、橘皮(各一分)"。

《三因极一病证方论》为一治疗疾病的方书,这里陈氏针对冷、热、石、膏、气、血六淋分述病机、症状,并分列处方,较为完备。

金元时期刘完素《黄帝素问宣明论方·痢门》记载"益元散治身热吐痢,泄泻肠澼,下痢赤白,癃闭淋痛,利小便,偏主石淋。(乃服金石热药多,待为砂石,从小便淋出者也。")

砂仁二两,滑石二两,炙甘草四钱。

上为末,每服二钱,蜜少许,温水调下,日三服。

这里刘完素异病同治,选用益元散治疗因热邪所致的吐痢、泄泻、淋痛等病,尤其用益元散治疗因服金石热药过多,积热难除而导致的石淋。需要注意的是,此处的益元散并不是六一散加朱砂,而是加砂仁,用六一散滑窍通淋,导热下行,加砂仁行气通闭,非常符合石淋的发病特点及病机。

明代孙一奎结合女性石淋的发病特点,提出治疗应当开郁火,养阴血,兼导气,遂用牛膝膏加郁金以开肺郁,栀子以降其火,生地黄以补阴血,琥珀以导气利窍,如此则淋证尽愈。正如《赤水玄珠·癃门》云："妇人经未绝年，皆厥阴肝经用事，肝主谋虑者也，妇人之性，多于偏鄙静而不决，气道因涩，郁久成火，凝滞浊液，渐结成粒，名曰砂石淋是也……治当开郁火，补阴血，兼以导气之药。经曰：壮者气行则愈，阴血旺，气道滑，病自瘳矣。如河涸舟粘，纵用力多，未若决水之为易也。""丹溪牛膝膏加郁金以开郁、山栀以降火、生地以补阴、琥珀以导气，利窍则愈。"

明代张景岳提出治疗淋证，不可先入为主，囿于淋主热之说，而应该辨证论治，其提出的治疗大法比较全面、完善，非常符合临床实际。正如《景岳全书·淋浊》所云："治淋之法，大都与治浊相同，凡热者宜清，涩者宜利，下陷者宜升提，虚者宜补，阳气不固者宜温补命门，但当以前法通用，无他技也。"

清代李用粹强调治疗淋证当辨虚实，实际就是强调我们辨证时要有整体观念，不能局限于局部症状，比如气淋、血淋，若虚实不辨，则治疗有"失之毫厘，谬以千里"之虞。正如《证治汇补》云："淋有虚实，不可不辨。如气淋脐下妨闷，诚为气滞，法当疏利；若气虚不运者，又宜补中。血淋腹硬茎痛，知为死血，法当去瘀；然血虚、血冷者，又当补肾。惟膏淋有精溺混浊之异，非滋阴不效；劳淋有脾肾困败之状，非养正不除。"

二、当代名家精华

（一）张琪教授

国医大师张琪教授认为尿路感染属于中医"淋证"范畴，根据尿路感染发病特点，临证主张分为三期论治，即急发期、转化期和恢复期。急发期以膀胱湿热表现最为突出，治疗应以祛邪为主；转化期是正气耗伤而导致湿热之邪留滞；恢复期为邪去正复之调整阶段，治以扶正固本，增强机体抗御病邪能力。张老认为恢复期绝对不可忽视治本。临床正气耗伤有气阴两虚、肾阴虚、肾阳虚、肾阴阳两虚等不同情况，均以其性质、程度决定攻补方法。常用药有黄芪、党参、山萸肉、山药、太子参、熟地黄、枸杞子、菟丝子、肉苁蓉等扶正固本。同时，张老主张无论是在急性期、转化期还是恢复期，均宜将清热解毒通淋贯穿于治疗的始终。张老临证选药时多喜用蒲公英、金银花、紫花地丁、车前草、败酱草、白花蛇舌草等具有抗菌作用的清热解毒通淋之品。

（二）杜雨茂教授

杜雨茂教授对石淋、劳淋、血淋三种不同类型的淋证有独特的认识。对于石淋其认为石淋日久，正虚邪留，治当消补兼施，慎用苦寒克伐。其认为石淋初起，治当清热利湿，通淋排石。但若治不得法，或迁延日久则伤及正气，或为阴虚或为气虚，而表现为虚实夹杂之证。又因本病初期医者往往过用苦寒清利排石之品，故临床兼见脾肾两虚者为多。有鉴于此，杜老临证强调，对石淋日久不愈者，勿过用苦寒清利之品，而要突出辨证施治，时刻把握病机，在清利的同时，当佐以健脾固肾之品，以益气扶正。对于劳淋，其认为劳淋正气耗伤，治以补肾为要。杜老认为劳淋之所以经久不愈，主要是正气亏虚，病邪留恋，两相抗争，势均力敌，不相上下，故时起时伏，经久难愈。故治疗尤应以扶正为主，尤以补肾为要，善用金匮肾气丸，佐以祛邪，自可以使正气变盛，病邪渐衰。对于血淋，杜老认为当治以凉血利湿，不忘养阴清热。其认为血淋病延日久，多致肾阴亏耗，肾水不济心火则心火亢盛，灼伤血络，迁延不愈，属虚中夹实之证，治宜育阴清热利湿，凉血止血通淋。杜老善用猪苓汤育阴清热，利水通淋，且常将方中阿胶易为生地黄，取其甘寒，既能入肾养阴，又能凉血清热止血。

（三）邹燕勤教授

邹燕勤教授辨治淋证从虚实、脏腑入手。标实证辨明热重于湿,湿重于热,或湿热并重;本虚辨清气虚,阴虚或阳虚之候;病位分清在肺、在脾、在肾之不同,或兼夹并存。治疗上采用苦寒直折、清热解毒、清热利湿通淋、芳香化湿、淡渗利湿、清源洁流、健运中焦及补益肾元之淋证八法,临床配伍应用,并将清热利湿解毒法贯穿治疗始终。祛除湿热重视选择甘寒淡渗之品,补益脾肾选择以甘补为主,药性平和为上,用药上处处顾护脾肾,以防伤脾败胃,戕伐肾气。

（四）聂莉芳教授

淋证病机,传统认为系"肾虚膀胱热故也",聂莉芳教授认为其病机往往与心、肝两脏关系亦较为密切。心与小肠相表里,心火下移小肠,使其分清泌浊功能紊乱,则可见小便赤涩、灼热,热甚还可灼伤脉络而见尿血。足厥阴肝经"循股阴,过阴器,抵少腹",《灵枢·脉经》曰"是主肝所生病者……遗溺,闭癃",故肝与前阴、溺之约利不无关系;且肝肾同处下焦,乙癸同源,为子母之脏,肝之疏泄调达直接影响三焦水液运行及膀胱的气化功能。故淋之为病,与肝气是否调畅有着密切的关系。故聂教授常用自拟方加味导赤散治疗淋证,基本方为淡竹叶 12g,生地黄、车前草各 15g,通草 3g,生甘草梢、黄芩各 10g,白芍 30g,柴胡 10g,川、怀牛膝各 15g。全方以甘寒通利为主,药性平和且无伤阴伤胃之弊。功用清心肝郁热,利水通淋。主治多种淋证。热淋、血淋、气淋、劳淋、寒淋。症见小便频数短涩、淋漓刺痛、欲出未尽,小便拘急,或痛引腰腹;或尿色短赤;或遇劳即发;或郁怒而发;或伴畏寒身冷。

（徐建龙）

第五节 尿 浊

尿浊,指小便混浊不清(其色或赤或白),状如米泔,排尿时并无淋漓涩痛为主要特征的病证。"尿浊"属于"淋证"范畴。"尿浊"与"精浊"不同,《医碥·赤白浊》中指出:"精浊出自精窍,与便浊之出于溺窍者大异。"

历代医家对"尿浊"的命名并不一致。《素问·至真要大论》称之为"溺白";《诸病源候论》《丹溪心法》及《景岳全书》等著作称之为"白浊";《世医得效方》称之为"漩浊",并且根据所损及的脏腑,又可分为"心浊""脾浊""肾浊"等;《医学正传》《古今医鉴》等著作称之为"便浊";《寿世保元》称之为"尿浊";《类证治裁》称之为"溺浊";《杂病源流犀烛》称之为"二浊"。朱丹溪依据尿浊之颜色不同,将"尿浊"分为"白浊"和"赤浊"。张景岳对尿浊进行了详细的论述,并将尿浊分为虚实之证。叶天士在《临证指南医案》中指出膏淋与尿浊的区别:"大凡痛则为淋,不痛为浊。"

一、古代名医传承精华

（一）尿浊病因病机的认识

《黄帝内经》较早论述了"尿浊"的临床表现及病因病机。如《素问·至真要大论》中言:"水液混浊,皆属于热。"《灵枢·口问》中指出:"中气不足,溲便为之变。"由此可以看出,尿浊一证多与热邪及中气不足有关。

隋代巢元方《诸病源候论·虚劳小便白浊候》中指出："劳伤于肾,肾气虚冷故也。肾主水而开窍在阴,阴为溲便之道。胞冷肾损,故小便白而浊也"。巢氏认为尿浊的基本病机在于肾阳亏虚。

宋代王怀隐《太平圣惠方·治消渴小便白浊诸方》中言："夫消肾,小便白浊如脂者,此由劳伤于肾,肾气虚冷故也。肾主水,而开窍在阴,阴为小便之道,胞冷肾损,故小便白而如脂,或如麸片也。"即尿浊的病机为肾虚有寒。

宋代杨士瀛《仁斋直指方》中强调："脾精不禁,小便漏浊。"杨氏指出了脾胃在尿浊发病中的作用。

金代刘完素《素问玄机原病式·六气为病·热类》中言："诸转反戾,水液浑浊,皆属于热。"并形象地指出热与尿浊的关系:"天气热则水浑浊,寒则清洁。水体清而浊故也。"

元代朱丹溪《丹溪心法·赤白浊》中指出："浊主湿热,有痰、有虚。赤属血,白属气。"朱丹溪认为,尿浊一证多因湿热,并且痰和虚亦可导致尿浊的发生。此外,朱丹溪在《金匮钩玄·浊》中亦强调："奉养膏粱,饮食肥美,中焦不清,浊气流入膀胱,下注白浊,白浊即是湿痰也"。即饮食肥甘厚味易生痰湿也可导致尿浊。

明代张景岳《景岳全书·淋浊》中言："白浊证,有浊在溺者,其色白如泔浆。凡肥甘酒醴,辛热炙煿之物,用之过当,皆能致浊。此湿热之由内生者也。又有炎热湿蒸,主客时令之气,侵及脏腑者,亦能致浊,此湿热之由外入者也。"张景岳指出:酒后房劳,服食燥热,七情郁结,外感湿热等皆可导致尿浊。此外,张景岳认为:"(尿浊)其久也,则有脾气下陷,土不制湿,而水道不清者,有相火已杀,心肾不交,精滑不固,而遗浊不止者,此皆白浊之无热证也。"即尿浊之证久治不愈,或过服寒凉导致失治误治,致使中焦脾胃运化失常,亦可产生尿浊之证。

明代俞弁《续医说》中言："水无土则不制不蓄,其本在脾胃,其标在膀胱。脾胃土也,挠之必动,乌得不浊,今夫挠脾胃者,莫不因饮食生冷肥甜油腻所伤……其源不清,其流必不清矣,故经曰饮入于胃,游溢精气,上输于脾,脾气散精,上归于肺,通调水道,下输膀胱,禀化乃为溲矣,则知小便白浊,其源在脾胃,其标在膀胱。"俞氏对尿浊的认识较为深刻,指出尿浊之本在于脾胃之源的虚损,导致膀胱禀化失司而成尿浊。

明代李用粹在《证治汇补·便浊》中言："水液混浊,皆属于热。故赤白浊,皆因湿热浊气,渗入膀胱而为病。"李用粹强调尿浊的产生多因于热,以湿热下渗膀胱为主。

明代李梴《医学入门·赤白浊》中认为："脾胃湿热,中焦不清,浊气渗入膀胱为浊。"强调了脾胃湿热与尿浊之间的关系。

明代程钟龄《医学心悟·赤白浊》中总结："浊之因有二种,一由肾虚败精流注;一由湿热渗入膀胱。"

明代龚信《古今医鉴·便浊》中言："夫赤、白浊者,由肾水虚少,膀胱火盛,小便去涩,所以成浊也。"龚信认为,尿浊之证多因思虑过度,嗜欲无节,导致心肾不交,精元失守。而赤浊者多为心虚有热;白浊者多因肾虚有寒。

明代皇甫中《明医指掌·赤白浊精滑梦遗证》中言："夫赤白二浊,其色虽殊,总归于火。火郁下焦,精化不清,故有赤白,白者属气,赤者属血。"皇甫中认为,尿浊的产生多因下焦郁火导致肾与膀胱气化功能失司。

清代林佩琴《类证治裁·淋浊论治》中言："(溺浊)如泔,为胃中湿热下流。"林氏指出,尿浊一症多因中焦运化失司,湿热下浸。

清代陈士铎《辨证录·淋证门》中言:"人有小便流白浊者,如米泔之汁,如屋漏之水,或痛如刀割,或涩似针刺,溺溲短少,大便后急,此膀胱之火壅塞也。"陈氏认为火郁膀胱导致津精干竭,精色变而为浊,故便浊治当泻膀胱之火,佐之以利水之味。此外,陈氏亦指出:"膀胱得湿热之气,则肺金清肃之令不行,欲化溺而不得,遂变为白浊而渗出者也。"陈氏认为,湿热导致膀胱气化失职,溺便清浊不分而成尿浊。

(二)尿浊的治法与方药

古代医家对尿浊的认识和实践较为丰富,古籍中记载治疗尿浊的方剂较多,尤其在《丹溪心法》《景岳全书》《太平惠民和剂局方》等书中。

唐代王焘《外台秘要》对于心肾不交,心气不敛之尿浊,推荐桑螵蛸配伍白龙骨以养心疗浊。

宋代杨士瀛《仁斋直指方》指出尿浊一证多因脾精不禁,故创有敛脾法,以治脾精不禁而白浊淋沥,腰痛无力。如:苍术难名丹,用苍术、舶上茴香、川楝子、川乌、故纸、白茯苓、龙骨;山药丸用干山药、北五味子、苁蓉、菟丝子、牛膝、石脂、杜仲;小温金散用人参、石莲肉、川巴戟、益智仁、黄芪、萆薢、麦冬、赤茯苓、甘草。此外,对于心肾不和,小便白浊,或如米泔者,《仁斋直指方》推荐桑螵蛸散:桑螵蛸、远志、石菖蒲、人参、白茯苓、当归、龙骨、龟甲、甘草。

宋代《太平惠民和剂局方》引用治疗尿浊的方剂较多,多以温补下焦为主。十四友丸用熟地黄、白茯苓、白茯神、人参、酸枣仁、柏子仁、紫石英、肉桂、阿胶、当归、黄芪、远志、朱砂、龙齿,具有补肾宁心、安神定志之功,可补诸虚不足,益血,收敛心气,治怔忡不宁,精神昏倦不安,赤白浊甚。茯菟丸用菟丝子、白茯苓、石莲子,可治思量太过,心肾虚损,真阳不固,便溺余沥,小便白浊,梦寐频泄。清心莲子饮用黄芩、麦冬、地骨皮、车前子、甘草、石莲肉、白茯苓、黄芪、人参,可治心中蓄热,时常烦躁,因思虑劳力忧愁抑郁而致小便白浊。

宋代严用和《济生方》强调以中和之药,达水火既济,脾土自坚之效,如四精丸用鹿茸、肉苁蓉、山药、白茯苓,可治白浊烦渴。

元代危亦林《世医得效方》中载有具有补益心肾,安神之效的子午丸,用榧子、莲肉、枸杞子、白龙骨、川巴戟、破故纸、真琥珀、芡实、苦楮实、白矾、赤茯苓、白茯苓、文蛤、莲花须、白牡蛎,可治心肾俱虚,梦寐惊悸,常自烦闷,短气不乐,消渴停饮,下赤白浊之证。

元代朱丹溪《丹溪心法·赤白浊》中强调赤者当清心调气,白者温补下元,又须清上,使水火既济,阴阳协和,精气自固矣。并指出:"(尿浊)宜燥中宫之湿,用二陈加苍术、白术燥去其湿。赤者,乃是湿伤血也,白芍药,仍用珍珠粉丸加臭椿根白皮、滑石、青黛,作丸药。虚劳用补阴药,大概不宜热(一作凉)药;肥白人必多痰,以二陈汤去其湿热。胃弱者,兼用人参,以柴胡、升麻升其胃中之气;丸药,用黄柏炒褐色,干姜炒微黑,滑石、蛤粉、青黛,糊丸服。胃中浊气下为赤白浊,用二陈加柴胡、升麻、苍术、白术;丸药用樗皮末、蛤粉、炒干姜、炒黄柏。胃中浊气下流,渗入膀胱,青黛、蛤粉。肝脉弦者,用青黛以泻肝。又方:炒黄柏一两,生柏曲糊。"

在《丹溪治法心要·浊》中言:"半苓丸治白浊,半夏炒燥湿,茯苓分水。一本作猪苓。白浊久不止,此系火不守耳,炒知母、炒黄柏、附子,各等分,上末之,水丸。虚劳者用补阴丸,大概不用凉药、热药。若肥白人,必多湿痰,以二陈汤去其湿,胃弱者兼用人参,以柴胡、升麻,升胃中之气,丸药用青黛、黄柏炒微褐色,滑石、炒干姜炒微黑色,蛤粉,上末之为丸。胃中湿浊气,下流为赤白浊,用柴胡、升麻、苍术、白术入二陈煎服丸药,宜用樗根末、蛤粉、干姜、炒黄柏。专主胃中浊气,下流渗入膀胱,青黛、蛤粉。"

明代龚信《古今医鉴·便浊》中关于治疗尿浊的方剂有:①滋肾饮:川萆薢、麦冬、远志、黄柏、菟丝子、五味子。可治白浊初起半月者,极效。②萆薢饮:益智仁、川萆薢、石菖蒲、乌药。可治真元不足,下焦虚寒,小便白浊,频数无度,漩白如油,光彩不定,漩脚澄下,凝而膏糊。③琥珀郁金丸:黑牵牛、大黄、黄芩、真琥珀、黄连、郁金、滑石、茯苓。可治水火不既济,膀胱因心火所炽而浮,囊中积热,或癃闭不通,或遗泄不禁,或白浊如泔水,或膏淋如脓。④人参茯苓散:人参、白术、茯苓、泽泻、滑石、寒水石、干葛、连翘、黄芩、桔梗、栀子仁、薄荷、大黄、天花粉、甘草、砂仁。可治肾消善饮而食,小便频数,白浊如膏。

明代徐春甫《古今医统大全·便浊门》认为:"(便浊)有热者,当辨心肾而清之;无热者,当求脾肾而固之、举之。治浊之法无出此矣。"所推荐的方剂如:①清心莲子饮:可治心经蕴热,小便赤涩,或茎痛窍痛,及上下虚,心火上炎,口苦咽干,烦躁作渴,发热,小便白浊,夜安静,昼发热。②固精丸:可治下元虚损,小便白浊,或如米泔凝脂,腰重少力并治。③六味地黄丸(即肾气丸):治肾气素虚,不交于心,津液不降,痰逆白浊。辨证加减:"白浊即湿痰也,用二陈去痰,加升麻、柴胡,升胃中清气,加苍术、白术,补胃去湿,服四贴。后浊减大半,却觉胸满,因升麻、柴胡升动胃气,痰壅满闷,又用本方加炒曲、白术、香附。"

明代程钟龄《医学心悟·赤白浊》主张尿浊以肾气虚为主者以菟丝子丸主之;以湿热为主者,则用萆厘清饮主之;若尿浊见赤色,则宜加入莲子心、灯心、丹参等药。

清代林佩琴《类证治裁·淋浊论治》对尿浊的治疗进行了分类:"虚寒带浊者,五味丸。淋沥湿浊者,威喜丸。浊久足膝痿弱,漩脚澄下如糊者,六味丸加萆薢、麦冬。茎中大痛,溺赤,脉滑数,宜清热利水,生地、麦冬、山栀、知母,加六一散。肾虚淫火易动,精滑粘腻如膏,九龙丹收摄之。若忍精不泄而成白浊者,四苓散。赤浊者,猪苓汤,并加麝香、杜牛膝,以通瘀腐之在隧窍者。"

总之,古人对尿浊的认识较为全面,并在理法方药上形成了一套较为完整的理论体系。在病因上,古人提出了"浊本脾胃""浊主湿热,有痰、有虚""肾气虚冷""脾精下禁""脾胃湿热,中焦不清""湿热渗入膀胱""火郁下焦,精化不清"等说,可见尿浊的发生多与湿热和脾肾虚损有关。病位在脾肾和膀胱,此外,与心、肺及肝也有一定的联系。在治法上,创制了苍术难名丹、山药丸、桑螵蛸散、清心莲子饮、萆厘清饮等敛脾、养心、温补脾肾、分清别浊的方剂。

二、当代名家精华

随着医疗水平的进步,当今对于尿浊,尤其是肾源性尿浊,在继承古人经验的基础上,中医药有了新的认识和补充,涌现出了许多不同的病因病机认识和治疗方法,并积累了丰富的治疗经验,值得我们学习和借鉴。当代中医对尿浊的研究多为肾性尿浊,如肾病综合征等,这是中医治疗的特色和优势。在此重点介绍与蛋白尿相关的肾脏疾病的名家诊疗精华。

(一)时振声教授

时振声教授认为脾不摄精、清气下陷和肾不藏精、精气下泄是导致蛋白尿的直接病机,而五脏功能的虚损皆可影响脾肾,导致脾不摄精,肾不藏精。因此常用的治法有健脾法、补肾法、治肺法和治肝法。此外,时教授还指出湿热、风邪、瘀血等邪实也参与了蛋白尿的发生发展过程。针对邪实,时教授根据临床经验又提出了祛风法、清利法和活血法。时教授强调,湿热在蛋白尿的发病过程中较为常见,对于蛋白尿长期不愈者,或使用调理脏腑功能、健脾固肾的方法乏效者,或易反复感染者,加用清利湿热之品往往可收到满意疗效。

健脾法可用香砂六君子汤、参苓白术散、黄芪大枣汤、补中益气汤等;补肾法可用六味地黄丸、左归丸、肾气丸、右归丸、五子衍宗丸合水陆二仙丹、桑螵蛸散、金锁固精丸等;治肺法可用玉屏风散、麦味地黄汤、竹叶石膏汤等加减;治肝法可用柴胡疏肝散、逍遥散、四物汤加枸杞子、牛膝,杞菊地黄汤等加减;祛风法可用麻黄汤、麻黄附子细辛汤、荆防败毒散、银翘散、桑菊饮等加减;清利法可用三仁汤、黄芩滑石汤、八正散等;活血法可用补中益气汤合桂枝茯苓丸或血府逐瘀汤、当归芍药散、桂枝茯苓丸合五苓散等。

(二)叶任高教授

叶任高教授认为肾虚封藏失职,导致精气外泄,下注于膀胱是出现大量蛋白尿的基本病机。因此,当以滋肾养阴、填精固本治疗为主,常用方剂有六味地黄丸、二至丸等。叶教授还指出蛋白尿久治不愈,久病入络,可使患者气血运行不畅,临床可见皮肤瘀点、瘀斑,舌青紫等表现,尤其是病理检查结果为膜增生肾炎或肾小球硬化者,在补肾填精以固本的同时,还需要兼顾瘀血,可选用川芎、桃仁、红花、地龙、益母草等活血通络、化瘀散结之品。

(三)邹燕勤教授

邹燕勤教授认为蛋白尿以本虚标实、正虚邪实为病机特点。正虚以脾肾亏虚为主,涉及肺、肝、心等多脏虚损,以及气、血、阴、阳不足的多重症状,而又以气阴不足为多见。难治性肾病蛋白尿,病理因素以风、湿、瘀、毒为主,相互之间胶着难解,加之正虚的因素,治疗实为棘手。因此,对于蛋白尿的治疗邹教授指出当以扶正祛邪、标本兼顾为原则,以补虚扶正、益肾健脾、清利渗湿、祛风解毒、活血通络为大法。根据病情轻重和标本缓急以确定扶正与祛邪的主次先后。如肾病外感时,首当疏风解表,以祛邪为主,表邪去除后兼顾扶正固本。须注意祛邪而不伤正,邪去即止。而在肾病恢复阶段,标邪渐除,以本虚为主时,以扶正治本为主,兼顾祛除标邪。无论何者,皆以扶正不忘祛邪,祛邪不忘扶正,标本兼顾,处处以顾护肾气为要。

(四)陈以平教授

陈以平教授认为以大量蛋白尿为主要表现的膜性肾病的病机特点可以概括为:"虚""湿""瘀""热"。陈教授指出脾肾气虚导致脾失升清,肾失封藏,精微失藏外泄,而出现蛋白尿。因气虚无以推血,导致瘀血形成,瘀血形成之后又可作为新的致病因素阻滞经络,障碍气化,从而形成瘀、水互结之病理。而脾肾气虚,水湿不化,则易于招引外邪,以致湿热之客邪再至,内外相引而为害,终成湿热蕴滞,胶着不化;水瘀积久,氤蕴化热,又造成湿、热、瘀相互攀援,纠集结聚,交相济恶之势,常可导致蛋白尿加重,病情反复发作、缠绵难愈。因此,陈教授提出了健脾益肾,清利湿热,活血化瘀之治疗大法。同时,强调虚、湿、瘀、热四者在不同个体或疾病之不同阶段各有偏颇,或表现为以脾肾气(阳)虚为主;或表现为以湿(水)热瘀互结为重。故在治疗上要虚实并举,攻补兼施,但必须分清主次,有所侧重。虚多实少者,当寓攻于补,以补为主;实少虚多者,应寓补于攻,以攻为要。如此恪守病机,恰当施治,确能收到"动小而功大,用浅而功深"之效。基于上述之病机特点和治疗原则,陈师拟定出以补虚为主的补肾膜肾方和以泻实为主的清热膜肾方。

(占永立 刘童童)

第六节　关　格

一、古代名医传承精华

（一）病名沿革及分类

关格一词,最早见于《黄帝内经》,《素问·六节藏象论》:"人迎一盛病在少阳,二盛病在太阳,三盛病在阳明,四盛以上为格阳。寸口一盛病在厥阴,二盛病在少阴,三盛病在太阴,四盛以上为关阴。人迎与寸口俱盛四倍以上为关格,关格之脉赢,不能极于天地之精气,则死矣。"此处之关格系指脉象,张景岳称:"关格脉,必弦大至极。"《灵枢·脉度》:"阴气太盛,则阳气不能荣也,故曰关。阳气太盛,则阴气弗能荣也,故曰格。阴阳俱盛,不得相荣,故曰关格。关格者,不得尽期而死也。"此处所论之关格为阴阳离决的病理状态。

汉代张仲景首次将"关格"作为病名阐述,《伤寒论·平脉法》载:"寸口脉浮而大,浮为虚,大为实。在尺为关,在寸为格,关则不得小便,格则吐逆。""趺阳脉伏而涩,伏则吐逆,水谷不化,涩则食不得入,名曰关格。"提出小便不通和吐逆互见是关格病的主症,其病机乃虚实相兼,阴阳升降失调。

隋代巢元方《诸病源候论·关格大小便不通候》认为"大便不通谓之内关,小便不通谓之外格,二便俱不通为关格",意在强调不通而格拒于外。巢氏认为关格是荣卫不通,阴阳气不和,痞结于腹中所致。巢氏的观点一直沿袭到北宋,并传至日本。如唐《备急千金要方》载"不得小便","吐逆","谷不得入",《外台秘要》言"二便俱不通,为关格"。

南宋时期的医家将张仲景的"不得小便而又吐逆"说与巢氏的"大小便不通"说合二为一,提出关格病为上有吐逆,下有大小便不通。张锐《鸡峰普济方·关格》:"奉职赵令仪妻,忽吐逆,大小便不通烦乱,四肢渐冷,无脉几一日半,与大承气汤一剂,至夜半渐得大便通,脉渐生。翌日,乃安。此关格之症极为难治,兆所见者,惟此一人。"此为较早记录关格病的有效医案,并可见通腑泄浊法已逐渐应用于本病的治疗之中。

金元明清诸医家对关格一证的认识虽有多种,但多宗仲景"关则不得小便,格则吐逆",近代后世医家多以大、小便不通与呕吐并见称为关格。西医学中各种疾病导致急、慢性肾衰竭的可参照本篇辨证论治。

（二）对病因病机的认识

《黄帝内经》中对于关格病因病机有多处记载,最详尽的为《灵枢·脉度》:"五脏不和则七窍不通,六腑不和则留为痈。故邪在腑则阳脉不和,阳脉不和则气留之,气留之则阳气盛矣。阳气太盛则阴脉不和,阴脉不和则血留之,血留之则阴气盛矣。阴气太盛,则阳气不能荣也,故曰关。阳气太盛,则阴气弗能荣也,故曰格。阴阳俱盛,不得相荣,故曰关格。"明确提出了关格的病机为阴阳俱盛,不得相荣。

喻嘉言《医门法律·关格论》谓张仲景论关格:"从两手寸口,关阴格阳过盛中,察其或浮或大,定其阳虚阳实,阴虚阴实,以施治疗。"显然,张仲景已认识到"虚"和"实"并存是关格的病机要点。

李用粹《证治汇补·癃闭·附关格》:"若脉象既关且格,必小便不通,且夕之间,徒增呕恶,此因浊邪壅塞,三焦正气不得升降。"《圣济总录·三焦约》:"论曰黄帝三部针灸经曰少腹肿痛,不得小便,邪在三焦,病名曰三焦约,内闭,发不得大小便,夫三焦者水谷之道路,气之所终始也,上焦如雾,中焦如沤,下焦如渎。三者流行,营卫致养,则腐熟水谷,分别清浊,以时而下,无复滞留,若营卫不调,风邪入客,则决渎之官,约而不通,所以不得大小便也。"详细论述了营卫不和,浊邪泛逆,壅塞三焦,三焦失司,约而不通而致关格的病因病机。

王肯堂《证治准绳·关格》:"脾者,阴脏也,脾病则阴盛,阴盛当为内关。"《景岳全书·癃闭》:"今凡病气虚而闭者,必以真阳下竭,元海无根,水火不交,阴阳否隔,所以气自气,而气不化水,水自水,而水蓄不行。"《金匮翼》云:"有下焦阳虚不化者,夫肾开窍于二阴,肾中阳虚,则二阴之窍闭,闭则大小便俱不得出。"分别论述了脾肾阳虚及肾阳虚衰在关格发病中的重要性。

李梴《医学入门》:"有膏粱积热,损伤北方真水者。"《景岳全书·关格》:"关格证,所伤根本已甚,虽药饵必不可废,如精虚者当助其精,气虚者当助其气。"喻嘉言《医门法律》:"胃气不存,中枢不运,下关上格,岂待言哉。"均述及了阴(精)虚、气虚是关格产生的重要致病因素及其机制。

《素问·阴阳类论》:"二阴一阳,病出于肾。阴气客游于心脘下空窍,堤闭塞不通,四肢别离。"《景岳全书·关格》:"凡见此者,总由酒色伤肾,情欲伤精,以致阳不守舍,故脉浮气露,亢极如此。此则真阴败竭,元海无根,是亢龙有悔之象,最危之候也。"喻嘉言《医门法律·关格论》中说:"况关格之病,精气竭绝,形体毁沮……五脏空虚,气血离守,厥阳之火独行,上合心神,同处于方寸之内,存亡之机,间不容发。"均分别详述了关格病到了阴衰阳竭之时,阳损及阴,气阴久耗,阴损及阳,阴阳俱竭,心肾不交,阴衰阳越,危症丛生,以致生死存亡之际的病因病机。

古人对关格的认识较为全面,已经从理法方药上形成了一套较为完整的理论体系。唐代王焘《外台秘要》首先提出外感风寒亦可引起关格,"风寒冷气入肠,忽痛坚急如吹状,大小便不通,或小肠有气急,如升大胀起,名为关格病"。北宋王怀隐总结了关格有三种病因:一是"阴阳不和,荣卫不通";二是"阴阳气结,气不行于大小肠";三是"风邪在于三焦"。张元素则认为:"关者甚热之气,格者甚寒之气,是关者无由之出,格者无入之理。寒在胸中,遏绝不入,热在下焦,填塞不出。"李杲明确提出:"皆邪热为病也。"张景岳认为:"总由酒色伤肾,情欲伤精,以致阳不守舍。"《丹溪心法》中则认为本病为"有痰"和"中气不运",张景岳以肾虚为其发病之本,《医醇賸义》认为忧愁郁怒等情志因素日久化火生痰致病,《医学衷中参西录》中提出了肺胃病变的新见解。纵观前贤论述可见,关格病在病因上,有主因、诱因之分。主因多系脾肾虚损,与先天不足、饮食失常、七情内伤、久病失治、房劳过度等多种因素耗伤正气有关,其中尤以肾气衰惫,分清泌浊失职,致湿浊内停为主。诱因则责之外邪与过劳。病机系正虚邪实,虚实夹杂。正虚以脾肾虚损最为常见,后期可发展为气阴两虚,甚至阴衰阳竭。邪实有外邪、水停、湿浊、瘀血、风动、痰蕴等诸种。病位涉及肝、脾、肾、肺、大小肠等多个脏腑。

(三)治法方药认识

古代医家对关格病的治疗内容也相当丰富,尤其在《证治准绳》《备急千金要方》《太平圣惠方》《圣济总录》《玉机微义》《景岳全书》《医门法律》等书中,有不少关于关格的治法和方药记载。

明代王肯堂在《证治准绳·关格》中提出,治疗关格应遵循"治主当缓""治客当急"的原则。所谓"主",就是指关格之本,即脾肾阳气亏虚;所谓"客",是指关格之标,即浊邪壅盛于三焦。

"主"证的辨证要点:神疲乏力,面色晦滞,腰酸肢冷,呕恶纳差,尿少浮肿,有部分患者小便清长,尿中泡沫甚多,舌质淡、体胖、边有齿痕,脉沉细。兼阴虚者可伴有咽干痛、舌红、脉细数等。

"客"证的辨证要点:神疲,四肢困重无力,面色无华,恶心、呕吐频作,腹胀,口甜而腻,或无尿少尿,全身浮肿,皮肤瘙痒,手指颤抖,口中有尿味,舌淡,苔厚腻,脉濡细等。

临床在治疗关格病当中,运用当缓之法,应该以维护肾元为主,温补脾肾之阳。用药宜刚柔相兼,缓缓补之,长期调理,使脾肾阳气逐渐恢复,忌用大剂量峻补之品,以防"欲速则不达"。

运用当急之法,应以泄浊化痰为主。因浊为阴邪,易伤阳气,浊不去则阳不复,浊邪郁久可成毒,故当急祛之。泄浊者,使浊从大便出。大黄一药是泄浊的要药,但不可大泻,以免损伤元气。半夏一药是化痰浊的要药,若浊尚轻,常制用;浊已重,而伤元气者,急宜生用,先煎,配合生姜。

唐代孙思邈《备急千金要方·秘涩》中用"芒硝、乌梅、桑白皮、芍药、杏仁、麻仁、大黄",为"治关格大便不通方"。

北宋王怀隐等《太平圣惠方·治关格大小便不通诸方》中吴茱萸丸用吴茱萸、桂心、干姜、川大黄、当归、赤芍、甘草、川芎、人参,捣碎,炼蜜为丸,梧桐子大,每服,以生姜橘皮汤下三十丸,日三次,以通利为度。治大小便气壅不利,胀满,关格不通。

宋代《圣济总录·大小便门》中相关方药如下:黄芩汤用黄芩、赤芍、白茅根、大黄、瞿麦,治大小便不通,兼有上焦热邪。茯苓丸用茯苓、芍药、当归、枳壳、白术、人参、火麻仁,治大小便不通,兼补益脾肾。木香饮用木香、黄芩、广木通、陈皮、冬葵子、瞿麦,治下焦热,大小便不通,气胀满闷。

明代徐彦纯《玉机微义·淋门》中滋肾通关丸用黄柏、知母、肉桂,治疗不渴而小便闭,热在下焦血分。

明代张景岳《景岳全书·关格》:"关格之脉,必弦大至极。夫弦者为中虚,浮大者为阴虚,此水大亏,有阳无阴之脉也。治此者,宜以峻补真阴为主,然又当察其虚中之寒热,阴中之阴阳,分别处治,斯尽善也。""关格证,凡兼阳脏者必多热,宜一阴煎、左归饮、左归丸之类主之。兼阴脏者必多寒,宜大营煎、右归饮、右归丸之类主之。若不热不寒,脏气本平者,宜五福饮、三阴煎及大补元煎之类主之。""关格证,所伤根本已甚,虽药饵必不可废,如精虚者当助其精,气虚者当助其气,其有言难尽悉者,宜于古今补阵诸方中择宜用之。斯固治之之法,然必须远居别室,养静澄心,假以岁月,斯可全愈。若不避绝人事,加意调理,而但靠药饵,则恐一暴十寒,得失相半,终无济于事也。凡患此者,不可不知"。

清代喻嘉言《医门法律·关格论》中进退黄连汤用姜汁炒黄连、干姜、人参、桂枝、半夏、大枣,为进法用,退法为不用桂枝,黄连减半或加肉桂五分,加之崔氏八味丸服用,则肾关之门一开,小便亦随之而出也。该方为《伤寒论》黄连汤法的变通。资液救焚汤用人参、炙甘草、阿胶、胡麻仁、柏子仁、五味子、紫石英、寒水石、滑石、生地汁、麦冬汁、生犀汁、生姜汁,并配服崔氏八味丸。此方由《伤寒论》炙甘草汤法衍化而来,为关格病属"五志厥阳之火"者而创立。

二、当代名家精华

当代中医对关格的研究主要聚焦于慢性肾功能不全,这是中医的特色和优势。

(一)方药中教授

方药中教授以中医的整体恒动观指导,以保护和扶助人体自稳调节能力为立足点,对关格创立了辨证论治五步法。第一步:定位,即按脏腑经络对疾病进行定位;第二步:定性,即从阴、阳、表、里、虚、实、气、血、风、热、湿、燥、寒、毒十四个方面对疾病定性;第三步:必先五胜,即在定位定性的基础上,找出起主导作用的病理生理变化;第四步:治病求本,即根据上述诊断,提出相应的治则、治法和方药;第五步:治未病,即在治疗已病脏腑无效或效果不佳的情况下,根据五脏相关理论,通过调节未病脏腑对已病脏腑的制约作用,来达到治疗已病脏腑的目的。方药中教授在辨证论治五步的基础上,创立了慢性肾衰竭从脾系论治和肾系论治的临床实践体系。

(二)张琪教授

张琪教授认为慢性肾衰竭病位主要在脾、肾两脏,脾肾虚损贯穿疾病始终,也是湿浊产生的基础。瘀血是其基本病理表现和产物,尽管有时缺乏典型的"血瘀"证候及舌脉表现,但借鉴西医学肾脏的血流动力学异常及肾脏微循环障碍的理论,活血化瘀药能改善肾实质内的瘀滞,改善血液供应,抑制间质纤维化,延缓肾衰进展。常用化浊泄热法,方选化浊饮;活血解毒法,方选加味解毒活血汤;健脾补肾法,方选脾肾双补方;温阳泄浊法,方选附子、生大黄、牡蛎、丹参、益母草灌肠,通过结肠透析而排毒。

(三)聂莉芳教授

聂莉芳教授1984年将关格病分为虚损期及关格期,虚损期以虚损症状为主症,病机以正气虚衰为主;关格期则以上格下关为其特征,病机以邪实为主,且病势急骤多变,预后不良。关格期与虚损期分期并不固定,而是可以相互转化,虚损期可以进展到关格期,关格期经过治疗缓解后亦可转为虚损期。在治疗上,强调益气养阴法,在《沈氏尊生书》参芪地黄汤的基础上,创立了聂氏参芪地黄汤,与古方不同,该方以太子参或党参易人参以防助热,生地黄易熟地黄,取其补而兼清,同时将泽泻加入方中,认为其非泻肾之本,实乃泻肾之邪也。活血药多选用当归、丹参等养血活血之品,并善用大黄通腑泄浊。治疗上,主张整体调治,固护正气及后天之本,中病即止,祛邪不伤正。

(四)叶任高教授

叶任高教授将关格分为本证五型、标证三型。本证包括:脾肾气虚型,方选参苓白术散合右归丸加减;脾肾阳虚型,方选真武汤加减;肝肾阴虚型,方选六味地黄丸合二至丸加减;气阴两虚型,方选参芪地黄汤加减;阴阳两虚型,方选地黄饮子或济生肾气丸加减。标证包括:湿浊犯胃型,方选黄连温胆汤加减;浊阴上逆型,方选涤痰汤加减;肝阳上亢型,方选镇肝熄风汤加减。并依据"久病入络"的理论,自拟"肾衰方"重用大黄,补气活血,解毒泄浊:党参20g,白术10g,麦冬15g,生牡蛎(先煎)30g,丹参12g,当归9g,赤芍12g,大黄6~12g。

(五)吕仁和教授

吕仁和教授治疗关格病,遣方用药灵活,常将二三味药配伍在一起使用,或互相加强其作用,或相互牵制,或有引经药物指引,擅用药对、药串及经验方。如黄芪、太子参同用以补益脾肾之气;芡实、金樱子同用补肾敛精,消除蛋白尿;白鲜皮、地肤子同用以清热燥湿,祛风止痒;鬼箭羽、夏枯草同用以活血化瘀,清热散结。常用经验方:太灵丹,由太子参、灵芝、丹参组成,具补益气血的功效;补血二丹汤,由黄芪、当归、丹参、牡丹皮、赤芍组成,具补气活血消癥之功效;脊膝续断汤,由狗脊、续断、川牛膝组成,可补益肝肾,肝肾亏虚及冲、任、督、带四脉失养所致的各种腰腿酸痛均可适用。

(孙红颖)

第七节 癃 闭

《黄帝内经》即有关于癃闭的病名描述。《素问·宣明五气》:"膀胱不利为癃,不约为遗溺。"《素问·标本病传论》:"膀胱病,小便闭。"《灵枢·本输》:"三焦者……实则闭癃,虚则遗溺,遗溺则补之,闭癃则泻之。"时至东汉,由于避讳殇帝刘癃,而将癃改为"淋",或改为"闭"。故《伤寒论》《金匮要略》都没有癃闭的名称,只有淋病和小便不利的记载。直至宋元,仍是淋、癃不分。如宋代《三因极一病证方论·淋闭叙论》:"淋,古谓之癃,名称不同也。"元代《丹溪心法》也只有小便不利和淋的记载,而没有癃闭的名称。明代以后,始将淋、癃分开,而各成为独立的疾病。《类证治裁·闭癃遗溺》:"闭者,小便不通。癃者,小便不利。"纵观历代中医文献,"癃闭"是中医的病症名,癃闭是指小便量少,排尿困难,甚则小便闭塞不通的一类病证。

一、古代名医传承精华

(一)对癃闭病因病机的认识

《黄帝内经》多处论述了癃闭的内因。如《灵枢·经脉》:"肝足厥阴之脉……是主肝所生病者……遗溺、闭癃。"指出癃闭的病位在肝,病机是五志过极,肝气郁结,疏泄不及,致使水道通调受阻,三焦气化不利。《灵枢·口问》曰:"中气不足,溲便为之变。"指出癃闭的病位在脾,劳倦饮食,或久病体弱,致脾虚清气不能上升,则浊阴难以下降,小便因而不通。

隋代巢元方指出癃闭的病位在肾与膀胱,《诸病源候论·小便病诸候》:"小便不通,由膀胱与肾俱有热故也。""小便难者,此是肾与膀胱热故也。"指出癃、闭的基本病机是下焦湿热,两者因热势程度不同,表现为"热气大盛"则令"小便不通";"热势极微",故"但小便难也"。

元代朱丹溪指出癃闭病因分为内外因。《丹溪心法·小便不通》:"小便不通,有气虚、血虚、有痰、风闭、实热。"指出癃闭病因责之于本虚标实。

明代张景岳指出癃闭病位在膀胱、小肠。《景岳全书·癃闭》:"凡癃闭之证,其因有四,最当辨其虚实:有因火邪结聚小肠膀胱者,此以水泉干涸,而气门热闭不通也。有因热居肝肾者,则或以败精,或以槁血,阻塞水道而不通也。若此者,本非无水之证,不过壅闭而然,病因有余,可清可利,或用法以通之,是皆癃闭之轻证也。"指出癃闭的病机为小肠、膀胱热结,相火妄动,或瘀血败精阻塞水道。

清代张璐指出癃闭有气、血之分。《张氏医通·小便不利》:"小便不利,有在气在血之分。上焦气分有火,则必渴。下焦血分有湿,则不渴。"并指出上焦气分有热及下焦血分有湿的鉴别。

清代李用粹指出癃闭的病位在肾、心、脾、肝,病性本虚标实。《证治汇补·癃闭》:有心肾不交,阴阳不通,而内外关格者。有热结下焦,壅塞胞内,而气道涩滞者。有肺中伏热,不能生水,而气化不施者。有脾经湿热,清气郁滞,而浊气不降者。有痰涎阻结,气道不通者。有久病多汗,津液枯耗者。有肝经忿怒,气闭不通者。有脾虚气弱,通调失宜者。指出癃闭病因由感受外邪、饮食所伤、情志失调等所致的心肾不交、热结下焦、肺中伏热、脾经湿热、痰涎阻结、津液枯涸、气闭不通、脾虚气陷八种情况。

纵观历代中医文献,癃闭病因分为外感、内伤两个方面,外感多属感受湿热或温热毒邪所致,内伤常与饮食不节、情志失调、尿路阻塞及体虚久病导致肾与膀胱气化功能失调有关。

（二）癃闭的治法与方药

前贤对癃闭的治法百花齐放,尤其在《备急千金要方》《丹溪心法》《景岳全书》《证治汇补》《张氏医通》等书中,对癃闭的治法和方剂有不少记载。

唐代孙思邈《备急千金要方·胞囊论第三》已有了导尿术的记载:"……津液不通,以葱叶除尖头,纳阴茎孔中深三寸,微用口吹之,胞胀津液大通即愈。"指出癃闭外治法导尿术。

元代朱丹溪《丹溪心法·小便不通》:"气虚,用参、芪、升麻等,先服后吐,或参、芪药中探吐之;血虚,四物汤,先服后吐,或芎归汤中探吐亦可;痰多,二陈汤,先服后吐。以上皆用探吐。若痰气闭塞,二陈汤加木通(一作木香)、香附探吐之,以提其气。气升则水自降下,盖承载其水也。有实热者当利之,砂糖汤调牵牛末二三分,或山栀之类。有热、有湿、有气于下,宜清、宜燥、宜升。"提出运用探吐法,配合扶正祛邪治疗癃闭。

明代张景岳《景岳全书·癃闭》对于癃闭的治法方药进行了梳理。①下焦实火:清热泻火,"宜大分清饮、抽薪饮、益元散、玉泉散,及绿豆饮之类以利之"。②气闭证:"当分虚实寒热而治之",实证气结宜破气行气,"如香附、枳壳、乌药、沉香、茴香之属,兼四苓散而用之";痰气逆滞不通者,宜"二陈汤、六安煎之类探吐之";热闭气逆,宜"大分清饮探吐之";虚实夹杂证,气实血虚而闭,宜"用四物汤探吐之",虚证气陷宜"探吐以提其气,使气升则水自降也"。③虚证:轻证,"常用左归、右归、六味、八味等汤丸,或壮水以分清,或益火以化气,随宜用之,自可渐杜其源"。重证,"则必用八味丸料,或加减《金匮》肾气汤大剂煎服,庶可挽回"。二便不通,先通大便,"宜八正散之类主之"。④医源性:久进温补,"宜解毒壮水,以化阴煎之类主之。甚者,以黄连解毒汤加分利滋阴等药亦可。然尤惟绿豆饮为解毒之神剂"。⑤孕妇癃闭:胎气下陷,"宜八珍汤,补中益气汤之类主之","若临盆之际,胎压膀胱而小便不通者,宜以手指托起其胎,则小水自出"。张景岳指出癃闭的治则是扶正祛邪,扶正以温阳益气滋阴养血为主,祛邪以清热行气解毒为主。

清代张璐《张氏医通·小便不利》从肺、心、脾、肝、肾、胃进行论治。①胃肠有饮,膀胱气化不利:大便泻利,小便涩少,宜"五苓散加半夏、人参"。②肺气不利,脾气不升:"补中益气加木通、泽泻"。③心经有热:栀子仁散。④肺热伤阴:黄芩清肺饮。⑤肝肾阴虚:滋肾丸。⑥胃热不降:清胃散。张璐提出运用益气、滋阴、清热、利水法治疗癃闭。

清代陈修园《医学从众录·癃闭五淋》指出应用化气利水法、滋阴通利法、降气通利法治疗癃闭。①化气利水法:宜用桂枝,"今小水点滴不能出,病在气化可知。桂性直走太阳而化气,此症实不可缺"。阳虚不化,"宜加减肾气丸主之"。中气下陷者,"宜以补中益气汤提之"。六君子汤去甘草加苍术、厚朴、炮姜、附子。肺脾气虚,用人参、麻黄各一两煎服。自汗明显,不任再散,"紫菀、桑白皮各三钱,麦冬五钱,加于利水药中,或加于升提药中,亦效"。②阴虚不化:宜滋肾丸。③肺气不降:用八正散加麻黄通阳、杏仁降气;夏月用八正散加苏叶、防风、杏仁三味等分,覆取微汗。

清代李学川《针灸逢源》指出运用温补下焦、祛寒除湿法治疗癃闭虚证:灸小肠俞、阴交

（当膀胱之上口）、阴陵泉。

前贤对癃闭治疗原则是谨守病机,扶正祛邪。扶正主要是益气、养血、温阳、滋阴;祛邪主要是化痰、利水、行气、清热、利湿、解毒;调整肾、脾、心、肺、胃功能。对于癃闭急证,应用导尿术和探吐法（提壶揭盖）。基于古人经验积累,今人传承发展,多有创新。

二、当代名家精华

当代中医对癃闭的研究主要聚焦于慢性肾脏病,这是中医的特色和优势,在此重点介绍慢性肾脏病的名家诊疗精华。

（一）施汉章教授

施汉章教授认为以癃闭为主要表现的慢性肾脏病患者,本虚责之于脾肾气虚、阳虚,标实责之于瘀血、痰饮、水湿,治法以补中益气、温阳活血、清热散结、利湿化浊为主。

（1）补中益气法:施汉章教授治疗本症用补中益气汤为主,补气升阳,疏通三焦,使清浊各行其道;再佐以熟地黄、山药、泽泻、茯苓、补骨脂等,补脾益肾利尿并施,每获良效。

（2）温肾化瘀法:年老之人,肾阳不足,脉络瘀阻,是老年阳虚血瘀癃闭的主要病机。施汉章教授用温肾化瘀法治疗本病疗效显著。常用药物:补骨脂、益智仁、巴戟天、菟丝子、肉桂、黄芪、益母草、王不留行、皂角刺、海藻、生牡蛎等。其中补骨脂、益智仁、巴戟天、菟丝子、生黄芪、肉桂温肾益元化气;益母草、王不留行、皂角刺活血化瘀,下血消肿;海藻、生牡蛎软坚散结以利水道。

（3）清利散结法:因老年人生理功能衰退,体内的代谢产物,如湿邪、痰饮及各种毒素,不能及时排出体外,壅结下焦,瘀阻脉络;或以败精、瘀血阻塞水道,导致膀胱气化不利,而成癃闭。日久则湿热毒邪与痰饮瘀血互结,是本病的又一病理特点。施汉章教授根据实证宜清湿热、散瘀结的治疗原则,立清热利湿、活血散结之法。常用药物:龙葵、土茯苓、当归、浙贝母、苦参、生牡蛎、莪术、穿山甲、桔梗、川牛膝、泽泻、泽兰、琥珀等。其中龙葵、土茯苓、苦参、泽泻清热利湿解毒;当归、莪术、穿山甲、泽兰活血破瘀;浙贝母、生牡蛎化瘀软坚散结;桔梗宣肺气,调升降,提壶揭盖;穿山甲、琥珀宣通脏腑,通关启闭;川牛膝引药直达病所。诸药合用,共奏清热利湿解毒、活血破瘀散结、通关启闭之功。

（二）张炳厚教授

张炳厚教授认为肾为先天之本,内含真阴真阳,所以慢性肾病以虚证居多,治疗以"补法"为主,总的治疗原则为"培其不足,不可伐其有余",倡导"培补真阴、育阴涵阳、阴中求阳"的治疗大法,尤重滋补肾阴法,总结了"补肾八法",分别为缓补法、峻补法、清补法、温补法、通补法、涩补法、阴阳双补法、间接补法。独创"顺其性即为补,补其正即为顺"的治疗原则,灵活运用于治疗慢性肾脏病,并自拟"地龟汤"类方、"加减地龟汤"类方治疗各种慢性肾脏病,包括慢性肾炎、肾病综合征、慢性肾衰竭、各种继发性肾脏病及慢性泌尿系感染,取得良好疗效。如自拟清补地龟汤:熟地黄、龟甲、生黄芪、当归、泽泻,加黄柏、知母。主治肾虚火旺、下焦湿热所造成的癃闭、淋浊等证。

温阳散结法:以温补肾阳、活血散结药物,治疗癃闭肾阳不足、瘀水互结证的内服法,常用于梗阻性肾病患者,配合西医治疗,能够保护肾功能,减轻症状。张炳厚教授常应用肾气丸温肾助阳以复气化,配伍虫药如全蝎、蜈蚣搜剔通络,抽葫芦峻利散结,益母草、泽兰活血利水,穿山龙、石见穿活血散结。

滋阴清利法:以滋补心肾、清利湿热药物,治疗癃闭心肾阴虚、湿热下注的内服法,常用于慢性肾脏病、前列腺炎、膀胱残余尿等伴尿路感染患者,配合西医治疗,能够延缓肾脏病进展,减轻炎症,改善尿流动力,减少耐药情况的发生。张炳厚教授常应用自拟清补地龟汤、导赤清利汤(导赤散+清补地龟汤+导火汤)化裁,滋阴清热,通利小便,常配伍蒲公英、苦参清热解毒,消肿散结,琥珀粉散瘀通淋。

(三)吕仁和教授

吕仁和教授治疗癃闭,重视调理气机,疏肝理气治法。常用四逆散加味,药用柴胡、赤白芍、枳壳或枳实、猪苓或茯苓、泽泻或泽兰、金钱草、石韦、三棱、莪术等;大便干者,则加大黄、生地黄、玄参、天花粉增液行舟;湿热下注、腰膝酸困者,则用四妙丸加味方;苍白术、黄柏、薏苡仁、牛膝、黄连、大黄、石韦等,有时也用滋肾通关丸,知母、黄柏配小剂量肉桂,有通阳化气利小便之功用。

(赵文景　孟　元)

第八节　虚　劳

中医"虚劳"相关记载可追溯到《黄帝内经》《难经》关于"虚""损""劳"等的论述,《素问·通评虚实论》:"精气夺则虚"为"虚"作了定义;"劳"虽无正面解释,但有"五劳所伤"之说;《难经》则明确了"五损"之说:"一损损肺,肺主于皮毛,故皮聚而毛落也;二损损于血脉,血脉虚少,不能荣于五脏六腑;三损损于肌肉,肌肉消瘦,饮食不能为肌肤;四损损于筋,筋缓不能自收持;五损损于骨,骨痿不能起于床。""虚劳"一词最早出现于汉代张仲景《金匮要略·血痹虚劳病脉证并治》,首次将虚劳合称,作为一个病名提出。《诸病源候论》所载"虚劳诸候"把许多慢性病的后期阶段都划属于虚劳,扩大了虚劳病范畴,其后《备急千金要方》《外台秘要》均以此为宗。清代吴谦《医宗金鉴》:"虚者,阴阳、气血、荣卫、精神、骨髓、津液不足是也。损者,外而皮、脉、肉、筋、骨,内而肺、心、脾、肝、肾消损是也。成劳者,谓虚损日久,留连不愈,而成五劳、七伤、六极也。"清代叶天士《临证指南医案·虚劳》言"久虚不复谓之损,损极不复谓之劳",将虚劳分为虚、损、劳三个层次,渐进发展。纵观历代中医文献,虚、损、劳是渐进过程,"虚劳"是中医的病症名,虚劳是指多种原因引起的脏腑功能衰退,气血阴阳亏损日久不复,临床以五脏六腑虚证为主要表现的多种慢性虚弱证候的总称。

一、古代名医传承精华

(一)对虚劳病因病机的认识

《黄帝内经》中首论虚、劳、损。《素问·宣明五气》:"五劳所伤:久视伤血,久卧伤气,久坐伤肉,久立伤骨,久行伤筋。"《灵枢·五禁》:"帝曰:何谓五夺?岐伯曰:形肉已夺,是一夺也;大夺血之后,是二夺也;大汗出之后,是三夺也;大泄之后,是四夺也;新产及大血之后,是五夺也。"《素问·五脏生成》:"是故多食咸,则脉凝泣而变色;多食苦,则皮槁而毛拔;多食辛,则筋急而爪枯;多食酸,则肉胝而唇揭;多食甘,则骨痛而发落。"《素问·上古天真论》:"今时之人……以酒为浆,以妄为常,醉以入房,以欲竭其精,以耗散其真,不知持满。"《素问·调经论》:"帝曰:阴之生虚奈何?岐伯曰:喜则气下,悲则气消,消则脉虚空,因寒饮食,寒气熏满,则血泣气去,故曰虚矣。"《灵枢·本神》:"是故五脏主藏精者也,不可伤,伤则失守而阴虚,阴虚则无气,无气则死矣。"《黄帝内经》认为虚为损之渐,本病的发生是因七情、饮食、劳欲之失宜及外伤所致。

唐代王焘《外台秘要》载:"其人血气先虚,复为虚邪所中,发汗吐下之后。经络俱损伤,阴阳竭绝,热邪始散,真气尚少,五脏犹虚,谷神未复,无津液以荣养,故虚赢而生病焉。"是寒热、风邪等外邪引起虚劳的病机总结,亦是外邪引起内伤的病机总括。

宋代张锐《鸡峰普济方》:"凡虚劳之疾,皆缘情欲过度,荣卫劳伤,致百脉空虚,五脏衰损,邪气乘袭,致生百疾。"说明房劳致虚的病机。

金代李东垣《脾胃论》曰"劳伤脾气,清气下陷","真气又名元气,乃先身生之精气也,非胃气不能滋之","内伤脾胃,百病由生",认为虚劳发病与脾胃关系密切。

明代皇甫中《明医指掌》曰:"童儿之劳,得于母胎。"认为虚劳发病与先天禀赋关系密切。

明代绮石《理虚元鉴》中云:"因先天者,指受气之初,父母年已衰老,或乘劳入房,或病后入房,或色欲过度,此皆精血不旺,致令所生之子夭弱。"禀赋源于父母之精相合,父母体质不足,可致禀赋薄弱。因肾为先天之本,禀赋所出之脏,体质薄弱者,肾精亏虚则难养后天五脏六腑,易致虚劳。并云:"治虚有三本,肺、脾、肾是也。肺为五脏之天,脾为百骸之母,肾为性命之根。治肺、治脾、治肾,治虚之道毕矣。""凡阳虚为本者,其治之有统,统于脾也。阴虚为本者,其治之有统,统于肺也。"提出"三本二统论",认为虚劳致病与肺脾肾密切相关,并以肺脾为要。

明代徐春甫《古今医统大全》云:"夫喜怒不节,起居不常,有所劳伤,皆损其气。气衰则火旺,火旺则乘其脾土;胃气散解,不能滋营百脉,灌注脏腑,卫护周身,故虚损之证生焉。"具体讲述食伤所致虚劳之病机。

明代张景岳《景岳全书·虚损》谓:"凡劳伤虚损,五脏各有所主,而惟心脏最多。且心为君主之官,一身生气所系,最不可伤。"主张虚劳以心为要。

明代龚居中《红炉点雪》指出:"禀赋素弱,复劳心肾。"认为先天不足所致虚劳,病位主在心肾。另在其著作《痰火点雪》云:"圣谓人身生生之本,根于金水二脏,一水既亏,则五火随炽,上炎烁金,伤其化源,则生生之机已息,而痨瘵之证成焉。"龚氏认为虚损的发生责之于肺肾两脏。

清代《不居集》引张路玉言:"肝为生发之脏,主藏精血,精血充,证脉俱无由见也。凡虚劳里急,亡血失精,烦热脉弦诸症,良由生气内乏,失其柔和,而见乖戾,邪热有余之象。是须甘温调补,以扶发生之气。"张氏首次提到肝之失调也可导致虚损。

丹波元坚《杂病广要》:"虚劳之成,未必皆本虚也,大抵多由误药所致。今病欲成劳,乘其根蒂未固,急以辛温之药,提出阳分,庶几挽回前失。若仍用阴药,则阴愈亢而血愈逆上矣。"故知失治、医误、药害、疾病缠绵也是导致虚损的重要因素。

（二）虚劳的治法与方药

《黄帝内经》首先提出"形不足者,温之以气;精不足者,补之以味""虚者补之,劳者温之"等法。其中《素问·腹中论》记载着四乌鲗骨一蔗茹（茜草）方治血枯经闭症。

《难经》:"损其肺者,益其气;损其心者,调其荣卫;损其脾者,调其饮食,适寒温;损其肝者,缓其中;损其肾者,益其精。"将病位着眼于脏腑,提出五脏虚损治疗大法。

汉代张仲景《金匮要略·血痹虚劳病脉证并治》中,记载着几种不同虚劳证型及方药:①肾精亏虚证:"少腹弦急,阴头寒,目眩,发落,脉极虚芤迟","脉得诸芤动微紧,男子失精,女子梦交",用桂枝加龙骨牡蛎汤,以滋阴潜阳、交通上下;另有天雄散方,《金匮要略心典》云:"此疑亦后人所附,为补阳摄阴之用也。"因其理法方药与桂枝龙牡汤相似,疑其为此附方。②脾胃虚弱,虚劳里急证:"悸、衄,腹中痛,梦失精,四肢酸疼,手足烦热,咽干口燥",小建中汤主之,以健脾胃,调营卫,补气血。③虚劳诸不足证:黄芪建中汤主之,以健脾益气,调补阴阳。④虚劳腰痛:"少腹拘急,小便不利",八味肾气丸主之,以滋补肾阴肾阳。⑤风气百疾:薯蓣丸主之,以扶正祛风。⑥虚劳失眠,心肝血虚证:"虚劳虚烦不得眠",酸枣仁汤主之,以滋补心肝,养血安神。⑦虚劳干血,瘀血内停证:"五劳虚极羸瘦,腹满不能饮食","肌肤甲错,两目暗黑",大黄䗪虫丸主之,以缓中补虚,祛瘀生新。另有参附汤、四逆汤等大补元气救急之方。张氏治疗虚劳的方剂多以温补见长,尤以补益脾肾二脏为主。

宋代陈师文《太平惠民和剂局方》收录较多相关方剂:①四君子汤:"治荣卫气虚,脏腑怯弱,心腹胀满,全不思食,肠鸣泄泻,呕哕吐逆",重在治疗脾胃不足。②四物汤:"调益荣卫,滋养气血。治冲任虚损……"重在调理血分虚损。③五补丸:"补诸虚,安五脏坚骨髓,养精神。地骨皮 白茯苓(去皮) 牛膝(去苗,酒浸一宿) 熟干地黄 人参(各一两)。"有调补五脏虚损之效。④双合汤:"治男子、妇人五劳、六极、七伤,心肾俱虚,精血气少,遂成虚劳……常服调中养气,益血育神,和胃进食,补虚损。白芍药(七两半) 当归(洗,酒浸) 黄耆(蜜炙) 川芎 熟地黄(净洗,酒蒸,各三两) 甘草(炙) 肉桂(去皮,不见火,各二两二钱半)。"本方在四物汤的基础上加一味黄芪,有气血双补填精之效。⑤十全大补汤:"治男子、妇人诸虚不足,五劳七伤,不进饮食,久病虚损……平补有效,养气育神……温暖脾肾。"陈氏收录的局方以平补为主,用药平和,实用性高。

宋代严用和《严氏济生方》收录了归脾汤,"治思虑过度,劳伤心脾,健忘怔忡",为同补心脾气血亏虚之要方。

金代李东垣《脾胃论》:"火与元气不两立,一胜则一负。"作为补土派重视甘温之剂培补脾胃,认为由于脾胃元气的虚衰,由此出现脾胃气虚所致的一系列症状,"惟当以辛甘温之剂,补其中而升其阳,甘寒以泻其火则愈矣",立众所闻名的"补中益气汤"体现其治疗虚损"补中益气""升阳散火""甘温除大热"之思想。另有升阳益胃汤主治"脾胃虚弱,怠惰嗜卧","湿热方退,体重节痛,口苦舌干,心不思食,食不知味,大便不调,小便频数。兼见肺病,洒淅恶寒,惨惨不乐"。

元代朱丹溪《丹溪心法·总论》:"劳瘵主乎阴虚,痰与血病。虚劳渐瘦属火,阴火销砾,即是积热做成。"《丹溪心法·火》曰:"阴虚火动难治,火郁当发,看在何经,轻者当降,重者则从其性而升之,实火可泻……虚火可补,有补阴即火自降,以黄柏、生地黄之类;阴虚证本难治,用四物汤加黄柏降火补阴;龟板补阴,乃阴中之至阴也。"在治疗方面主张以"养阴"为主,除养血益津,补益心肾之外,不忘健脾助胃,滋养后天。还有其他方剂如四物汤加味竹沥、鳖甲等清热滋阴益肾之品,另有虎潜丸主阴分精血皆损,亦会应用参、芪、术等补益脾胃。朱丹溪着眼于阴虚火旺,开滋阴降火治疗虚损之先河。

明代张景岳《景岳全书·虚损》:"阳虚者多寒,非谓外来之寒,但阳气不足,则寒生于中也……即当温补元气,使阳气渐回,则真元自复矣……欲补阳气,惟辛甘温燥之剂为宜……若气血俱虚者,宜大补元煎,或八珍汤,或十全大补汤。五脏俱虚,宜平补者,五福饮。命门阴分不足者,左归饮、左归丸。命门阳分不足者,右归饮、右归丸。气分虚寒者,六气煎。脾肾阴分虚寒,诸变不一者,理阴煎。三焦阳气大虚者,六味回阳饮。气虚脾寒者,一气丹。胃气虚寒者,温胃饮、理中汤。血虚寒滞者,五物煎。""阴虚者多热,以水不济火而阴虚生热也……凡患虚损而多热多燥……欲滋其阴,惟宜甘凉醇静之物……。"虚损夜热,或午后发热,或喜冷便实者,此皆阴虚生热,水不制火也,宜加减一阴煎。若火在心肾,而惊悸失志者,宜二阴煎。若外热不已,而内不甚热,则但宜补阴,不可清火,宜一阴煎,或六味地黄汤。其有元气不足,而虚热不已者,必用大补元煎。"对治疗阴虚阳虚的理法方药作了深刻的阐发,经常肝肾同补,拟定左、右归丸和左、右归饮等,分别用于真阴亏损和真阳不足。此四方专为调补命门阴阳而设,体现了其"滋阴不伐生阳,温阳不伤阴气"的学术精髓。

明代绮石《理虚元鉴》有方剂固本肾气丸(治阳虚),药用人参、黄芪、白术、茯苓、当归、生地黄、炙甘草、酸枣仁、煨姜、鹿角胶,本方人参、黄芪、白术、茯苓、甘草益气健脾补肺,当归、酸枣仁养血补血,生地黄补益肝肾,煨姜、鹿角胶温阳,并填补肾精,全方肺、脾、肾三脏俱补,以肺脾为主,体现其"三本二统论"思想。

清代陈士铎《辨证录·虚损门》:"胃为肾之关门,胃伤则关门必闭,虽有补精之药,安能直入于肾宫,是补肾必须补胃,胃与脾为表里,补胃而补脾在其中,故填精之药,断宜合三经同治耳。方用开胃填精汤:人参(三钱)白术(五钱)熟地(一两)麦冬(三钱)山茱萸(三钱)北五味(一钱)巴戟天(一两)茯苓(三钱)肉豆蔻(一枚)水煎服。"重视虚劳病中脾胃与肾的关系。

清代叶天士《临证指南医案·虚劳》:"所以有甘凉补肺胃之清津,柔剂养心脾之营液,或甘温气味建立中宫,不使二气日偏,营卫得循行之义。又因纵欲伤精者,当治下而兼治八脉。又须知填补精血精气之分,益火滋阴之异,或静摄任阴、温理奇阳之妙处。"治疗主张以中损为先,并创"养胃阴"之论,善用天冬、生地黄、石斛等;并认为草木无情之品补益精血力薄,治疗下损常用紫河车、羊肉、羊腰、牛羊骨髓、海参等,还主张以牛羊猪骨髓及湖莲、芡实之属通补奇经。

清代吴师朗《不居集》:"外感日久,而余邪仍有未尽者,凡用补药必兼驱邪,邪去则补亦得力。""解托、补托二法,此治虚劳而兼外感,或外感而兼虚劳,为有外邪而设,非补虚治损之正方也。""虚劳日久,诸药不效……惟选忠厚和平之品,补土生金,燥润合宜,两不相碍也……理脾阴一法,扶脾即所以保肺,保肺即所以扶脾。"吴氏首倡外因致外损论,并创立解托、补托及理脾阴三法。用柴陈解托汤治外感之证,寒热往来,寒重热轻,有似虚劳寒热者;升柴拔陷汤治外感客邪,日轻夜重,有似阴虚者;益营内托散主阴虚不足,不能托邪外出;助卫内托散主阳虚不足,不能托邪外出;双补内托散主阴阳两虚,不能托邪外出;而理脾阴正方则主食少泄泻、痰嗽失血、遗精等症,虚劳不任芪、术者。

古人对虚劳的认识较为深入,理法方药也形成了一定体系。"因先天者……此皆精血不旺,致令所生之子天弱","五劳六极之证……多由不能摄生,始于过用所致","嗜欲无节……积久成劳","五劳者,皆用意施为,过伤五脏,使五神不宁而为病","喜怒思虑则伤心,忧愁悲哀则伤肺,是皆劳其神气也","胃气散解,不能滋营百脉,灌注脏腑,卫护周身,故虚损之证生焉","五劳者,皆用意施为,过伤五脏,使五神不宁而为病","频感外邪,消耗气血,是外损之机也","阳虚宜补阳,而反滋阴;阴虚宜滋阴,而反补阳,则阴阳愈乖","若缠绵日久,渐及内伤,变成外损","营卫失守,邪得乘虚入,伏陷不得外出,入里渐深,变证渐重"。虚劳发病有先天之因,有后天之因,有痘疹及病后之因,有外感之因,有境遇之因,有医药之因。在病位上,以脏腑、器官、组织为本,以阴、阳、气、血、精、津、液、营、卫等生理功能为标。

"精脱者,耳聋;气脱者,目不明;津脱者,腠理开,汗大泄;液脱者,骨属屈伸不利,色天,脑髓消,胫酸,耳数鸣;血脱者,色白,夭然不泽。""阴虚则发热是也……试诊其脉,则不紧而数,不实而虚……或头目眩晕,或引衣倦卧,或腰腿酸疼,或渴喜热饮。身虽热而未尝恶寒,不喜食而未尝胀满。""阳虚者,火衰其本……或神气昏沉,或动履困倦,或头目眩晕而七窍偏废,咽喉哽噎而呕恶气短……有饮食不化而吞酸反胃,痞满膈塞而水泛为痰……有清浊不分而肠鸣滑泄,阳痿精寒而脐腹多痛。"又可根据虚损的部位不同,分为心、肝、脾、肺、肾虚。"肝虚,则目无所见,耳无所闻,善恐,如人将捕之。心虚,则胸腹大,胁下与腰相引而痛。脾虚,则腹满肠鸣,飧泄,食不化。肺虚,则少气不能报息,耳聋嗌干。肾虚,则胸中痛,大腹小腹痛,清厥,意不乐。"古人临床根据患者症状,确定虚损的部位及性质,可兼有多脏虚损或多种性质的虚劳。

虚劳病的辨治以虚证为基础,虚证是组成虚劳病的基本单位,证与证之间的种种组合呈现虚劳病的本质,故虚劳需与虚证相鉴别。虚劳不论是因实致虚,还是因虚致实,古人认为其主要矛盾都在"虚"方面,所以也均以"虚者补之"为基本原则。后世医家有以肺肾为本者;有以心肾为本者;有以脾肾为本者;有以肺脾肾为本者等。虽各个医家则根据理论的不同,针对补益的对象有所侧重,但都以补养五脏六腑气血阴阳精津为基本大法。

二、当代名家精华

当代肾病科医家对虚劳的研究主要集中在肾衰病、劳淋等疾病,中医针对此病具有明显的特色与优势,在此重点介绍慢性肾衰竭(简称慢肾衰)虚劳的名家诊疗精华。

慢性肾衰竭的病因与虚劳病相似,都有禀赋、外感、内伤、烦劳等因素所致的脏腑气血阴阳亏虚,久虚不复成劳。慢肾衰的病机更偏向于肾气亏虚,脾肾虚衰,痰湿、毒邪、浊瘀内停,最终导致气血阴阳俱虚,更偏向虚劳病中的"肾劳",属本虚标实之证。故治疗慢肾衰时需要扶正祛邪,以温补脾肾,益气养阴,滋补肝肾,化浊祛瘀等为主。

(一)张大宁教授

张大宁教授认为本病病位在肾,与脾胃关系密切,基本病机为肾虚血瘀,湿毒内蕴,以肾虚为本,瘀血、湿毒为标;其中以肾虚与血瘀相关性更强,两者相互影响,加重病情。故治疗上秉承补肾活血,化湿解毒之法。补肾多以平补为主,喜用生黄芪、冬虫夏草、补骨脂等,取其补益肺、脾、肾多脏气血阴阳,保护肾脏,并配合女贞子、墨旱莲等补益肾中之阴精,从而加强补肾之效。活血多以辛温为主,喜用川芎、丹参、五灵脂等,取其活血化瘀、交通肾络之功。化湿解毒多以降逆祛湿排毒为主,喜用大黄、土茯苓、白花蛇舌草、半枝莲、茵陈等,助机体吸附湿毒以排出体外,从而保护肾脏。

(二)聂莉芳教授

聂莉芳教授将肾衰病分为虚损期、关格期。其中虚损期注重益气养阴。聂教授认为,在诸虚中以气阴两虚者居多,方用参芪地黄汤加味,临证时结合气虚与阴虚的偏重,偏于气虚者,则用党参,重者用人参另煎入药液中;偏于阴虚者,轻者用太子参,重者用西洋参。并顾护养胃气,使益气而不壅,养阴而不腻,常于补益剂中酌加少量理气醒胃之品,如陈皮、砂仁、白豆蔻之属。

而关格期突出调理脾胃、通腑降浊。此期由虚损期演变而来,但是以标证邪实为主,乃脾胃衰败、浊邪壅盛所致,故需调理脾胃运化、受纳功能,使中焦枢机通利。若脾胃气虚兼加寒湿,方用香砂六君子汤加减;便溏者,可加车前子以实大便利小便。若湿热中阻,宜施清化湿热或辛开苦降、寒热并投之法,方用如黄连温胆汤、半夏泻心汤、苏叶黄连汤。

（三）张炳厚教授

张炳厚教授认为慢性肾衰竭多属本虚标实之证,病位以肾为主,并根据"肾主虚,无实也"的思想,创立了补肾八法。

1. 缓补法 用于肾虚较轻,病程较短,或大病久病后体虚,虚不受补者,如六味地黄丸、青蛾丸、归肾丸、驻景丸、二至丸等。

2. 峻补法 用于肾之精气大伤,阴阳亏虚者,故用大补阴阳精血之品组方,纯补而不泻。如大补元煎、左归丸、右归饮、右归丸等。

3. 清补法 对于肾阴虚内热者,补而兼清,如大补阴丸、虎潜丸、化阴煎、一阴煎、玉女煎等。

4. 涩补法 在补肾药中加入芡实、莲须、龙骨、牡蛎等固涩之品,用于肾精亏损,固藏失职,滑脱无火者,方剂如金锁固精丸、固阴煎、秘元煎等。

5. 通补法 在补药中加入利水、活血等通利之品,以开气化之源,治疗脾肾亏虚,水湿内蕴者,如济生肾气丸、真武汤等。

6. 温补法 肾阳虚者,补虚当用甘温以养阳,故应用桂附温升之性,以暖水脏,促使蒸腾化气,以引肾水上济,如金匮肾气丸、桂附八味丸、补火丸、四神丸、黑锡丹等。

7. 双补法 肾中阴阳互根而不可分,肾阴阳两虚,必有偏重,故阴阳双补法,亦相应有所偏重。方剂如地黄饮子、当归地黄饮、黑地黄丸等。

8. 间接补法 补他脏以达补肾作用的方法。如用补中益气汤,旨在补脾土,滋精血生化之源;如以生脉散乃治肺之剂,肺主金,肾主水,肾虚补肺,正合"虚则补其母",亦属本法范畴。

（王悦芬）

第九节 肾 风

"肾风"为一古老的病名,首见于《黄帝内经》,作为五脏风的一种,在《素问·奇病论》《素问·风论》《素问·评热病论》等中均有记载,如《素问·奇病论》中曰"有病痝然如有水状,切其脉大紧,身无痛者,形不瘦,不能食,食少,名为何病? 岐伯曰:病生在肾,名为肾风,肾风而不能食,善惊,惊已,心气萎者死。"从描述看肾风的主症为水肿,当疾病严重时可损伤心气,预后不佳,甚至死亡。自《黄帝内经》提出"肾风"后,历代医家不断对其证候和治疗进行补充和完善。当代对肾风进行系统阐述的应属1993年王永炎院士主编的《临床中医内科学》,其中对"肾风病"专设章节,详细地论述了肾风病的病名、定义、证候学特征、病因病机以及辨证治疗等,并明确指出"凡西医临床诊断分类中的慢性肾炎(高血压型和普通型),均可按肾风病辨证治疗"。此后,涌现出不少中医医家结合西医学对肾风进行了积极探讨和研究,给这个古老的疾病赋予了新的认识。

一、古代名医传承精华

（一）对肾风病因病机的认识

《素问·评热病论》"有病肾风者,面胕痝然壅,害于言,可刺不? 岐伯曰:虚不当刺……"《素问·风论》则有更详细的记载:"以冬壬癸中于邪者为肾风……肾风之状,多汗恶风,面瘦然浮肿,腰脊痛不能正立,其色炲,隐曲不利,诊在颐上,其色黑。"清代张志聪注曰:"风邪干肾,则水气上升,故面瘦然浮肿,风行则水涣也。肾主骨,故脊痛不能正立……肾主藏精,少阴与阳明会于宗筋,风伤肾气,故隐曲不利。水气上升,故黑在肌上,水乘土位也。"根据这些描述,可知肾风的主要病因为风邪伤肾,导致肾虚,出现以多汗恶风,面浮肿,腰脊痛等为主要表现的临床证候。

东汉时期著名医家张仲景所著《伤寒杂病论·伤风病脉证并治》(桂林古本):"风为百病之长,中于项,则下太阳,甚则入肾。毒邪首犯肌肤,久则病及于肾。"论述了风邪致肾病的途径。

《中藏经·风中有五生死论》载:"肾风之状,但距坐而腰腿重痛也。"描述了肾风出现的临床证候。

东晋陈延之在《小品方》中述:"冬壬癸水,北方寒风,伤之者为肾风,入腰股四肢肾俞中。为病多汗、恶风、腰脊骨肩背颈项痛、不能久立、便出曲难不利、阴痹、按之不得、小便腹胀、面瘦然有泽肿、时眩、颜色黑、令人厥。"

宋代陈无择《三因极一病证方论·五脏中风论》:"肾中风者,人迎与左尺中脉浮而滑。在天为寒,在地为水,在人脏为肾。肾虚,因中邪风为母子相感,故脉应在左尺中。肾风之状,多汗、恶风,色如炲。面瘦然浮肿,腰脊痛引小腹,隐曲不利。昏寝汗愈多,志意惶惑,诊在耳,其色黑。"如上所述,可见肾风之病因,外因主要为感受风邪,内因则为肾元亏虚,疾病在寒冷的冬季易好发或加重;病机多为虚实相兼;病位在肾,还涉及肺、脾、肝、心;以颜面或下肢水肿、腰痛、尿血、小便不利等为主要表现,病情发展可出现不能食、肌肤色黑,甚至意识惶惑等,与现代慢性肾小球肾炎的临床表现和病情转归颇为相似。

水肿是肾风最主要的症状,但为什么不谓之"肾水"而要冠以"肾风"呢?这主要与风邪的特性相关,了解其内涵对认识本病甚为重要。《素问·风论》曰:"故风者,百病之长也,至其变化,乃为他病也,无常方,然致有风气也。"《素问·平人气象论》记载:"面肿曰风,足胫肿曰水。"肾风以面目浮肿为首发,"高巅之上,惟风可到"。清代医家高世栻认为"病生在肾,水因风动,故名肾风"。 隋代名医巢元方在《诸病源候论·小便血候》中曰:"风邪入于少阴,则尿血。"致病因素风邪入内,伤于肾膜、血络,造成"络脉缠绊"(《医门法律》),气街不通,"气化代谢失常"(《脉理会参》),导致血道不畅而瘀塞,"血液稽留,为积,为聚,为肿,为毒"(《医林绳墨》)。日久血脉肿胀,脉络膜变薄,甚则破裂,故血液及精微外渗,发为水肿和尿血,而"水肿"无法解释尿血的产生,故本病以"风"名之更为妥帖。

综上所述,肾风的病因有内因和外因:①肾虚:是本病的内因。肾为先天之本,元阴元阳之根,肾元亏虚不仅外邪易于侵袭,而且一旦侵入又不易驱除,外邪留恋,肾元不断受损,日久发为本病。②风邪:是本病的外因。风邪为百病之长,善行且速变,风邪侵袭人体常与寒、热或湿邪合至,而成"风寒""风热""风湿"等伤肾,常有化毒、生火之变化。故肾元亏虚,风邪袭肾是肾风形成的根本所在,病位在肾,涉及肺、脾、肝、心,病性多虚实相兼。

(二)肾风的治法与方药

肾风的治法与方药在中医古籍中未见有系统论述,但《素问·至真要大论》中"风淫于内,治以辛凉,佐以苦甘,以甘缓之,以辛散之"为后世治疗风邪所致疾患奠定了理论基础。张仲景在《金匮要略》中明确指出:"诸有水者,腰以下肿,当利小便,腰以上肿,当发汗乃愈。"其创立的越婢汤、越婢加术汤和防己黄芪汤等经典方剂至今仍广泛应用于急、慢性肾炎的治疗。常用的治则归纳如下：

1. 扶正固本　《素问·评热病论》言："邪之所凑,其气必虚。""帝曰:有病肾风者,面胕痝然壅,害于言,可刺不? 岐伯曰:虚不当刺,不当刺而刺,后五日其气必至……至必少气时热,时热从胸背上至头,汗出手热,口干苦渴,小便黄,目下肿,腹中鸣,身重难以行,月事不来,烦而不能食,不能正偃,正偃则咳甚,病名曰风水。"这段记载说明肾风病机之本为肾元亏虚,治疗不当时疾病的发展和转归。

因此,本病的治疗重在扶正固本,通过增强人体正气以抵御外邪。《临床中医内科学》指出"肾风病"的临证思路应始终抓住"病本在肾"这个纲领,根据气血阴阳的虚衰进行相应的益气、温阳、养阴和补血等治疗。其中,尤应关注肺肾的关系。由于风邪侵袭常伤害人体的上部(头面部)和肌肤(皮毛腠理),正如《素问·太阴阳明论》所云:"伤于风者,上先受之。"肺主一身之气,外合皮毛,开窍于鼻,咽喉为肺之门户。当肺卫已虚,腠理不固,极易感受外邪,《金匮要略》提出:"风湿,脉浮身重,汗出恶风者,防己黄芪汤主之;腹痛者,加芍药。"以及"风水,脉浮,身重,汗出恶风者,防己黄芪汤主之……""汗出恶风"说明表虚不固,不宜麻黄发汗而重虚其表,以防辛散耗气,"脉浮,身重"提示水湿重浊,风邪兼夹湿邪侵犯肌表,不能消散,故创制防己黄芪汤。《医宗金鉴》评价该方曰:"惟实其卫,正气壮则风自退,此不治而治者也。"

2. 祛风胜湿　主要针对风湿合邪伤肾。当风湿之邪循经入肾,干扰了肾之气化功能,水液排泄失职,出现水肿、小便不利等;风性开泄,干扰了肾脏的封藏功能,精微物质随尿外泄,出现尿蛋白和尿血等。

《本草纲目·十剂》有:"风药可以胜湿,燥药可以除湿,淡药可以渗湿……湿而有热,苦寒之剂燥之;湿而有寒,辛热之剂燥之。"《临证指南医案·湿》曰:"其用药总以苦辛寒治湿热,以苦辛温治寒湿,概以淡渗佐之,或再加风药。""治湿之道非一……亦有用羌、防、白芷等风药以胜湿者,譬如清风荐爽,湿气自除也。"主张用风药、燥药、利湿药以祛湿。临床根据湿是否寒化、热化,最常采用芳香化湿、苦温燥湿、苦寒燥湿治法,不论寒化、热化,均需佐以淡渗之品,有时亦可佐风药以胜湿。

李东垣《脾胃论·羌活胜湿汤》中提出风药为"入下焦肝肾之药","肾肝之病同一治,为俱在下焦,非风药行经不可","独活……足少阴肾经行经药也",故治疗肾病当加以风药引经。

《古今图书集成·医部全录》载:"后世止知水肿,不知有风水之义,但知利水,而并不用风药,此朱丹溪治水肿法……如果审得周身浮肿,色黑或白不黄,目下瞳亮,肤如脂泽,信为风水证也,用羌活以入膀胱,独活以入肾,防风行四肢,苍术发表胜湿,干葛、白芷入阳明,柴胡和解表里,甚则用十二经引经药,无不应手而愈。"指出肾风水肿,若周身浮肿明显,为风水证者,不可只用通利之品,而忽视风药的使用。治疗上应配合羌活、独活、防风、苍术、干葛、白芷、柴胡等风药,可加强祛湿消肿之功效。

《素问·至真要大论》云:"湿上甚而热,治以苦温,佐以甘辛,以汗为故而止。"其中佐以"甘辛"的"辛"即"风药"。李东垣《脾胃论·补脾胃泻阴火升阳汤》:"阳本根于阴,惟泻阴中之火,味薄风药,升发以伸阳气,则阴气不病,阳气生矣。"由于风药具有升举阳气之效,故阴气不病,阳气则生,邪气乃去。

《圣济总录纂要》提出"海桐皮散方治肾中风踞而腰痛,脚肿疼重,耳鸣面黑,志意不乐","防风汤方治肾中风腰脚疼痹不仁,骨髓酸疼,不能久立,渐觉消瘦",选用风药以祛风胜湿。

由此可见,治疗肾性水肿时,除用利湿、化湿、燥湿的药物外,适当加以风药,湿邪往往散之较快,化之易速,病也易愈。正如张仲景用治风水之方,麻黄连轺赤小豆汤、防己黄芪汤、越婢汤,取麻黄、防风、羌活等祛风药配合淡利之品以疏风宣肺,益气通阳助卫气,司腠理开合,使水湿之邪能从表发越而出。

3. 祛风通络 肾风为病普遍存在瘀血,这与清代医家叶天士"久病入络"理论相符。当肾元亏虚,风邪或风湿、风寒、风热合邪入侵机体后,"初为气结在经、久则血伤入络","经年宿病,病必在络",揭示了病邪由经入络、由气及血、由功能性病变发展为器质性病变的慢性病理进程。肾络既是肾之气血津液运行输布的重要通道,也是病邪传变的通道。当病邪循经入络,导致肾络气机郁滞、血行不畅、津液凝聚等痹阻络脉,致使病邪盘踞难祛,是病情深锢难愈的重要因素。清代医家周学海在其《读医随笔·虚实补泻论》中说:"叶天士谓久病必治络,其说谓病久气血推行不利,血络之中必有瘀凝,故致病气缠延不去,必疏其络而病气可尽也。"由于络脉纤细,病邪入易难出,不少医家主张借助虫类药灵动走串的特性,达到通络的效应,以祛除顽疾。如叶天士在《临证指南医案》中云虫类药"飞者升、走者降,血无凝著,气可宣通";清代医家吴鞠通说:"以食血之虫,飞者走络中气分,走者走络中血分,可谓无微不入,无坚不破。"蜈蚣、全蝎皆有小毒而祛风通络之力尤彰;乌梢蛇祛风湿,通经络,清代医家张璐在《本经逢原》中指出其可治"肾脏之风"。地龙性寒、善走窜,可清热通络利尿;水蛭善破血消癥,张锡纯认为其"破瘀血而不伤新血,专入血分不损气分",治疗瘀血内停所致的水肿有良效。

现代医家对此有更系统的阐述(《临床中医内科学》):"肾风病"病程长,各证型中都有瘀血的表现,治疗基本方推荐少腹逐瘀汤,并根据寒热虚实进行加减:血瘀偏热者,可加凉血活血之牡丹皮、赤芍、紫草、茜草、生蒲黄、泽兰、丹参等;瘀血偏寒者,可加温通活血之川芎、桃仁、红花、当归等;气滞血瘀者,可加郁金、乳香、没药、降香、川芎等;郁血已久者,可选用穿山甲、水蛭等虫类药,同时也指出治疗中应注意保肾,凡峻烈的攻坚散瘀药如三棱、莪术等,不宜轻易使用,量不宜大,时不宜长。

中医治风的方法很多,还包括"治风先治血,血行风自灭"。有的风药兼有活血化瘀之效,如《神农本草经》曰:荆芥有"下瘀血,除湿痹"之效;唐代本草学家日华子在其所著《日华子诸家本草》中记载:白芷能"破宿血";明代倪朱谟《本草汇言》记载:羌活能"通畅血脉";而活血之药川芎"味辛性阳,气善走窜而无阴凝黏滞之态,虽入血分,又能去一切风,调一切气"。

二、当代名家精华

(一)任继学教授

国医大师任继学教授最早提出慢性肾炎的中医病名应为"肾风",明确指出"水肿""腰痛""虚劳"都不能确切地涵盖本病,及指导本病的中医治疗,并对肾风的病因病机、辨证治疗进行了深入的阐述。

任老认为:肾风的发生和发展以内因为主,外因侵犯机体与内因互结而发病。在病机方面,着重指出不能只认识到脏腑的失调,仅从脏腑论治,而不深究经络,由此创立了喉肾相关理论。任老强调咽喉虽方寸之地,乃肾、胃、肝三条经脉所经之处,实为生命之要关,咽喉病邪不除,则肾风缠绵反复。创立了治疗慢性肾风的系列方:①利咽解毒汤治疗喉肾相关证:

金荞麦 15~30g,紫荆皮、木蝴蝶、郁金、桔梗各 15g,马勃 10g,金莲花 30g。②鲤鱼汤治疗水湿肿满证:活鲤鱼一尾(重约 250g,去头、鳞片、内脏),大蒜头 1 个,胡椒 5g,茶叶、桂枝、生白术、泽泻、陈皮、大腹皮、砂仁各 15g,生姜皮 10g。共煎后,吃鱼喝汤。③泄浊解毒汤治疗浊毒瘀结证:佩兰、丝瓜络、地肤子、地龙、丹参、清半夏、白蔻仁、草果仁、建曲各 15g,干姜 10g。④壮火透瘀渗浊汤治疗阳虚瘀浊证:炮附子 5~15g,肉桂 10g,生白术 10g,葫芦巴 15g,马鞭草 15g,沉香曲 10g,姜汁炒厚朴 15g 等。水煎服,每日 1 剂。

此外,任老治疗肾风还有四味经验用药:①金荞麦:任老认为肾风标本传变之机制为咽喉久病不愈,形成咽喉—肺—肾的恶性循环。早治之法是病在下取之于上,以清上而治下。法以利咽解毒,透经达络为主。金荞麦性凉清热,善开喉闭,为治疗咽喉肿痛,喉症开关之要药,临床常用金荞麦 20g 为君药。②土茯苓:任老将土茯苓作为治湿毒要药,认为其能渗利湿浊使之归清,精微固藏,主要用于治疗肾风蛋白尿,常重用至 200g 作为君药。但任老也指出土茯苓“有赤白两种。白者良”,慎不可用代用品以免伤胃。③刘寄奴:任老认为尿血和瘀滞在肾风病变中互为因果,肾风日久,由气及血,肾络痹阻而致瘀,故任老喜用刘寄奴治疗肾风尿血,常用剂量 15g。④淡菜:淡菜为贻贝科动物贻贝和其他贻贝类的贝肉。任老认为肾虚精亏,命火不足是肾风发病的关键内因,淡菜以血肉有情之体,其补肾填精之力远在草木之上,且温而不燥,味咸入肾,直达病所。肾精足则气血生,水可涵木,肝风自息,实有阴阳互化之妙。

(二)周仲瑛教授

国医大师周仲瑛教授主张从“风湿相搏”辨治慢性肾脏病,并进一步丰富了对风的认识,认为既可从外感受,亦可从内而生。肝主风木,脾生痰湿,肾虚日久,精气亏耗,水不涵木,内风暗动。内风与外风相互引动,夹之胶着难解之湿邪,风为阳邪,湿属阴类,阴阳交错,复合为患,最是胶着难化,故病势常反复迁延,缠绵难愈,并易于五气兼夹为患。周老认为“肾病主要以风湿为始动病理因素,其病势演变涉及寒、热、浊、瘀、水、毒多端,病性虽有虚实而又互为因果错杂,病位主在肺脾肾而又涉及心肝,累及多脏多腑。”因此,“风湿相搏”并非单纯意义上的“风”和“湿”的简单叠加,而是“风湿合邪,上下交病”,指出多种肾病常见的“肾水肿、肾病尿、肾风眩、肾虚损”等皆涉及风与湿的病理干预;本病“其本在肾”而不止于肾,脏腑整体相关,“肾与肺脾往往会形成一个病理生理链,涉及发病原因、水液代谢、尿液变化等诸多方面。”由于主病脏腑有主次,可以出现“肺风湿郁、脾风湿阻、肾风浊(湿)瘀”等不同临床表现。

提出“疏风祛湿”的治疗大法,化解内外风湿之邪,同时亦需要补虚培本,顾护正气。基础方药:苏叶、防风、浮萍、苍耳草、蝉蜕、僵蚕、地肤子、汉防己、白术、猪苓、茯苓、泽泻。针对风和湿的衍变转化,病性的寒热虚实,脏腑病位的主次,进行辨证配伍。常用的药对有:菟丝子 + 鬼箭羽、土茯苓 + 六月雪、黄连 + 法半夏、茯苓 + 猪苓等。周仲瑛教授指出“疏风宣肺重在开鬼门,泻肾祛湿则可洁净府,表里上下分消,可奏疏风胜湿‘去宛陈莝’之效,为治疗慢性肾病提供一个新的切入点。”但临床上“必须在审证求机的理念指导下,注意相关病理因素,脏腑病位,病势演变,随症治之,不能执法守方不变。”

(鲁盈　严小倩)

第十节 腰 痛

腰痛是指腰部感受外邪,或因劳伤,或由肾虚而引起气血运行失调,脉络绌急,腰府失养所致的以腰部一侧或两侧疼痛为主要症状的一类病证。

腰痛一证,最早见于《黄帝内经》。《黄帝内经》中对腰痛的特点、性质、部位和放射范围等内容进行了详细的论述。如"虚,故腰背痛而胫酸","肾病,少腹、腰脊痛","感于寒,则病人关节禁固,腰椎痛","肾下则腰尻痛,不可以俛仰","肾偏倾,则苦腰尻痛也","民病腹满,身重濡泄,寒疡流水,腰股痛发","腰痛引少腹控"。《诸病源候论》将腰痛分为卒腰痛与久腰痛。《备急千金要方》《外台秘要》提出了腰痛按摩治疗。金元时期《丹溪心法·腰痛》指出腰痛病因有"湿热、肾虚、瘀血、挫闪、痰积",尤其强调肾虚的重要作用。清代《张氏医通》《杂病源流犀烛》等书,将腰痛归纳为风腰痛、寒腰痛、湿腰痛、痰腰痛、肾虚腰痛、气滞腰痛、瘀血腰痛诸种。

西医学中脊柱疾患、脊柱旁软组织疾病、脊神经根受刺激所致的腰背痛以及内脏疾病,如肾脏病(肾盂肾炎、肾结石、肾结核、肾脓肿等)、慢性附件炎、慢性前列腺炎等均可出现腰痛。

一、古代名医传承精华

(一)对腰痛病因病机的认识

由于腰为肾之府,所以历代医家均认为肾虚在腰痛发病中是最重要的因素。如《素问·脉要精微论》:"腰者,肾之府,转摇不能,肾将惫矣。"《灵枢·五癃津液别》:"虚,故腰背痛而胫酸。"《景岳全书·腰痛论治》说:"腰痛之虚证十居八九,但察其既无表邪,又无湿热,而或以年衰,或以劳苦,或以酒色斫丧,或七情忧郁所致者,则悉属真阴虚证。"

肾气亏损,与肝脾又有密切关系。宋代杨士瀛《仁斋直指方·腰痛方论》:"审如是,则痛在少阴,必究其受病之原,而处之为得。虽然,宗筋聚于阴器,肝者,肾之同系也。五脏皆取气于谷,脾者,肾之仓廪也。郁怒伤肝,则诸筋纵弛,忧思伤脾,则胃气不行。二者又能为腰痛之寇,故并及之。"

除肾虚外,感受外邪、过度劳累、跌仆挫伤等因素亦可引起腰痛。

隋代巢元方《诸病源候论·腰背痛诸候》:"凡腰痛有五:一曰少阴,少阴申也,七月万物阳气伤,是以腰痛。二曰风痹,风寒着腰,是以痛。三曰肾虚,役用伤肾,是以痛。四曰暨腰,坠堕伤腰,是以痛。五曰寝卧湿地,是以痛。"

宋代陈无择《三因极一病证方论·腰痛病论》:"夫腰痛,虽属肾虚,亦涉三因所致;在外则脏腑经络受邪,在内则忧思恐怒,以至房劳坠堕,皆能致之。"

宋代杨士瀛《仁斋直指方·腰痛方论》指出:"腰者,肾之外候,一身所恃,以转移阖辟者也。盖诸经皆贯于肾而络于腰脊,肾气一虚,凡冲风、受湿、伤冷、蓄热、血沥、气滞、水积、堕伤,与夫失志作劳,种种腰痛,叠见而层出矣……沮挫失志者,肾之蛊;疲精劳力者,肾之戕。举是数证,肾家之感受如此。腰安得而不为痛乎?"

元代朱丹溪《丹溪心法·腰痛附录》:"肾气一虚,凡冲寒、受湿、伤冷、蓄热、血涩、气滞、水积、堕伤,与失志、作劳,种种腰疼,叠见而层出矣。"

明代王肯堂《证治准绳·腰痛》说:痛"有风,有湿,有寒,有热,有挫闪,有瘀血,有滞气、有痰积,皆标也。肾虚,其本也。"

明代张景岳《景岳全书·腰痛》:"腰痛证,凡悠悠戚戚,屡发不已者,肾之虚也;遇阴雨或久坐,痛而重者,湿也;遇诸寒而痛,或喜暖而恶寒者,寒也;遇诸热而痛,及喜寒而恶热者,热也;郁怒而痛者,气之滞也;忧愁思虑而痛者,气之虚也;劳动即痛者,肝肾之衰也。当辨其所因而治之。""跌仆伤而腰痛者,此伤在筋骨而血脉凝滞也。"

清代沈金鳌《杂病源流犀烛·腰脐病源流》:"腰痛,精气虚而邪客病也……肾虚其本也,风寒湿热痰饮气滞血瘀闪挫其标也,或从标,或从本,贵无失其宜而已。"

清代郑树珪《七松岩集·腰痛》:"然痛有虚实之分,所谓虚者,是两肾之精神气血虚也,凡言虚证,皆两肾自病耳。所谓实者,非肾家自实,是两腰经络血脉之中,为风寒湿之所侵,闪肭挫气之所碍,腰内空腔之中,为湿痰瘀血凝滞不通而为痛,当依据脉证辨悉而分治之。"

经络损伤,也可导致腰痛。如《素问·六元正纪大论》:"太阳所至为腰痛。"《灵枢·经脉》:"膀胱足太阳之脉……其直者从巅入络脑……挟脊抵腰中,是动则病……脊痛、腰似折……"《素问·刺腰痛》:"足太阳脉,令人腰痛,引项脊尻背如重状。"隋代巢元方《诸病源候论·腰背痛诸候》:"劳损于肾,动伤经络,又为风冷所侵,血气击搏,故腰痛也。""肾主腰脚,而三阴三阳十二经八脉,有贯肾络于腰脊者。""阳病者不能俯,阴病者不能仰,阴阳俱受邪气者,故令腰痛而不能俯仰。"

(二)腰痛的治法与方药

《素问·刺腰痛》认为腰痛属于足六经之病,详细介绍了足少阳、足阳明、足少阴、足厥阴经、解脉、同阴之脉、阳维之脉、衡络之脉、会阴之脉、飞阳之脉、昌阳之脉、散脉、肉里之脉等经络发生病变时,伴随腰痛的各种症状和针刺的治疗方法。

汉代张仲景《金匮要略·血痹虚劳病脉证并治》中提出:"虚劳腰痛,少腹拘急,小便不利者,八味肾气丸主之。"《金匮要略·五脏风寒积聚病脉证并治》中提出:"肾着之病,其人身体重,腰中冷,如坐水中,形如水状,反不渴,小便自利,饮食如故,病属下焦,身劳汗出,衣里冷湿,久久得之,腰以下冷痛,腹重如带五千钱,甘姜苓术汤主之。"

唐代孙思邈《备急千金要方》卷十九宗《诸病源候论》中提出了治疗腰痛的导引、针灸法,方药方面则提出"腰背痛者,皆是肾气虚弱,卧冷湿当风得之。不时速治,喜流入脚膝,或为偏枯冷痹缓弱疼重。若有腰痛挛,脚重痹急,宜服之",使用独活寄生汤等方剂治疗。

唐代王焘《外台秘要》卷十七中认为治疗腰痛,还需要"补养宣导",注重护理,并引《养生方》:"饮食了勿即卧,久作气病,令人腰疼痛。又曰大便勿疆努,令人腰疼目涩。又笑过多,即肾转动,令人腰痛。"

宋代《太平圣惠方》卷四十四,对腰痛的治疗更为充实,有130多则处方。其中杜仲、肉桂、附子、鹿角、续断、狗脊、桑寄生、菟丝子以及萆薢、五加皮、虎骨、秦艽、牛膝等为常用药。

宋代陈无择《三因极一病证方论·腰痛叙论》在治疗方面,增加了中药剂型酒剂,如牛膝酒、杜仲酒、橘子酒,而《三因极一病证方论》中青娥丸至今仍为治疗腰痛的常用方剂。

元代朱丹溪《丹溪心法·腰痛》在治疗上提出"凡诸痛皆属火,寒凉药不可峻用,必用温散之药;诸痛不可用参,补气则痛愈甚。"《丹溪心法·腰痛附录》说:"若寒湿腰痛……宜五积散加吴茱萸半钱、杜仲一钱。"

明代张景岳《景岳全书·腰痛辨治》则认为:"此言皆未当也。盖凡劳伤虚损而阳不足者,多有气虚之证,何为参不可用? 又如火聚下焦,痛极而不可忍者,速宜清火,何为寒凉不可用? 但虚中夹实,不宜用参者有之;虽有火而热不甚,不宜过用寒凉者亦有之。"

明代徐春甫《古今医统·腰痛门》指出:"因标痛甚者,攻击之后,须足补养,以固其本,庶无复作之患。"

清代沈金鳌《杂病源流犀烛·腰脐病源流》说:"腰痛,精气虚而邪客病也。"并指出:"肾虚其本也,风寒湿热痰饮气滞血瘀闪挫其标也,或从标,或从本,贵无失其宜而已。"治疗腰痛虽以补肾为主,但在外感偏盛时,则应急则治其标,先祛邪,后治本。

清代李用粹《证治汇补·腰痛》指出:"治唯补肾为先,而后随邪之所见者以施治,标急则治标,本急则治本,初痛宜疏邪滞,理经隧,久痛宜补真元,养血气。"

根据历代医家论述,结合近代认识,将腰痛的病因病机认识总结如下:

1. 肾精亏损　素体禀赋不足,或久病体虚,或年老精血亏衰,或房劳过度等,致肾脏精血亏损,无以濡养经脉而发生腰痛。肾气亏损,与肝脾又有密切关系,并易感受外邪而发病。

2. 感受外邪　风、寒、湿、热等外邪均可引起腰痛,其中以寒湿和湿热最为常见。或坐卧冷湿之地,或涉水冒雨,身劳汗出,衣着冷湿,感受寒湿之邪,致经络受阻,气血运行不畅,因而发生腰痛。或因湿热交蒸之季,感受其邪,阻遏经脉,亦能发生腰痛。寒湿蕴积日久,郁而化热,亦可转化为湿热腰痛。外感风邪,或感受风寒、风热,均可使经脉运行不畅,而发生腰痛。

3. 劳累外伤　过度劳累,跌仆挫伤,损伤腰肌、脊柱、经脉,均可使气血运行不畅,气滞血瘀,络脉阻塞不通,发生腰痛。

可见,腰痛、腰酸的发生,有外因之感风、寒、湿、热以及外伤;有内因之肝脾肾亏损。而在病因和发病机制中,肾虚是本,外邪、外伤、劳累、七情均是标。两者又可以互为因果。如感受寒湿之邪,可以损伤肾阳,感受湿热之邪,可以损伤肾阴,而肾阳肾阴不足,又可使疾病进一步加重。

在治疗上,古代医家均注重补肾:因腰痛多以肾虚为本,故治疗上应注意补肾,不论外感内伤,均可在补肾法则的基础上进行加减。若外感者加用祛风药,或加散寒药,或加利湿药,或加清热药,或兼而用之;若内伤者加用健脾药,或加养肝药,或加理气药,或加活血药,或兼而用之。治疗腰痛虽以补肾为主,但在外感偏盛时,则应急则治其标,先祛邪,后治本。

在外感腰痛中,寒湿腰痛常用甘姜苓术汤、渗湿汤等。寒湿重者,亦可选用五积散。如《丹溪心法·腰痛附录》:"若寒湿腰痛……宜五积散加吴茱萸半钱、杜仲一钱。"并可以外用《医学入门》的摩腰丹。湿热腰痛常用加味二妙散,湿热腰痛伴有膀胱湿热者,可合用《景岳全书》之大分清饮。风寒腰痛可予人参败毒散。风热腰痛可予小柴胡汤去半夏、加羌活、续断、黑豆。若大便闭者,可先用大柴胡汤微下之。风湿腰痛可选用独活寄生汤;若寒邪重,腰痛不可俯仰,可选用乌头汤;寒邪日久,郁而化热,可选用桂枝芍药知母汤。

内伤腰痛中,肾虚腰痛温肾补肾常用青娥丸,若命门火衰者,可用右归丸。滋肾益阴常用当归地黄丸。肾阴不足明显者,可合用左归丸。肾阴不足,相火偏亢,轻者可选用知柏地黄丸,重者可选用大补阴丸。脾湿腰痛轻者可用平胃散;水湿较重者可用防己黄芪汤;脾湿明显者,可用实脾饮。肝郁腰痛用天台乌药散。瘀血腰痛用活络效灵丹加味。

其他治法:

熨法:可用肉桂 3g,吴茱萸 90g,生姜 120g,葱头 30g,花椒 60g,上共炒热,以绢帕包裹,熨痛处,冷则再炒热。治肾虚腰痛。

灸法：腰局部冷痛者，采用隔饼灸法 3~5 次，或艾条熏灸 10~20 分钟，每天或隔日一次。

针法：慢性腰痛以近取法为主，一般可参照压痛点取穴。常用穴有肾俞、气海俞、大肠俞；备用穴有夹脊、腰眼、志室、命门、阳关等。推拿法：应用擦、推、按、揉、擦等手法。取穴压痛点、肾俞、大肠俞及居髎等。先在腰部疼痛处及其周围应用擦法或推法，配合按肾俞、大肠俞及居髎及压痛点，根据辨证，加用有关穴位或适当配合相应的被动运动。然后再选用按、揉、擦等法。

二、当代名家精华

"腰痛"一病，涉及的疾病较多，脊柱及脊柱旁软组织、脊神经根刺激以及肾脏疾病等均可导致腰痛发生。在此，对当代中医名家对本病的诊疗经验概要进行介绍。

（一）刘柏龄教授

刘柏龄教授认为，腰痛病因以肾虚为主，肾主腰脊，三阴三阳十二经八脉贯肾络于腰脊。在临证治疗方面，归纳总结了以气血瘀滞、风寒湿、肾虚三型辨证论治，根据不同证型，具体用药也应丰富多样。刘柏龄教授指出腰痛病多为本虚标实之证，治疗上应标本兼顾，但应分清标本主次，或以祛邪为主，或以补肾为主。

刘柏龄教授在治疗腰痛病时，多用温类药，因"阳常不足，阴常有余"，年老气衰者脊背难转而多精亏，病情缠绵而多虚，温类药可补火助阳，温肾而益精。又因怪病、慢病多责之于痰饮，无论何种痰饮，皆应温药合之，即温化水饮，振奋阳气为治本之法则。腰痛病情迁延，病程久远，疗程较长，患者经常正气不足，因此刘柏龄在治疗时多温平相伍，少佐寒性药，以制衡热燥，顾护津液，以免伤正。在治疗沉寒痼冷，久病沉疴等特殊病例时不乏使用制附子等大辛大热之品，但中病即止，较少使用凉性药。同时，刘柏龄教授认为腰痛病中肝肾亏虚证患者居多，乙癸同源，其实质是精血同源，因此入肝肾二经药物使用频率最高，另外结合心主血脉，气血同病的理论观点，所以入心经的药物使用也较多。膀胱经主一身之阳，司抵御风寒湿等外邪，故入膀胱经的药物在外感腰痛中常用。脾为后天之本，气血生化、生痰之源，因此在治疗中要兼顾调理脾胃，较多使用入脾经和胃经的药物。对国医大师刘柏龄治疗腰痛病用药性味归经分析结果显示：刘柏龄大师在治疗腰痛病过程中，用药温平和缓，但不乏制附子等大辛大热之品用于治疗沉寒痼冷，久病沉疴等特殊病例，较少使用凉性药，药味多辛、甘补益走散，多入于肝、肾、心等经。

（二）陈振虎教授

陈振虎教授对针灸治疗痛症有较丰富的经验和见解，提出岐黄针疗法并运用于临床，岐黄针疗法是指从经筋理论出发，结合《黄帝内经》九针中毫针、长针、大针以及锋针的特点，通过刺激敏感点、压痛点或穴位来治疗痛症的一种综合疗法，用以治疗腰痛，效果良好。

陈振虎教授认为经筋之病，可选用相应经脉上的穴位治疗，通过疏通经脉之气血来疏通经筋之气血，从而恢复经筋的正常生理功能。其中腰痛与足太阳经、足少阳经和督脉关系最为密切，其他经络亦可引起腰痛。陈振虎教授基于经筋理论，根据腰痛之归经、经脉之所过原则选取穴位，运用岐黄针疗法治疗腰痛（指腰肌劳损、急性腰扭伤、腰肌筋膜炎、腰椎间盘突出引起的腰背痛），取得较理想的效果。并在治疗过程中强调：针刺疗法治病，关键在于治神；针刺过程中重视押手的配合；突出五刺的合谷刺和输刺及飞经走气手法的运用。

（余仁欢 郎 睿）

第十一节　肾　消

《黄帝内经》中有"消瘅"之名,肾消一词首见于《外台秘要》引《古今录验方》:"消渴病有三:一渴而饮水多,小便数,无脂似麸片甜者,皆是消渴病也;二吃食多,不甚渴,小便少,似有油而数者,此是消中病也;三渴而饮水不能多,但腿肿,脚先瘦小,阴痿弱,数小便者,此是肾消病也。"至宋代提出"消肾"之名,并以"三消"分类。例如《太平圣惠方》:"三消者,一名消渴,二名消中,三名消肾。一则饮水多而小便少者,消渴也。二则吃食多而饮水少,小便少而赤黄者,消中也。三则饮水随饮便下,小便味甘而白浊,腰腿消瘦者,消肾也。"明代王肯堂在《证治准绳·消瘅》中进一步规范了三消的临床分类,提出:"渴而多饮为上消(经谓膈消),消谷善饥为中消(经谓消中),渴而便数有膏为下消(经谓肾消)。"下消、消肾与肾消意义相同,均是指消渴病后小便数且混浊有膏脂者。此后,三消分类法一直沿用至今。

一、古代名医传承精华

(一)对肾消病因病机的认识

《黄帝内经》多处论述了肾消的病因病机,如《素问·通评虚实论》:"凡治消瘅、仆击、偏枯、痿厥、气满发逆,肥贵人,则高梁之疾也。"《灵枢·五变》:"五脏皆柔弱者,善病消瘅……血脉不行,转而为热,热则消肌肤,故为消瘅。此言其人暴刚而肌肉弱者也。"《黄帝内经》提出本病的发生与嗜食肥甘、形体肥胖以及情志不遂有关,此外,还特别强调与五脏柔弱的密切关系,从本虚和邪实两方面进行探讨。

隋代巢元方《诸病源候论·消渴病诸候》:"内消病者,不渴而小便多是也。由少服五石,石热结于肾内也,热之所作……由肾盛之时,不惜其气,恣意快情,致使虚耗,石热孤盛,则作消利,故不渴而小便多也。"巢元方提出本病的病位在肾,病机为肾精亏虚,肾中虚热内生。

宋《太平圣惠方·三消论》:"本起肾虚,或食肥美之所发也……少年服乳石热药,耽嗜酒肉荤辛,热面炙爆,荒淫色欲,不能将理,致使津液耗竭,元气衰虚,热毒积聚于心肺,腥膻并伤于胃腑,脾中受热,小脏干枯,四体羸,精神恍惚,口苦舌干,日加燥渴。"通过脏腑辨证提出肾消病位本起于肾,与心肺、脾胃相关,其病因病机除了过服石药与房室不节耗伤肾中气津外,又提出了饮食内伤化生热毒而致肾消。《太平圣惠方·治消肾诸方》:"夫消肾者,是肾脏虚惫,膀胱冷损,脾胃气衰,客邪热毒转炽,纵然食物,不作肌肤,腿胫消细,骨节酸疼,小便滑数,故曰消肾也。"进一步提出肾脏虚寒致肾消的病机认识。

宋代陈无择《三因极一病证方论·消渴叙论》:"消肾属肾盛壮之时,不自谨惜,快情恣欲,极意房中,年长肾衰,多饵丹石,真气既丧,石气孤立,唇口焦干,精溢自泄,不饮而利。"陈无择强调肾消的病位在肾,因房劳过度,耗伤肾中精血、真气,肾脏功能失司所致。

金代张从正《儒门事亲》:"夫一身之心火,甚于上为膈膜之消;甚于中则为肠胃之消;甚于下为膏液之消……消之证不同,归之火则一也。"提出"三消之说当从火断"的病机认识。

元代朱丹溪《丹溪心法·消渴》:"人惟淫欲恣情,酒面无节,酷嗜炙煿糟藏,咸酸酢醝,甘肥腥膻之属……热伏于下,肾虚受之,腿膝枯细,骨节酸痛,精走髓空,引水自救,此渴水饮不多,随即溺下,小便多而浊,病属下焦,谓之消肾。"朱丹溪提出肾消的病位在下焦,其病因病机主要是房事过度、饮食不节,脏腑生热,热伏于下,肾阴亏耗。

明代张景岳《景岳全书·三消干渴》:"阳不化气,则水精不布,水不得火,则有降无升,所以直入膀胱,而饮一溲二,以致泉源不滋,天壤枯涸者,是皆真阳不足,火亏于下之消证也。"张景岳提出肾阳不足,水液代谢调节失司是肾消的主要病机。

明代秦景明《症因脉治·三消总论》:"酒湿水饮之热,积于其内,时行湿热之气,蒸于其外,内外合受,郁久成热,湿热转燥,则三消乃作矣。"提出湿热致消的观点。

清代林佩琴《类证制裁·三消论治》:"三消之症,上轻中重,下危。然上中不甚,则不传下矣。故肾消者乃上中消之传变,肺胃之热入肾,消烁肾脂,饮一溲二,溲如膏油。"林佩琴强调肾消由上中二消传变而来,其病机与肺胃之热传于肾相关。

(二)肾消的治法与方药

汉代张仲景《金匮要略》:"男子消渴,小便反多,以饮一斗,小便一斗,肾气丸主之。"仲景治疗肾消强调补肾,以肾气丸加减。

唐代孙思邈《备急千金要方·消渴》载增损肾沥汤,用羊肾、远志、人参、泽泻、桂心、当归、茯苓、龙骨、干地黄、黄芩、甘草、川芎、麦冬、五味子、生姜、大枣。该方治肾气不足、消渴小便多、腰痛。

唐代王焘《外台秘要》有肾消夜尿七八升方:鹿角(一具炙令焦)。上一味捣筛。酒服方寸匕。渐渐加至一匕半。引《古今录验方》"肾消者加芒硝六分。"

宋代陈无择《三因极一病证方论·消渴叙论》载胡桃丸,用白茯苓、胡桃肉、附子,治消肾,亦去肾消。古瓦汤,用干葛、天花粉、人参、鸡,治疗消肾消中,饮水无度,小便频数。玄菟丹,用菟丝子、白茯苓、干莲肉、五味子,治三消渴利,止白浊。

元代朱丹溪《丹溪治法心要·消渴》:"下消者,肾也,小便浊淋如膏之状,宜养血而整肃,分其清浊而自愈。大法养肺降火生血为主。"提出下消的治法主要以养肺降火生血为主。并在《丹溪心法·消渴》中推荐茯菟丸、加减八味丸、清心莲子饮等多首治疗肾消的方剂。

明代张景岳《景岳全书·三消干渴》:"下消证,小便淋浊,如膏如油,或加烦躁耳焦,此肾水亏竭之证,古法用六味地黄丸之类主之,固其宜矣。然以余观之,则亦当辨其寒热滑涩,分而治之,庶乎尽善。若淋浊如膏,兼热病而有火者,宜补而兼清,以加减一阴煎,或补阴丸、大补阴丸,或六味地黄丸加黄柏、知母之类主之。若下消而兼涩者,宜补宜利,以六味地黄丸之类主之。若下焦淋浊而全无火者,乃气不摄精而然,但宜壮水养气,以左归饮、大补元煎之类主之。若火衰不能化气,气虚不能化液者,犹当以右归饮、右归丸、八味地黄丸之类主之。若下焦无火而兼滑者,当以固肾补阴为主,宜秘元煎、固阴煎及苓术菟丝丸之类主之。"将肾消辨证论治,其具体治法包括清热养阴法、补肾通利法、补肾益气法、温阳补肾法、固肾补阴法等,在各个治法下分列主方。

清代林佩琴《类证治裁·三消论治》:"通治下消,加减八味丸。三消久,小水不臭反甜者,此脾气下脱,症最重,七味白术散。若溺后,溺面浮脂者,此膏液下流,肾不约制,白术散、肾气丸。"根据脾气不升和肾失固摄的程度或补肾固摄,或补脾升清,或两者兼施。

古人对肾消的认识已经较为全面,理法方药已经形成一定的体系。从病因来说,提出"时行湿热之气,蒸于其外"的外因,"暴刚而肌肉弱"的情志所伤,嗜食"酒肉荤辛""酒湿水饮之热"的饮食不节,"恣意快情"的劳倦所伤,"五脏柔弱"的体质因素等。认为病位主要在肾,但与心肺、脾胃相关。在病机方面,提出肾消主要以肾中精气亏虚,热邪内生为主,但亦有"真阳不足,火亏于下"和"湿热转燥"的认识。治疗方面,强调在补肾益气的同时,

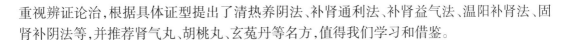

重视辨证论治,根据具体证型提出了清热养阴法、补肾通利法、补肾益气法、温阳补肾法、固肾补阴法等,并推荐肾气丸、胡桃丸、玄菟丹等名方,值得我们学习和借鉴。

二、当代名家精华

当代名家对肾消的研究主要聚焦在糖尿病肾脏疾病,结合古人经验和自身体会,当代名家对该病的认识不断加深,实现继承创新。

(一)吕仁和教授

吕仁和教授认为本病的基本病机是消渴病日久,治不得法,耗气伤阴,复加以痰、热、郁、瘀互结于肾络,形成"微型癥瘕",逐步使肾体受损,肾用失司,终致肾元虚衰,其中血瘀贯穿于病程始终。

吕仁和教授将本病分期论治。①早期分为本虚四型,标实五候。本虚包括:Ⅰ型,肝肾气阴虚,方以益气养阴汤送服杞菊地黄丸或石斛夜光丸。Ⅱ型,肺肾气阴虚,方以补养肺肾汤送服麦味地黄丸。Ⅲ型,肝脾肾气阴阳俱虚,方以调补阴阳汤送服金匮肾气丸。Ⅳ型,脾肾气阳虚,方以健脾补肾汤送服济生肾气丸。标实包括血脉瘀阻、水饮停聚、湿热中阻、湿热下注、肝郁气滞。②中晚期分为本虚五型,标实八候。本虚包括:Ⅰ型,气血阴虚,浊毒内停,方以八珍汤合调胃承气汤加减煎汤送服杞菊地黄丸。Ⅱ型,气血阳虚、浊毒内停,方以当归补血汤、八珍汤合温脾汤加减送服济生肾气丸。Ⅲ型,肝脾肾气血阴阳俱虚,浊毒内停。Ⅳ型,肺肾气血阴阳俱虚,浊毒内停,方以清肺益肾降浊汤。Ⅴ型,心肾气血阴阳俱虚,浊毒内停,方以养心益肾降浊汤。标实除早期常见的五型外,还包括浊毒伤血、肝胃结热、血虚生风。

(二)张大宁教授

张大宁教授认为本病病机复杂,表现为以本虚为主的虚实夹杂病证,"虚、瘀、湿"是其基本病机。其中"虚"以肾虚为本兼见脾虚,血瘀贯穿病程始终,湿邪可加重病情进展。

在治疗方面,早期患者以蛋白尿为主要表现,水肿不明显,肾功能多正常,故治疗以减少尿蛋白为主,兼顾利水消肿;中期水肿表现较为明显,蛋白尿亦存在,故治疗以利水消肿为主,兼顾减少尿蛋白;晚期肾功能异常,进展至关格期则可表现为恶心呕吐、小便量减少,治疗则主要调理脾胃以止其呕恶,兼顾利尿消肿。

(三)邹燕勤教授

邹燕勤教授认为糖尿病肾脏病的病位与五脏相关,但以肾为主,其病机以脾肾亏虚为本,湿瘀阻络为标。认为脾肾亏虚是糖尿病肾脏病发病的先决条件,湿瘀阻络贯穿病程始终。治疗分以下几方面:①脾肾相济,从脾论治:以参苓白术散加减调补脾胃之气,加入陈皮、砂仁、佛手或枳壳等调畅中焦气机,并且重视脾胃的特性,若以脾虚湿困为主者,以藿香正气散加减宜运脾化湿。②活血和络,运行血气:常用活血和络药物如桃仁、当归、红花、赤芍、三七、丹参、怀牛膝、鸡血藤、川芎、丝瓜络、续断、桑枝等。运行气血强调黄芪补气,木香、大腹皮、生姜皮行气,紫菀、紫苏、杏仁等宣气,旋覆花、代赭石、砂仁等降气,肉桂化气。③淡渗利水,轻药重投忌攻逐:对于肿势明显者,邹教授常用茯苓皮 50g,生薏苡仁 30g,猪苓 40g,玉米须 30g,葫芦瓢 50g 等轻药重投之法。

(四)时振声教授

时振声教授根据糖尿病和肾脏病的基本特点,提出本病为患者嗜食肥甘厚味,湿热内生,日久化燥伤阴;或五志过极,郁而化热,热盛伤阴;或房劳过度,耗伤肾阴,阴虚日久,损及于气所致,其基本病机不是一成不变的,虽以气阴两虚为主,到后期可出现阴阳两虚。在治疗方面以益气养阴为基本治法,其中气虚与阴虚程度相同时方选参芪地黄汤;气虚更甚者,选五子衍宗丸加参芪;阴虚更甚者,选大补元煎。并根据具体证型变化,加以健脾固肾、温补脾肾、滋补肝肾、养阴平肝、阴阳双补、祛邪治标等。

(张　宁)

第三章　肾生理病理研究篇

第一节　肾主骨生髓的研究

一、肾主骨研究

中医理论认为人体骨骼的生长发育由肾中所藏精气主宰,这一理论思想首次出现在《黄帝内经》,认为肾藏精,肾精化生肾气,肾气控制骨骼的生长,即肾主骨。基于这一理论,历代医家采用补肾法治疗各种骨骼疾病和慢性肾脏病(chronic kidney disease, CKD),并用于延缓衰老,取得了满意的临床疗效。

(一)"肾主骨"理论的起源及意义

《素问·上古天真论》指出:"女子七岁,肾气盛,齿更发长……三七,肾气平均,故真牙生而长极。四七,筋骨坚,发长极,身体盛壮。""丈夫八岁,肾气实,发长齿更……三八,肾气平均,筋骨劲强,故真牙生而长极;四八,筋骨隆盛,肌肉满壮;五八,肾气衰,发堕齿槁……七八,肾脏衰,形体皆极;八八,天癸竭,精少,肾脏衰,形体皆极,则齿发去。"首次认识到生命的生长规律与骨骼的发育周期高度一致,而这一过程由肾脏产生的精气所主宰,即所谓"肾藏精而主骨",简称"肾主骨"理论。

肾藏精而主骨有两重涵义。从广义的角度说,肾中藏有精气。肾精包括先天之精和后天之精,它部分取决于先天禀赋和遗传因素,部分来源于后天环境的补充。肾精是人生长、发育、生殖和各种功能活动(包括骨骼发育)的物质基础。肾精化生肾气,肾气分为肾阴和肾阳。肾阳促进和推动生长,肾阴则滋养和濡润各脏腑。两者相互制约,相互依存,其中的精细调控保证身体功能处于不断变化但又时刻平衡的状态。肾精的虚损或阴阳平衡的破坏可以直接影响各种慢性疾病的发展,并加速人的衰老。从狭义的角度说,肾精对骨骼的发育极其重要。肾中精气充盈,才能充养骨髓,强壮骨质。小儿囟门迟闭,骨软无力,以及老人骨质疏松,易于骨折,都与肾精不足有关。

中国的历代医家多注重补肾益精法治疗各种骨骼疾病和慢性病,并用于延缓衰老,已取得了满意的临床疗效。例如,具有补肾强骨作用的骨碎补,能促进骨折愈合。具有补肾阳作用的黄芪、仙茅、淫羊藿、巴戟天、肉苁蓉、杜仲、补骨脂、菟丝子、续断,以及具有补肾阴作用的女贞子等中药对骨质疏松具有一定的治疗作用。在发生骨折的最初6个月内,采用中医药治疗的患者,与非中药治疗者相比,症状改善加快,合并冠状动脉疾病、慢性阻塞性肺疾病、糖尿病、高血压及脑卒中的发病率明显降低。临床采用具有补肾壮骨功效的中药治疗 CKD，发现其疗效机制与调节钙磷代谢有关。Huang 等在中国台湾省进行了一项关于 2 型糖尿病患者使用中医药的流行病学研究，从 1998—2008 年间随机抽取的 100 万人中包含 40 136 例 2 型糖尿病病例，其中 31 289 例（77.9%）至少一次在门诊使用过中医药，4 351 例（13.9%）使用中医药为主治疗糖尿病。在排名前几名的中药处方中，包括知柏地黄丸、杞菊地黄丸、济生肾气丸、八味肾气丸，它们几乎全部由公认的补肾名方六味地黄丸衍生而来；较多临床及实验研究证实六味地黄丸类补肾方药具有调节钙磷代谢、促进骨骼生长的作用。

（二）"肾主骨"与肾 - 骨轴

肾主骨在长期的临床实践中已得到了验证，但是如何运用现代医学的分子机制来理解它，是一个值得探讨的问题。肾脏作为活性维生素 D 生成的主要场所、骨骼作为调磷激素生成的重要器官，两者通过分泌众多内分泌因子并相互应答，在维护机体钙磷稳态中起关键作用。如骨形成蛋白 7（BMP-7）作为肾 - 骨连接的信号因子，在促进肾脏和成骨细胞发育过程中起重要作用，而在 CKD 中，BMP-7 减少可加速肾脏、骨骼病变及血管钙化的进展。近年来，肾 - 骨内分泌轴的发现，对我们理解"肾主骨"理论提供了进一步的线索。这个肾 - 骨对话是在骨骼分泌的成纤维细胞生长因子 23（fibroblast growth factor，FGF23）和在肾脏表达的 α-klotho（以下简称 Kl）基因来实现的。

1997 年 Kuro-o 等首次发现 Kl 在肾脏强表达，其编码的 Kl 蛋白位于肾小管上皮细胞膜上，为膜型 Kl，而胞外结构域被剪切后进入血液循环，成为可溶性 Kl（soluble Kl，sKl）；Kl 基因缺陷动物表现出骨质疏松、生长缓慢、异位钙化及早衰等。2000 年 White 等首次在常染色体显性遗传佝偻病（ADHR）患者体内发现由骨骼分泌的 FGF23 的基因变异，导致其裂解障碍而使循环中 FGF23 升高，引起低磷血症、骨质疏松、异位钙化及矮小症等。这些研究发现 Kl 与 FGF23 基因缺陷表型相似，提示两者之间存在共同的信号传导路径。Urakawa 等通过研究发现 Kl 与 FGF23 存在受体与配体关系，从此开启了骨 - 肾轴研究的序幕。肾小管上皮细胞分泌的膜型 Kl 经 FGF 受体 1（FGF receptor，FGFR 1）自身携带的络氨酸激酶介导，与 FGFR1 结合形成 Kl/FGFR1 二元复合物；经细胞外调节蛋白激酶（extracellular regulated protein kinases，ERK）磷酸化介导，与 FGF23 结合形成 Kl/FGFR1/FGF23 三元复合物；通过诱导肾脏 24- 羟化酶（CYP24）表达，抑制 α 羟化酶（CYP27B1）表达，平衡活性维生素 D 的生成与降解，从而在肾 - 骨之间形成一个正负反馈调节环路，精确调控骨骼的生长发育。

（三）肾主骨理论的临床应用研究

Kl 基因表达下降所导致的矿物质骨代谢异常与肾精虚损所表现的发育迟缓、骨骼痿软、早衰等表型十分吻合，认为肾主骨是通过肾脏分泌的 Kl 与骨骼分泌的 FGF23 相互应答、共同完成的。在 CKD 中，因肾脏结构和功能受损，Kl 基因表达下降，即肾精不足，肾气生成减少，主骨功能减弱，即 Kl 与骨骼分泌的 FGF23 应答障碍。阴阳失衡，则为 1, 25（OH）$_2$VitD$_3$ 与 24, 25（OH）$_2$VitD$_3$ 的生成与降解失衡，钙磷稳态调节机制被打乱，临床表现出肾虚骨弱之证，即肾性骨病。而浊毒内蕴，表现为血中 FGF23 升高、低钙高磷或高钙高磷血症、尿毒症毒素蓄积等。浊毒瘀血伤及血脉，脉络瘀阻，即为血管等软组织对 FGF23 产生了错误应答，导致血管钙化，最终引起心血管疾病等致命并发症。

肾元颗粒由生黄芪、淫羊藿、酒制大黄组成，具有补肾壮骨、通腑泄浊功效，随机对照临床研究表明其在改善 CKD 患者的临床症状、纠正低钙血症、稳定肾功能方面明显优于对照药物。采用超高效液相色谱串联质谱（UPLC-MS/MS）技术，以《中华人民共和国药典》（简称中国药典）规定的黄芪、淫羊藿及酒大黄主要药性成分的单体标准品（黄芪甲苷、淫羊藿苷、大黄酚、大黄酸、大黄素）为对照，给予大鼠该复方中药灌胃，将含药血清与空白血清、标准品进行比较，结果显示该制剂吸收进入血液的药效物质主要包括淫羊藿苷、黄芪甲苷、大黄素等，其含量分别为 0.87、0.76、13.6（μg/ml）。在高糖环境下，该含药血清能明显诱导人肾小管上皮细胞（HK-2）Kl 表达上调，协同增加 FGF23 诱导的 Kl 与 FGFR1 表达及共表达，调节下游 CYP24、p-ERK1/2 及 CYP27B1 表达。在链脲佐菌素及高磷饮食诱导的糖尿病肾脏疾病小鼠模型中，补肾壮骨、通腑泄浊中药能明显降低尿白蛋白排泄、降低血 FGF23 水平，纠正低钙高磷，其机制与增强肾脏 Kl 与 FGFR1 表达及共表达、抑制 CYP24、CYP27B1 及 p-ERK1/2 表达有关；进一步观察到胸主动脉钙盐沉积减轻、胫骨骨膜下软骨细胞病变得到一定程度修复。在 5/6 肾切除加高磷饮食大鼠模型中，Kl、BMP-7 mRNA 及蛋白在肾皮质小管表达较正常组明显降低，与血钙浓度呈正相关，与血磷水平呈负相关；采用补肾壮骨、通腑泄浊中药干预后，血磷及碱性磷酸酶水平明显下降，肾脏 Kl、BMP-7 mRNA 及蛋白表达增加，骨密度得到明显改善。这些研究证实在"肾主骨"理论指导下，采用补肾壮骨、通腑泄浊法治疗 CKD 矿物质骨代谢异常的作用机制，与增强肾脏 Kl 与骨骼 FGF23 之间的应答有关。

二、肾生髓研究

（一）"肾生髓"理论的起源

《素问·五脏别论》记载："脑、髓、骨、脉、胆、女子胞，此六者，地气之所生也……名曰奇恒之腑。"脑、骨均含髓，根据在人体的分布部位不同，有脑髓、骨髓和脊髓之分。《灵枢·经脉》说："人始生，先成精，精成而脑髓生。"《素问·阴阳应象大论》指出："肾生骨髓。"《难经本义》又指出："髓自脑下，注于大杼，大杼渗入脊心，下贯尾骶。"因此肾精的盛衰，影响着骨髓、脊髓及脑髓的盈亏。

（二）肾与脑髓

近年来有学者提出了"肾 - 脑对话"（brain-kidney cross-talk）的概念。生理上，肾脏能够调节神经系统内环境的稳态。如下丘脑分泌抗利尿激素，交感神经作用于肾脏，调节水、电解质的平衡和血压的稳定。病理上，肾功能下降，水、电解质失衡，引起血脑屏障和血 - 脑脊液屏障的渗透性增加，导致脑水肿和尿毒症毒素、炎性介质等进入大脑，出现癫痫、嗜睡、昏迷、认知和记忆功能下降。

《灵枢·五癃津液别》指出："五谷之津液和合而为膏者，内渗入于骨空，补益脑髓。"脑以髓为体，以神为用，脑主神志的功能依赖脑髓充盈，肾精是脑生成的物质基础。如《灵枢·经脉》所述："人始生，先成精，精成而脑髓生。"《医易一理》记载："人身能知觉运动，及能记忆古今，应对万事者，无非脑之权也。"有学者指出脑髓的主要功能是藏神、主神明，协调内脏功能，联系全身各部，保持机体与自然、社会的和谐。《灵枢·海论》说："脑为髓之海。"《医学衷中参西录·脑气筋辨》记载："脑为髓海……乃聚髓之处，非生髓之处……实由于肾中真阳、真阴之气酝酿化合以成……缘督脉上升而贯注于脑者也。"以上均明确了肾精与脑的关系。

《素问·逆调论》云："肾不生则髓不能满"。《灵枢·海论》说："髓海有余，则轻劲多力，自过其度；髓海不足，则脑转耳鸣，胫酸眩冒，目无所见，懈怠安卧。"《诸病源候论》指出肾精亏虚导致髓海不足，说道："肾主骨髓，而脑为髓海；肾气不成，则髓脑不足。"《医林改错·脑髓说》强调衰老导致髓海空虚，如："高年无记性者，脑髓渐空……脑髓中一时无气，不但无灵机,必死一时;一刻无气,必死一刻。"因此肾精充足,则脑的生理功能得以正常发挥。若肾精亏虚,不能生髓,故头昏神疲,智力减退,大脑功能出现异常。肾精与脑的关系是否有现代科学依据呢?

肾精亏虚动物常表现为体毛枯松、反应迟钝、行动迟缓、步态紊乱、生长发育迟缓、生殖障碍、骨质疏松、卵巢早衰、耳鸣耳聋和衰老等。有研究发现,Kl 基因敲除小鼠有着肾精亏虚小鼠类似的表型,如早衰、记忆力下降、步态紊乱、不孕不育、骨质疏松、肺气肿、听力下降等。Kl 基因主要在肾脏和脑脉络丛表达,在精子与卵母细胞也表达。在斑马鱼,受精后 24 小时就在脑、前肾表达。肾脏表达的 Kl 蛋白进入循环系统,脉络丛产生的进入脑脊液,有学者将脉络丛比喻为"脑的肾脏"。

在 Kl 敲除或突变鼠,出现了认知功能受损,突触素和 CA3 区透明层的神经末梢、小脑浦肯野细胞、黑质神经元和髓鞘蛋白和成熟的少突胶质细胞数量均下降,郎飞结、视神经和胼胝体髓鞘的超微结构受损;胆碱能和多巴胺能神经元出现异常。7 周龄的 Kl 突变鼠和野生型鼠在新物体识别实验中,Kl 突变鼠记忆功能明显低于野生型鼠。在条件恐惧实验后 1 小时,两者均出现冻结反应,但 24 小时后 Kl 突变鼠冻结反应明显减少,野生型鼠则没有变化。说明"恐"对"肾精亏虚"鼠的记忆影响更大,推测这与"恐伤肾"有关,与《素问·阴阳应象大论》所记载的"在脏为肾……在志为恐"相符合。

在阿尔茨海默病(Alzheimer's disease,AD)老鼠模型发现,与同龄对照鼠比较,Kl 在肾脏、前额皮质、海马、小脑表达均下降。有流行病学调查发现,血清 Kl 蛋白下降的社区居住老年人,认知功能和日常生活能力均下降,是引起死亡的独立危险因素。脑脊液 Kl 蛋白浓度的比较,发现老年人比年轻人低,患有 AD 的老年人比无 AD 的老年人低。通过 Kl 转基因鼠发现,Kl 表达升高对突触可塑性有长时程增强(long-term potentiation,LTP)作用,海马 N-甲基-D-天冬氨酸受体(N-methyl-D-aspartic acid receptor,NMDA 受体)亚单位 GluN2B 增加,学习和记忆能力增强。Kl 还通过活化抗氧化酶系统,避免淀粉样蛋白和谷氨酸毒性,保护海马神经元,维持少突胶质细胞的成熟和髓鞘的完整性,改善认知功能,具有保护肾脏和神经系统的双重作用。有学者认为肾精亏虚,髓海不足是其发病基础,补益脾肾、固本健脑为基本治法。固本健脑法(党参、枸杞子、酸枣仁等)和大补元煎(人参、杜仲、山茱萸、枸杞子等)能显著改善 AD 大鼠海马神经元树突棘形态及密度,抑制 tau 蛋白过度磷酸化。还有学者发现补肾中药黄精可以升高快速衰老小鼠大脑皮质 Kl 蛋白,抑制胰岛素样生长因子 1(insulin-like growth factors-1,IGF-1)、IGF-1 受体的表达,提高记忆力,延长寿命。

(三)肾与骨髓

骨髓是胚胎期后期和成年期造血器官和各种免疫细胞的发源地,主要功能有造血、B 细胞分化成熟和再次体液免疫应答的场所。《素问·痿论》说:"肾主身之骨髓。"《素问·脉要精微论》言:"骨者髓之府。"《圣济总录·骨空穴法》记载"人之周身,总有三百六十五骨节……余二百五十六骨,并有髓液,以藏诸筋,以会诸脉",明确指出 256 骨有髓液。肾精的盛衰,直接影响骨骼的发育和骨髓的充盈。

骨髓间充质干细胞(mesenchymal stem cell,MSCs)是一种多潜能成体干细胞,主要存在于人体骨髓之中,在特定环境下能向成骨转化,也属于中医学"精""髓"范畴,调控着人体的生长、发育和衰老。Kl 基因突变鼠,体外骨髓细胞培养发现骨祖细胞减少,碱性磷酸酶活性下降,骨保护素表达下调,导致了低转运骨病;胸腺萎缩,骨髓中 B 淋巴细胞数量减少。补肾中药能够促进 BMSCs 的增殖并诱导其向成骨分化,促进骨的形成。在免疫缺陷雌性鼠,给予 BMSCs 移植后,Kl 表达上升,IGF-1 信号通路被抑制,衰老表型缓解,寿命延长。用 FGF23 处理的 BMSCs,通过 p53/p21/ 氧化应激通路,导致了 MSCs 的衰老。Kl 基因敲除鼠,出现了造血干细胞、胎肝细胞造血减少。有实验发现六味地黄丸含药血清能够上调肾脏的 Kl 表达,延缓衰老,并能显著促进骨髓细胞增殖,促使细胞由 G0/G1 期进入 S 期以及由 S 期进入 G2/M 期。因此 Kl 无论是对骨的生成作用,还是对骨髓的影响,均为肾藏精,主骨,生髓提供了科学依据。

(四)肾与脊髓

肾与脊髓的联系主要与经络有关,包括足少阴肾经、足太阳膀胱经和督脉。如"肾足少阴之脉……贯脊","膀胱足太阳之脉……挟脊抵腰中","足少阴之别……下外贯腰脊"。《难经·二十八难》指出:"督脉者,起于下极之俞,并于脊里……入属于脑。"

Kl 突变鼠与野生型鼠比较,在脊髓的颈段和腰段,灰质和白质明显减少;脊髓前角细胞染色质溶解,尼氏体数量减少,磷酸化的神经微丝蛋白堆积;核糖体 RNA(ribosomal RNA,rRNA)基因转录活性和细胞质 RNA 下降。这些改变与肌萎缩侧索硬化(amyotrophic lateral sclerosis, ALS)相似。ALS 主要是大脑和脊髓运动神经元的损害,中老年发病多见,以进行性加重的骨骼肌无力、萎缩等为主要临床表现。Kl 高表达 ALS 老鼠模型与对照组比较,脊髓颈段和腰段运动神经元的数量和存活提高,脊髓腰段和运动皮层 TNF-α、IL-12a、1L-1α、1L-1β 等炎性因子表达下降,改善炎症和氧化应激反应,血管内皮细胞生长因子表达上调,脊髓神经元损伤减轻,握力试验和体重优于对照组,生存寿命延长。如《景岳全书·痿症》指出:"痿证之义……元气败伤,则精虚不能灌溉,血虚不能营养者。"邓铁涛教授认为 ALS 属于"痿证"范畴,基本病机是脾肾亏虚为本,治疗以健脾益肾为主,并注重培补阳气,化湿通阳,调督脉。《素问·脉要精微论》言:"骨者髓之府,不能久立,行则振掉,骨将惫矣。得强则生,失强则死。"李晓艳的一项 Meta 分析显示,补益类中药能够延缓 ALS 进展,优于西药利鲁唑。

(五)肾生髓理论的临床应用研究

古代医家基于肾藏精,生髓理论,创立了诸多名方,常用来治疗骨痿、骨痹、益脑、延年益寿等。除了经典名方,如地黄丸类、大补元煎、三才封髓丹、河车大造丸、龟鹿二仙膏等之外,还有羌活补髓丸,由羌活、川芎、人参、羊髓、牛髓等组成,治疗治髓虚脑痛不安;温髓汤,由附子、人参、黄芪、桂圆等组成,治疗治髓虚骨寒、脑痛不安。

现代研究也证实了运用"精生髓"理论取得了良好疗效。一项随机、双盲、双模拟、阳性药物平行对照、多中心的临床研究,将 66 例 AD 患者随机分为试验组(33 例)和对照组(33 例),试验组给予补肾益髓方免煎颗粒剂及盐酸多奈哌齐模拟剂,对照组给予盐酸多奈哌齐及补肾益髓方免煎颗粒剂模拟剂。补肾益髓方(淫羊藿、补骨脂、女贞子、黄芪等)明显改善肾虚髓亏型 AD 患者的简易智能状态检查表、日常生活能力量表及中医证候量表评分,对 AD 患者智能水平、生活能力下降有一定的延缓作用。龟鹿二仙胶(龟甲胶、鹿角胶、人参、枸杞子)干预 AD 发现,治疗前后患者大脑中动脉(MCA)、前动脉(ACA)、后动脉(PCA)、椎动脉(VA)及基底动脉(BA)的收缩期峰值血流速度(Vp)、舒张末期血流速度(Vd)皆明显升高;与安理申(盐酸多奈哌齐)比较,治疗后治疗组患者 MCA、ACA、PCA、VA 及 BA 脑部血管的 Vp、Vd 皆明显升高,具有改善 AD 患者脑部血液循环的作用。还有学者通过"肾藏精生髓,髓生血"理论,发现益髓生血颗粒(山萸肉、何首乌、熟地黄、黄芪、补骨脂、党参等)可以激活内源性造血干细胞,改善造血微环境,促进骨髓有效造血。益髓生血颗粒及其加味治疗肾精亏虚、肾阴虚、肾阳虚证型的地中海贫血患者均有良好的临床疗效,其中以肾精不足证疗效最佳。

三、研究展望

肾藏精主骨生髓理论几千年来一直指导着临床实践。众多学者从干细胞、端粒酶、Kl 基因等不同视角丰富了肾藏精理论,为揭示相关疾病的发病机制、新药的开发提供了新路径。

尽管 Kl 与 FGF23 的应答机制能够部分解释肾主骨理论的生物学机制,但 Kl 与 FGF23 调控的核心环节是平衡活性维生素 D 的生成与降解,而活性维生素 D 作用的靶器官除了骨骼以外,肠道、甲状旁腺均有表达活性维生素 D 的受体。因此肾 - 肠 - 骨 - 甲状旁腺轴在 "肾主骨" 中的调节机制仍有待阐明;BMP-7 作为肾骨发育重要的调节因子,其确切的作用机制及与肾 - 骨轴的关系有待进一步研究;中医药疗法对 CKD 矿物质骨代谢异常的作用靶点除了肾 - 骨轴外,对肾 - 肠 - 骨 - 甲状旁腺轴的影响也有待进一步探讨。

由于 Kl 基因的生物学效应与肾藏精的各方面功能均相似,因此本节着重讨论了 Kl 基因与肾、骨、脑、髓的关系。Kl 基因与泌尿、神经、生殖、呼吸、消化、内分泌、免疫、造血、肿瘤等全身多个系统疾病均有关,涉及 FGF、Wnt、NF-κB、IGF、ERK 等许多信号通路,这说明 Kl 在发病机制中的生物多效性,但其在临床应用中的研究仍然较少,需要进一步发掘其应用价值,传承发展肾主骨生髓的理论与实践。

（王小琴　王长江）

第二节　肾络病研究

一、肾络理论发展源流

肾络病是指各种致病因素伤及肾络,导致肾络结构受损及功能障碍,临床表现以肾小球疾病之蛋白尿、血尿、水肿、高血压和肾功能减退为特征的一类病证。本病在中医古籍中无确切描述,根据临床特点可归属于中医 "肾风" "虚劳" "水肿" "尿血" "关格" "溺毒" 等范畴,常见于西医学各种原发性和继发性慢性肾小球疾病。

络病理论是研究络病发病特点、病机变化、临床表现、辨证论治、治疗原则及治法方药的应用理论,是中医学理论体系中重要的组成部分。而肾络理论则是在中医络病理论基础上结合肾病特点进一步发展而来,主要用于研究肾络病辨治的理论体系。

1. 络病理论的沿革　络病理论有着几千年的发展历史,是在经络理论的基础上逐步建立和发展起来的,它的形成主要经历了三次较大的发展。

（1）《黄帝内经》奠定了络病理论的基础:络病理论肇始于《黄帝内经》。《灵枢·经脉》曰:"经脉十二者,伏行于分肉之间……诸脉之浮而常见者,皆络脉也。"《灵枢·脉度》曰:"经脉为里,支而横者为络,络之别者为孙也。"《灵枢·痈疽》曰:"中焦出气如露,上注溪谷而渗孙脉……血和则孙脉先满溢,乃注于络脉,皆盈,乃注于经脉。"《素问·调经论》曰:"先客于皮肤,传入于孙脉,孙脉满则传入于络脉。" "病在脉,调之血;病在血,调之络。" 本书最早提出络脉的概念、循行分布,并论述络脉的生理功能、病理变化和络病的证候、诊治方法,从而奠定了络病理论基础。

（2）《伤寒杂病论》奠定了络病证治基础：东汉张仲景在总结前人思想的基础上，创立了六经辨证和脏腑辨证，初步形成了络病证治。《金匮要略·脏腑经络先后病脉证》曰："经络受邪，入脏腑，为内所因也"，明确阐述了脏腑经络先后病的传变规律，《金匮要略·中风历节病脉证并治》曰："邪在于络，肌肤不仁；邪在于经，即重不胜；邪入于府，即不识人；邪入于藏，舌即难言，口吐涎。"进一步揭示了邪气由经络入脏腑的层层深入。强调络病的病机为"络脉空虚，贼邪不泄"。同时首开辛温通络、虫药搜剔通络、活血化瘀通络之先河，创制大黄䗪虫丸、鳖甲煎丸、抵当汤、旋覆花汤等治疗方药，奠定了络病临床证治的基础。

（3）清代叶天士发展了络病理论：清代叶天士创立了"久病入络"学说及络病的治法用药，将络病理论发展到一个新的高度。他在《临证指南医案》中提出"经主气，络主血"，"初为气结在经，久则血伤入络"，指出邪气在侵袭人体后，传变发展的过程是逐渐深入的，即由经入络，由气到血。同时提出络病形成的病因有"血伤入络""瘀热入络""痰火阻络""内风袭络"等。治疗上，提出络病分虚实寒热，创立"辛味通络之大法"治疗络病，并将其广泛应用于疼痛、中风、痹病、癥瘕积聚等病证治疗之中，使络病理论体系初见端倪。

近年来，"络病理论"的研究得到较大发展，吴以岭提出了络脉的三维立体网络假说，从络脉的网络层次、空间位置、生理功能和运行等方面对络脉进行了全方位阐释。吴氏认为，络脉作为脉这一组织器官的中、下层组织结构，与西医学之中、小血管及微循环基本相同，并提出络脉瘀阻、络脉绌急、络虚不荣的基本病理变化及"络以通为用"的治疗原则，建立以络病理论为指导的络病辨证论治新体系。

2. 肾络与络病理论　络脉是从经脉支横别出、遍布脏腑组织间的网络系统。其中，循行于体表的络脉为阳络，循行体内并散布于脏腑区域的络脉为阴络。阴络随其所分布脏腑区域而成为该脏腑组织结构的有机组成部分，故分布于肾脏的络脉称为"肾络"，其源于足少阴肾经，是气血津液运行输布的重要通道，也是运载肾脏所需营养物质并与其他脏腑经脉沟通联系的纽带。

肾之脉络从结构上相当于肾内小血管及肾小球毛细血管网。肾小球即毛细血管球，是由入球小动脉逐层细分构成的毛细血管网状结构，然后再汇合成出球小动脉。出球小动脉在肾小管周围又逐层细分，形成管周毛细血管网即管周络脉网，从而构成肾脏独特的双重络脉网状结构。符合络病学说中络脉"支横别处、网络分支、纵横交错、细窄迂曲、末端连通"的概念。肾中络脉的功能突出表现在津血互换与营养代谢两方面。人体血液与津液在肾小球与管周络脉网内发生广泛的交换，络中血液通过肾小球之络脉渗出脉外而为津液，发挥濡润营养的作用；络外津液经管周络脉渗入脉内而化生血液。在津血互换同时，部分津液和代谢产物由小球络道渗入络外，经肾小管、集合管迂曲下行，其间由肾之气化作用，将其清者回吸收于管外络脉之中，浊者形成尿液而排出体外。因此，肾络是肾脏结构与功能的有机组成部分，发生在肾小球的各种原发性或继发性疾病可归于肾脏络脉病变的范畴。

二、肾络病的病理特点

生理状态下，肾气充沛，摄纳正常，肾络通畅，开合、出入平衡，气血津液、水谷精微等各种物质得以输布全身。病理状态下，外感六淫、七情过用、痰瘀阻络、久病久痛以及金刃、跌仆损伤等，以致外感内生之邪浸淫肾络，混居络中，导致络体受损，络气受阻，络津郁滞，络血不畅，而发为肾络病。结合肾络的结构及功能特点，现将其病理特点总结为以下六个方面：

1. 易虚易实　由于络脉细小多歧,而络道狭窄,故络脉中的气血常较经脉为少,当经中气血稍有亏耗,而络中气血就显见不足,故易见络虚失荣的虚证;而络脉细小迂曲的结构特点决定其络中气血环流缓慢,外邪入侵,易于羁留阻滞于络道,从而出现络脉壅塞的实证。

2. 易弛易急　弛为松弛、弛缓,急为绌急、拘挛。当络脉空虚之时,络脉失养,络体则易见弛缓,如肾小球缺血常可见毛细血管襻松弛、塌陷;而邪客络外,或入侵络中,导致络道壅塞,络体不和,可致络脉收缩、拘急。西医学研究发现,肾脏内存在着完整的肾素 - 血管紧张素 - 醛固酮系统(renin-angiotensin-aldosterone system, RAAS),在肾小球疾病过程中被激活,产生大量的血管紧张素Ⅱ,进而导致肾内血管收缩。

3. 易滞易瘀　滞是气机郁阻、毒邪滞留或痰浊停聚,瘀是血行不畅或阻于络内或溢于络外。皆因肾络细小迂曲的结构特点决定其气血环流缓慢,易因各种致病因素的作用而导致亏虚,气虚鼓动无力则气行迟缓而生滞,津失气运则津液凝聚而成痰;血失气率则血行失畅而致瘀;气虚失于统摄,血溢络外,反过来压迫肾络,导致络道狭窄,亦可导致络道瘀阻不通。痰瘀两者既是病理产物,又作为新的致病因素,相互影响、转化,胶结阻于肾之络脉,此即"孙络外溢,则络有留血"(《素问·调经论》),"血积既久,亦能化为痰水"(《血证论》),进而导致肾络自身功能失调,同时肾络病变亦会影响津血的运行,从而引起痰瘀的化生。

4. 易渗易溢　肾络中承载着由经脉而来的气血,并在络脉的末端进行津血互换和营养代谢。当各种外侵或内生之邪侵袭肾络,滞于络道,蕴郁化热生毒,进而灼伤络体,并迫血妄行,以致轻者络伤血渗,重则络破血溢,导致血液渗、溢于络外,而出现血尿。

5. 易入难出　由于肾络细小,络道狭窄,络中气血易于亏少,于是至虚之处乃容邪之所,从而易于为邪气所侵犯;又因为络脉体细道窄,已入之邪极易阻滞络气,障碍络血,并与络中痰浊瘀血相互攀援,结成巢穴,久居络中,且不易为草木类药物所剔除。

6. 易息成积　络息成积是入络之邪与痰浊瘀血相互搏结,混居络中,久不消散而形成的肾络病变。在络积形成的过程中,络"虚"是其始动因素。痰、瘀是构成癥积的病理基础。"毒"是导致和加重癥积的重要因素之一。毒具火热之性,毒邪炽盛,可以烧炼营血为瘀;煎熬津液成痰,从而使痰瘀加重而癥积益甚。

三、肾络病的临床辨识

基于肾小球疾病常见的病理特点,结合中医病因病机学说,提出从肾络六态辨识肾小球疾病的思路与方法,以期为肾小球疾病的中医辨证论治提供思路和方法。

1. 肾虚络空态　仲景"络脉空虚,贼邪不泄"是各种肾脏病的络脉病变的重要病机,不论是免疫介导的肾小球疾病还是代谢性疾病肾损害,均存在着肾虚络空之基本病理。这一肾虚络空态的形成与先天禀赋不足和后天饮食起居失宜以及劳伤太过导致肾虚精亏密切相关,同时又与免疫介导的肾小球疾病而出现的具有中医风、湿、热、瘀病因学属性的致病因子或代谢性疾病肾损害之湿、痰、热、瘀等外感内生之邪伏于肾络,蕴郁化毒,以致伤精耗气,导致肾之精气亏虚。现代医学发现,不论是免疫介导的肾脏疾病或代谢性疾病肾损害,皆可使肾脏处于微炎症状态,从而导致肾脏组织和细胞的发生炎性衰老的病理变化,即中医所谓"因实致虚"。

肾虚络空的主要表现有肾阴亏虚,络脉失养;气阴两虚,络脉失荣以及肾阳亏虚,络脉失煦等临床证候。由于肾络为入肾之经脉支横别出,逐层细分,而网状分布于肾体之中,故肾络证之寒热虚实应与肾体之寒热虚实理应一致。故肾络证可从肾之证候来加以辨识。

（1）肾阴亏虚，络脉失养证：临床症见腰膝酸软，头晕耳鸣，口燥咽干，咽喉肿痛，五心烦热，小便短赤，镜下血尿或肉眼血尿，舌红少苔，脉细数或弦细。治以滋阴补肾通络。方以知柏地黄汤加减。

（2）气阴两虚，络脉失荣证：临床症见少气乏力，胸闷气短，易于感冒，腰膝酸软，口干咽燥，手足心热，咽部暗红，眩晕耳鸣，尿多浊沫，镜下或肉眼血尿，舌质红，少苔，脉细数无力。治以益气养阴，补虚充络。方以参芪地黄汤加减。

（3）肾阳亏虚，络脉失煦证：症见全身浮肿，腰以下为甚，可伴胸腔积液、腹水，甚者胸闷气急，不能平卧，腰脊冷痛或畏寒肢冷，面色㿠白，溲少或夜尿清长，纳少或便溏，舌淡胖边有齿痕，脉沉细无力。治以温阳补肾通络。方用济生肾气汤加减。

2. 毒损肾络态　是由外感和内生之邪伏藏肾络，蕴郁化毒，燔灼肾络，致使络体损伤，络血瘀滞。常见于免疫介导的肾小球炎性损伤。治以清热解毒，凉血和络，方以四妙勇安汤加减。

3. 热壅络胀态　是以热郁肾络，导致络气膨胀，络体扩张，从而导致络脉胀满的病理状态，常见于糖尿病肾脏疾病、高血压肾损害早期以及肥胖相关性肾病等，此时，入络之热尚未与络中有形之邪搏结，而呈无形邪热郁于肾络状态。早在《灵枢》中就曾提出"脉胀"之说。《灵枢·脉论》曰："脉大坚以涩者，胀也。"又曰："营气循脉，卫气逆为脉胀。"明代医家张景岳阐释曰："脉大者，邪之盛也，其脉大坚以涩者，胀也，脉坚者，邪之实也，涩因气血之虚而不能流利也。"说明脉胀的基本病因，一是邪实，二是气血虚而不能流利运行，导致脉管压力增大而出现脉胀。细观糖尿病肾脏疾病、高血压肾损害早期以及肥胖相关性肾病等常常是高代谢状态下的燥热、痰热、瘀热较盛，热为阳邪主动，在体质之五脏柔弱，肾之阴伤络损之时最易窜入肾络，导致络热壅盛，络体扩张，如同脉管胀满；同时邪热又可进一步伤津耗液，致使肾络之中血少质黏而行涩，从而形成肾络之脉胀证，更确切地应将其称为"络胀证"。"络胀证"与西医学糖尿病肾脏疾病、高血压肾损害早期以及肥胖相关性肾病等出现的肾小球异常血流动力学表现，以及由此所导致的肾小球高灌注、高滤过状态不谋而合，从上述疾病的病理学表现来看，常有肾脏体积增大、肾小球毛细血管襻肥大和／或基底膜轻度增厚及系膜轻度增生等病理改变，这些病理变化也十分符合络胀证"脉大坚以涩"的特点。临床上治以清热泻火，透达郁热，方用葛根芩连汤加减。

4. 肾络瘀痹态　是由痰浊、瘀血阻滞肾络，导致络道不畅，甚则阻滞不通之肾络瘀痹状态。痰浊阻滞肾络者，一是由肾脏病患者之肾虚络空，风、湿、热诸邪易入肾络，伏藏络道，阻滞络中津液，聚而成痰，或伏邪化火，煎熬津液成痰。二是久病耗损，或饮食失宜，致使脾肾亏虚，肾虚则水泛成痰，脾虚则湿聚成痰；或情志失调，肝气郁滞，致脾土不疏，通达三焦，以致水湿停聚，酿生痰浊。瘀血来源可因邪入肾络，郁则化火，以致炼血为瘀，或火伤肾络，导致络体损伤，络血外溢，凝聚成瘀。也可因病久伤正，以致气虚血行缓而滞，阴虚血黏稠而浓，阳虚血得寒而凝，则血必有瘀，或郁怒伤肝，肝失疏泄，以致络气郁滞则生瘀。痰瘀阻于肾络，针对痰瘀互化、互结，阻滞肾络之病理机制，要痰瘀共治方能收功。方以桃红四物汤合二陈汤加减治疗。同时还要注意把握痰浊、瘀血治疗的各自特点进行辨治。

5. 络伤风动态　是由痰浊瘀血阻滞肾络，浸淫络体，导致络体失柔，络道狭窄，络伤风动的病理状态。络伤风动是肾小球疾病常见的病机之一，多见于肾性高血压和高血压肾损害患者，临床上除见有肾小球疾病的临床表现外，常伴有头晕目眩、头胀且痛、视物模糊等肝风上冲脑络的症状。痰瘀阻滞肾络，浸淫络体，导致络体僵硬，络道不畅，络气逆乱以及痰瘀化热生风是导致肾络风动的主要原因,而肝肾阴亏,阳亢化风,肝风窜入肾络也可诱发或加重肾络风动。临床上痰瘀之风与肝风在肾络风动证的发生、发展过程中常相互联系,由于风主疏泄,可导致肾关失于封藏,从而导致或加重蛋白尿。如果病程中患者突发怒动肝火,则卒然间肝阳暴张而风动急劲,则可出现头痛欲裂,视物黑矇,肢体抽搐,尿沫增多,甚至发生关格之危重证候。肝风引动的肾络风动证常建立在痰瘀之风的基础之上,一旦肾络风动证显见于临床之时,则痰瘀阻络之肾脏病理多已形成。其肾络之风一经形成,又可依血借痰,与络中痰浊、瘀血相互攀援,结成巢穴,久之则络息成积,而加重肾脏损害。

临床治疗肾络风动证,应紧扣痰瘀互结,病深入络之病机进行辨治,最当用虫类药物行走攻窜,深入络体之内及络道之中以逐痰化瘀,疏通肾络。

6. 络息成积态　常见于各种肾脏疾病终末期,病久者"邪正混居其间",痰浊瘀血阻滞肾络,息以成积。近年来,我们通过对慢性肾衰基本病理之肾小球硬化和肾间质小管的纤维化进行研究,并从微观上认识到这种病理改变与中医《难经·五十五难》所说"五脏所生……上下有所终始,左右有所穷处"之癥积颇为一致,属中医微型癥积证。究其癥积形成的病机特点,可归纳为"虚、痰、瘀、毒"四大方面。四者之中,"虚"是其始动因素。诚如李中梓《医宗必读·积聚》所说"积之成也,正气不足,而后邪气居之",西医学研究也提示肾小球硬化和间质纤维化实质上可能是脏器衰老的一种表现,说明"积之成也"是以衰老肾虚为病理学基础。临床上气虚、气阴两虚是构成虚证的主要内容。痰、瘀是构成癥积的病理基础,唐容川《血证论·瘀血》中强调"瘀血在经络脏腑之间,则结为癥瘕"。方隅《医林绳墨·积聚》指出"积者,痰之积也",王肯堂《医学津梁·痞块》阐释痰能致积的机制,曰:"痰能流注于脂膜……痰积而不流,则脂膜之间,为其所据……而有形可见。"近年来研究表明痰浊相当于西医学的脂质代谢紊乱,脂质过氧化物损害等病变,痰浊凝聚,注入血脉是高脂血症的关键病机。清代张志聪说:"中焦之气,蒸津液化其精微;溢于外则皮肉膏肥,余于内则膏肓丰满。"足见血中过量之脂浊,实则是痰浊。"湿热蕴毒"是导致和加重癥积的重要因素之一。湿热毒盛,可以灼炼营血为瘀;煎熬津液成痰,从而使痰瘀加重而癥积益甚。已有的研究提示"毒"的概念包含了炎症细胞浸润,炎症介质、细胞因子的产生以及代谢物质的潴留等内容,均可导致和加重肾小球硬化和肾间质纤维化。而癥积一经形成,则已非痰、非瘀,而是独立于痰、瘀之外的一种病理产物,并在肾组织病理学检查中有形可证,其组分有质可查,构成它的主要成分为细胞外基质或纤维蛋白成分,当这些基质或纤维蛋白成分在肾小球和/或小管间质大量堆积时,在肾小球病理上表现为肾小球节段性硬化、肾小管萎缩、肾间质纤维化等,由于上述肾体的异常改变而累及肾用,导致肾脏气化功能衰退甚至丧失,肾关开阖启闭失常,以致溺毒内聚,进一步上凌心肺,中犯胃脾,下伤肝肾,出现咳喘心悸,呕恶便溏,夜尿增多或尿少、尿闭等;甚至入血窜脑而见呕血、便血、吐衄、发斑,以及神乱昏迷等危重证候。因此,在慢性肾衰辨病治疗上,应重点抓住微癥积形成之四大病机进行施治,注意对本虚与标实两方面的考量,采用消补兼施、标本同治的治疗方法。

以上肾络六种病变状态,在临床上既可以单独出现,也可以两种或两种以上叠加出现而呈现多样性;亦可在同一疾病的不同阶段出现不同的肾络病态而表现出多变性。在治疗上要紧扣不同病态的病机特点加以辨别肾络不同的六种病变状态而加以施治,方可收到理想的效果。

(刘玉宁)

第三节　"肾开窍于耳"的研究

中医认为"肾开窍于耳",肾与耳之间存在着紧密的生理病理联系。流行病学调查显示,1974—2004年间英国、意大利、德国、瑞典4个国家耳鸣成人耳鸣患病率为10.1%~14.5%,据小样本调查与专家经验估计,我国普通人群有过耳鸣者为17%~20%,而慢性肾脏病患者耳鸣发生率为51.6%~75%,肾病患者耳鸣发生率显著高于非肾病人群。近年来,研究发现内耳与肾脏在基因表达、遗传因素、组织结构、致病因素等方面具有相似性或共同性,并提出耳肾轴的概念来描述这种密切相关性。

一、肾开窍于耳的中医理论基础

《灵枢·决气》云:"精脱者,耳聋……液脱者……耳数鸣。"明确指出"耳鸣"与肾精亏虚相关。耳肾在经络上联系密切。《灵枢·五色》:"耳为宗脉之聚。"《素问·阴阳应象大论》:"肾主耳……在窍为耳。"耳为宗脉汇聚之地,清空之窍,清阳交换之所,十二经上络于耳,肾亦不例外,肾气可以通过经络上通于耳。肾司理耳的生理功能。《灵枢·脉度》曰:"肾气通于耳,肾和则耳能闻五音。"《景岳全书·耳证》云:"若精气调和,肾气充足,则耳目聪明;若劳伤血气,精脱肾惫,必致聋聩。故人于中年之后,每多耳鸣,如风雨、如蝉鸣、如潮声者,是皆阴衰肾亏而然。"耳欲发挥正常的生理功能需依赖肾气的支持与肾精的充养,若肾气不足,或劳伤血气,精脱肾惫,皆可影响耳的生理功能,出现听力下降、耳鸣的现象。耳还可反映肾中精气盛衰。《灵枢·师传》曰:"肾者主为外,使之远听,视耳好恶,以知其性。"耳为肾之外候,可通过观察耳的状态来判断肾的功能状态。此外,《黄帝内经》中还有根据耳的位置、质地判断肾位置形态的记载,《灵枢·本脏》:"耳高者肾高,耳后陷者肾下,耳坚者肾坚,耳薄不坚者肾脆,耳好前居牙车者,肾端正,耳偏高者肾偏倾也。"

二、肾开窍于耳的现代研究

（一）肾与耳的生理病理

内耳血管纹与肾小管亨利襻近端管状细胞的结构具有相似性,两者都含有丰富的线粒体,易受缺氧影响。内耳和肾脏在微循环方面也具有相似性,周细胞的细胞质突起与毛细血管内皮细胞接触,抑制血管退行并调节信号转导,还具有收缩活性并可释放血管活性肽、生长因子等以调节微循环血流、血管可塑性和内皮功能,维持微循环的正常功能,周细胞还具有干细胞潜能,可分化为多种细胞。而肾脏中的足细胞和系膜细胞被认为是周细胞的特殊形式,足细胞具有稳定肾小球通透性、产生自分泌和旁分泌信号转导的功能。足细胞产生的血管内皮生长因子（VEGF）可维持内皮细胞窗孔的完整性,并促进系膜细胞的分化和趋化。基于这种相似性,慢性肾脏病由于足细胞/周细胞与内皮细胞之间的交互作用受损而导致神经感觉减退,导致周细胞和足细胞从内皮细胞上脱落,内皮功能障碍产生炎症状态,共同造成微循环结构和功能缺陷。耳蜗和肾脏在水解酶稳态与酸碱平衡方面具有相同的生理功能。有研究发现肾小球基底膜与内耳血管纹毛细血管基底膜具有相同抗原性,这或许可以解释它们对某些免疫因子或耳毒性药物敏感。

动物实验发现,醛固酮可减轻利尿酸对豚鼠内耳的毒性,而醛固酮受体竞争性拮抗剂安体舒通则可增强利尿酸对内耳的毒性作用。运用同位素标记追踪技术发现,内耳血管纹可能存在醛固酮受体,醛固酮可能通过 Na^+-K^+ 泵调节水盐平衡,维持内耳内环境的相对稳定。

（二）肾脏与内耳有共同的基因表达

运用 cDNA 芯片对小鼠耳蜗和肾脏基因微阵列杂交分析发现,这两个器官在基因组水平有共同的基因表达,可能在维持离子转运方面起共同的作用。Pendred 综合征是一种可同时累及耳肾的遗传病,表现为神经性耳聋、甲状腺炎和肾功能亚临床改变,这是因为 Pendrin 基因缺失导致内耳、肾脏和甲状腺中的阴离子转运体缺陷。有研究发现,内耳 K^+ 循环和内淋巴 K^+、Na^+、Ca^{2+}、pH 值稳态十分重要,需依靠 K^+ 通道、连接蛋白、Ca^{2+}-ATP 酶、H^+-ATP 酶等维持,在肾脏,这些通道同样存在,并支持肾小管的转运或信号传导。而有缺陷的连接蛋白、K^+ 通道（KCNQ1、KCNE1 和 KCNMA1 等）、H^+-ATP 酶（ATP6V1B1 和 ATPV0A4）等可导致听力损失,同时导致肾脏近端钠离子偶联转运（KCNE1/KCNQ1）受损、K^+ 分泌受损（KCNMA1）和肾小管酸中毒（ATP6V1B1、ATPV0A4 等）等。因此,肾脏和内耳中共同表达的通道和转运蛋白的缺陷可使这两个器官同时受到影响。

（三）肾功能受损与内耳损伤

关于肾功能受损时,体内代谢产物蓄积、贫血与脂代谢紊乱、低蛋白血症、维生素 D 缺乏可能导致听力损害的报道已有很多,但都不是确定性的结论。耳蜗阳离子梯度的维持需依靠 Na^+-K^+-ATP 酶,其活性在钠、钾、镁存在下获得,而血清中代谢产物肌酐的水平与该酶活性呈负相关,尿毒症动物的该酶活性显著降低,这提示抑制该酶系统可能是尿毒症内耳功能障碍的原因之一。贫血会导致缺氧,引起内耳细胞线粒体水肿、变性,内质网水肿扩张,毛细胞气球样变,影响听力。脂代谢紊乱可能增强红细胞间的黏附性,影响其变形与携氧能力,甘油三酯代谢残基可以直接损伤血管,纤溶酶活性降低可以促进局部血栓形成,影响内耳微循环,导致耳鸣的发生。低蛋白血症降低血浆胶体渗透压,使周围血管床 Starling 力失衡,导致内淋巴渗透失衡,影响耳蜗动作电位传导,损害听力。维生素 D 缺乏损害耳蜗影响听力的机制可能与耳蜗环境过氧化物累积、耳蜗毛细胞凋亡和影响内耳液中钙的稳态等方面有关。还有实验发现,肾衰竭使听力下降后耳蜗血管纹、螺旋神经节细胞、内、外毛细胞 iNOS 活性明显增高。大量 NO 能引起耳蜗血管纹和螺旋神经节细胞的凋亡,还可以通过影响酶活性抑制线粒体呼吸,影响听力。此外,NO 还可与超氧化阴离子作用形成自由基、激活环氧化酶和脂加氧酶产生与生理量有关的前列腺素 E2 和白三烯,对内耳产生毒性作用。

（四）某些药物同时影响肾脏与内耳

氨基糖苷类抗生素同时具有肾毒性与耳毒性。研究认为,过氧化物积累与凋亡诱导因子（AIF）介导的细胞凋亡是具有肾毒性的氨基糖苷类抗生素同时具有耳毒性的重要机制。另外,主要作用于肾脏的呋塞米等襻利尿剂也具有耳毒性。呋塞米可直接抑制血管纹缘细胞 Na^+-K^+-$2Cl^-$ 协同转运载体,减少 K^+、Cl^- 向内淋巴的分泌,使耳蜗电位下降,同时影响毛细胞的功能导致听神经动作电位振幅改变,影响听力;实验发现呋塞米可能使血管纹水肿、缺血,影响耳蜗鼓阶外淋巴氧分压,使毛细胞能量代谢障碍,影响听力;近年研究发现呋塞米还可能通过局部前列腺素作用干扰血管纹中的 cAMP 生成,引起电位下降,产生耳毒性。

（五）肾移植与听力恢复

Mitschke 等发现肾移植前有中高频听力下降的患者,在成功肾移植后听力,尤其是中高频听力有明显的提高,甚至可以完全恢复正常,作者们认为这是因为肾移植后体内各种代谢产物、电解质等化学成分恢复正常所致。

三、耳鸣从肾论治的临床实践

对于耳鸣病机的认识与治疗方法，各医家观点不一。但耳鸣的病机可大致归纳为肾精亏虚、脾胃虚弱、肝火上扰、风邪闭窍、痰火郁结及血虚血滞等几个方面，其治疗也多从这些基本病机着手进行辨证论治。龚廷贤提出从火热、少阳及虚损辨治耳鸣耳聋，认为"耳鸣耳痒耳聋者，皆属肾虚，水不上头，清气不升所致也，从补益门治之"，主张用补法治疗。李淑良教授认为大前庭导水管综合征属感音神经性耳聋、耳鸣，肾虚为本，痰瘀为标，治疗重在补肾化痰祛瘀相结合。戴恩来教授认为耳鸣与肝肾关系最为密切，治疗当从肝肾论治，久病者多伴血瘀，应配合活血化瘀，同时强调风药在耳鸣治疗过程中的重要作用。国医大师干祖望教授治疗耳鸣不拘泥于耳之一窍，强调整体观念、五脏一体及五官与五脏的联系，治法灵活多变，如疏肝开郁解耳鸣，化痰和血启听宫，宣肃理气、耳聋治肺，清心泻火、泻离填坎及补元填坎、启宫息鸣等，然干祖望教授认为耳聋耳鸣的根本病因为肾精不足，髓海空虚。宣伟军教授治疗耳鸣从肝脾肾瘀立论，以虚实为纲、肝脾肾瘀为目进行论治，实证多责之肝胆，虚证耳鸣多责之脾肾。临床观察也发现肾脏病伴耳鸣的患者经中医治疗，肾脏病临床完全缓解时，耳鸣亦随之减轻或消失。

总之，肾与耳关系密切，中医认为肾开窍于耳，耳与肾在经络、生理病理方面联系紧密，且补肾填精是耳鸣耳聋的主要治法。现代研究发现肾脏与内耳在基因表达、组织结构等方面有许多相似之处，同时两者有共同的致病因素，肾脏病患者耳鸣耳聋发病率明显增高，这些证据都丰富了肾开窍于耳的科学内涵。

（余仁欢　王殿文）

第四节　慢性肾脏病肾阳虚证研究

肾阳虚是慢性肾脏病常见的证候，目前国内对于慢性肾脏病肾阳虚证的辨证标准缺乏权威性，一种较为接近的辨证标准是2002年《中药新药临床研究指导原则（试行）》关于肾阳虚证标准的相关内容。主症：腰膝酸软，性欲减退，畏寒肢冷；次症：精神萎靡，夜尿频多，下肢浮肿，动则气促，发枯齿摇，舌质淡，苔白，脉沉迟、无力，具备以上主症2项，次症2项，即可诊断肾阳虚证。虽然上述指导原则指出肾阳虚证可见于水肿、慢性肾衰竭等，但是该诊断标准并未完全将慢性肾脏病与肾阳虚证相结合制定，且发布时间较早，存在不足。因此，采取现代科学手段与中医理论结合，研究CKD中肾阳虚证候特点，建立具有科学性的最新肾阳虚辨证标准具有重要意义。

一、慢性肾脏病肾阳虚证的历史源流

慢性肾脏病多属中医"水肿""虚劳""血尿""关格"等范畴。CKD迁延不愈，脾失健运，肾失开阖，膀胱气化失司，致使水湿内停，泛溢内外，发为水肿；脾肾亏虚，统血无权，则见血尿；肾气衰败，气血阴阳俱虚，脏腑功能失司，浊毒内蕴则为关格。因此，CKD迁延期中医病机多为本虚标实，而又以正虚为主，邪实多为因虚致实。CKD中医辨证为虚证者多与脾肾相关，而肾中寓有元阴元阳，是人体生长发育、脏腑功能活动的根本，若有损耗，则诸脏皆

病,故肾多虚证。肾虚证分为肾气虚(肾气不固、肾不纳气)、肾阳虚、肾阴虚、肾精不足证。其中肾阳虚证是指由于肾中阳气不足,温煦失职,进而气化失司所表现出的虚寒证候,其病因包括年高命门火衰、素体阳虚、久病伤及阳气,或它脏病及于肾,或因房劳太过,损及肾阳。因此,慢性肾脏病肾阳虚证主要症状表现为形寒肢冷,面色㿠白,精神萎靡,腰膝酸软,水肿,或伴男子阳痿、不孕不育,舌淡胖苔白,脉沉迟而弱等。而形寒肢冷,水肿,二便失司,或伴生殖功能减退是慢性肾脏病肾阳虚证的辨证要点。

对于肾阳虚证的研究早在《黄帝内经》中就有相关论述。《素问·脏气法时论》曰"肾病者,腹大胫肿,喘咳身重,寝汗出,憎风;虚则胸中痛,大腹小腹痛,清厥,意不乐",即因肾中阳气虚弱,温煦失职,可出现腹部大、小腿肿胀、身重等表现。《素问·厥论》:"黄帝问曰:厥之寒热者何也?岐伯对曰:阳气衰于下则为寒厥,阴气衰于下则为热厥。""少阴厥逆,虚满呕变,下泄清。"这些是肾阳虚引起寒厥证的病机与症状。《素问·至真要大论》中的"诸寒收引,皆属于肾",是对肾阳虚病机的高度概括。

《伤寒杂病论》进一步拓展关于肾阳虚证的病因病机与治疗。《伤寒论·辨少阴病脉证并治》曰"若小便色白者,少阴病形悉具。小便白者,以下焦虚有寒,不能制水,故令色白也。"张仲景认为此属下焦肾阳虚有寒邪,不能化气制水,故尿色发清,而且罗列条文论述相关治法,"少阴病,得之一二日,口中和,其背恶寒者,当灸之,附子汤主之。""少阴病,二三日不已,至四五日……此为有水气,其人或咳,或小便利,或下利,或呕者,真武汤主之。"创制了众多沿用至今的方剂:如四逆汤、附子汤、真武汤等。

隋代巢元方的《诸病源候论》发展了对肾系病证的症状学论述。其中,《虚劳病诸候》中在《虚劳候》《虚劳小便利候》《虚劳阴萎候》等篇章中对肾阳虚的各类证候表现做了归纳,系统丰富全面地论述了对肾阳虚证候的认识。如《诸病源候论·虚劳候》载:"肾伤,少精,腰背痛,厥逆下冷。"《诸病源候论·虚劳小便利候》言:"此由下焦虚冷故也。肾主水,与膀胱为表里;膀胱主藏津液。肾气衰弱,不能制于津液,胞内虚冷,水下不禁,故小便利也。"《诸病源候论·虚劳阴萎候》"肾开窍于阴,若劳伤于肾,肾虚不能荣于阴器,故萎弱也……连连如蜘蛛丝,阴气衰。阴阳衰微,而风邪入于肾经,故阴不起,或引小腹痛也"。

孙思邈在《备急千金要方·肾虚实第二》中即有肾虚寒病证诊断:"右手尺中,神门以后……足寒,上重下轻,行不可按地。小腹胀满,上抢胸痛引胁下,名曰肾虚寒也。"明代赵献可《医贯》对肾阳虚的多种证候表现做了详细描述:"肾中无火,则水冷金寒而不敢归,或为喘胀,或为咳哕,或为不寐,或为不食。"张景岳认为尿频、呃逆、关格等病证的发生源于"命门火衰"并在"益火之源,以消阴翳,壮水之主,以制阳光"的观点基础上,提倡阴阳并补,于《景岳全书·新方八阵略引》中言"善补阳者,必于阴中求阳,则阳得阴助而生化无穷;善补阴者,必于阳中求阴,则阴得阳升而泉源不竭",由此提出阴阳互根,并在肾气丸和地黄丸的基础上,创制了滋补肾阴的左归丸、左归饮以及温肾壮阳的右归丸、右归饮,给后继者治疗肾虚病证树立了典范。近代著名医家蒲辅周认为:"肾阳虚,则阳痿,下汗出,腰酸脚弱,畏寒,遗尿。"

由此,有关于肾阳虚的证候要素即温煦失职、腰府失养、髓海空虚、生殖减退、水液泛滥、阳虚失纳、阳浮于上、格阳于外、冲气上逆、冲任不调等多种特征在中医学中基本成型。因此,CKD在病因、病机、临床表现等方面与肾阳虚证候要素相合,将两者综合运用研究,既可以在临床治疗中提高疗效,又可以将其具体的内在生物学基础进行探究,以更好地为临床辨病、辨证以及与现代医学架构连接提供基础。

二、慢性肾脏病肾阳虚证的研究思路

为了研究肾阳虚证在 CKD 发病过程中的作用,拟采用现代生物学及诊断技术,结合临床实践,对慢性肾脏病肾阳虚证候的病理状态进行文献、基础与临床研究,深入开展慢性肾脏病肾阳虚证候辨证标准的系统研究,研究内容分以下三个方面:

1. 系统整理慢性肾脏病肾阳虚证候的历史沿革,阐明其证候的概念、病因、病机、诊断、辨证及演变,为慢性肾脏病肾阳虚的证候要素、诊断辨识标准、辨证规范化研究奠定理论基础,并建立证候辨证知识管理平台。

2. 利用临床研究,收集慢性肾脏病肾阳虚的全维度和病理数据及标本,结合中医证型量表,并利用组学技术,建立慢性肾脏病肾阳虚微观辨证体系,并建立模拟疾病进展模型。

3. 建立符合人类慢性肾脏病肾阳虚证候动物模型,用于阐明中医药的作用机制和创新药物开发研究。运用补肾中药治疗慢性肾脏病肾阳虚证,观察临床疗效,并通过模型动物等进行疗效机制研究。

三、慢性肾脏病肾阳虚证候的动物模型研究

(一)动物模型制备

早在 1963 年,邝安堃等就采用氢化可的松制备了首个肾阳虚证动物模型,也是国内最早建立的肾阳虚中医证候动物模型。随着上海沈自尹院士等开展的一系列肾虚证研究,针对肾阳虚证的造模方法不断发展。目前来看,肾阳虚证动物模型造模方法主要包括采用单一药物造模,如腺嘌呤、阿霉素等;采用复合药物造模,如阿霉素联合氢化可的松;采用药物配合手术造模。但是慢性肾脏病肾阳虚证动物模型制备存在制备方法少的问题,主要是通过病理造模方法,且用药局限于腺嘌呤、阿霉素、氢化可的松,但是对于给药剂量、给药持续的时间缺少统一的标准。作为病证结合模型,目前主要针对西医学的病理表现,而对于中医证候因素引入存在不足。对于模型评价方法单一,特异性指标少,上升至组织学层面,涉及分子水平的研究较少。因此,模型制备应当进一步加强探索,采取分别诱导肾病和证候的复合因素建立动物模型的方法,突出中医证候的地位。同时,我们应当注重建立模型制备评价方法,不断强调模型评价的重要性,将模型评价结合现代先进技术进行研究,增强创新性,引入特异性指标和组学技术,从而更加有利于模型制备方法的进一步发展。

(二)评价指标

1. 特异性指标的充实　在目前的动物模型实验中,制备的动物模型所表现的症状体征,靶腺轴(包括肾上腺、甲状腺、性腺等)指标以及代谢指标如环磷酸腺苷和环磷酸鸟苷(cAMP/cGMP)属于常用的肾阳虚证的特异性指标,而其他指标如肌酐、尿素氮等大部分是 CKD 常规病理指标。有文献显示,慢性肾脏病标证以湿热、瘀血为主,本虚证包括脾肾气虚、肺肾气虚、脾肾阳虚证等。而对这些证型的认定,目前根据文献总结来看仍以临床证候为主,对于中医证型对应生化指标研究基本以采用常规临床检验指标为主,如上海中医药大学附属龙华医院对中医证型与实验室指标关系进行了研究,研究采用的指标均为临床常用指标。而要完善模型的评价方式,确定模型证候是否符合造模要求,只有临床常规指标尚不能满足,需要在评价指标中增加靶腺轴等特异性指标的项目比重,从多个特异性位点进行评价,这样才能全面准确地评价模型。

2. 新指标的引入　在新指标的引入上,目前在肾阳虚模型中已经广泛引入代谢组学等

研究方法,并发现在肾阳虚证中在能量代谢、氨基酸和脂肪酸代谢上存在变化。有研究运用液质联用技术对CKD Ⅰ～Ⅴ期分期患者和健康人血浆代谢物进行分析,发现不同阶段CKD患者血浆标本存在明显差异,在血浆中找到鞘氨醇、牛磺酸、原卟啉Ⅸ等27个差异化合物。认为不同阶段CKD患者血浆中胆红素循环、鞘脂类代谢、类固醇类代谢等通路出现紊乱。另一项研究对CKD Ⅳ期不同证候及证候演变过程中脂质代谢物异常分析后得出结论:脾肾气虚兼湿浊瘀阻证、脾肾气虚湿浊瘀阻兼湿热证的发展伴随估算的肾小球滤过率(eGFR)降低,两组证候潜在脂质标志物主要是溶血性磷脂、磷脂和鞘脂。这些代谢组学结果可以反映机体内实时的代谢变化,与证候的发生发展具有同步性。但这些组学研究在慢性肾脏病肾阳虚证模型评价中却未见到相关报道。一些随着现代研究不断深入被挖掘的新指标新位点也极少体现在现行模型评价体系中,阻滞了对中医证型下疾病机制的揭示,这是发展肾阳虚型慢性肾脏病模型迫切需要解决的问题。

(三)评价体系

1. **整体评价体系的构建** 在肾病模型的评价方式这一问题上,首先应对现有评价体系进行回顾,筛选针对性强的评价方式,在证候上选择表现明显,区分度好,有量化可能,并符合临床表现的证候。在生化指标上,增加特异性生化指标内容,特别是已经在实验中获得证实的靶腺轴指标应该作为常规评价方式。然后要建立非单一评价方式,对模型成模与否进行全面综合的评价。应注意考虑引入肾阳虚证的相关分子生物学评价指标,特别是代谢组学、蛋白组学、基因组学这三大组学,这些组学研究极大地推动了对于疾病证候的物质基础的认识,因此作为揭示疾病物质基础的重要手段,组学研究在慢性肾脏病肾阳虚证模型的评价体系中应是重要的组成部分。其次,从中医理论出发,根据肾的生理病理特点以及脏腑关系思考引入肾系以外的脏腑体系评价。最后,还应加入药物反证的内容。观察模型动物对证候对应方药的反应是验证模型是否符合所研究证候的重要方式。因此,我们认为,整体评价体系的基本原则为模型动物在证候上表现出肾阳虚证,在病理上符合慢性肾脏病疾病特点以及发生与肾阳虚证相关的特异病理改变,应用药物干预后,与模型组相比在基础肾病和肾阳虚证方面均出现改善。

2. **肾外藏象评价体系** 无论是慢性肾脏病,还是肾阳虚证,都是全身综合性的病证,波及全身除肾外的多个脏腑器官。因此有必要考虑引入肾系之外的藏象评价。举例来说,肾具有主藏精、主水、主纳气的生理功能,肾阳可以推动和激发脏腑的各种功能,温煦全身脏腑形体官窍,推动和调控机体新陈代谢的过程,肾阳虚衰则脏腑功能减退。临床上与肾阳虚衰有关的脏腑兼证常可见心肾阳虚和脾肾阳虚,表现除了肾系病症之外的心系和脾系症状,如心悸、胸闷、畏寒、腹泻等。而肾阳虚衰气化不利,则肾气衰弱摄纳无力,呼多吸少,表现出肺系症状。这些肾外脏腑的病理表现乃至病理生化指标也可以考虑作为参考,但也要把握证型之间的分界。当然,肾外藏象体系的评价还需要更多的临床与实验数据来支持。总而言之,打开思路,扩大视野,深挖内涵才能建立全面可靠的模型评价体系。

慢性肾脏病肾阳虚证模型对于揭示肾脏疾病与"肾阳虚证"的物质基础,探索治疗手段有着重要意义。但从文献报道来看,慢性肾脏病肾阳虚证模型一直以来缺乏系统的分析与研究。当前模型发展的主要问题有:模型缺乏规范化;造模因素单一;模型成模缺乏公认可靠的判断标准;科学量化的生化与分子生物学指标体系不足等。在北京中医药大学基础医学院团队的研究工作中,采用反复论证后确定的复合因素进行造模的动物已经表现出一系列阳虚证候,并为此制作了专门的分级量表进行量化处理,同时取材收集了动物的血清和多种靶器官组织进行了一系列靶腺轴与代谢物生化指标检测,认为肾阳虚证特异性指标与下丘脑 - 垂体 - 甲状腺 / 肾上腺 / 性腺轴以及代谢指标环磷酸腺苷和环磷酸鸟苷(cAMP/cGMP)等相关。因此,这一领域后续的研究,应该包括合理选择造模动物、规范和创新造模方式、应用复合因素造模以及建立全面深入的动物模型评价体系。通过综合体系建立符合中医理论与临床实际的动物模型,这也是对于中医整体证候研究的重要补充和促进。

（赵宗江）

第四章 中医治法研究篇

第一节 益气养阴法

一、益气养阴法治疗慢性肾脏病的依据

（一）气阴两虚证研究

1. 慢性肾脏病中医证候分布研究 1983年西苑医院肾病科通过总结中医治疗慢性肾衰竭53例,认为其病机为本虚标实,本虚的重点以脾肾气阴两虚证最为多见,占58.4%,且其他证型易转化为气阴两虚证。1995年聂莉芳教授发表了在日本留学期间68例IgA肾病的中医辨证研究结果:气阴两虚证居于首位,占63.24%,首次在国内提出了气阴两虚证为IgA肾病主要中医证型的学术观点。其后文献研究和包括全国其他单位的临床横断面研究均证实了IgA肾病气阴两虚证居多(占41.4%~66.8%)。后来在实践中,发现糖尿病肾脏疾病、紫癜性肾炎等慢性肾脏病均易出现气阴两虚证的临床表现。

2. 气阴两虚证病因病机 慢性肾脏病气阴两虚证居多的原因,主要与证候演变有关系。气阴两虚证的成因及动态变化主要受体质、病邪性质、药物因素等影响。感受热邪,耗气伤阴,阴液亏耗,正气损伤;素体气虚,外感湿邪,互为夹杂,湿浊化热,阴分被耗;久劳久伤,肾精亏虚,阴虚内热,阴液暗耗,脏腑失养,气血不足,均可致气阴两虚证。另外治疗药物运用不当,攻伐过度、过服滋腻或温补太过,也可化燥伤阴,耗气伤阳,出现气阴两虚证。此外,慢性肾脏病病程迁延,在其证候的动态演变过程中,气阴两虚证持续的阶段最长,是病机演变的关键所在。

3. 气阴两虚证的诊断 气阴两虚证是一种气虚证与阴虚证表现并见的复合证候。气虚证,指气耗损不足、脏腑组织功能低下或衰退,抗病能力低下,使得气的推动、固摄、防御、气化等功能减退,或脏器组织的功能减退,以气短、乏力、神疲、脉虚等为主要表现的证候,为化生不足或耗散太过所致。阴虚证是指体内津液精血等阴液亏少而无以制阳,滋润、濡养等作用减退所表现的虚热证候。概括而言,气阴两虚证的特点,为气虚证与阴虚证并存。临床表现为神疲乏力,腰膝酸痛,手足不温或手足心热,自汗或盗汗,易感冒,心悸,口不渴或咽干痛,大便偏干或溏薄。舌淡红边有齿痕或舌胖大,苔薄白或薄黄而干,脉细数而无力。

4. 气阴两虚证脏腑定位 气阴两虚证基于不同脏腑定位而有不同的临床表现。

（1）脾肾气阴两虚证:腰酸腰痛,纳差腹胀,少气乏力,口黏口淡不渴或渴不欲饮或饮水

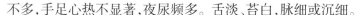

不多,手足心热不显著,夜尿频多。舌淡、苔白,脉细或沉细。

（2）肺脾肾气阴两虚证:在上述脾肾气阴两虚证表现基础上出现表虚自汗,易感风寒者。

（3）肝脾肾气阴两虚证:在脾肾气阴两虚证表现基础上,如偏于肝阴不足则可出现口苦口干喜饮或喜凉饮、目睛干涩、大便干结、手足心热、耳鸣、舌淡红形瘦,无苔或薄黄,脉细或弦细;偏于肝阳上亢者可见眩晕、耳鸣、头目胀痛、面红目赤、急躁易怒、心烦、失眠、腰膝酸软、口苦,舌红,苔黄腻,脉细数。

（4）心肺脾肾气阴两虚证:在脾肾气阴两虚证表现基础上出现口燥咽干、心悸、气短等症。

（二）益气养阴法的内涵

治法是中医治病的重要环节,包括治疗疾病的治则与具体方法。中医治疗疾病要求"法随证立",同时要求理、法、方、药高度统一,即据理立法,依法处方用药,这里的理即是指疾病的病因病机。根据慢性肾脏病的病机演变及中医证候研究,提出了益气养阴法治疗慢性肾脏病。其后,国内很多学者也将益气养阴法运用于紫癜性肾炎、糖尿病肾脏疾病、肾病综合征等多种慢性肾脏病中,并取得了一定的疗效。所以,运用益气养阴法治疗慢性肾脏病是源于临床实践,进而指导临床实践的。

益气养阴法的内涵为"保精气",狭义的来说就是补益精气,广义的来说就是所有以保精气为目的的治法均可谓之益气养阴法。益气养阴法的本质在于对"精气"的认识。

古代医家认为疾病的发生与"精气"关系颇为密切。中医学的奠基之作《黄帝内经》中关于"精气"的论述颇多,散见于各篇。"夫精者,身之本也。故藏于精者,春不病温。""邪气盛则实,精气夺则虚。""今时之人不然也,以酒为浆,以妄为常,醉以入房,以欲竭其精,以耗散其真,不知持满,不时御神,务快其心,逆于生乐,起居无节,故半百而衰也。""凡欲诊病者,必问饮食居处,暴乐暴苦,始乐后苦,皆伤精气,精气竭绝,形体毁沮。"《中藏经·劳伤论》云:"劳者,劳于神气也;伤者,伤于形容也。"清代林珮琴《类证治裁·虚损》云:"经言精气夺则虚。凡营虚卫虚,上损下损,不外精与气而已。精气内夺,则积虚成损,积损成劳,甚而为瘵,乃精与气虚惫之极也。"说明精气是人之安身立命之本,如果劳伤形神,生活不规律及情绪异常皆易耗伤精气,精气夺失则虚损而病,甚则危及生命。《黄帝内经》中同时提到:"是故五脏,主藏精者也,不可伤,伤则失守而阴虚,阴虚则无气,无气则死矣。"可谓是气阴两虚提法的萌芽。

基于"精气"对人体的重要性,《黄帝内经》中提出:"味归形,形归气,气归精,精归化;精食气,形食味,化生精,气生形。味伤形,气伤精;精化为气,气伤于味。"从以上论述我们可以看到在《黄帝内经》中精与气一而二,二而一,且可以互相化生。据此,提出了补精益气的治疗法则:"形不足者,温之以气;精不足者,补之以味。""毒药攻邪,五谷为养,五果为助,五畜为益,五菜为充,气味合而服之,以补精益气。"提出了补精益气的治疗法则,可谓是益气养阴法的源头。

《伤寒论》中所载麦门冬汤、竹叶石膏汤、白虎加人参汤等方剂均蕴含益气养阴方义。《备急千金要方》所载内补散、五补汤、人参汤均含有生脉散组成,金代李东垣《内外伤辨惑论》之生脉散,金代张从正《儒门事亲》之三才丹,明代张景岳《景岳全书》之大补元煎、两仪膏,清代沈金鳌《沈氏尊生书》之参芪地黄汤均为益气养阴代表方剂。这些方剂也是我们目前治疗慢性肾脏病的常用方剂。

二、益气养阴法的具体治法及基本方药

（一）益气养阴法基本运用

益气养阴法具体运用中，太子参、生黄芪、生地黄为常用之药，其中太子参的使用频率最高。太子参味甘性平，补气而无助热之弊，生津即有养阴之功，是一味平和的益气养阴药，最符合慢性肾脏病气阴两虚证之病机。在此基础上加生黄芪、生地黄以增益气养阴之力。同时，基于气阴两虚证类证候的研究，在辨证时还应注意权衡气虚和阴虚的程度，又细分为气阴两虚偏于气虚、气阴两虚偏于阴虚、气阴两虚并重三种情况。若偏于气虚者常以党参易太子参，用炙黄芪并增量，气虚重者则加人参；若偏于阴虚者生地黄增量，太子参和生黄芪减量；若气阴两虚并重者加西洋参。

此外，临床中常常结合脏腑定位运用益气养阴法。脾肾气阴两虚偏于脾虚选用参苓白术散，偏于肾虚选用大补元煎，脾肾虚并重选用参芪地黄汤。心肺气阴两虚证选用生脉饮、肺脾气阴两虚证选用参苓白术散、肺脾肾气阴两虚证选用参芪地黄汤合玉屏风散，或参芪麦味地黄汤；脾肾气阴两虚证选用参芪地黄汤加减，或参芪知柏地黄汤；肝脾肾气阴两虚证选用参芪归芍地黄汤或参芪麻菊地黄汤加减。

（二）益气养阴法常用方药

1. 生脉饮 该方出自《内外伤辨惑论》，药物组成为人参、麦冬、五味子。《内外伤辨惑论》云"圣人立法，夏月宜补者，补天真元气，非补热火也，夏食寒者是也。故以人参之甘补气，麦门冬苦寒，泻热补水之源，五味子之酸，清肃燥金，名曰生脉散。孙真人云：五月常服五味子以补五脏之气，亦此意也。"方中人参甘温，大补元气为君；麦冬甘寒养阴生津为臣；五味子酸收敛肺止汗为佐使。诸药合用，益气养阴，生津敛汗。

慢性肾脏病临床表现为乏力气短，心悸，自汗，咽干口渴，脉沉虚弱，辨证为心肺气阴两虚证，均可应用生脉散。生脉散还可益气生脉固脱，慢性肾脏病患者若出现心衰并发症或透析时出现低血压，表现为猝然出现大汗淋漓，神情淡漠，血压下降，脉微欲绝等虚脱证时，应急投本方，以补虚固脱，挽救危证。

2. 参苓白术散 该方出自宋《太平惠民和剂局方》，药物组成为莲子肉、薏苡仁、砂仁、桔梗、白扁豆、白茯苓、人参、甘草、白术、山药。本方以四君平补脾胃之气为主，配以薏苡仁、扁豆、山药之甘淡，莲子之甘涩，白术既可益脾气、养脾阴，又渗湿止泻。陈皮、砂仁芳香理脾。桔梗为肺经引经药，载药上行，达于上焦而益肺。综观全方，补中气，养脾阴，渗湿浊，行气滞，使脾气健运，湿邪得去，则诸症自除。

本方是健脾渗湿的代表方剂，其中又体现了"培土生金法"，是肺脾气阴两虚双补之剂，并兼能和胃渗湿止泻。对于慢性肾脏病证属肺脾气阴两虚，兼夹水湿者，宜选本方。其临床表现为倦怠乏力，饮食不消，口干，可伴轻度水肿，便溏或腹泻，舌淡边有齿痕，苔薄白欠润，脉沉细。本方证脾之阴虚乃久泻所致，方中配有健脾养阴之山药、扁豆、莲子肉，全方健脾而不燥，养阴而不腻，且兼淡渗利湿止泻，收效甚捷。

临床中脾虚湿盛易导致腹泻，而腹泻日久，津液下泄，气随津伤，久则易致气阴两虚。此时，临床常选用参苓白术散健脾渗湿，方中山药、扁豆兼有养阴之功。我们临床应用该方时常选用炒白术以增强健脾燥湿之功，且常加车前子利小便以实大便，同时常于方中加芡实、金樱子，合莲子肉既可加强止泻之力，同时有涩精之功，如此更切合慢性肾脏病精气虚损之病机。

3. 参芪地黄汤 参芪地黄汤是由金匮肾气丸、六味地黄丸、参芪地黄汤演变而来。参芪地黄汤出自清代沈金鳌《杂病源流犀烛》，卷三、卷七中均有记载："大肠痈，溃后疼痛过甚，淋沥不已，则为气血大亏，须用峻补，宜参芪地黄汤。""小肠痈，溃后疼痛，淋沥不已，必见诸虚证，宜参芪地黄汤。"参芪地黄汤药物组成为人参、黄芪、熟地黄、山萸肉、山药、茯苓、牡丹皮。即六味地黄汤去泽泻加人参、黄芪，原文中治疗气血虚损，因"精血同源"，方中六味地黄汤滋补肾精，加入参芪以增益气之力，为气阴双补的代表方剂。

慢性肾脏病最常见的临床特征是血尿、蛋白尿、肾功能下降。中医学认为血、蛋白均为精微物质，宜藏不宜泄，血尿、蛋白尿主要与脾不升清、脾失统摄、肝不藏血、肾不藏精有关。其中与肾的封藏功能关系尤为密切，正如《黄帝内经》所云："肾者，精之处也。""肾主藏精，受五脏六腑之精而藏之。"所有影响肾藏精功能均可导致精气夺失而虚损为病。

参芪地黄汤肝脾肾同调，是益气养阴，补益精气的代表方剂，其处方用药体现了健脾补肾、补益肝肾的大法。该方补肾水促气化，补体而助用，肝、脾、肾三脏之升清、统摄、藏血、藏精功能逐渐恢复正常，慢性肾脏病则容易稳定。慢性肾脏病临床若见神疲乏力，腰膝酸软，口干咽燥，五心烦热，自汗易感冒，纳少便溏或便干，舌淡胖边有齿痕，脉沉弱或沉细等气阴两虚证者，均可以本方加味化裁，且因其用药平和，适宜慢性肾脏病患者长期守方服用。

4. 益气滋肾汤 该方为聂莉芳教授治疗 IgA 肾病的经验方，主要为 IgA 肾病气阴两虚证而设，药物组成为生黄芪、太子参、生地黄、小蓟、金银花、墨旱莲、炒栀子、当归、白芍、丹参、芡实。方中生黄芪、太子参、生地黄、墨旱莲、当归、白芍益气滋肾柔肝，具有气阴双补扶正固本以摄血的作用；芡实补脾涩精治疗蛋白尿；小蓟、炒栀子凉血止血；金银花解毒利咽；方中稍佐丹参活血化瘀。全方共奏益气滋肾柔肝、凉血止血摄精，标本兼顾。

临床中 IgA 肾病患者血尿、蛋白尿伴见咽痛，若症见神疲乏力、腰膝酸痛，口不渴或咽干痛，自汗或盗汗，舌淡红边有齿痕或舌胖大，苔薄白或薄黄而干，脉细数而无力，辨证为气阴两虚证者，宜投益气滋肾汤治之。

该方组方思路基于以下几点：首先，IgA 肾病为慢性迁延性疾病，慢性迁延期以气阴两虚为主，故遵"治病求本"之旨，以太子参、生黄芪、生地黄益气养阴为主；其次，IgA 肾病最常见的诱因为上呼吸道感染，故以金银花清热解毒、疏散风热，寓"治未病"之义；再次，IgA 肾病为以 IgA 为主的免疫复合物沉积在肾小球系膜区，人体的肝脏是清除体内 IgA 的主要脏器，另外因 IgA 肾病迁延日久，患者易出现肝气郁滞表现，方中选用当归、白芍补肝体而助肝用，增加 IgA 的清除；最后，方中加小蓟凉血止血，芡实固肾涩精，二药以治血尿、蛋白尿，标本同治。

三、益气养阴法治疗慢性肾脏病的临床应用

（一）益气养阴法治疗慢性肾衰竭

西医的肾脏病虽然不等于中医的肾虚，但肾脏的生理病理改变与肾的生理病理有一定的类似之处。在中医藏象学说中，肾藏精、主水、主气化、主生殖发育、主纳气、主化生血液、主骨生髓、开窍于二阴，这些与西医学肾脏的清除水分、毒素和维持骨骼的强壮、促进红细胞的生成等功能非常相似。慢性肾衰竭为肾脏萎缩，肾单位丧失，其排泄功能及内分泌等功能异常而出现一系列病理改变，中医学认为"阳化气，阴成形"，肾精不足，则肾之气化及所主功能失司，可出现乏力、水肿、血虚、骨弱等病理变化。所以从中医的肾出发而治疗慢性肾衰竭有其理论基础。类同于"肝体阴而用阳"，肾所主之各种功能均是建立在"肾藏精"的基

础上,只有肾精充足,精以化气,补气以促气化,如此肾主水、主气化、主生殖发育、主纳气、主化生血液、主骨生髓、开窍于二阴等功能才能发挥正常。概言之,即是"保精气",治疗慢性肾衰竭应该以补肾精、益肾阴为常法。

参芪地黄汤是我们临床上治疗慢性肾衰最常见的代表方,该方出自清代沈金鳌《沈氏尊生书》,由六味地黄汤去泽泻加人参、黄芪,六味地黄汤滋补肾精,加入参、芪以增益气之力,为脾肾气阴双补的常用方剂。慢性肾衰竭患者临床表现以虚损症状为主,如神疲乏力,心悸气短,眩晕耳鸣,腰膝酸软而痛,自汗或盗汗,手足不温或手足心热,咽干,大便溏薄或干结,面色萎黄,舌淡边有齿痕,苔腻或苔少而干,脉浮大无力或沉细数而无力等气阴两虚证者,均可以本方加味化裁。

临床上我们应用参芪地黄汤应非常灵活,兼见乏力、心悸、气短等心肺气阴两虚者,合入生脉饮而成参芪麦味地黄汤,此方可补五脏气阴虚,深得"五脏者,藏精气而不泻"之旨;兼见头晕、烦躁易怒者等肝阳上亢者,加天麻、杭菊花而成参芪麻菊地黄汤;兼见头晕、耳鸣、面色无华等肝血不足者,加当归、白芍而成参芪归芍地黄汤;兼见面色白、自汗、畏风、易感冒等肺气虚者,加白术、防风,合黄芪成玉屏风散益气养阴固表。基于慢性肾衰竭本虚标实的病机,在治疗慢性肾衰竭运用参芪地黄汤时,常加入黄连、竹茹、大黄等清泄浊毒之品。

若慢性肾衰竭患者平素脾胃虚弱,大便溏泻,纳差,口干者,此时常选用参苓白术散健脾益气,渗湿止泻。方中四君子汤健脾益气,茯苓、白扁豆、薏苡仁、莲子肉渗湿止泻,山药养脾肾之阴,诸药合用,共成健脾益气、养阴止泻之方。

(二)益气养阴法治疗 IgA 肾病

IgA 肾病病程迁延,聂莉芳教授将 IgA 肾病分为急性发作期和慢性迁延期。慢性迁延期在整个病程中处于较长的时期,慢性迁延期以正虚为主,多表现为气阴两虚、肝肾阴虚、脾肾气虚,尤以气阴两虚为 IgA 肾病的病机中心。

基于气阴两虚证在 IgA 肾病慢性迁延期最为多见,虚则补之,故我们临床中常以益气养阴法为主而调治之。益气滋肾汤(太子参、生黄芪、生地黄、白芍、当归、金银花、小蓟、墨旱莲等)、参芪地黄汤和生脉饮均为常用之方。我们在辨治气阴两虚时,常注重抓主症选方,如参芪地黄汤证和益气滋肾汤证虽均针对气阴两虚而设,但临床应用有别,参芪地黄汤证偏重治虚,而益气滋肾汤证则治疗虚中夹实,在气阴两虚的基础上可兼夹风热或湿热。故 IgA 肾病气阴两虚证患者若症见神疲乏力、腰膝酸软、舌淡、苔白、脉沉弱,则为参芪地黄汤的应用指征,并且基于 IgA 肾病多诱发于上呼吸道感染、泌尿系感染之后,故常在参芪地黄汤基础上加用金银花、白茅根等疏散风热、清热通淋之品。若气阴两虚证患者若见神疲乏力、咽干肿痛或咽部充血、舌红、苔薄黄或黄腻、脉细数,则为益气滋肾汤的应用指征。若在上述两证的基础上伴见心悸和/或气短者,常加入麦冬、五味子,即生脉散之义;若在上述两证基础上伴见烦热、口渴、多汗中之一症者,常加生石膏、知母(白虎汤之义)以清气分之热。

此外,针对气阴两虚证,我们临床中虽强调扶正补虚,益气养阴,但同时考虑到人体气血贵在通调,并非一味蛮补,常补中有通,以冀补而不滞,在益气养阴方中常加入金银花,金银花可疏散上焦风热,解毒利咽,一方面可预防风热外感;再者,IgA 肾病日久必有郁热,方中选用金银花、竹叶可清透郁热,给邪热以出路。此外,常在方中加丹参以凉血养血而活血。

(三)益气养阴法治疗肾病综合征

水肿和大量蛋白尿是肾病综合征的主要临床表现。精微物质下泄日久,精不化气,气不化水,水湿泛溢内外,致使全身水肿,水湿困阻中焦,化生水谷精微失司,无以敷布五脏六腑,进而影响肾精的封藏。若全身水肿乃至胃肠道水肿，恶心、呕吐等脾胃症状突出者，先予调理脾胃，以后天补先天，脾胃功能恢复，方能运化、敷布水谷精微，五脏六腑盈余之精气方得归藏于肾，进而精化气，气化水，使水肿消退。

患者水肿消退后，表现为蛋白尿为主时，我们认为蛋白尿是精微物质，宜藏不宜泄，中医学认为肾藏精，同时脾主运化、主统摄、主升清，若脾肾气阴不足，运化、摄精、升清失职，封藏失司，则表现蛋白尿。所以，此时临床常以参芪地黄汤合水陆二仙丹益气养阴、健脾升清、补肾固精，以恢复脾肾统摄、封藏之职。

此外，肾病综合征患者大剂量应用激素后，我们认为激素类似于中药辛热之品，热伤阴精，壮火食气，患者常易出现乏力、口咽干燥、潮热盗汗、舌红少苔，脉细数等气阴两虚证，临床常选用参芪知柏地黄汤或参芪知芩地黄汤益气养阴，滋阴降火，以期顺利减撤激素。若患者表现为乏力，四肢倦怠，口干舌燥，口渴，睡卧不安，五心烦热，辨证为气阴两虚基础上，兼有阴虚内热，此时可用清心莲子饮益气养阴，清心利湿。

（徐建龙　梁　莹）

第二节　补肾活血法

一、补肾活血法治疗慢性肾脏病的依据

补肾活血法是国医大师张大宁教授在 20 世纪七八十年代提出的慢性病的治疗大法，是在有机地整合中医学传统的补肾法和活血法基础上，提出的新的中医治疗大法。补肾活血法普遍地适用于各类慢性病症，而在慢性肾脏疾病中尤为适合。可以说，补肾活血法贯穿于慢性肾脏疾病治疗的全过程。当然，因患者个体、疾病、病程及中医兼证不尽相同，在药物的选择、剂量的增减，以及随证加减法等方面会有所区别，但补肾活血法作为一个基本治疗大法，可应用于各种慢性肾脏疾病的各个阶段。同时，在肾脏疾病的"治未病"方面亦疗效颇佳，包括未病先防、既病防变和瘥后防复等。

补肾活血法是基于肾虚血瘀论提出的。张大宁教授提出"肾为人体生命之本"，人体的五脏六腑、经络气血、四肢百骸都与肾有着直接或间接的联系。五脏之中，"久病及肾""肾无实证"，以及"久病血瘀""肾虚必血瘀"，而"血瘀又加重肾虚"等看法为古今医家所公认。正如明代医家张景岳所言："五脏之伤，穷必及肾。""凡人之气血，盛则流畅，少则壅滞，故气血不虚不滞，虚则无有不滞者"。清代医家周学海《读医随笔》中亦明确指出："阳虚血必凝……阴虚血必滞。"著名清代临证大家王清任更是在其代表著《医林改错》中以"元气既虚，必不能达到于血管，血管无气，必停留而瘀"，"血瘀则精气不达，肾则更虚"论述了肾虚与血瘀的两者关系，从而也奠定了肾虚血瘀论的理论基础。同时，张大宁教授通过流行病学调查研究为肾虚血瘀理论提供临床证据支撑。

（一）肾虚血瘀证中医辨证标准研究

张大宁教授参考中华中医药学会制定的《中医虚证辨证参考标准》和《中医血瘀证诊断标准》，结合个人的临床实践，制定了肾虚证、血瘀证和肾虚血瘀证的辨证标准。

1. 肾虚辨证　腰背酸痛、胫酸、膝酸、足跟痛、夜尿增多、尿后余沥、健忘、性功能障碍、两尺脉弱、各类慢性疾病 5 年以上者。

（1）肾阴虚：眩晕、耳鸣、咽干、失眠、盗汗、遗精、五心烦热、长期便秘，舌红少苔或有芒刺。

（2）肾阳虚：畏寒、肢冷、面色㿠白、体乏、水肿、便溏、小便清长、阳痿或滑精，舌淡或胖大有齿痕，脉沉迟。

具备共性中任意一项和肾阴虚、肾阳虚中任意两项者即可确定辨证；若同时具备肾阴虚、肾阳虚任意一项和共性中一项者，可辨证为肾阴阳两虚。

2. 血瘀辨证　面色黧黑、肌肤甲错、唇甲青紫、痛如针刺、痛有定处、肿块、出血紫暗或有块、舌质紫暗或舌下络脉曲张青紫、脉细涩或结代或无脉、各类慢性疾病 5 年以上者。

具备以上任意一项者即可辨证为血瘀。

3. 肾虚血瘀证　同时具备肾虚证和血瘀证者，即可辨证为肾虚血瘀证。

（二）慢性肾脏病肾虚血瘀证的辨证标准与流行病学特点

慢性肾脏病肾虚血瘀证辨证标准。肾虚血瘀证的肾虚和血瘀两组各 10 个表现。

1. 肾虚证　面色㿠白、畏寒肢冷、水肿、腰膝酸软或疼痛、体倦乏力、夜尿多、蛋白尿、血尿、脉沉细无力、病程在 5 年以上者。

2. 血瘀证　面色萎黄或黧黑、肌肤甲错、唇甲青紫、腰痛、舌质紫暗或舌下脉络迂曲青紫、脉细涩、高脂血症、高血压、血尿、病程在 5 年以上者。

各种慢性肾脏疾病，凡同时具有以上肾虚证中任意两项和血瘀证中任意两项者即可辨证为肾虚血瘀证。

根据上述标准，对慢性肾脏病 966 例患者进行了辨证分析，包括各种原发性和继发肾小球疾病、慢性肾衰竭等。100% 的患者表现肾虚血瘀证，其中以慢性肾衰竭患者程度最重。

二、补肾活血法的具体治法及基本方药

（一）补肾活血法的具体治法

补肾活血法将补肾法与活血法有机地结合，通过补肾促进活血，运用活血加强补肾，两者相互协同、相互促进，达到改善肾虚血瘀的病理变化、促使机体阴阳平衡、邪祛正存的治疗大法。

补肾活血法依其治疗的病症及辨证的不同，又可分为滋肾活血法、填精活血法、温肾活血法、益气活血法、补肾活血法（狭义）、壮阳活血法和固精活血法等七种。

1. 滋肾活血法　此法为在滋阴补肾的同时加用活血之品。适应证：肾阴虚兼血瘀证。常用方剂：六味地黄汤、左归饮等加减，合用活血化瘀药。常用药物：生地黄、熟地黄、龟甲、女贞子、丹参、川芎、红花等。

2. 填精活血法　填精即填补肾精，此法属于滋补肾阴范畴。精血同源，精血互化，填精往往与养血同用，通过养血以填精。血以通为用，养血必活血，血行则精血互生。适应证：肾精亏损、精血不足证。常用方剂：左归丸、河车大造丸等加减，合用活血化瘀药。常用药物：熟地黄、山萸肉、枸杞子、鹿角胶、龟甲胶、当归、川芎、丹参等。

3. 温肾活血法　温肾即温肾阳祛寒邪，临床上肾阳虚弱，命门火衰，阴寒内生者当以此法。适应证：肾阳虚弱兼血瘀证。常用方剂：八味地黄汤、右归饮、金匮肾气丸等加减，合用活血化瘀药。常用药物：附子、肉桂、鹿茸、仙茅、淫羊藿、川芎、丹参、鸡血藤等。

4. 益气活血法　益气即补益肾气，从广义上讲，当属于"肾阳"的范畴，但"阳虚内寒"表现不明显。适应证：肾气虚弱兼血瘀证。常用方剂：金贵肾气丸、补阳还五汤等加减，合

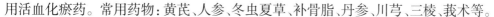

用活血化瘀药。常用药物：黄芪、人参、冬虫夏草、补骨脂、丹参、川芎、三棱、莪术等。

5. 补肾活血法（狭义） 这里是狭义的补肾活血法，即平补益肾，阴阳并补，不热不燥合以活血化瘀的治法。适应证：肾阴阳两虚兼血瘀证。常用方剂：参芪地黄汤、人参固本汤等加减，合用活血化瘀药。常用药物：冬虫夏草、石斛、黄芪、五味子、女贞子、丹参、川芎、红花等。

6. 壮阳活血法 中医"壮阳"一词，一般指激发或增强人体功能的专用语，"壮肾阳"在此多指增强男子性功能之意。此处的活血化瘀药单指温性的活血药。适应证：肾阳虚弱兼血瘀证。多伴有素体阳虚、男子性功能衰退之阳痿、滑精等症。常用方剂：阳起石丸、人参鹿茸丸等加减，合用活血化瘀药。常用药物：鹿茸、阳起石、韭菜籽、九香虫、巴戟天、蛇床子、川芎、莪术等。

7. 固精活血法 固精即固涩肾精，包括精液、津液、汗等。肾主封藏，体内不该流失而流失的病证，都属于"固精"的范畴。以"固精"合活血化瘀之法。适用证：肾虚精关不固而致的多种病证。常用方剂：金锁固精丸、缩泉丸等，合用活血化瘀药。常用药物：金樱子、沙苑子、五味子、芡实、桑螵蛸、川芎、丹参、三七等。

（二）慢性肾脏病补肾活血基本方解读

肾虚血瘀证见于慢性肾脏病的全过程，补肾活血法贯穿于慢性肾脏病的治疗始终。仅因疾病、病程及中医辨证有别，而兼以不同的治法。

慢性肾脏病补肾活血基本方为黄芪、五味子、石斛、丹参、川芎、升麻、甘草。

配伍分析：黄芪一般认为入脾肺二经，具有健脾补中、升阳举陷、益气固表、利尿、托腐生肌等功能。张大宁教授认为其功效不止于此。《神农本草经》载黄芪"补虚，小儿百病"。《名医别录》云："黄芪逐五脏间恶血，补丈夫虚损，五劳羸瘦，止渴，益气，利阴气。"黄芪"补五脏先后天之气，亦可利阴，且有活血之功"。张仲景《伤寒杂病论》中的防己黄芪汤、乌头汤、黄芪桂枝五物汤等方充分地说明了这一点。至明清之后，黄芪实则已成五脏同补的常用药物，如《药性论》云："黄芪，内补，主虚喘，肾衰，耳聋，下补五脏"，李时珍更是将黄芪列为"补药之首"，称其"益元气而补三焦"。清代名医张璐在《本经逢原》中将黄芪的功能总结为"能补五脏诸虚，同人参则益气，同当归则补血，同白术、防风则运脾湿，同桂枝、附子则治卫虚亡阳汗不止，为腠理开阖之总司"。慢性肾脏疾病肺、脾、肾三脏功能失调，黄芪一药三脏之气并补，兼可升提阳气、利水消肿，确为治疗各种慢性肾脏病之要药。

五味子，酸甘而温，归肾、脾、肺、心诸经，功用滋肾精、益肾气，固涩肾精，补肾纳气，生津安神。《神农本草经》云五味子"主益气，咳逆上气，劳伤羸瘦，补不足，强阴，益男子精"。《本草备要》则更明确指出五味子"性温，五味俱备，酸咸为多，故专收敛肺气而滋肾水，益气生津，补虚明目，强阴涩精，退热敛汗，止呕住泻，宁嗽定喘，除烦渴"。在慢性肾脏疾病中，"肾精气皆虚、漏精、出血"等是重要的病机，五味子补肾气、益肾精、固涩肾精（蛋白尿）、止血（血尿）的功效，实为最佳之品。

石斛，《神农本草经》云："石斛，味甘平。主伤中、除痹、下气，补五脏虚劳，羸瘦，强阴。久服厚肠胃，轻身延年。"唐代《道藏》称之为"九大仙草"之首。张大宁教授指出，黄芪与石斛配伍，五脏阴阳皆补，而前者偏于补气补阳，后者偏于强阴填精，再加精气皆补又可固涩的五味子，三药合之，确为慢性肾病基本方中补肾活血法之支柱药物。

丹参既有活血化瘀之力，又可软坚散结。早在《神农本草经》便有"破癥除瘕"的记载。《本草正义》云："丹参功在活血行血，内之达脏腑而化瘀滞，故积聚消而癥瘕破。"

川芎为"血中气药,气中血药",既可活血,又可行气,气血均行,亦可破癥瘕积聚。宋代《日华子诸家本草》言:"川芎,治一切风,一切气,一切血,破癥结宿血,养新血,消瘀血。"丹参、川芎配伍,行气活血,再与黄芪、五味子、石斛三药合用,共为补肾活血法的基本方。

升麻清热解毒和升举阳气。在慢性肾脏病的基本方中使用升麻,一取其佐黄芪补气升阳,二取与固涩药同用,可加强其固精止血之效。

甘草补气而调和诸药。

三、补肾活血法治疗慢性肾脏病的临床应用

(一)肾虚血瘀结合不同兼证的治法

肾虚血瘀证贯穿着慢性肾脏病的全过程,但在疾病、病程、证候上存在一定的差异性,具体治疗时,在补肾活血法的基础上,会结合不同的兼证治法。主要有以下七种:

1. 补肾活血法合健脾祛湿法　主要适用于慢性肾炎、肾病、糖尿病肾脏疾病Ⅳ期等脾肾阳虚,水湿困脾的病症,可加用太子参、白术、茯苓、苍术、山药、薏苡仁等。

2. 补肾活血法合利水健脾法　主要适用于慢性肾炎、肾病、糖尿病肾脏疾病等脾肾阳虚,水湿泛滥的水肿较重患者。可加用茯苓皮、大腹皮、桑白皮、党参、白术、桂枝等。

3. 补肾活血法合固精止血法　主要适用于慢性肾脏疾病中蛋白尿、血尿患者,可加用补肾固涩止血的芡实、金樱子、沙苑子、三七、仙鹤草等。

4. 补肾活血法合清热通淋法　主要适用于慢性肾盂肾炎患者。盖慢性肾盂肾炎,中医属于"劳淋"的范畴,多以肾虚膀胱湿热为辨证,临床上表现为泌尿系统的反复感染,遇累遇劳则犯,反复发作,缠绵日久。若单以清热通淋治疗,则毫无效果,故以补肾活血兼以清热通淋法,则疗效逾彰。可加用车前子、萹蓄、瞿麦、石韦等。

5. 补肾活血法合平肝潜阳法　主要适用于慢性肾脏疾病高血压肝阳上亢症状明显的患者,可加用天麻、钩藤、决明子、煅牡蛎、牛膝等。

6. 补肾活血法合降浊排毒法　主要适用于慢性肾衰竭阶段氮质血症症状明显者,如症见呕恶、身痒等,可加用大黄、大黄炭、枳壳、郁李仁等。

7. 补肾活血法合精血同补法　主要适用于慢性肾衰的贫血患者,可加用当归、生地黄、熟地黄、山萸肉、枸杞子、龟甲、鳖甲等。

(二)补肾活血法在治疗慢性肾脏病常见病症的运用

在慢性肾脏病的发展过程中,以水肿、腰痛、高血压、蛋白尿、血尿、氮质血症、贫血等症状及客观检查指标为常见,从中医学角度分析,其基本病机均为肾虚血瘀。

1. 水肿　水肿有阴水、阳水之分,朱丹溪云:"若遍身肿,烦渴,小便赤涩,大便闭,此属阳水。若遍身肿,不烦渴,大便溏,小便少,不赤涩,此属阴水。"慢性肾脏病多属阴水的范畴,病机当以肾虚为基础。明代张景岳所指"水肿虽分而言之,三脏各有所主,然合而言之,则总由阴胜之害,而病本皆归于肾",其治法自然以补肾为基本大法。而《黄帝内经》中指出的治疗水肿"去宛陈莝"的治法,实则包含了活血化瘀的内涵,这些理论已奠定了补肾活血治疗水肿的基础。

2. 腰痛　腰与肾的关系至关密切。《素问·脉要精微论》指出:"腰者,肾之府也,转摇不能,肾将惫矣。"中医认为,肾藏精,肾之精气溉于腰。肾与膀胱互为表里,足太阳膀胱经循行于腰,故肾之虚弱或太阳经再感外邪为腰痛的重要原因。正如清代名医沈金鳌在《杂病源流犀烛·腰脐病源流》中所言:"腰痛,精气虚而邪客病也。"《景岳全书》云:"腰痛之虚

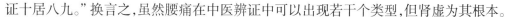

证十居八九。"换言之,虽然腰痛在中医辨证中可以出现若干个类型,但肾虚为其根本。

张大宁教授指出:在慢性肾脏疾病中,腰痛的范围应当扩大,腰背酸痛、腰膝酸软等也应划入腰痛的范围。"肾主骨生髓",若肾精虚弱,骨髓不充,自然出现腰部的酸、痛、软的症状。

此外,慢性肾脏病中腰痛多为日久固定不移,故血瘀自然为其重要的病理学基础,因此,肾虚血瘀也就成为慢性肾脏病中"腰痛"一症的重要病机,补肾活血也就成为该病症的重要治法。

3. 高血压　高血压在中医学里多属于"头痛""眩晕""耳聍"等范畴,辨证分型可有肝阳上亢、肾精不足、痰湿中阻、瘀血阻滞等多个类型。而在慢性肾脏疾病中,肾虚血瘀是其最基础的证候,即使在治疗上以西药降压为主,但从整体治疗上仍强调滋阴补肾、活血化瘀、平肝潜阳。

4. 蛋白尿　蛋白尿是肾脏病的主要指标,也是慢性肾脏病的危险因素。中医认为蛋白尿的发生,主要与外邪侵袭、脾肾亏虚密切相关。慢性肾脏病的蛋白尿,多为脾肾虚弱所致,尤其是肾的虚弱。脾主水谷运化、主升清,而肾阳、命门之火的温煦则是实现脾功能正常运作的重要因素。同时肾藏精,主封藏,若脾胃虚弱,精关不固,则精微物质流失于外导致蛋白尿。同时,蛋白尿的出现又与气血升降失利有关,日久血瘀,故健脾补气、补肾固涩、活血化瘀当为治疗慢性肾脏疾病蛋白尿的基本大法。

5. 血尿　中医学认为,凡血不循于常道而渗溢于尿道中致使小便中混有血液甚至血块者均可称为血尿,镜下血尿亦列为中医"血尿"的范畴。导致血尿的原因很多,但总的说无外乎虚、实两端,大凡急性多实、多热;慢性多虚、多瘀。慢性肾脏病血尿,当以虚和瘀为主,虚为脾肾虚弱,瘀为血瘀气滞。

脾为人体后天之本,主运化,脾统血。人体血的运化必靠气的统摄,而肾之阳气为一身阳气之本,故肾气虚弱为气不统血的根本原因,故补肾实为止血之策。

要特别提示的是,血尿固然要用止血之药,但绝不是禁用活血之品。因为慢性肾脏病,日久生瘀,血瘀亦可出血,故补肾活血亦为治疗血尿的基本大法,只不过在活血药的选择、剂量大小及配伍上当有一定法度。

6. 氮质血症　氮质血症为慢性肾脏病的重要表现,是由于肾脏排泄代谢废物出现障碍的结果。按中医学的观点,属浊毒上扰或浊毒泛滥,但其实质则是肾气大虚,血瘀气滞,正气衰微的结果,在治疗上对于"浊毒"要有所兼顾。但从根本上讲,仍当以补肾活血为根本。

7. 贫血　贫血多出现在慢性肾脏疾病的后期,称为肾性贫血,西医多以促红素治疗,有一定治疗效果,肾性贫血属于中医"虚劳""血证"等范畴,与肾阳损害是平行关系。

肾藏精,肾精可以化生肝血,即精血互化、乙癸同源、肝肾同源。慢性肾脏病日久,肾精极度虚弱,无以化生肝血,致使肝血不足,精血俱虚而出现肾性贫血,故治疗上当以补肾填精为基础。病久血瘀,亦当加用活血之法,故补肾活血为治疗贫血的基本大法。

（三）补肾活血法的实验研究

补肾活血法临床研究的基础上,部分补肾活血法的实验研究证实,中医补肾活血法对于肾小球硬化、肾间质纤维化、肾小管萎缩以及肾血管狭窄等都有着良好的效果。

1. 补肾活血法对动脉粥样硬化性肾损害的实验研究　中医补肾活血法可降低动脉粥样硬化动物的一氧化氮合酶水平,抑制血管内皮生长因子（VEGF）表达及保护血管内皮细胞,并能减轻肾组织细胞凋亡和减少尿蛋白,提示该法对动脉粥样硬化引起的肾损伤有一定的防治作用。

2. 补肾活血法对肾小管上皮细胞表型转化的抑制作用 肾间质纤维化是各种肾脏疾病发展的主要病理表现,补肾活血法可使发生了纤维化的大鼠特异性标志物肌成纤维细胞的表达减少,上皮细胞的表达增强,抑制并逆转了肾小管上皮细胞肌成纤维细胞转分化,从而阻止肾间质纤维化的进程。

3. 补肾活血方治疗系膜增生性肾小球肾炎的实验研究 补肾活血方可通过下调系膜增生性肾小球肾炎(MsPGN)大鼠肾小球 TGFβ1、Ⅳ型胶原及 TIMP-1 表达,促进 MMP-9 表达恢复性上调,使得胶原合成减少,延缓肾小球疾病的进展。

4. 补肾活血法治疗急性肾损伤的实验研究 补肾活血方能降低 AKI 模型小鼠的血肌酐,改善肾组织的病理变化,明显改善了顺铂诱导的肾小管上皮细胞融合、空泡变性,肾小管坏死,肾小管腔内形成蛋白管型、肾小管腔萎缩或扩张等病理改变;明显减少了顺铂诱导的肾小管上皮细胞的凋亡,通过升高小鼠肾组织 p53 蛋白表达改善肾损害。体外研究也证实,补肾活血方通过抑制缺氧诱导因子 -1α(HIF-1α)和诱导型一氧化氮合酶的表达减少人类近端肾小管上皮细胞的凋亡,从而对细胞缺氧损伤起保护作用。

5. 补肾活血法对慢性肾衰竭实验研究 运用 5/6 肾切除制备大鼠慢性肾衰竭动物模型,通过中医补肾活血方干预治疗,发现该法对慢性肾衰竭模型大鼠肾小球硬化、间质纤维化、小管萎缩及血管狭窄有一定的治疗作用。

(张勉之)

第三节 温阳益肾法

慢性肾脏病是由肾病日久,肾气衰竭、气化失司,湿浊尿毒无所泄所致,主要临床表现为蛋白尿、血尿、肾小球滤过率下降等,中医证候学表现为双下肢水肿,或心慌气短,精神萎靡,面色无华,饮食不振,或口中尿味等。脾肾气虚是本病的基本病机,气虚日久,或感受外邪等致使脾肾阳虚,或兼夹湿浊、湿热、瘀血等标实证候。慢性肾脏病的治疗上应标本兼顾,而温阳益肾占据重要地位。温阳益肾包括补气温阳、温阳利水、温阳化湿、温阳潜阳、填精益髓等多种。

一、温阳益肾法治疗慢性肾脏病的依据

(一)慢性肾脏病的中医病因

慢性肾脏病的病因包括先天禀赋不足、年老久病、过度劳逸、药食不当、感受外邪等。

1. 先天禀赋不足 先天禀赋不足,现代多理解为遗传或胎传因素,多指一些原发性肾脏疾病。张景岳《类经》云:"夫禀赋为胎元之本,精气之受于父母者是也。"陈复正《幼幼集成》云:"胎弱者,禀受于气之不足也。"而肾脏为"先天之本",可分阴阳,肾阴包含肾精,肾阳包括肾气,先天禀赋不足可引起肾虚,肾虚指的是肾精气阴阳不足,可表现为肾精亏虚、肾阴亏虚、肾气亏虚,或肾阳亏虚,肾虚为本病发病之本,继而膀胱开阖不利、气化失司、小便不利。

2. 年老久病 对于一般的人群,随着年龄增长,肾气渐虚,"女子……五七,阳明脉衰,面始焦,发始堕;六七,三阳脉衰于上,面皆焦,发始白""男子五八,肾气衰,发堕齿槁;六八,阳气衰竭于上,面焦,发鬓颁白",年老体弱可使肾气不足、肾阳亏虚、命门火衰、膀胱气化不

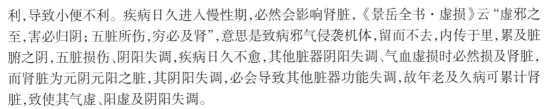

利,导致小便不利。疾病日久进入慢性期,必然会影响肾脏,《景岳全书·虚损》云"虚邪之至,害必归阴;五脏所伤,穷必及肾",意思是致病邪气侵袭机体,留而不去,内传于里,累及脏腑之阴,五脏损伤、阴阳失调,疾病日久不愈,其他脏器阴阳失调、气血虚损时必然损及肾脏,而肾脏为元阴元阳之脏,其阴阳失调,必会导致其他脏器功能失调,故年老及久病可累计肾脏,致使其气虚、阳虚及阴阳失调。

3. 药食不当　饮食不节、伤及脾胃之气,或偏嗜生冷、寒气伤中,脾阳受损、水湿内生、泛溢肌肤可见水肿;或恣食肥甘厚味之品、湿热内生,或下注膀胱、阻滞气机,以致小便不利。正如《景岳全书·肿胀》云:"大人小儿,素无脾虚泄泻等证,而忽尔通身浮肿,或小水不利者,多以饮食失节,或湿热所致。"而脾气虚、脾阳虚会导致其对先天的补充不足,从而出现肾阳气亏虚;或因服用肾毒性药物,直接损伤肾脏,亦可波及五脏,致使五脏均伤,出现身倦乏力等。

4. 感受外邪　在本病中起到重要作用的主要有风、寒、湿、毒之邪。风为六淫之首,易夹寒、夹湿、夹热,形成风寒、风湿、风热,侵袭肺卫,肺失通调水道,水运不畅,与风邪相搏于肌肤可见浮肿。风湿侵袭人体,可直中脾胃,困厄脾气、运化失常,水湿内生,外溢肌肤见浮肿;外感毒邪还包括毒疠之邪,如乙型肝炎病毒、梅毒等,可直损肝肾,致肝肾不足、膀胱气化不利。

5. 过度劳逸　"劳则气耗",过度劳力耗伤五脏之气,出现倦怠、神疲乏力、少气懒言等症状;房劳过度可耗伤肾精,波及肾阴肾阳,继而波及脾肺等脏;而过度安逸、不活动则可使人体气血运行缓慢、易生瘀血,或使得脾胃之气呆滞不运,水谷不化、水湿内生,或发胖臃肿,或泛溢肌肤则见水肿。

(二)慢性肾脏病病机及病机演变

1. 气虚是慢性肾脏病的始动因素,脾肾是其主要病位　先天禀赋不足、年老久病主要伤及肾脏,首先导致肾气亏虚;过度劳逸、药食不当主要伤及脾脏,首先导致脾气亏虚,而房劳、感受外邪等原因主要伤及脾肾,致使脾肾气虚,气有推动、温煦、固摄、温养等作用,脾肾气虚则可导致血行不畅,进而瘀滞成为瘀血;可使得水液不化、水湿内生,或变生湿热。而且,这些继生的病理产物又可以反过来损伤全身气血阴阳,导致疾病反复不愈,逐渐加重。

2. 阳虚为气虚渐重　慢性肾脏病日久进展,久病及肾,多出现肾元受损;或有先天禀赋不足,肾为"先天之本",若因先天不足导致肾脏病,到慢性病程阶段,肾元气亏虚则较为明显;后天饮食不节,脾气当先受累,脾气受损;劳力耗伤五脏之气,房劳耗伤肾精,精气损伤。从本脏器来讲,肾气亏虚渐重伤及肾阳,会影响其温煦、气化等作用,阴阳互根互用,则伤及肾阴;脾气亏虚较重则伤及脾阳,减弱脾阳温煦、推动的作用,继而伤及脾阴。从对其他脏器来讲,肾元气是其他脏器之气生成的根本,肾气亏虚,全身五脏之气虚弱;"脾胃为后天之本",脾气亏虚,谷气化生不足,无法充养后天清气及先天元气,导致全身五脏之气虚损。脾肾气虚,可致五脏六腑的功能均不足。肺气不足,气不足以息;心气不足,神明不足以主持;脾气不足,水谷不足以化;肝气不足,筋骨无以充养;肾气不足,精微不足以固摄。

慢性肾脏病患者阳虚与气虚的关系,可以是直接的,亦可以是间接的。①直接关系:气属阳,气虚之逐步加重积累出现阳虚,气虚日久伤及阳,导致阳气亏虚,因此,阳虚必兼气虚。②间接关系:在气虚的基础上,外感风寒湿邪气,或饮食寒凉生冷,可直接伤及人体之阳,正所谓"正气内存,邪不可干,邪之所凑,其气必虚"。气虚和阳虚密不可分,气虚向阳虚转换是从量变到质变的过程积累，即"气虚之渐谓之阳"，故出现阳虚，必然兼气虚。可认为慢性肾衰竭阳虚是气虚的进一步加重，病位主要在脾肾，故谓之脾肾阳气亏虚。

3. "浮阳"的辨识　"浮"为浮越、上浮，浮阳为上浮的阳气。慢性肾脏病以脾肾亏虚为本，或因先天不足、房劳过度可损伤肾气，或因饮食不当、外感邪气，伤及脾肾，脾肾气虚，脾肾气虚逐步加重可进一步发展为脾肾阳虚，脾肾阳虚，则如上述基本病机，表现为本位症状，即浮肿、畏寒、夜尿清长、泄泻，甚至气喘不能卧等。但是临床一些慢性肾脏病患者症状除了上述脾肾阳虚的表现外，还会出现诸如咳嗽、咽痛、口干、口舌生疮、头痛等"上焦阳热"症状，往往被认为是外感阳热之证或阴虚火热之证，予以处方后效果不佳或加重病情。正如清代郑钦安《医理真传》所云："然真气上浮之病，往往多有与外感阳症同形，人多忽略，不知真气上浮之病大象虽具外感阳症之形，仔细推究，所现定系阴象，绝无阳症之实据可验，学者即在此处留心，不可猛浪。"故此处口咽干燥、咳嗽等"阳热"之症状便是由于"真气上浮"耗伤上焦阴液所致。之所以有"真气上浮"，是建立在脾肾阳虚病机基础上的，形成过程即阳虚失于温煦，阴寒内生，或因水湿久停、复又外感寒湿，实为阴寒盛于里，阳热之症现于外。尤其是肾脏，肾为命门，内潜元阴元阳，阴寒较盛之时，肾之阳气难以潜伏于下焦，则被格拒于外，又阳气清轻，格拒于外的阳气因其质轻而易浮越于上，即是"浮阳"。"浮阳"较之"亡阳"之阳虚本证要弱，尚未到回阳救逆的程度，但病机类似。《医理真传》言："独不思本原阴盛阳虚，今不扶其阳，而更滋其阴，实不啻雪地加霜，非医中之庸手乎？余亦每见虚火上冲等症，病人多喜饮热汤，冷物全不受者，即此更足证滋阴之误矣。"这里重点强调了浮阳之火与阴虚火旺相鉴别的重要性。郑钦安在书中也详细解释了浮阳的机理，并阐明了伴随的症状："阳气过衰，阴气过盛（势必上干），而阴中一线之元阳，势必随阴气而上行，便有牙疼、腮肿、耳肿、喉痛之症，粗工不识，鲜不以为阴虚火旺也。不知病由君火之弱，不能消尽群阴，阴气上腾，故牙疼诸症作矣。再观于地气上腾，而为黑云遮蔽日光，雨水便降，即此可悟虚火之症，而知为阳虚阴盛无疑矣。"脾肾阳衰，阴寒内盛，虚阳被格而上浮，浮阳上扰胸膈，气机不畅则见胸闷，上扰心神则见心烦、失眠或多梦，上扰清窍则见头晕、耳鸣或头痛等症状；浮阳上犯，上焦阴液受损，则出现口干、口舌生疮、咽痛、牙龈痛等症状，故在临床上，慢性肾脏病出现类似症状时应仔细辨别，注意局部症状与整体病机相偶联。

4. 肾精亏损是阳虚的基础　精是人体生命的本源，是构成人体和维持人体生命活动的最基本物质，禀受于父母生命物质及后天水谷精微相融合而形成的一种精华物质。人体之精主要藏于肾脏，并分藏于各脏腑。精可化气，肾精化肾气，肾气封藏肾精而不泄；精可化血，"精不泄，归精于肝而化清血"，"精血同源"，气摄血而不妄行。先天禀赋不足则肾精不足，肾气化生减少、肾气虚弱，而肾精不足，对其他脏腑的充养亦不足。水谷之精，化生脾精、脾精可充养先天之肾精。若后天摄入不足，会导致水谷之精生成减少，则脾精弱、脾气虚，且对肾精充养不足，肾精不足、肾气愈虚，继而导致肾阳虚。故肾精不足是慢性肾脏病久治不愈的关键环节，亦是病情加重的重要病机。在慢性肾脏病患者若长期服用激素及免疫抑制剂或雷公藤制剂，多出现激素水平降低、或女性卵巢早衰，或出现骨质疏松、股骨头坏死、腰椎骨质破坏等副作用，这些多与肾精不足有关。故在慢性肾脏病治疗上应增加补肾填精之品。

5. 虚实相互影响　先天禀赋不足，后天年老久病等原因均会导致肾气亏虚，肾气虚日久，肾阳衰弱。肾阳气亏虚，则肾脏封藏及蒸腾气化功能失职，水液代谢障碍、精微外泄而出现水肿、少尿、蛋白尿等。肾气亏虚，损及脾胃，脾胃阳气受损，加之感受风、寒、湿邪气，导致胃失受纳、脾失健运、水湿内停、湿浊内生。在慢性肾脏病患者中,湿浊内蕴,郁久化热,或因服用激素等阳热药物,使湿浊从阳化热而成湿热。湿浊、湿热阻碍气血运行,而形成血瘀阻络及痰瘀互结等,从而进一步加重肾脏病的进展。湿浊、湿热、痰瘀停滞不同部位可呈现不同的表现。如湿浊、湿热内蕴中焦,伤阳耗气,表现为腹胀满、身体困重、下肢浮肿、小便不利等。

综上所述,慢性肾脏病是以脾肾气虚为本,以瘀血、湿浊、湿热为标,且在疾病发展过程中,本虚呈现气虚、气虚涉阳、阳虚的转变,并与瘀血、湿浊、湿热相互影响。同时,在临床上要注意辨别阳虚及阴、肾精亏虚、"浮阳"等病机环节。

二、温阳益肾法治疗慢性肾脏病的常用治法

在慢性肾脏病的治疗上,首先应正确辨识证候,审证求因,然后根据证候特点选择合理的方药。

（一）补气温阳法

脾肾气虚是慢性肾脏病的初始病机,主要表现为蛋白尿、水肿、小便不利等。这些症状可贯穿疾病整个病程,至疾病中后期,气虚加重,逐渐出现脾肾阳虚,临证中医症状较重,除了大量蛋白尿,双下肢浮肿,甚至全身浮肿、胸腔积液、腹水等,还有形寒肢冷,双下肢发凉,腰酸膝软,性欲淡漠,小便清长、夜尿次数增多,甚或无尿,大便稀溏等症状。

蛋白尿是脾肾气虚标志,肾小球滤过率下降是脾肾气虚及阳的标志。在治疗上,早期主要以大剂量补气为主、小剂量温阳为辅,中后期以酌情温阳为主、补气为辅。李建民教授根据多年临床经验组建了治疗慢性肾脏病的协定方——通络保肾复方(生黄芪、白茅根、水蛭、三七、丹参、车前子),生黄芪为君药,其剂量须根据证候特点进行调整,如年龄增大,或气虚重,或向阳虚转换,剂量亦随之增加。但生黄芪剂量加大,易生温燥,可加白茅根、芦根、地骨皮、牡丹皮等药以制约其燥热之性。慢性肾脏病中后期脾肾气虚较重,水肿明显,水湿明显可加大车前子剂量。若阳虚偏重,可合用真武汤、附子汤、四逆汤合生脉饮、天雄散、茯苓四逆汤、益元汤、回阳救急汤、右归丸;若阳虚及阴可加鹿角霜、鳖甲、阿胶、龟甲、肉苁蓉、菟丝子、熟地黄等调理督脉,或合用五子衍宗丸、四神丸、左归丸、六味地黄丸等补肾填精;若伴气血亏虚,可合用当归补血汤、龟鹿二仙胶、人参固本丸、人参鳖甲散、毓麟珠等调补气血;若阳虚于里、浮阳于上,需要温阳与清热合用。

（二）温阳化湿法

脾肾气虚、阳虚兼夹水湿是慢性肾脏病的主要病机。根据水湿发生的病机及所在部位不同,可见不同的症状。在辨别标实证时,应该注意不要脱离本虚证候,并应根据浮肿轻重分别采取不同治法,轻者用温阳化湿法,重者或兼夹腹水者,可用温阳利水法。

1. 水湿在上焦　主要表现为咳嗽、咳痰等。湿浊犯肺,肺失宣降,多表现为咳嗽,痰多、色白清稀或有泡沫,或有胸闷,气喘,或喉间哮鸣,此时舌象表现为舌质淡或暗,苔白腻或有水滑,脉弦滑,治疗则是在温阳益肾基础上,合用小半夏汤、小青龙汤等温肺化痰止咳之法;若慢性肾衰年老体虚,血气不足,又外受风寒,水湿上泛为痰,表现为咳嗽,咳痰清稀,痰量较多,咽干,夜间明显,甚至出现喘逆,可用金水六君煎。

2. 水湿在中焦　主要表现为消化系统症状,如纳呆,身重,肢肿,小便短少,大便正常或偏稀不成形等症状,舌体胖大厚、边有齿痕,苔白厚腻,或水滑,脉濡缓、或沉细,治疗以温中行气化湿为主,用平胃散、参苓白术散等。若寒象明显时,合厚朴温中汤;若反复腹泻合胃关

煎;腹胀较重者,合赵绍琴经验方——湿阻气机方(白蔻仁、草蔻仁、苏叶、防风、白芷、青皮、陈皮、柴胡等);若湿浊中阻、胃失和降出现恶心、呕吐等,可加苏子、枇杷叶等可降胃气之品,或合小半夏汤或小半夏加茯苓汤、大半夏汤等。

3. 水湿在下焦　多表现为水肿。除了脾肾气虚、阳虚等对应的症状外,肾居下焦。由于水湿重浊之性,水湿泛溢,多集中于下肢,表现为腰以下浮肿。浮肿部位愈高,阳虚程度愈重,治疗上当以温阳利水,选用真武汤、茯苓四逆汤、五苓散、决水汤等。

(三)温阳利水法

肺气不足,或气机不畅,肺失通调,水液输布障碍,水湿犯肺,停聚为饮。或由于中阳不足,气不化水,水停为饮,留注胸腔所致的胸胁饱胀疼痛,气短喘息,或留注腹腔,腹胀明显,或按之如囊裹水,舌象以暗淡舌、水滑苔为主,脉沉弦,此主要见于胸腔积液或腹腔积液,对应的治疗治则是在温阳利水基础上,合用泻肺平喘法,如真武汤,或茯苓四逆汤等合葶苈大枣泻肺汤、苏葶丸、葶苈子丸、椒目瓜蒌汤等,或下肢浮肿明显伴有腹水,当用温阳行气利水之实脾饮等。

(四)温阳潜阳法

根据慢性肾脏病"浮阳"的特点,其证候的组成包含肾阳虚或脾肾阳虚及上焦阴伤或虚火。

1. 脾肾阳虚　基本选方上应根据浮肿的轻重和部位进行区别。①若下肢浮肿较轻,常选用四逆汤、天雄散,温补肾阳。若有浮阳,治疗宜在温肾的同时,注重补益中气,张仲景之天雄散用白术八两,是其寓意。②若下肢浮肿明显,常选用真武汤,茯苓四逆汤,水肿明显者可合用五苓散、决水汤等,取茯苓、泽泻下渗潜阳之义。决水汤出自清代陈士铎《辨证录》,由车前子、茯苓、王不留行、肉桂、赤小豆组成。

2. 虚寒于里,阳气浮越于上,出现浮阳证候　①若出现上焦阴伤,表现为口干、口渴,可合生脉饮益气生津。②上焦虚火症状明显者,出现口舌生疮、牙龈肿痛、咽痛等症状,加黄连、知母等,为益元汤之义,益元汤出自明代陶华《伤寒六书》,由附子、干姜、甘草、人参、麦冬、五味子、黄连、知母组成,小剂量黄连、知母以清"浮阳"所致虚火,同时制约附姜之温燥之性。③"浮阳"上扰心神,以致心悸、心烦、失眠等,可合交泰丸清火安神。交泰丸出自明代韩懋《韩氏医通》,由黄连、肉桂组成。④"浮阳"上扰清窍,可出现头晕、头痛、耳鸣等,可加鳖甲、龟甲、生牡蛎,取叶天士"浮阳已候当以甲类潜之"之义。"浮阳"治疗的关键,当以温阳为主,或兼潜阳、或辅以清热。慢性肾脏病"浮阳"证候的舌脉多表现为舌体胖大,舌质淡暗,或边紫暗、舌质紫暗,苔滑润、水滑,脉沉细无力,尺部尤甚。"浮阳"上扰的时候可在以上舌象的基础上见到舌尖散在红点,或是舌前部的舌面稍干,舌两边水滑、舌质紫暗或瘀斑。舌苔对湿热证候的辨识意义较大,若见颗粒状舌苔变化,或舌尖散在红点,可以辨证为湿热证或湿浊证。若舌苔两边色白中间偏黄,是谓之有化热倾向。

(五)填精益髓法

有些慢性肾脏病患者长期服用免疫抑制剂或雷公藤制剂,女性患者可出现月经失调,甚或闭经,男性患者出现少精不育,此时增补益阴精之品。此类患者舌象多与脾肾气虚或阳虚者一致。①若患者容易上火,口干,易生口疮,舌尖见散在红点,此为有热象,多为阴血伤而生内热,治以补益脾肾、滋阴养血疗法,方用滋水清肝饮、大补阴丸等;②若患者小腹冷痛,下肢、后背怕冷、怕风,舌象上为舌胖大、质暗,苔白腻,或有水滑,此为虚寒之象,治疗当以温肾壮阳,方用温经汤、人参鳖甲散、毓麟珠等、右归丸;③若患者无寒热偏向,则可选用《古今医

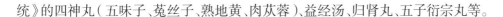

统》的四神丸（五味子、菟丝子、熟地黄、肉苁蓉）、益经汤、归肾丸、五子衍宗丸等。

三、温阳益肾法治疗慢性肾脏病的临床应用

温阳益肾法在临床治疗慢性肾脏病时，亦可应用于其并发症的治疗，比如高尿酸血症等。

（一）温阳益肾法治疗慢性肾脏病分类

慢性肾衰竭尿毒症多为中晚期证，主要由于肾阳气亏虚、阴阳两虚所致。临床可表现为精神萎靡，周身倦怠乏力，面色苍白，肢体湿冷，四肢麻木，胸闷，腹痛、腹胀，恶心，舌体胖大，苔面水滑，脉沉迟或结代等，部分患者亦可症状不明显。临证治疗可分为通阳法、助阳法和补阳法。

1. 通阳法　多运用于阳气瘀滞证，表现为肢端冷痛、麻木，胸闷，浮肿，或伴有恶心、腹胀等症状，舌体胖大、色紫暗，苔白厚腻，或有舌面偏干，脉滞涩。其中浮肿多为阳气瘀滞于里，无法蒸腾气化水液，水湿停滞于里，泛溢肌肤，治疗时不一定都用温物，宗叶天士之"通阳不在温，而在利小便"之义，常选用五苓散加减。亦可在五苓散的基础上加生黄芪，生黄芪与桂枝、肉桂相佐同用，温通一身之阳。并可加入疏通气机的药物，如枳壳、桔梗、桂枝疏理上焦气机；陈皮、香附、砂仁疏理中焦气机；乌药、沉香、肉桂疏理下焦气机等。

2. 助阳法　用于阳气亏虚较轻者，症见畏寒怕冷，肢体麻木，浮肿、恶心、腹胀等，舌胖大、色暗淡，苔白或腻，水滑，脉细弱。其中恶心多由脾肾阳虚，胃失和降所致，腹胀则是中焦气机升降失调所致，治疗常选用麻黄附子汤、保元汤、厚朴温中汤等。

3. 补阳法　适用于阳气亏虚明显者，症见精神萎靡、乏力明显，全身怕冷，心悸，胸闷，或有恶心、腹胀、便溏等症状，舌胖大、色暗淡，苔白腻水滑，或少苔，脉细弱。其中心悸多为肾阳亏虚不能温煦心阳，以致心阳不振所致。临床可用真武汤加黄芪、太子参、山茱萸、三七、车前子等，可适当加入淫羊藿、菟丝子、巴戟天等温补肾中元阳。

（二）温阳益肾法治疗高尿酸血症

高尿酸血症是慢性肾衰竭病程中常见的并发症，其病机以脾肾气虚为本，水湿或湿热为标，多表现为头身困重、大便或干或黏腻不爽，或有伴有关节疼痛等症状。应用温阳益肾法治疗高尿酸血症时，在运用治疗慢性肾衰竭基本方的基础上，多加用桂枝、砂仁、乌药等温肾通阳之品，亦可酌加土茯苓、萆薢、防风或茵陈、忍冬藤、桃仁等清热利湿之品，同时注意减少或不用水蛭、土鳖虫、龟甲、生牡蛎、生麦芽，避免此类药物干扰血尿酸排泄。

（李建民　谢　晨）

第四节　调理脾胃法

脾胃学说奠基于《黄帝内经》，发展于汉代张仲景，形成于金元李东垣，充实于清代叶天士。脾胃学说是中医理论体系的重要组成部分。脾胃学说不仅用于指导消化系统疾病的治疗，而且在指导各种慢性肾脏病（CKD）临床治疗。在国家中医药管理局医政司发布的慢性肾衰竭中医诊疗方案中，与脾胃相关的证候占 66.67%。在肾病综合征中，多数患者也有不同程度的脾胃症状。调理脾胃法是公认的慢性肾脏病的重要治法，多数肾病名家均强调慢性肾脏病从脾论治。

一、调理脾胃法治疗慢性肾脏病的依据

（一）脾胃和肾的联系

脾胃和肾在生理上相互联系,在病理上相互影响。脾胃对肾的影响主要总结为以下几个方面:一是后天滋养先天。脾胃同居中州,脾主运化水谷,是后天之本,五脏六腑皆禀气于胃。肾藏精,主生殖发育,是先天之本。若脾气健运,气血充盈,能够灌溉肾脏,则先天得后天滋养,其精得以蓄藏;若脾胃虚弱,不能化生气血,气血生化乏源,则先天之精得不到后天充养,肾精亏虚,精不化气,肾气虚,则肾病易生。二是脾肾共同主宰水液代谢。脾主运化水液,对水液有吸收、转输和布散的作用。肾为水脏,具有蒸腾气化之功,对水液有输布和排泄的作用。脾气散精,输布全身,濡润五脏六腑,而无水湿之患,但若脾失健运,水不化精而化生湿,易趋下焦而伤及下元,则致肾不主水,形成水液停聚为患。三是脾胃和肾共同调节气机升降与阴阳平衡。脾胃居中焦,属土,是人体中联系上下内外的枢纽,在维持人体正常的气机升降和阴阳平衡方面发挥重要的作用。若脾不升清,胃不降浊,则易影响肾的封藏和气化功能,导致阴精下陷,形成尿浊,故《灵枢·口问》云:"中气不足,溲便为之变。"

肾藏精,主水,为元气之根,寓元阴元阳,内藏相火。脾胃主运化的功能需要肾火的温煦,才能正常运化水谷精微。若肾阳虚衰,气化无力,水湿内停,以致湿困脾土,运化失常,出现腹胀、恶心、纳差等,此为肾病及脾,常见于肾病综合征患者。若肾病气化失司,不能分清泌浊,以致湿浊内停中州,影响脾胃的升降功能。当肾脏功能失调时,调理脾胃有助于恢复肾气化功能。

（二）肾病常见病症与脾胃的关系

慢性肾脏病的主要的临床表现有浮肿、蛋白尿、血尿、腰痛、倦怠乏力、肾功能不全及其并发症等。

1. 水肿与脾胃的联系　肾主水,脾主制水。"肾为胃之关",水液代谢离不开脾肾。水肿的发生与脾胃关系密切。《素问·至真要大论》曰"诸湿肿满,皆属于脾",即脾脏受损,则运化失调,不能转输水液,水湿潴留体内而致水肿。《景岳全书·肿胀》云:"凡水肿等证,乃肺脾肾三脏相干之病。盖水为至阴,故其本在肾;水化于气,故其标在肺;水惟畏土,故其制在脾。"

2. 尿血与脾胃的关系　《类证治裁》云:"诸血皆统于脾。"脾胃为气血生化之源,脾主统血。若脾气虚弱,统摄无权,血溢脉外,经膀胱而出,即为尿血。脾虚湿热内生,湿热之邪损伤肾络,亦可出现尿血。

3. 关格与脾胃的联系　慢性肾脏疾病日久,迁延不愈,逐渐发展,可导致脾肾衰惫,运化失调,气化不行,湿浊毒邪内蕴三焦。湿浊毒邪阻肾则蒸腾气化不利,可见小便不通;犯胃则胃气不降,可见恶心、呕吐,正如《济生方·呕吐》云:"若脾胃无所伤,则无呕吐之患。"

4. 癃闭与脾胃的联系　癃闭表现为小便不利,点滴短少,甚至点滴全无。《张氏医通》曰:"夫脾胃气滞,不能转输,加以痰饮食积,阻碍清道,大小便秘涩不快。"即脾胃失运,中焦壅塞,气机不畅,清气不能上升,浊阴不能下降,小便因而不利。

5. 虚劳与脾胃的联系　虚劳主要为气血阴阳的亏虚,病变涉及五脏,其中脾失健运,运化不足,气血亏虚成劳。古人云:"有胃气则生,无胃气则死。"若不及时调治,一则水谷营养日渐匮乏,气血化生乏源,正气愈衰;二则药物无法吸收直达病所而起效,两者均可导致病情

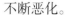

不断恶化。

二、调理脾胃治疗慢性肾脏病的常用治法

慢性肾脏病以调理脾胃为先为多数中医肾病名家所推崇。调理脾胃法作为一个总体的治疗原则,在不同的肾脏病和各种肾脏病的不同阶段有所差异,或侧重于健脾,或侧重于和胃,或侧重于行气化湿。同时,调理脾胃法亦常与疏肝、益肺、补肾等多种治法合用。归纳起来,具体治法主要有如下几种:

(一)健脾益气法

健脾益气法为调理脾胃的基本治法,主要用于脾胃虚弱之证。由于脾主运化,为气血生化之源,脾虚后容易出现气滞水停、痰湿内生、气血不足等变证。脾胃虚弱临床见面色萎黄,倦怠乏力,纳差脘痞,腹胀便溏,舌质淡,苔薄白,脉濡缓等。方选六君子汤加减、香砂六君子汤加减,其中香砂六君子汤更适用于症见脘腹胀满者。

1. 脾虚湿困 本证常见于慢性肾脏病伴有水肿者。脾胃虚弱,则水湿不运,湿浊中阻,清阳不升,精微不布。临床见蛋白尿、乏力、浮肿,肢体困重,纳差,舌淡胖润,边有齿痕,苔白腻等。治宜健脾益气,化湿利水,方选胃苓汤或防己茯苓汤加减。

2. 中气下陷 本证多见于慢性肾脏病素体虚弱者。脾气虚弱,中气下陷,固摄无权,精微外泄,临床见血尿、蛋白尿,身倦乏力,少气懒言,纳差、便溏。治宜健脾益胃,升阳举陷,方选补中益气汤或升阳益胃汤加减。

3. 心脾两虚 本证常见于慢性肾脏病伴贫血、尿血或焦虑的患者。脾主运化水谷,脾胃虚弱,则水谷不运,气血生化乏源,故除基础症状外,临床见面色淡白,唇甲淡白,眩晕,心悸失眠,脉细等。治宜健脾益气,养血安神,方选归脾汤加减。

4. 气虚血瘀 本证多见于慢性肾脏病老年患者,肾病已久,脾胃虚弱,中焦枢纽不利,气机失宣,则血行不畅,日久成瘀。临床见脘腹痞闷或疼痛,胸胁胀满,心烦易怒,呕恶嗳气,舌质紫暗,有瘀斑,脉弦涩等。治宜补气活血,方选补阳还五汤加三棱、莪术等活血化瘀药。

(二)温运脾阳法

此法适用于肾脏病属脾胃虚寒型,症见身倦无力,面色灰暗,脘腹痞满,畏寒神疲,喜温喜按,呃逆呕吐,食欲不振,食后胀满,大便溏泄,小便清长,苔白滑或白腻,脉沉细无力或虚缓等。方选附子理中汤加减。

1. 虚寒便秘 本证多见于慢性肾功能不全伴大便秘结、脾胃虚寒、腑气不通的患者。临床见畏寒神疲,大便干燥,食欲不振,腹胀,小便清长,舌质淡,苔白滑或白腻,脉沉或弦滑等。方选温脾汤加减。

2. 阳虚水泛证 本证多见于肾病综合征或心肾综合征,脾胃虚寒,脾阳不足,水湿停聚。临床见畏寒怕冷,尿少,全身浮肿,甚至胸腔积液、腹水,舌质淡,苔薄白,脉沉。治宜健脾温阳利水,方选实脾饮、真武汤加减。

(三)清热化湿法

此法常用于多种慢性肾脏疾病有中焦或肠胃湿热证。

1. 中焦湿热 本证常见于慢性肾脏病,尤其是尿毒症患者。临床见口腻或口苦,体倦身重,脘痞食少,恶心呕吐,小便黄少,舌质红,苔黄腻,脉濡数等。治宜和胃清热化湿,方选黄连温胆汤加减或三仁汤加减。

2. 寒热错杂 本证可见于 IgA 肾病、肾病综合征、肾功能不全等各种肾脏病。临床见

乏力,胃脘不适,纳差,偶恶心,便溏或易腹泻,舌质红或淡红,苔薄白或薄黄,脉濡数。治宜辛开苦降,健脾和胃,方选半夏泻心汤加减。

3. 肠胃湿热　本证可见于 IgA 肾病、糖尿病肾脏疾病等多种肾脏病。临床见大便黏滞不爽且臭秽,舌质红,苔黄腻。治宜清热燥湿,方选葛根芩连汤加减。

(四)健脾疏肝法

此法适用于肾脏病属肝郁脾虚或肝胃不和证,临床症见:蛋白尿或血尿,两胁胀痛,善太息,食少纳呆,腹胀,或腹泻、泻后痛减,矢气多,舌质偏淡,苔薄白,脉弦等。治宜疏肝健脾胃或疏肝和胃,方选逍遥散或痛泻要方加减。

(五)健脾益肺法

此法适用于肾脏病属肺脾气证,多见肾脏病容易感冒者。临床见乏力,易感冒,恶风,自汗,食少纳呆,腹胀,或便溏,伴或不伴颜面及四肢浮肿,舌淡苔薄白,脉细缓等。治宜健脾补肺,益气固表,方选玉屏风散合参苓白术散加减。

(六)健脾补肾法

此法是各种肾脏病最常见的治法,常用于肾病属脾肾两虚证,其中以脾肾气阴两虚证最为常见,其次为脾肾气虚证或脾肾阳虚证。

1. 脾肾气阴两虚证　临床见面色萎黄,神疲乏力,失眠,纳欲不馨,五心烦热,腰膝酸软,舌质红,少苔,脉细数或细弱等。治宜益气养阴,方选参芪地黄汤加减。

2. 脾肾气(阳)虚证　临床见神疲乏力,浮肿明显,形寒肢冷,便溏纳差,腰膝冷痛,舌质淡或淡胖,苔白,脉沉细。治宜温补脾肾之阳,方选大补元煎和金匮肾气丸加减。若尿蛋白较多者,可合水陆二仙丹和五子衍宗丸。

总之,调理脾胃法为治疗肾脏病的基本治法,肾脏病能否向愈与脾胃之气的盛衰关系密切相关。由于肾脏病缠绵难愈,疗程长,且多有脾胃症状,因此,在肾脏病的治疗过程中须不忘维护胃气,用药取其平和,尽量少用或不用大温大热、大苦大寒之品。遇脾胃虚寒者以益气健脾温阳为主,使补气而不壅滞,不碍胃,并常佐理气通降之品,以宣畅气机;兼有湿浊时,芳香化浊畅中,力避刚燥伤津。肾脏病病情稳定期,组方遣药皆取平和,轻清灵运之性。惟如是,方使脾健胃和,生化之源渐充,气血阴阳,方能渐趋平衡。

三、调理脾胃法治疗慢性肾脏病的具体运用

(一)调理脾胃法治疗 IgA 肾病

西医学将 IgA 肾病的发病机制可概括为"四重打击",包括缺乏糖基化 IgA1(Gd-IgA1)的产生、抗 Gd-IgA1 免疫反应、IgA1 相关的免疫复合物的产生和沉积、免疫复合物介导的组织损伤。黏膜感染和黏膜功能异常被认为是"四重打击"始动因素。过去认为 IgA 肾病黏膜免疫异常主要与呼吸道及扁桃体炎症有关。近年研究显示肠道微生态失衡、饮食和遗传背景的联合作用,以致肠道黏膜免疫失调,在 IgA 肾病发病中扮演着重要的作用。在黏膜抗原刺激下,B 淋巴细胞分泌 IgA1,以致血清致病性 Gd-IgA1 水平升高,IgA1 沉积于肾小球系膜区,从而引发 IgA 肾病。有关研究显示中医脾虚证与胃肠菌群及免疫调节功能异常有明显的相关性。由于脾胃与西医学的黏膜免疫调节功能有关系密切,胃肠免疫功能的低下和免疫清除的缺陷及免疫调节功能的异常,都可责之于脾胃功能失调。临床研究证实,参苓白术散、半夏泻心汤和痛泻要方等调理脾胃的经典方剂,有改善肠道菌群平衡,调节 T 淋巴细胞亚群状态,修复肠黏膜免疫功能的作用,成为 IgA 肾病的发病机制研究以及中医治法研究

的热点。

有研究显示,IgA 肾病患者存在 T 细胞、B 细胞功能的失衡,辅助 T 细胞增加以及抑制性 T 淋巴细胞减少,B 细胞合成 IgA 增多。健脾补肾方药可调节 IgA 肾病患者 T 细胞、B 细胞失衡。

中医理论认为脾胃是 IgA 肾病的主要病位。脾虚不能运化水谷精微,气虚统摄无权,清气不升,浊阴不降,湿热内生,从而形成 IgA 肾病虚实夹杂、寒热错杂的复杂病机。IgA 肾病从脾论治最常见的有以下三类情况:

1. 肺脾气虚,卫表不固,易感风热毒邪　临床常见乏力、气短、易感冒、咽部不适、鼻塞、流涕、喷嚏等症状,血尿和蛋白尿常因此而有起伏。治疗重点健脾益气,疏风固表。常用方以玉屏风散合四君子汤加减。我们发现有些 IgA 肾病患者表现为单纯血尿或伴少量蛋白尿,常有自汗,易感冒,通过健脾益气,培土生金,卫外能力增强,感冒减少,尿检指标得到改善。

2. 肠胃不和,寒热错杂,升降失调　患者常见纳食不馨、胃脘不适、大便稀溏,或大便溏而不爽,或腹痛腹泻等症状,血尿和蛋白尿可因饮食不慎而出现反复。治疗重点以辛开苦降、寒热平调,健脾和胃为主,常用方有半夏泻心汤或黄连温胆汤加减。

3. 脾气亏虚,运化不足,清阳不升,谷气下流,统摄无权　患者常见乏力气短、纳食不馨、胃脘不适,大便稀溏,易腹泻,舌质淡,苔薄白,脉沉弱等临床症状。治疗健脾益气,常用方有香砂六君子汤、参苓白术散、升阳益胃汤加减。此三方看似平淡无奇,但辨证准确,随证加减,耐心守方,常获佳效。

(二)调理脾胃法治疗肾病综合征

肾病综合征以水肿、大量蛋白尿、低蛋白血症、高脂血症为主。临床上患者常见的症状为腹胀,食欲下降,全身浮肿,包括腹水和胃肠道水肿,这些表现属中医学的脾胃症状。健脾和胃、利水消肿通常被认为是治疗肾病综合征的优先原则,故有先治水肿,后治蛋白尿;先健脾,后补肾。这已成为多数专家的共识。运用中医调理脾胃诸法,旨在斡旋中州,恢复脾胃的"土能制水""运化水谷精微""化生营血""升清降浊"诸生理功能。在肾病综合征治疗上,消除水肿,减轻消化系统症状、提高血浆白蛋白是首要的治疗目标。然后,通过脾肾同治,逐渐减少蛋白尿。

1. 恢复脾胃的运化功能,以利水消肿　水肿是肾病综合征常见的临床症状,也是多数患者求医的主诉,中医治疗的重点就是如何恢复患者影响水液代谢的气化功能。肾病综合征水肿主要责之于低蛋白血症,胶体渗透压减低,血管内外的液体交换失衡。西医学多补充白蛋白、扩容利尿等治疗,但会带来电解质紊乱、利尿剂抵抗、水肿易反复的诸多弊端。肾病综合征的水肿,除四肢浮肿、尿少,甚者胸腔积液或腹水以外,胃肠道亦呈现水肿,致使功能紊乱,出现恶心、呕吐、腹泻频作,纳食减少,舌苔多腻或水滑,脉濡或弦滑。中医病机为土不制水,湿困脾土,脾胃升降失司。治宜健脾益气、利水消肿。选用方剂应据辨证而定,常用方有香砂六君子汤合五皮饮、大橘皮汤、防己茯苓汤、实脾饮等。需要注意的是健脾运水非一日之功,欲速则不达,宜守法守方,不可更方过频。

2. 健脾益气,升清摄精,减少蛋白尿　蛋白尿属人体的精微物质,不应流失。脾主升清,主运化水谷精微。机体精微物质化生与敷布主要依赖生理功能。大量蛋白尿的患者常出现乏力、神疲、身倦、脉弱诸脾气虚证候,蛋白尿的病机与脾气亏虚,升清摄精无权密切相关。健脾益气常用方剂以外,还可配合健脾食疗方黄芪鲤鱼汤。健脾益气法可以提高人体血浆蛋白水平,协助利水消肿。近代药理研究提示:黄芪能促进机体产生抗体,调动和增强机体非特异性免疫功能,从而对免疫系统有明显的调整作用。古代医家誉称黄芪为"补药之长""补气之最",既补气健脾利水,且能升阳摄精,精微物质得以正常敷布,不致流失,蛋白尿减少。研究显示黄芪与当归合用可以增加白蛋白的合成,有利于改善低蛋白血症。

3. 调理脾胃法在膜性肾病治疗中的重要地位　膜性肾病主要表现为肾病综合征。我们通过对 1994—2019 年国内特发性膜性肾病的临床研究文献分析发现,膜性肾病的常见虚证有脾肾气虚和脾肾阳虚(共 73.0%)、脾肾气阴两虚(21.0%),常见实证有湿热证(21.7%)、血瘀证(44.6%)、水湿证(12.3%)。在临床方药的选择上,以参苓白术散、防己黄芪汤、补阳还五汤、四君子汤为常用方,而生黄芪、党参、茯苓、白术、当归、薏苡仁、牛膝、地黄、枸杞子为使用频次最多的中药。这些常用方药与健脾益肾、化瘀利湿的治法相对应。

(三)调理脾胃法治疗慢性肾衰竭

慢性肾衰竭属中医"关格病",下关是二便不通,尤指小便少或尿闭;上格指呕恶吐逆。聂莉芳教授将慢性肾衰竭分为关格期和虚损期。关格期以上格、下关的临床特点,即患者以呕心呕吐、大便不通等脾胃症状为主症。关格期治疗的重点是和胃止呕、通腑泄浊。如果患者没有恶心、呕吐、大便不通等症状,或这些症状消失,病情稳定,属虚损期,治疗重点在于健脾补肾、益气养阴、和胃降浊。方药中教授根据慢性肾衰竭的临床特点,创立了从脾系和肾系论治的辨证治疗体系。其中从脾论治系列方为附子理中汤、理中汤、异功散、四君子汤、沙参麦门冬汤、黄连温胆汤等。

恶心、呕吐、纳差等消化道症状是慢性肾衰竭的常见临床表现,其原因比较复杂,包括代谢性酸中毒、水及电解质紊乱、尿毒症毒素刺激、胃肠道炎症损伤等。有研究显示,慢性肾衰竭患者胃黏膜病变严重程度与肾功能损害呈正相关。慢性肾衰竭氮质血症期患者胃黏膜有程度不等的充血、水肿及炎性细胞浸润,甚至上皮细胞坏死、脱落,黏膜急性糜烂或出血;肾衰竭期、尿毒症期患者胃黏膜改变更明显,可有灶性坏死,主要病变在黏膜下层,合并溃疡者可至肌层。由于患者长期厌食和蛋白质消化、吸收障碍,导致患者营养,体质下降,抵抗力减弱,以致病情恶化。

在引起消化道症状的尿毒症毒素中,以尿素、胍类、胺类、酚类和吲哚类等小分子含氮代谢产物较为常见。尿毒症时,尿素从消化道排出增加,经细菌或肠道水解酶降解,产生氨和铵盐,刺激胃肠道黏膜,引起胃肠功能紊乱,甚至广泛的黏膜炎症、糜烂、溃疡及出血。胍类毒素可作用于神经系统,反射性地引起恶心、呕吐、厌食等症状。中分子毒素增高和代谢障碍,也可导致消化道黏膜屏障机制紊乱、低钠血症和代谢性酸中毒。如胃泌素升高,导致胃酸分泌增多,H^+ 反向弥散损害胃黏膜,加重黏膜损害。

慢性肾衰竭患者小肠中的蛋白质消化、吸收受损,并随着肾功能的下降受损程度加重,是导致患者蛋白营养不良的原因。在小肠中未被消化、吸收的蛋白质排至结肠,被结肠细菌进一步代谢,导致毒素浓度升高,这类毒性被称为肠源性尿毒症毒素。肠源性尿毒症毒素源于大肠内的细菌蛋白发酵,其中以吲哚酚硫酸盐(IS)和对甲酚硫酸盐(PCS)为代表。结肠微生物通过酵解色氨酸最终生成 IS;苯丙氨酸、酪氨酸被酵解后最终形成 PCS。循环中的大多数 IS 和 PCS 与白蛋白非共价结合,并竞争相同的白蛋白结合位点。由于 IS 和 PCS 均有很高的蛋白结合率,在慢性肾衰竭时排泄困难,容易在体内蓄积。研究表明 IS、PCS 作为尿毒症毒素,是加重肾小球硬化、肾小管间质纤维化及血管内皮损伤的重要因素,并与心血管事件、全因死亡率等有关。

中医学认为慢性肾衰竭的病机为肾气衰惫,气化无权,关门不利,致浊毒内停,上逆脾胃,从而影响胃纳脾运,升清降浊功能。西医学所谓的胃肠道水肿、尿毒症毒素刺激,胃肠道炎症损伤的病理过程,可以分别与中医水湿困脾、浊毒内聚、中焦湿热对应。若脾胃受纳与运化功能衰败,谷药难进,则患者的预后极差。因此,对于慢性肾衰竭患者当顾护胃气,以调理脾胃为先,救治后天之本。慢性肾衰竭患者的调理脾胃法概括起来主要有如下几种。

1. 和胃降浊　临床表现以恶心、呕吐、纳差、口苦口黏、脘痞、苔黄腻为主,中医辨证主要为中焦湿热、中焦湿浊或中焦痰湿证。治法以辛开苦降为主,常用方剂有苏叶黄连汤、小半夏汤、黄连温胆汤、半夏泻心汤等。

2. 芳香化浊　亦是改善慢性肾衰竭患者消化道症状的主要治法,临床表现以纳差、口黏、脘腹痞满为主,中医辨证以中焦痰湿、寒湿为主,常用方剂有苏叶黄连汤、藿香正气散、藿朴夏苓汤。

3. 通腑泄浊　主要增加尿毒症毒素从肠道排泄,主要针对慢性肾衰竭患者大便秘结或大便溏而不爽等,以保持尿毒症患者大便每日 1~3 次。根据尿毒症患者气血阴阳亏虚的不同,分别可用温脾汤、大黄附子汤、济川煎、新加黄龙汤、增液承气汤、大黄牡丹汤等。

4. 健脾益气和胃　增强患者的脾胃功能,改善患者的食欲。主要应用于脾胃虚弱患者,常见症状有纳食不馨、口淡无味、身倦乏力、大便稀溏等。保持大便通畅对慢性肾衰竭患者非常重要,但大便过多,或腹泻,多为脾胃运化不足,升清降浊失常,也是导致肾功能的减退的常见诱因。健脾益气和胃是治疗慢性肾衰竭的主要治法。常用方剂有附子理中汤、理中汤、香砂六君子汤、异功散、升阳益胃汤等。

5. 健脾补肾　此法是慢性肾衰竭虚损期的常用治法,虚损期患者多无明显的恶心、呕吐等消化道症状,中医辨证多为脾肾气阴两虚证。常用方剂为参芪地黄汤等。有研究证据表明,参芪地黄汤对延缓慢性肾衰竭肾功能进展具有一定的作用。

（余仁欢　曾　勤）

第五节　从肺论治法

随着人们生活水平的提高和环境的变迁,各种肾脏疾病的发病率逐年增高,严重危害着人们的健康,中医药从多角度防治肾脏病具有明显的优势。《灵枢·经脉》曰:"肾足少阴之脉……络肾,属膀胱,其直者,从肾上贯肝膈,入肺中,循喉咙,挟舌本。"肺肾之间通过经脉相连,因此在生理上紧密相连,在病理上也密切相关。很多医家认为肾病可从肺论治,并积累了丰富的经验,值得学习并深入研究。

一、从肺论治慢性肾脏病的依据

(一)"肺主气,通调水道,下输膀胱"在肾脏病水肿治疗中的意义

"肺肾相关"理论在肾脏病中的应用主要体现在水液代谢方面。肺为水之上源,通过肺的宣发肃降和通调水道,将水液输布全身,但这一功能有赖于肾阳的推动。若肺失宣肃,通调水道失职,必然累及肾,导致尿少,甚至水肿;肾阳不足,不能蒸化水液,则水泛为肿,甚则上为喘呼不得卧,正如《素问·水热穴论》指出:"其本在肾,其末在肺,皆积水也。"

肺主皮毛,能敷布卫气于肌表,防御外邪入侵。在肺气虚弱、卫外不固情况下,容易招致外邪袭肺,使肺不能通调水道,下输膀胱,水液代谢受阻,溢于肌肤而发为水肿。若病情进一步发展,可引起三焦水道不利、尿少呕恶、肾功能受损,湿浊水毒贮留,病情急剧恶化,甚至引起肾衰竭。

临床上对于因外邪袭肺、肺气失宣所引起的水肿,多用宣肺利水来治疗,即所谓"开上源以利下流"之法。《素问·脏气法时论》指出:"肾苦燥,急食辛以润之,开腠理,致津液,通气也。"因此,从肺论治肾病水肿,所用疏风宣肺药大多味辛,起到辛温宣肺、辛开苦降的作用。

(二)"肺肾互济,金水相生"在促进肾脏病恢复中的作用

在五行属性上,肺属金,肾属水,金水相生,肺与肾之间的阴气也是相互资生的。肾阴是一身阴气的根本,肺阴不足可以损及肾阴;同样,肾阴虚也不能滋养肺阴,故临床上肺肾阴虚常常同时并见。因此,肺脏有病,母病及子,金不生水,会导致肾脏更虚,封藏失职,精关不固,精微下泄,出现蛋白尿或血尿。"卫出于下焦",肾病日久,长期大量蛋白精微流失,肾元耗损,则下焦不能源源不断地充实卫气于肌表;卫外不固,又易导致反复外感,耗损肺气,进一步加重病情。因此从肺论治肾脏病,能固卫实表,使金能生水,有助于肾脏的封藏功能,使精微物质不致下泄形成蛋白尿。

(三)外邪袭肺是导致或加重肾脏病的重要因素

急性肾小球肾炎发病常以链球菌感染为前驱表现,多于上呼吸道感染后 1~4 周发病,即肾病的发生发展,与外邪侵袭密切相关。肺居上焦,外合皮毛,开窍于鼻,与大肠相表里。即肺通过口鼻、咽喉、皮毛与外界相通,是外邪侵袭人体的重要关口。肾居下焦,肺肾之间通过经脉相连,肺脏一旦受邪,邪气久羁不散,循经入里扰肾,使肾失封藏,精微下泄,则可出现血尿、蛋白尿。肺与大肠相表里,肠道感邪,可由腑及脏,波及于肺,影响于肾,使湿、热(毒)等邪气犯肾。国医大师任继学教授提出"喉肾相关"理论,认为咽喉是肺肾移邪的关键,提出"喉肾相关理论",认为咽喉病邪不除,则肾风缠绵难愈。因此,临证必察咽喉,若见咽喉红赤,必加金荞麦、连翘、马勃等药以解毒散结利咽,以截断病源,防止肾病加重。

(四)从肺论治肾脏病的实验研究

1. 急性肾炎从肺论治的研究　急性肾炎并非细菌直接感染肾脏,而是由于感染后变态反应引起的肾小球损害,特别是上呼吸道及皮肤感染和肾炎的发生有密切关系,这种感染所诱发的免疫反应可形成免疫复合物沉积于肾小球致病,或种植于肾小球的抗原与循环中的特异抗体相结合形成原位免疫复合物,引起一系列炎症反应,从而导致肾炎。药理研究也证明疏风宣肺药是抗过敏、抗变态反应的有效药物。

2. 从肾 - 肺 - 大肠轴治疗慢性肾脏病　有专家从肾 - 肺 - 大肠轴治疗 CKD 理论,应用"补益肺肾,活血清利法"论治 CKD,为临床治疗 CKD 指出了新方向。肾 - 肺 - 大肠轴中任一脏腑受邪均能影响此轴其他脏腑的正常生理功能,尤其对于 CKD 患者而言,三脏腑常同时受累。肺作为此轴核心,是抵御外邪第一道屏障,研究证明通过调补肺脏治疗肾系疾病效果显著。

3. 金水相生理论的研究　现代研究发现肺肾相关的机制可能体现为水通道蛋白 1 (AQP1)的转运功能,肺气阴虚时肺肾 AQP1 的数量会发生改变,证实了肺肾相关理论。循环中的儿茶酚胺、血管紧张素等都可在肾脏中产生,同时又具有代谢功能,并由肺肾两脏通过不同的机制有效地进行调节。实验研究发现,运用补肾中药可显著影响慢支小鼠的肺、肾

脏的生理功能,说明肾中精气的充盛程度能够影响肺病的发展趋向,为"肺肾相关"和"金水相生"理论提供了依据。

由上可知,肾炎从肺论治能驱散外邪,有助于消退水肿;同时又可加强肺气的作用,使其卫外坚固,能有效防御外邪入侵;另外,如肺脏功能正常,有助于肾封藏功能,减少精微物质下泄,保护肾脏功能。结合现代医学观点,慢性肾炎从肺论治,能有效地预防或控制上感,调节免疫反应,减少抗原抗体产生,还能利水消肿,促进肾脏修复,从而发挥良好的治疗效果。

二、从肺论治慢性肾脏病的常用治法

(一)宣肺利水法

宣肺利水法是指用宣通肺气、渗利水湿的药物,达到通利小便,治疗水肿的治法,即《金匮要略》所论"腰以上肿,当发汗"。因肺主气,能通调水道,下输膀胱,用宣肺法一方面能使玄府得开,使水从汗泄,另一方面也可使三焦通利,阳气得通则水液才能下输膀胱,正如曹颖甫在《金匮发微》中指出:"然亦有当利小便之证,必先行发汗而小便始通者,盖大气不运,则里气不疏,肺气不开,则肾气不降。"

适应证:宣肺利水法主要适用于急性肾炎阳水"风水相搏"证或慢性肾炎急性发作者。外邪袭表,肺失宣发肃降,不能通调水道,以致水液潴留,泛溢肌肤。按照"腰以上肿,当发汗乃愈"及"水气在表,可汗"的治疗原则,采用宣肺利水法治疗,常用药物有麻黄、杏仁、茯苓皮、桑白皮、苏叶、防风、浮萍等,临证时当根据病邪之不同、表证之寒热进行辨证治疗,具体包括以下几种方法:

1. 疏风散寒,宣肺行水法 辨证要点:面部浮肿,或全身水肿,恶寒无汗,鼻塞,咳嗽气短,腰痛,舌质淡,苔薄白,脉象浮紧或沉细。治以疏风散寒,宣肺行水,方用麻黄汤合五皮饮,或麻黄汤合五苓散加减。若患者因外感寒邪诱发伴有明显的咳嗽、咳痰,周身浮肿者,相当于慢性肾炎伴有慢性支气管炎、哮喘者,说明患者外有风寒束表,内有停饮所致,相当于《金匮要略》中的溢饮,"病溢饮者,当发其汗,大青龙汤主之,小青龙汤亦主之"。即可用大小青龙汤外散风寒,内化饮邪。若患者咳痰黏稠或黄者可在小青龙汤中加入生石膏以清里热。国医大师任继学教授认为机体内在正气不足,外在卫气不固,腠理不密,风邪兼夹湿、热、毒邪内侵伤肾是急性肾炎发病的主要原因,并提出急性肾风概念,治以疏风散寒、解毒渗湿之解肌渗湿汤(任继学经验方),药用麻黄、杏仁、桂枝、土茯苓、爵床、生茅根、藿香叶、生姜、大枣。

2. 疏风清热,宣肺行水法 辨证要点:头面浮肿,发热恶寒,或热重寒轻,口干渴,咽痛,尿少赤涩,舌红,苔薄黄,脉浮数。应治以疏风清热、宣肺行水,方用越婢汤或越婢加术汤加减,药用麻黄、生石膏、白术、苍术、生姜、冬瓜皮、泽泻、茯苓。国医大师任继学教授对于病成于风热者,治以疏风清热、解毒渗湿,方用疏清肾解汤(任继学经验方),药用前胡、羌活、大力子、蝉蜕、爵床、生茅根、大青叶、土茯苓、茜草、藿香叶。

3. 清利湿热,宣肺利水法 辨证要点:眼睑或全身水肿,口干,口苦,皮肤可见疮毒,尿少色赤,舌质红,苔薄黄或黄腻,脉滑数。这类患者多因使用激素和免疫抑制剂,往往因出现丹毒、痤疮,或合并其他部位的急性感染诱发或加剧肾炎发作,治以清热解毒、利湿消肿,方用麻黄连翘赤小豆汤合五味消毒饮加减,药用麻黄、连翘、赤小豆、桑白皮、姜皮、金银花、蒲公英、野菊花、紫花地丁、紫背天葵。钱远铭教授应用麻黄连翘赤小豆汤积累了独特的经验,其中麻黄用量为15~20g,赤小豆30g,煎煮药物前先用清水浸泡赤小豆;其余草药加水煎透,去渣,再加入浸泡之赤小豆,以煎至赤小豆糜烂为度,上下午分 2 次口服,一般服药后尿量即可以明显增多,无发汗及反跳现象。

4. 温肾助阳,宣肺利水法　辨证要点:周身浮肿,以头面部及上半身肿甚,腹部胀满,畏寒肢冷,小便不利,舌质淡润,苔薄白,脉沉。凡肾炎、肾病综合征见高度浮肿,头面及上半身肿甚、小便不利、畏寒肢冷属肺气不宣、脾肾阳虚,阳虚阴凝者,用之均可奏效。治宜温肾助阳、宣肺利水,方用桂枝去芍加麻辛附子汤,如《金匮要略》:"气分,心下坚,大如盘,边如旋杯,水饮所作,桂枝去芍药加麻辛附子汤主之。"药物组成:桂枝、生姜、甘草、大枣、麻黄、细辛、附子。

临证使用疏风宣肺利水药物治疗水肿时,疏风宣肺药物剂量要比治疗单纯外感病证的剂量大,如麻黄用量在 10~15g 左右,浮萍重用至 30g 左右。因肾炎患者感受外邪,风遏水阻,肺气宣降失常,腠理闭塞,水邪不易从皮肤外达,必须加强疏风宣肺作用,方能达到发汗、利尿效果。并且服药后患者并不一定得汗,但却可见尿量增多,说明宣肺利水法治疗的关键在于宣通肺气,从而使三焦得以通畅,一方面能发汗,使水气从玄府发越而出,另一方面也能利尿,使水液下输膀胱而外出。现代药理研究证实,部分疏风宣肺药物,如麻黄、荆芥、浮萍、苏叶等,均有一定的利尿作用。虽然麻黄宣肺利水效果非常好,但因麻黄的有效成分是麻黄碱,部分患者服用后会诱发失眠、心悸、头痛、血压升高等副作用,因此建议有上述症状的患者应尽量避免应用大剂量麻黄,临证时可用浮萍替代麻黄。

(二)清肺解毒法

适应证:所谓清肺解毒法,是指用清热解毒药物治疗肾脏疾病伴痰热壅肺或伴有皮肤疮毒证的方法。"毒"的含义,最初是指毒草,如在《说文解字·毒》中说:"毒,厚也,害人之草往往而生。"随着人们对疾病认识的深入,"毒"被称为一种致病因素,如尤在泾所说"毒,邪气蕴结之谓"。清代徐延祚进一步把致病之毒邪分为外来之毒和内生之毒。外来之毒指外感六淫之邪过盛,或邪气蕴久不解而成;而内生之毒是指在疾病过程中产生的,由脏腑功能失调,气血运行紊乱导致的病理产物,如热毒、痰毒、火毒等。

西医学认为,肾炎发病常以感染为前驱表现,尤其是咽部或上呼吸道的链球菌感染是主要的致病因素。外邪袭人,往往首先犯肺,邪气从口鼻而入,搏结于咽喉,伤于肺,形成肺经热毒;其他感染如丹毒、猩红热、脓疱疮等也是本病诱发或加重因素。而慢性肾脏病患者由于肺肾两虚,卫外功能低下,往往非常容易受到外邪侵袭。鉴于 CKD 患者感染风险的概率是正常人的 3~4 倍,K/DOQI 指南特别强调感染对 CKD 进展具有加速作用,其中尤以呼吸系统感染最为常见。当代许多肾病专家非常重视毒邪在肾脏疾病发病过程中的重要作用:如彭子益在《圆运动的古中医学》中指出:"风邪有内统寒温、燥毒之性,随着人体内阴阳偏盛偏衰而发作成病,有穿透之能,引邪聚毒,伤于肾之膜原,故曰肾风。"赵绍琴老先生也提出"肾病非肾虚论",他认为湿热不化,久蕴成毒,邪毒下迫,导致络脉瘀阻和肝肾阴精亏耗,湿热毒邪与下焦血热血瘀相互胶结,导致肾中清浊不分,混浊而下,可见蛋白尿、血尿。中医儿科大家刘弼臣教授非常重视从肺论治小儿肾炎、肾病综合征。他认为儿童诸多疾病均与肺系感染密切相关,如能及时从肺论治,采用调肺利窍,益气护卫诸法,祛邪逐寇,攘外以安内,可以把疾病消灭在萌芽阶段,且能清除病灶,避免滋生变证。刘老自拟"鱼腥草汤"治疗小儿肾炎、肾病综合征,疗效显著。时振声教授认为慢性肾炎经常有咽部红肿疼痛者,或肾炎因皮肤疮毒引起者,或因应用激素而合并痤疮及其他部位感染者,即使是慢性肾炎脾肾阳虚的患者,在治疗中大量应用温阳药物也可出现化热现象,此时应该采用清肺解毒法治疗。常用治法有以下几种：

1. 疏风清热，渗湿解毒法　辨证要点：发热重，恶寒轻，汗出，面赤，咽痛，咳嗽，咳痰黏稠，痰色或白或黄，鼻流浊涕，口干欲饮，舌边尖红，苔薄黄，脉浮数。此证型多见于慢性肾炎急性发作、兼有外感的患者，治以辛凉解表，方用银翘散加减；对于感受风热者，任继学教授治以疏风清热为主，佐以渗湿解毒，常用经验方疏清渗汤，药用前胡、大力子、羌活、蝉蜕、大青叶、土茯苓、爵床子、茜草、生茅根、藿香；董平教授对于此类患者伴有大量蛋白尿者，常治以清热疏风散毒法，药用生麻黄、连翘、赤小豆、杏仁、桑白皮、蝉蜕、白茅根、重楼、半枝莲、益母草等，若兼有血尿者，则在上方基础上白茅根和益母草用量加倍，再加藕节，墨旱莲。

2. 清热解毒利咽法　辨证要点：咽部肿痛或伴有异物感，或伴有发热，头面部肿，小便不畅或涩痛，舌质红，苔白腻或黄腻，脉滑数。多见于风寒化热，或风热毒邪蕴结咽喉，蕴积生热而致咽喉肿塞。治以清热解毒，排痰祛脓，方用桔梗汤加味。桔梗汤出自《伤寒论·辨少阴病脉证并治》："少阴病，二三日，咽痛者，可与甘草汤，不差，与桔梗汤。"临证应用桔梗汤时，应倍用桔梗，使桔梗和生甘草比例为2∶1，取其清利肺气、排痰除脓、宣开喉痹的作用。因热毒易伤阴液，故方中可加芦根、玄参等清热滋阴之品；伴有血尿时，加用白茅根、益母草、藕节和凌霄花。邹云翔老先生也非常重视清解咽喉热毒，对于热毒重者，加黄芩，牛蒡子；暗哑者加玉蝴蝶，蝉蜕，另外配用锡类散吹喉，每日4次，以消除咽部红肿。西医学者也非常重视上呼吸道感染在肾炎发病中的作用，有学者观察到摘除扁桃体可明显降低肾炎患者尿中蛋白和红细胞数，延缓肾功能恶化。

3. 清肺解毒化痰法　辨证要点：眼睑或面部浮肿，咳嗽、咳吐黄痰，或伴有喘促，发热，大便黏滞不爽，舌质红，苔白腻或黄，脉滑数。此证型多为外感风寒化热，或外感风热未除，病情进一步进展，以致痰热蕴肺所致。治以清肺解毒化痰，方用贝母瓜蒌散、杏仁滑石汤、黄芩滑石汤，时振声教授认为杏仁滑石汤效果更佳。杏仁滑石汤出自《温病条辨》，具有清热除湿、宣化淡渗作用，药用杏仁、滑石、黄芩、黄连、郁金、通草、厚朴、半夏；对于痰湿较甚者可加用瓜蒌皮，天竺黄；痰热较重者，加用鱼腥草、生石膏、瓜蒌皮、桑叶、僵蚕等。

清肺解毒药物在治疗肺经热毒同时，也有利尿作用。《重庆堂随笔》中所言："肺主一身之气，肺气清则治节有权……肺气肃则下行自顺，气化咸藉以承宣，故清肺药皆通小水。"本方法多用于急性肾炎初起、热毒偏盛者，或慢性肾炎因感染加重者。清热解毒药物临床常用蒲公英、紫花地丁、金银花、连翘、鱼腥草、黄芩、黄连、生石膏等药物。若因丹毒、蜂窝织炎等皮肤感染诱发或加剧者，临床常用麻黄连翘赤小豆汤合五味消毒饮加减治疗。徐嵩年教授认为感染是慢性肾脏病加重的最为严重的干扰因素，在徐氏统计的100例病例中，有上呼吸道感染者占72%，因此在治疗上应以清热利湿解毒为主，创制清利方疗效显著，药用蝉蜕9g，重楼15g，蒲公英30g，板蓝根、田字草、白花蛇舌草、铁扫帚、白茅根各30g，生薏苡仁20g。现代药理研究认为，清热解毒药物金银花、连翘、蒲公英等具有解热、抗炎、抗过敏作用，对溶血性链球菌、流感病毒、金黄色葡萄球菌等多种病原微生物都有抑制作用，能截断抗原，阻断免疫复合物形成，从而减轻肾脏病理损害，具有澄源截流作用。因此，凡是临床上有肺经热毒症状的急慢性肾炎、肾衰竭者均可采用清肺解毒法治疗。

（三）补气固表法

补气固表法是通过应用补益肺气的药物，使卫气充盛，腠理固密，外邪难以入侵，从而防治肾脏疾病的方法。"肺者，相傅之官，治节出焉。"肺主一身之气，具有宣发卫气、输精于皮毛的功能；而卫气能温煦肌腠、充养肌肤、启闭汗孔、抵御外邪入侵。肺气虚，则卫外不固，抵御外邪功能低下,故易受外邪侵袭而发病。因此预防肾脏疾病首先要补益肺气,从而达到实表固卫,则外邪无以入侵,即"正气存内,邪不可干"。这也充分体现了中医治未病的思想,正如《素问·四气调神大论》云:"是故圣人不治已病治未病,不治已乱治未乱。"未病先防,已病防变,对于防治肾脏疾病有着重要的意义。

适应证:补气固表法适用于各种急慢性肾炎、肾病综合征、慢性肾功能不全、肺气虚,易感冒者。尤其在应用激素及免疫抑制剂后,机体免疫功能低下,极易合并呼吸系统、消化系统以及皮肤感染,这些感染往往会导致肾炎复发或加剧,甚至会导致肾功能恶化。补气固表常用药有黄芪、白术、防风、冬虫夏草等。时振声教授在治疗慢性肾炎时非常注重通过补益肺气来提高机体的免疫功能,对于部分症状不明显但尿常规检查异常的患者,常同时加服玉屏风散;时氏观察用散剂效果较好,不仅能预防外感,还能减轻肾小球的增殖性改变,减少蛋白尿。补气固表法的常用方法如下:

1. 益肺气固表法　辨证要点:气短乏力,恶风多汗,易感冒,舌质淡,苔薄白,脉细。肺气虚,卫外不固,患者反复外感,导致肾脏疾病迁延反复,表现为血尿、蛋白尿、水肿反复难愈。治以补气固卫,方用玉屏风散为主或黄芪桂枝汤加减,方中重用黄芪,并加用健脾渗利之品,如太子参、茯苓、车前子、泽泻、生薏苡仁等;若患者表现为卫阳虚体质,伴有鼻塞流清涕者,加用苏叶、防风、蝉蜕等药;若患者是阴虚体质,表现为咽干、咽痛,尿红或黄者,加用金银花、连翘、蒲公英、重楼等药,或加用银蒲玄麦甘桔汤加减治疗。方中玄参咸寒,可滋阴降火、清热解毒、清利咽喉,麦冬甘寒,清心润肺、养胃生津;前者色黑偏于入肾,后者色白入肺,两者相配金水相生,上下既济,对肾病外感者有良效。

2. 补气利水法　辨证要点:面目肢体浮肿,肢体沉重,乏力,汗出恶风,小便不利,大便溏,舌淡苔白,脉沉弱无力,常见于急、慢性肾炎水肿初起阶段。明代张景岳指出"凡治肿者,必先治水,制水者必先治气",即水化之关键在于气,气行则水行。治宜补益肺脾之气,利水消肿,方用防己黄芪汤合用防己茯苓汤。方中黄芪为补益肺脾之气的要药,裘沛然认为大剂量黄芪功盖人参,具有补气、固表、摄精、祛毒、和营、利尿之功,且无留滞之弊端。岳美中老先生治疗水肿兼有汗出恶风者,常选用汉防己通行十二经,领诸药斡旋于周身,使上行下出,外宣内达。徐嵩年自拟健脾行水方,方用黄芪15~30g、白术15g、茯苓皮30g、猪苓15g、泽泻12g、防风、防己各15g、陈皮9g、炙甘草6g、生姜皮6g。方中黄芪、白术补气健脾,防风、防己、生姜皮共奏宣行卫表肌肤水湿之功。

（四）降肺理气法

降肺理气法是通过使用顺降肺气的药物,达到调畅气机、利水消肿的目的。如张璐在《张氏医通》中说:"凡治水肿喘促,以顺肺为主,肺气顺则膀胱气化而水自行。"

适应证:本法主要适用于肾病综合征、慢性肾功能不全合并有肺水肿、胸腔积液的患者,患者常伴有呼吸困难、胸痛、咳嗽、食欲减退等症状,属于中医学悬饮、痰饮等病范畴。国医大师邹燕勤教授治疗急、慢性肾炎尤其重视治肺,运用降肺理气法使其通调水道、下输膀胱之职恢复正常,三焦水道通畅有助于水肿的消退。常用的方法包括降肺理气法,泻肺利水法,分消湿热、理气利水法。

1. 降肺理气法　本法主要适用于肾病综合征或CKD患者因脾肾受损,水液代谢障碍,水液泛滥,凌心射肺。辨证要点:周身浮肿,胸闷气急,咳嗽,心悸,舌淡,苔白,脉弦,此为肺气不降,通调失职所致,治以苏子降气汤合三子养亲汤;水肿甚者,可加用五皮饮以渗湿利水。

2. 泻肺利水法　辨证要点：咳嗽气急、喘促不能平卧，胸片或超声提示大量胸腔积液，说明水势急迫，凌心射肺，治疗当泻肺逐水，导水下行，并在利水同时给予理气、降气之品，才能达到利尿消肿的目的，方用葶苈大枣泻肺汤合苏子降气汤。方中重用葶苈子 30g，取其泻肺平喘、利水消肿的作用，甚者可以短期使用甘遂、大戟、芫花、牵牛子等攻逐之剂，方能缓解其急。但因泻下攻逐之剂易伤正气，所以临证时当中病即止，不可过用；若患者泻下太过，可加用白术、山药等健脾之品，水肿消退后要注意固护正气。

3. 分消湿热、理气利水法　急性肾小球肾炎或肾病综合征患者，往往在上呼吸道感染后出现周身重度浮肿的症状；或者是 CKD 患者因病情逐渐加重，肾病可累及肺，在尿毒症毒素作用下，肺泡毛细血管通透性增加，引发肺部充血水肿，甚至引起胸腔积液引发呼吸困难，即西医学尿毒症肺炎、尿毒症胸膜炎、胸腔积液等。辨证要点：胸部憋闷，喘促气急，难以平卧，腹部胀满，伴有小便短赤，大便秘结，舌质红，苔薄黄，脉弦数。治以分利湿热，理气利水，方用葶苈大枣泻肺汤合己椒苈黄丸或以疏凿饮子加减。久病入络，气病及血，若症见胸胁刺痛，舌有瘀点，脉细涩者，可加桃仁、红花、丹参、郁金等活血化瘀之品。

三、从肺论治慢性肾脏病的临床应用

（一）宣肺利水法验案举隅

胡希恕医案：于某，男性，35 岁。初诊日期 1965 年 7 月 5 日。患者慢性肾炎已 2 年，曾住院治疗 3 个月未见明显疗效，出院求中医诊治。症见全身浮肿，四肢乏力，腰痛，口不渴，尿蛋白在（++）~（+++）波动，舌苔薄白根黄，脉沉弦。予越婢加术汤加茯苓（麻黄六钱，生石膏一两半，生姜三钱，大枣四枚，炙甘草二钱，苍术四钱，茯苓三钱）。结果：上药服 3 剂，小便增多，浮肿减轻，自感身轻有力，继服原方，连服 3 个月未更方，浮肿全消，查尿蛋白（-）。

（二）温肾宣肺利水法验案举隅

张琪医案：赵某，女性，28 岁，1984 年 5 月 6 日就诊。患者患肾病综合征 1 年余，曾用泼尼松等药物治疗效果不显。来诊时周身浮肿，头面颈部尤甚，尿少，24 小时尿量 300ml 左右，面色苍白无华，形寒肢冷，全身酸痛。尿蛋白（+++），颗粒管型 1~2/μl；血浆总蛋白 42g/L，白蛋白 19g/L，球蛋白 23g/L；胆固醇 390mg/L，舌质淡润，苔白，脉沉。辨证属肺肾阳虚，肺失通调，肾失开合。治以宣肺温肾利水。拟方：麻黄 15g，附子 15g，细辛 5g，桂枝 15g，甘草 10g，生姜 15g，益母草 50g，川椒 15g，红枣 3 个。水煎服，每日 1 剂。患者服药 3 剂后，尿量增多，24 小时尿量约 1 500ml，继服 5 剂，水肿全消，形寒肢冷减轻，全身酸痛消失，尿蛋白（++），颗粒管型（-），改用益气健脾利湿法继续治疗 30 余剂后痊愈。

（三）清肺解毒法验案举隅

任继学医案：刘某，男性，19 岁。患者因腰酸痛乏力半年而于 2001 年 1 月 20 日初诊。近 1 年来，极易感冒，腰酸乏力，在当地医院诊为慢性肾小球肾炎，经中西医治疗未见明显好转。诊见腰酸痛，乏力，咽淡红，咳嗽有痰，手足心热，舌淡红，少苔，脉虚弦有力。肾功能及肾脏 B 超正常，尿常规：红细胞（++），蛋白（++）。中医诊断为慢性肾风（喉肾相关证——肺肾阴虚，热毒结聚），西医诊断为慢性肾小球肾炎，治以利咽解毒，透经达络，兼化痰止咳。方药利咽解毒汤加减：金荞麦 20g，马勃 15g，细辛 3g，桔梗 15g，佛耳草 15g，平地木 15g，生茅根 60g，血草 20g，土茯苓 100g，墨旱莲 20g，地骨皮 15g，白前 15g。服药 2 剂后咳嗽咯痰愈。上方减佛耳草、平地木、白前，加紫荆皮、木蝴蝶、山萸肉各 15g，据证更方，治疗近 1 年后痊愈。

（四）降肺理气法医案举隅

赵玉庸医案：患者男性，51岁。初诊时间2009年3月15日。因气短、胸闷，肢体浮肿3年就诊。3年前因下肢水肿，查尿常规：蛋白（+++），24小时尿蛋白定量5.7g/d，血浆总蛋白49g/L，白蛋白28g/L，曾用激素治疗后好转。近几个月因劳累出现下肢浮肿，腹胀，在院外给予利尿剂及健脾利水中药治疗，无明显改善，现下肢水肿，气喘胸闷，腹胀满，不能平卧，尿少色黄，舌淡，苔白，脉弦细。B超提示腹部及胸腔积液。西医诊断为肾病综合征；中医诊断为水肿（饮停胸肺）。治以泻肺逐水，方用葶苈大枣泻肺汤合己椒苈黄丸加味。方药：葶苈子10g，花椒目10g，汉防己15g，大黄6g，桑白皮15g，杏仁10g，茯苓15g，猪苓12g，泽兰10g，冬瓜皮10g，生黄芪30g，大枣5枚。水煎服，每日1剂。患者服药3剂后，水肿减轻，尿量增多，胸闷、气短、腹胀满皆好转，之后以健脾益肾、活血通络方配合激素治疗1年余，病情稳定，指标转阴。

从肺论治还包括养肺滋肾法、祛风活血法等。肾病从肺论治，就是通过宣降肺气，通调水道，来达到祛邪外出，利水消肿目的；同时通过补益肺气，达到卫外坚固，有效的抵御外邪入侵的作用，有助于肾脏恢复封藏功能，减少精微物质下泄，从而减轻蛋白尿、血尿。现代研究也证明，从肺论治肾脏病不仅能够预防和控制感染、同时能抗变态反应，增加机体抗病能力，促进肾脏病理损伤的恢复。

（张守琳）

第六节　从肝论治法

肾脏疾病是由各种致病因素作用于肾导致肾脏功能失常及实质的损害。其临床表现多以水肿、蛋白尿以及溺毒内乱为特点，病机关键在于肾之藏精、泄浊，生血、主水功能失常所致。但其病变虽本于肾，又与肺、脾、肝、三焦、膀胱等功能失常密切相关。其中肝和肾乙癸同源，在生理上与肾协调互济，病理上相互影响，故肝之功能正常与否关乎肾脏病的发生、发展、预后、转归等全过程，因此，肾脏病从肝论治成为其临床上不可忽视的治疗方法。

一、肝之生理与肾病从肝论治

（一）肝主疏泄，调畅气机

肝主疏泄，是指肝具有疏散宣泄的功能，肝的疏泄正常，则气机的调畅，从而脏腑经络之气升降出入各得其常。如肺为水之上源而职司宣降，肺宣则水液之清者得以宣发布散，如雾露之溉，从而和调于五脏，洒陈于六腑；肺降则水液之浊者，随之下行经膀胱气化而为外出。而肺宣清降浊，有赖于肝气之疏泄以条达其中，肝失疏泄可导致肺气为之郁闭，以至宣降失常，水液停蓄而为肿；精微之气不能敷布而合污下行而导致蛋白尿。脾为制水之脏，其气以升为健，脾升则能升散布达水谷之津液、精微以营五脏六腑四肢百骸。然而脾之升从乎肝，肝失疏泄，则脾升之机为之壅滞，致使津液停聚而为水湿，精微不布，与水湿之邪合而下流为蛋白尿。肾为胃关，而司开阖，开则水湿溺浊为便为溺而不潴留为害，阖则先天、后天之精气得以封藏而不无故外泄。然而肾之开阖功能的正常发挥，有赖于肝之疏泄以斡旋其中，从而使其开阖有度，则精微物质贮留体内，水湿溺浊等排出体外。此外，肝之疏泄又有疏通三焦水道，通达经络气血的作用，肝失疏泄则易于导致三焦水道失于通调，经络气血不能畅通，从而出现邪水泛溢,肾络瘀阻等肾脏病常见证候。

（二）肝主升发,以气（阳）为用

肝为风木之脏,其气以升发畅达为和顺。《谦斋医学讲稿》云:"正常的肝气和肝阳是使肝脏升发和条畅的一种能力,故称肝用。"肝用升发有度,则有助于肺之宣降、脾之升清和肾之开阖功能的正常发挥。病者气逆阳亢或气虚用弱,从而出现肝之升发过亢或不及,皆可致使肺、脾、肾之气机升降出入失常,功能失职则可发生水肿、蛋白尿等。此外,肝之气逆阳亢,易于化火生风,风火上冲脑络;或肝火炽盛,既伤本体之阴,又耗肾中之水,以致肝肾阴虚,水亏火旺,化风上旋,皆可导致肝风内动证候。

（三）肝主藏血,精血互化

肝藏血,是指肝具有贮藏血液和调节血量的功能,从而人动则血行于诸经,静则归藏与肝。肝血旺盛则可下归于肾,肾"受五脏六腑之精而藏之"（《素问·上古天真论》）,以化生肾精;而肾精充足,水以涵木,则化为肝血,精与血可互相转化。《张氏医通》指出:"气不耗,归精于肾而为精;精不泄,归精于肝而化清血。"肝肾二脏精血同源,功能互济,从而使肾之作强有力,则无水肿、蛋白尿和肾性贫血之虞。肝藏血之"藏"又有约束、固摄、收摄之义,如《卫生宝鉴》云:"夫肝摄血者也。"肝藏血功能障碍,可影响血液之归藏,则外溢而为出血,其肾之络血失摄则见血尿。肝亏虚,则肝体失于柔和之性,则可导致眩晕欲仆,肢麻,抽搐等证。

（四）肝脉绕阴器,调控二阴

足厥阴肝经下起足大指丛毛之际,向上交出太阴之后,循下肢内侧中线上循股阴入毛中,环阴器,至少腹,其中阴器有排泄尿液之功。肾开窍于二阴,二阴的开阖启闭关乎于肾,而肝之经脉绕阴器,其经气之盛衰、通滞与前后二阴开阖的调控亦密切相关,如《灵枢·经脉》所云:"是主肝所生病者……狐疝遗尿闭癃。"孙一奎在《赤水玄珠》亦曰:"阴茎腿缝皆肝经络,肝肾主下焦,又肝主小便,使毒邪从小便中出,所治皆顺也。"指出前阴的排尿异常要从肝论治。因此,前阴排尿功能正常与否与肝、肾密切相关。临床上尿少、尿闭或小便失禁,既关乎肾,亦要乎肝。

二、肝之病理与肾病从肝论治

（一）疏泄失职

其证候多表现为疏泄不及和疏泄太过两大方面。由于肝以血为体,以气为用,故疏泄失职虽然是以气分病变为主,日久也可波及血分。

1. 疏泄不及　多因情志不畅或湿热之邪阻滞气机,使肝气郁结,木失条达,从而导致疏泄不及。临床上常表现为抑郁寡欢,意志消沉,胸胁苦满,脘痞纳呆,尿少浮肿,尿多浊沫之气分病变为主。也可气滞及血,导致肝经瘀阻而胁痛如刺,肾络不畅而见血尿和蛋白尿。

2. 疏泄太过　多因暴怒伤肝,肝之气机失和,横窜上逆而为患。临床表现以胀、闭、痛为特点,其病变多在肝之分野两胁及少腹处出现早且明显,由此上及胸膺颠顶,下及前阴。临床上除表现急躁易怒之精神症状外,常出现胸闷如窒,脘闷嗳气,呕恶纳呆、泻泄或大便不通,尿少尿闭及水肿等。若血随气逆而上涌下溢,则可出现颅脑出血和二便下血,尤以血尿为肾脏病常见症状。

（二）升发失常

其临床证候多表现为升发太过和升发不及两方面,与肝气和肝阳之有余和不足相关,前者多表现为升发太过,后者则为升发不及。

1. 升发太过　是由肾病日久而情志抑郁,郁久化火,或暴怒气逆,引动肝火,以致肝火上炎,而出现面赤目红,耳鸣闷胀等症。因肝热而阳升于上,风阳上冲于脑而出现眩晕、头痛且胀,肢体麻木等。肝气升发太过则肺布叶举,失于肃降,以致水泛高原;脾升太过,胃降不及,浊气不降壅塞中焦;以及肾气逆而上行,气化不及洲都,皆可导致水肿胀满诸症。

2. 升发不及　主要是肝气、肝阳不足,从而累及肝用,使肝气升发不及。多见于久患肾病,情志失畅,肝气消索,或肾病药用寒凉损伤肝气或肝阳。临床证候以肝寒木郁为特点,如《太平圣惠方·治肝虚补肝诸方》所说"肝虚则生寒,寒则苦胁下坚胀,寒热,腹满不欲饮食,悒悒情不乐,如人将捕之",视物不明,眼生黑花,口苦,头痛,关节不利,筋脉挛缩,爪甲干枯。喜悲恐,不得大息。诊其脉沉细而滑者,此是脏虚之候也。肝失升发,则肺、脾、肾之气亦失宣展,津液、精微不能升散布达,以致水湿内聚,精微下泄出现水肿和蛋白尿。

(三)藏血失司

其临床以肝血亏虚与血不归藏为特点。

1. 肝血亏虚　多见于肾病日久,正虚邪恋,热毒内蕴,耗损肝血肾阴,或蛋白尿久漏不止,肾精亏虚,精不化血,以及慢肾衰,溺毒内聚,呆胃滞脾,中焦不能生化营血。血藏于肝而行于诸经,以营五脏六腑,四肢百骸。肝血亏虚不仅不能养目、柔筋、营爪而见视物昏花,筋肉挛急,屈伸不利以及爪甲干枯脆裂等,亦可导致五脏六腑、四肢百骸皆失其所养而症见头眩,心悸,身倦乏力,肢体麻木,不耐劳作等。

2. 肝不归藏　是因血失归藏而外溢,而发生咯血,呕血,大便下血和尿血等。

(四)肝经湿热

感受湿热之邪,或恣食辛辣厚味,或恣饮酒醴,或郁怒伤肝,木郁土壅,木郁化火,土壅生湿,从而酿生湿热,湿热循肝经下行,浸淫及肾和肾窍,从而障碍肾气,阻滞肾络,壅塞肾窍,则见小便淋沥不畅,热涩刺痛、尿液混浊,或多浊沫及尿血等。

三、从肝论治肾脏病具体应用

(一)疏肝法

即疏理肝气法。是遵循《黄帝内经》"木郁者达之"而制定的治疗肝气郁结、疏泄失职病证的方法。肝喜条达而恶抑郁,疏肝之法重在顺应肝气升发条达之性,调畅气机,从而使五脏六腑,营卫经络,上下内外之气皆通利调顺。

初病邪在气分时,临床常用柴胡、香附、郁金、青皮等疏肝理气解郁之品,临床上常用柴胡疏肝散、金铃子散和逍遥散等。并可配合其他理气诸药,如以杏仁、桔梗宣降肺气,升麻、葛根升提脾气和乌药、小茴香疏调肾气等,以助三脏气机,而行其宣降、升散、气化行水之功。久病由气至血,因郁致瘀,波及血分时,常致肝、肾之络脉瘀滞,临床常配伍旋覆花、当归、川芎、桃仁、红花等化瘀通络。甚者可用水蛭、鳖甲、土鳖虫等虫类药疏通肝肾之络。

此外因为肝主生发敷布阳和之气,启迪宣畅诸脏生生之阳气。疏肝法可增强补气温阳类中药的功效,临床可用小剂量荆芥、羌活、防风等辛散温通药;少阳胆附于肝,与肝互为表里,疏肝法亦可疏利少阳和三焦,柴苓汤为临床常用。

(二)柔肝法

柔肝又称养肝,是补益肝血,滋养肝阴的方法。用于治疗肝血亏虚或肝阴不足,肝用失常的病证。诚如叶天士所言:"肝为刚脏,非柔润不能调和。""养肝之体,即可以柔肝之用。"(《临证医案指南》)常用的药物如当归、白芍、熟地黄、川芎、何首乌等。常用的方剂如一贯煎、四物汤加味。由于肝肾同源,精血互化,故在使用柔肝法时,要注意滋养肾阴,药用生地黄、熟地黄、女贞子、墨旱莲、山萸肉、枸杞子等,俾水能涵木,精能化血。

(三)泻肝法

即清泄肝火法,主要用于肝之疏泄或升发太过,以致肝气上逆,肝火炽盛以及肝经湿热等诸症。常用黄芩、黄连、栀子、夏枯草、龙胆草、芦荟、大黄等清泄肝火之药。常用方剂如龙胆泻肝汤、当归芦荟丸等。同时,临床上在使用泻肝法中要兼顾疏肝,尤当选用薄荷、柴胡、菊花、连翘等既能疏肝又能清肝的药物,使肝气条达,肝火则可轻宣而解。此外,使用泄肝法亦要重视活血化瘀,肝为藏血之脏,肝火炽盛,最易炼血为瘀,从而形成瘀热相搏肝、肾之络的证候,治疗可选用牡丹皮、赤芍、水牛角等既能清肝,又能化瘀之品,从而使郁热得泄,瘀血得消。

(四)平肝法

即平肝潜阳法,主要针对肝阳上亢、生风动血之证。临床常用羚羊角、牡丹皮、菊花、钩藤、石决明、白蒺藜、牡蛎等。临床上常见如《临证指南医案》所曰:"肝为风脏,因精血衰耗,水不涵木,木少滋荣,故肝阳偏亢。"或暴怒伤肝,肝之疏泄太过,升而无制,或情志不畅,久郁化火,皆可导致肝火炽盛,下汲肾水,上扰清空,而见肝风内动之证。临床上使用平肝法要兼顾以下几方面,一是肝体阴用阳,肝体有赖肾水滋养,若肾阴不足,则肝阳易动,肝阳易亢。故要配以滋补肝肾阴血之药物,以肝肾同滋。二是柔肝以缓肝之急,多用甘味药,取"肝苦急,急食甘以缓之"之意,配以酸味药敛肝,多用于肝气失疏、气机上逆之证。三是疏肝以理肝用,使肝气条达而无抑郁,自无气逆火动之弊。四是泻肝以绝肝之火,使肝火得泻,则无火动生风之虞。

(五)暖肝法

即暖肝散寒法,用于治疗肝寒木郁,肝气失升之证。临床上常选用暖肝散寒行气的药物如吴茱萸、小茴香、荔枝核、橘核等。常用的方剂如暖肝煎、橘核丸等。由于寒易滞气,在选用暖肝法时,尤当伍以乌药、香附、桂枝等辛散温通之行气药物。寒易凝血,亦应配合川芎、三棱、莪术等辛通温化之活血化瘀药。

(刘玉宁)

第七节　活血通络法

活血通络法是针对络脉瘀阻证而制定的治疗方法,是活血化瘀法的重要组成部分。肾络瘀阻是肾小球疾病中最为常见的病理类型,贯穿于肾小球疾病发生、发展的全过程。临床上肾络瘀阻可导致肾之气化功能失常,肾关开阖启闭失调,瘀久则成积,从而造成水湿内聚、精微失摄和溺毒潴留,出现血尿、蛋白尿和水湿、溺毒停聚等一系列临床症状。在肾脏病的治疗上活血通络法能够改善肾络瘀阻的病理状态和由此所产生的诸多临床表现,对稳定和逆转病情具有较大的意义。现代医学研究发现,活血通络法能够调整机体的免疫功能紊乱,改善肾微循环和高凝状态,减轻血小板聚集,增加纤溶活性,从而有助于免疫复合物的消除和增生性病变的转化与吸收,促进已损伤组织的修复。

一、活血通络法的源流

活血通络法作为络脉瘀阻证的治疗大法,受到历代医家重视,并得到不断丰富和发展。《黄帝内经》提出"刺留血""血实者易决之"之治法治疗络脉瘀血证,多采用缪刺、推拿、按摩等外治的方法以清除瘀血,疏通络道。

汉代张仲景在《伤寒杂病论》中提出"营卫不通,血凝不流"的络脉瘀阻之病机,开辟了用药物辨治络脉瘀阻证之先河,总结出一系列活血通络的治疗方剂,如旋覆花汤、鳖甲煎丸、大黄䗪虫丸、抵当丸及汤、下瘀血汤等,最先运用虫蚁通络药物以搜剔络邪,逐瘀通络,并习以酒助其药效。

清代叶天士创造性地继承和发扬了《黄帝内经》和《伤寒杂病论》的成果,并结合临证经验形成了自己独特的学术理论,他认为"久病气血推行不利,血络中必有瘀",并在《临证指南医案》中明确且深入细致地叙述了络病的特点,如"经主气,络主血","初为气结在经,久则血伤入络","百日久恙,血络必伤","初为湿热在经,久则瘀热入络","凡人脏腑之外,必有络脉拘绊,络中乃聚血之地",指出了瘀血与络病密切相关。在治疗上对仲景运用虫类通络药反复玩味,颇得其奥旨,云"考张仲景于劳伤血痹诸法,其通络方法,每取虫蚁迅速飞走诸灵,俾飞者升,走者降,血无凝著,气可宣通,与攻积除坚,徒入脏腑者有间",并在临床上大加发挥。同时,在继承张仲景络病用药特色的基础上,提出了"络以辛为泄"的学术观点,创辛味通络之大法,运用辛温通络、辛润通络、辛香通络以及辛甘通补等诸法治疗络脉瘀血证,为后世对活血化瘀通络疗法的研究与运用提供了重要的借鉴。

二、肾络瘀阻证的机制探讨

肾络指包括弓形动脉在内的小叶间动脉、入球小动脉、肾小球毛细血管网等。肾络气血运行特点为血流缓慢、面性弥散、末端连通、津血互换、双向流动。津液与血液俱为有形流动的液体,津液进入血液则成为血液的组成部分,血液渗出脉外则成为津液,这种津血互换的过程是在肾络的终端孙络及其循环通路缠绊之间完成的,孙络及其缠绊作为血液流通的最小功能单位颇类似现代医学的微循环,微循环是血液和组织液(津液)之间物质交换的场所。

肾络之体细多歧,络道狭窄,决定其络中的气血常较经脉为少,当经中气血稍有亏耗,而络中气血就显见不足,故易见络虚失荣的虚证。临床上可因气(阳)虚则血行迟缓,阴(血)亏则血黏行涩,阳虚则血寒凝滞而导致络道瘀阻不通。络虚之处便为容邪之所,病邪入潜肾络,其外感、内生之邪混处络中,风、火、痰、湿、瘀相互攀援,结成巢穴,导致络血失畅,络气受阻,渐至气滞血瘀,肾络痹阻,络道不通,日久则络息成积,酿成肾微癥积证,皆可视为肾之血瘀络阻之候。

现代医学研究发现,由免疫介导的肾小球疾病,常可导致肾小球内免疫复合物沉积,补体活化,激活因子XII,进一步启动凝血系统,将凝血酶原活化为凝血酶,使纤维蛋白原形成可溶性纤维蛋白,造成肾小球基底膜损伤,同时又能激活纤溶酶,从而使纤维蛋白(原)逐级裂解为纤维蛋白降解产物。免疫复合物还可诱导血小板聚集,引起由血小板介导的纤维蛋白沉积。血小板又可释放出各种生物活性物质,如血小板活性肽等,导致肾小球基底膜的损伤加重。研究证明,各种不同类型的肾小球疾病患者体内存在着不同程度的高凝状态,其程度与肾脏病变的严重性和活动性相平行。鉴此,中医活血通络法作为贯穿肾脏病治疗始终的

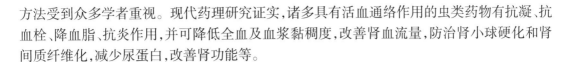

方法受到众多学者重视。现代药理研究证实,诸多具有活血通络作用的虫类药物有抗凝、抗血栓、降血脂、抗炎作用,并可降低全血及血浆黏稠度,改善肾血流量,防治肾小球硬化和肾间质纤维化,减少尿蛋白,改善肾功能等。

三、活血通络法的具体治法

活血通络法之一法之中内寓多法,或益气,或滋阴,或温阳,或行气,或搜风,或解毒,或利水,或消积等不一而足。正所谓"一法之中,八法具焉,八法之中,百法具焉"(《医学心悟》)。故临床上务求精准辨识,恰当用药,方能取得佳效。

1. 益气活血通络法　益气活血通络法主要用于慢性肾脏病之气虚血瘀络阻证。中医认为"气为血之帅",气有统摄和推动血液在肾络中正常运行的作用。如气虚鼓动无力则血行迟缓或壅塞不通;统摄无权则血溢络外,反压迫络道,均可导致肾络气虚血瘀证,如《灵枢·经脉》曰:"手少阴气绝则脉不通,脉不通则血不流。"又如《读医随笔》所云:"气虚不足以推血,则血必有瘀。"

气虚血瘀络阻证的形成是以气虚为始动因素,是由肾脏病经久不愈或调摄失宜导致肾气亏耗所致,以神疲乏力、少气懒言、腰膝酸软、舌淡脉弱为临床特点,所以益气活血通络法中以益气为该治法的重中之重,在临床上要首推清代名医王清任的补阳还五汤,该方是以补气之上品黄芪为主药,且原方中用量大至四两,成为其组方最大特点,配合当归尾、赤芍、川芎、桃仁、红花、地龙等活血化瘀通络药,药量皆在一至二钱之中。正所谓欲行有形之血,先补无形之气。

2. 滋阴活血通络法　滋阴活血通络法主要用于慢性肾脏病之阴虚血瘀络阻证。血本属阴,又需要津液渗灌充养,故津液是血液的重要组成部分,诚如《黄帝内经素问集注》所云:"水入于经,其血乃成。"因此,"津液和调"是保证血液在经脉中运行充盈流畅的重要条件。若阴虚津亏,最易导致血液浓、黏、聚、凝,而表现为中医所谓阴虚血瘀证。

肾脏病的阴虚血瘀络阻证是以阴虚为本,血瘀络阻为标,常由肾脏病久病伤阴或过用温燥,久用渗利之药所致。临床表现为身热颧红、口干咽燥、眩晕耳鸣、舌红苔少或无苔、脉细数等。治疗当以养阴生津为主,佐以活血通络。临床上可在六味地黄丸、二至丸等滋肾养阴方基础上,配伍具有凉血活血通络的赤芍、丹参、紫草、生蒲黄、泽兰、益母草、地龙等中药,以收阴充血活络畅之功。

慢性肾脏病又可常见气阴两虚血瘀络阻证,其血瘀络阻证的形成是由气虚血行无力,阴虚血少行涩,络道不畅所致。临床上是以气阴两虚为本,血瘀络阻为标。治疗重在益气养阴,伍以活血化瘀。其常用药可在上述养阴活血药基础上加人参、黄芪等益气之品,共奏益气养阴、活血化瘀通络之功。

3. 温阳活血通络法　温阳活血通络法主要用于慢性肾脏病之阳虚血瘀络阻证。由于阳虚则寒,而寒主收引,具有阴凝之性,故"血受寒则凝结成块"(《医林改错》)而出现临床上的阳虚血瘀络阻证。

肾脏病的阳虚血瘀络阻证亦应以阳虚为最大关切,常由肾脏病久延伤阳或过用寒凉之药所致。临床表现为畏寒肢冷,腰膝冷痛,浮肿尿少,或小便清长,舌质淡苔白滑,脉沉迟。治疗当以温补阳气为主,佐以活血化瘀通络。临床上可在桂附地黄丸、左归丸等温肾助阳方基础上,参以具有辛散温通作用的活血化瘀药,如川芎、三棱、莪术、香附、山楂等。

4. 行气活血通络法　行气活血通络法主要用于慢性肾脏病之气滞血瘀络阻证。"气为血之帅",血之运行有赖于气之推动,故"血者依附气之所行也,气行则血行,气止则血止"(《医林绳墨》)。气有一息不运,则血有一息不行。临床上若气机不畅,郁滞不行则血为之行涩,从而出现气滞血瘀络阻证。反过来,"血为气之母",气由血载,瘀血既成又可加重气滞,在病理上互为因果,相互影响。

气滞血瘀络阻证,是以气滞为其主因。肝主疏泄,有调畅气机之功,而本病的气滞多因大病、久病导致情志不畅,郁怒伤肝所致。临床常见胸胁、脘腹胀闷疼痛,时轻时重,病情随情绪波动而增减,嗳气,善太息,腹中痞块聚散无常,得嗳气或矢气则减,舌苔薄,脉弦等。故疏肝行气是治疗气滞血瘀络阻证的重要方法。临床上亦需结合气滞血瘀络阻证所兼夹的寒、热证候,偏热者选用疏肝行气药中性偏凉的柴胡、川楝子、郁金等,偏寒者选用性偏温之佛手、青皮、枳壳等,无寒热偏倚者选用性平之香附、香橼等。活血化瘀通络药宜选川芎、三棱、莪术、香附等既能活血化瘀通络,又能行气开郁通络之药。

5. 搜风逐瘀通络法　搜风逐瘀通络法主要用于慢性肾脏病之风伤肾络、络脉瘀阻证。由于风为百病之长,善行数变,无孔不入,故有贼风之称。在慢性肾脏病发生、发展的过程中,外感、内生之风均易于窜入络道,阻滞络气,障碍络血,并与络中瘀血相互攀援,结成巢穴,盘踞络中,常常不易为一般药物所剔除。

由于外风窜入肾络,络脉瘀阻者,常伴有皮肤痒疹此起彼伏,或肢体关节游走疼痛以及时有恶风等临床表现,内风多由肝阳化风、热盛或痰、瘀生风等所形成。临床常见眩晕、头摇、肢颤、筋惕、肉腘等症状。外风入络,肾络瘀阻者,当用能深入络道的虫、藤类药,深搜细剔肾络之伏邪,祛风逐瘀以使病趋缓解。如虫类药之蝉蜕、僵蚕、露蜂房、乌蛇、白花蛇等,藤类药之络石藤、鸡血藤、鸡矢藤、海风藤、雷公藤、忍冬藤、青风藤等。内风动络者,可与钩藤、夜交藤、地龙、僵蚕、全蝎、蜈蚣以平肝息风,逐瘀通络。

6. 活血利水通络法　活血利水通络法主要用于慢性肾脏病之血瘀水停络阻证。血液和津液同源于水谷精微,在运行输布上相辅相成,相互交会,共同发挥其对身体的滋养濡润作用。在生理上,津可入血,以致"津液和调,变化而赤"是为血;血可成津,从而"血得气之变蒸,亦化而为水"(《血证论》)。在病理上,血与津液又互相影响,如《血证论》所云"血与水,上下内外,皆相济而行","病血者,未尝不病水,病水者,亦未尝不病血也"。故临床上,"孙络外溢,则络有留血"(《素问·调经论》)以及"瘀血化水,亦发水肿"(《血证论》)是血病及水,而水湿停聚又可导致血行不畅,是水病及血。临床亦可见到水泛成痰,而导致痰、瘀、水互结,肾络不通的证候,痰、瘀、水皆为络中气血津液运行不畅,互相搏结、互相转化而生。

慢性肾脏病的肾络血瘀水停证是以水肿经久不愈,肢体肿重,肿处皮肤青紫晦暗,唇舌青紫或有瘀斑块,脉涩为特点,药可选用既有活血通络,又能利水之泽兰、益母草、王不留行、水蛭、蟋蟀等。对于痰水瘀血互结,络道不畅者,可选用地龙、僵蚕、水蛭等药。

7. 凉血活血通络法　凉血活血通络法主要用于慢性肾脏病之瘀热络阻证。慢性肾脏病的发生、发展与热伤肾络,络脉瘀阻极为相关。热毒窜入肾络,烧炼络血,或瘀血久滞肾络,蕴郁化热,以致瘀热相搏,进而灼伤络体,鼓荡络血,迫血妄行,可导致血尿,甚者表现为肉眼血尿。

凉血活血通络法应以选用清热凉血药最当紧要,可选用水牛角、生地黄、玄参、大青叶等药以收热清血宁之功。若热毒较重者,则可用大剂清热解毒药,如大青叶、连翘、紫花地丁、蒲公英、千里光等。本法所用活血化瘀药宜选用兼清热凉血之品,如牡丹皮、紫草、丹参、赤芍、郁金、凌霄花、鬼箭羽等。而兼具解毒凉血通络之功的药物,如忍冬藤、络石藤、大血藤、地龙、僵蚕等更当首选。瘀毒盘结日久形成干血者,可配伍穿山甲、水蛭、土鳖虫等破血散结通络药。

8. 化瘀消积通络法　化瘀消积通络法主要用于慢性肾脏病之血瘀络积证。在临床上,由于络脉空虚而外感、内生之邪混居络中,导致络脉瘀阻,瘀血久不消散则息以成积。在络积形成过程中,瘀血是其重要病理基础。诚如《血证论》所云:"瘀血在经络脏腑之间,则结为癥瘕。"《医学传灯》亦指出:"血之所积,因名曰积。"此积一经形成,则决不可与瘀血混为一谈,而是独立于瘀血之外的病理产物,是一种"上下有所终始,左右有所穷处"(《难经·五十五难》)的实质性肿块,并可通过肾组织病理学检查而显现出来。构成肾积的主要成分为细胞外基质或纤维蛋白成分。在肾脏病理上表现为肾小球的节段性或球性硬化,间质纤维化以及纤维化的新月体等。

化瘀消积通络法的临床运用重在体现瘀、积共治之法,本法是对吴昆《医方考》"用三棱、鳖甲者,支癥瘕也……用水蛭、虻虫者,攻血块也"之发挥,吴氏之"支癥瘕也"意在攻积,而"攻血块也"即为化瘀,从而构成瘀、积并治之法。临床上我们常用辛以散结之三棱、莪术,咸以软坚之鳖甲、穿山甲以破积;用水蛭、虻虫、地龙、全蝎、僵蚕、蜈蚣以逐瘀,以收瘀化积破、恢复肾络通畅之功。

四、活血通络法的临床运用

在临床上,慢性肾脏病要重视活血通络法的运用,并把其作为贯穿肾脏病治疗始终的大法,同时还要审证求因,对因论治,注重把握本法中和、活、化、破的分层运用。在药物选择上要抓住"入络"和"通络"两大用药之关键。

1. 活血通络,贯穿始终　肾络瘀血证是肾脏疾病的重要病理产物和致病因素,其与肾脏病的发生、发展和反复发作,迁延不愈有着重要的联系,临床上肾病久而常发,必有络中聚瘀,故活血化瘀通络法在治疗肾脏疾病中至关重要,且当贯穿其治疗始终。诚如《血证论》所云:"一切不治之证,总由不善去瘀之故。"

2. 审证求因,对因论治　"审证求因,对因论治"是中医治疗疾病所应遵守的原则,故在肾之血瘀络阻证的治疗上,也应辨识其形成的原因,以对因治疗为治法之要务。因实致血瘀络阻者,当先去其实,因虚致血瘀络阻者,当先补其虚。如因于寒者当温而活之,因于热者当凉而散之,因于滞者当疏而通之,因于气(阳)虚者当补而推之,因于血(阴)虚者当养而滋之。谨守《素问·至真要大论》"必伏其所主,而先其所因"之说,有因当先平。

3. 和、活、化、破,分层施治　临证治疗肾脏病,既要敢用活血化瘀通络之法,又要善用活血化瘀通络法,应在辨血瘀络阻之新久浅深,辨体质之盛衰强弱处着手,恰当运用和血通络、活血通络、化瘀通络和破血通络四法,从而避免药未到位,或药过病所。因此,在临床上,血瘀络阻轻者,临床表现以血液黏稠度高,络中气血运行缓慢为特点者,以和血、活血为治。"和"有调和之意,是通过补气、行气、养阴、温阳等诸多方法,以调和气血阴阳的关系,恢复血液在络道中正常的流动状态。如黄芪、党参补气以和血,当归、白芍养血以和血,生地黄、北沙参滋阴以和血,附子、桂枝温阳以和血,香附、川芎理气以和血等。和血也可作为血瘀络阻证不同阶段的治疗方法。"活",《说文解字》释为"水流声"。活血通络法是指恢复血液活力和改善血液流动状态。可小剂量使用桃仁、红花、丹参、蒲黄、五灵脂、益母草、泽兰等活血化瘀药和桂枝、细辛、降香、檀香、薤白、乳香等辛味通络药,以复血液流动之常。病久瘀重者,临床表现为肾之络体内有血栓形成或某一段络道血流不通畅,也可是血溢络外不能及时消散而出现瘀血块,当以化瘀通络为治,"化"有溶解消散之意,从而使血栓溶解,血脉通畅,血块消散。临床上可大剂量使用桃仁、红花、丹参、蒲黄、五灵脂、益母草、泽兰等活血化瘀药,尤当选用虫、藤类化瘀通络药物,如鸡血藤、大血藤、水蛭、虻虫、土鳖虫、地龙、僵蚕、全蝎、蜈蚣等。病深瘀结者,临床表现为肾络瘀滞不通,日久息以成积者,以破血通络为治。"破",《说文解字》言"石碎也"。破血通络是指使瘀久之干血破碎,坚硬之结块消散,从而使络道通畅。药用三棱、莪术、土鳖虫、水蛭、虻虫等辛以散结、咸以攻坚等作用较为峻猛的破血逐瘀通络药,并配合鳖甲、龟甲、海藻等软坚散结通络药。

4. 用药之长,重在入络、通络　治疗肾病之血瘀络阻证,在用药特色上,当以入络、通络最为紧要。

(1)辛味通络:辛味药辛香走窜,能散能行,长于深入肾络,以疏通络道。辛味药为叶天士治疗络病之常用药,并发"络以辛为泄""攻坚垒,佐以辛香,是络病大旨"之说。邪结肾络中之隐曲之处,非一般药物所能及,而辛味药长于走窜入络,可引其他药物达于络中而行其功用,既能疏通络道,又能透达络邪使其外出。若络气郁滞,络血不畅者,常用辛香通络之降香、麝香、檀香、乳香、苏合香、安息香、龙脑香等。若寒凝脉络,血行迟缓者,常用辛温通络之桂枝、薤白、细辛等。若络血(阴)亏虚,血瘀络阻者,当以辛通柔润药物,如当归尾、鸡血藤、桃仁等。若络气郁闭,络血瘀阻者,当选辛窜通络之麻黄、川芎、旋覆花等药。

(2)虫类通络:虫类药具有血肉之质,动跃攻冲之性,体阴用阳,最擅深入肾之络道中,搜剔络中伏邪以松透病根,从而使"血无凝滞,气可宣通",藉其入络、通络之功而发挥其治疗肾络血瘀络阻之长。络病之初,络血不畅、络气郁闭较轻,味辛之草木类药尚能奏功,而久病久瘀,络气郁闭较重者,草木类药物鲜可奏效,则必借虫类通络药以收其功。诸虫类药除以活血通络为见长外,或可补人体气、血、阴、阳之虚,如海参、蛤蚧、蚕蛹等,即使是一些长于攻毒散结、息风止痉、清热化痰、化瘀通络、软坚破积的虫类药物,如全蝎、蜈蚣等,其补益作用也不可小视。诸多虫类药物均含有丰富的蛋白质、人体所必需的多种氨酸基酸以及微量元素铁、锌、锰、钙、镁等。长于解毒攻毒,如蝉蜕、僵蚕、全蝎、蜈蚣等,不论是风毒入肾,或慢性肾脏病合并有疮疡肿毒、皮肤疥癣,痰核瘰疬均可用之。长于入络搜风,如全蝎、蜈蚣、地龙、蝉蜕、露蜂房、乌梢蛇、白花蛇等,不论是外风中络还是内风暗动皆可治之。长于软坚消积,水蛭、僵蚕、土鳖虫、地龙等,对有痰瘀互结之癥积者可选用之。

(3)藤类通络:藤类药以其"藤蔓之属,皆可通经入络"(《本草汇言》)之性,而具有良好的活血化瘀通络之功用,常用于治疗各类肾脏病之血瘀络阻证。但藤类药物又各有所专攻,故临证时要把握共性,兼顾个性而辨证选用。如外风伤络者,可与络石藤、鸡血藤、海风藤、雷公藤、忍冬藤、青风藤等祛风通络;内风动络者,可予钩藤、夜交藤等平肝息风;络脉虚损者,可予首乌藤、鸡血藤等滋养络血,鸡矢藤,温补络气;毒损肾络者,可予络石藤、忍冬藤、大血藤等清热解毒;络息成积者,可予络石藤、青风藤、海风藤、宽筋藤等化积通络。

(4)络虚通补:络脉为气血汇聚之处,络病日久,营卫失常,气血阴阳不足,气虚络失充养,阳虚络失温运,血亏络失荣濡,阴虚络失滋养。气血阴阳不能温煦渗灌肾络,临床常见气虚鼓动无力则血行迟缓,阴(血)亏则络血黏滞而血行不畅,阳虚则络寒血凝则血滞不通,均可导致肾络之血瘀络阻。故当以益气充络、滋阴养络、温阳煦络之品,以补药之体而作通药之用,如能选用补通兼备之品,则络虚通补之功更佳,如鸡矢藤、参三七补气通络;首乌藤、鸡血藤滋阴通络;当归、桃仁、鹿角胶、紫河车、猪羊脊髓等温润通络。

（刘玉宁）

第八节 中医饮食疗法

一、肾脏疾病饮食疗法的指导原则

1. 平衡膳食 在适当限制蛋白质摄入的同时,需要保证充足的能量供应,选择多样化和营养结构合理的食物,以利于机体合理利用。

2. 合理计划餐次及能量的分配 定时定量进餐,早、中、晚三餐的能量分别占总能量的20%~30%、30%~35%、30%~35%。

3. 饮食疗法个体化

（1）少量蛋白尿和单纯性血尿,且肾功能正常的患者,可不做严格的饮食控制,或适当减少蛋白质和盐类的摄入。

（2）有水肿和/或高血压的患者,应该控制水和钠盐的摄入。如果伴有心力衰竭或严重高血压,则更应严格限盐。

（3）肾功能异常患者,以进食优质蛋白为宜,摄入量根据病情和肾功能决定。

二、中医饮食疗法的具体运用

传统医学认为饮食疗法是根据食物的偏胜来纠正机体阴阳气血的失衡,从而使人体达到阴平阳秘。中医学在水肿、关格、尿血、虚劳、淋证、癃闭等疾病治疗方面积累了丰富的临床经验,其中饮食疗法颇具特色。结合时振声教授治疗肾病经验,对常见肾脏疾病的中医饮食治疗归纳如下:

1. 急性肾小球肾炎:

（1）热量:保证充足的热量,每日应供应 1 500~2 000kcal。

（2）蛋白质、碳水化合物和脂肪:早期要严格限制蛋白质的摄入,为 0.5g/（kg·d）,以优质蛋白质为主,推荐鸡蛋、牛奶、鱼、瘦肉。病情好转后可逐渐增加至 1g/（kg·d）。热量提供以碳水化合物为主,脂肪宜少,尤其是动物脂肪。

（3）水和钠盐:若出现水肿、高血压时,需严格限制水和钠盐。每日进水量为前日尿量加 500ml,但应限制在 1 000ml 以内。氯化钠≤3g/d。

（4）其他:出现少尿甚或无尿时,应限制钾的摄入,如忌吃海带、紫菜、蘑菇、西瓜、香蕉、橘子、菠萝、芒果、香瓜、枣等。

（5）食疗方法

1）鲫鱼（鲤鱼）汤:鲫鱼（或鲤鱼）健脾行水。以鲫鱼（或鲤鱼）1 条,砂仁、白蔻仁各6g 纳入鱼腹内,不放盐,加水蒸、煮均可。有利尿消肿之效。

2）白木耳黄花汤:白木耳可益胃和血、降压、减少血尿,黄花菜明目养血。用白木耳、黄花菜各 30g,水煎服。

3）浮萍黑豆汤：取黑豆 50g、鲜浮萍 100g 同煮取汁,可饮汁吃豆。有清热、祛风、行水之功,适合风热型急性肾炎患者。

4）葱白灯心丝瓜汤：葱白通阳利水,灯心草利尿通淋、清心降火,丝瓜清热解毒。用灯心草 10g、葱白 1 段、丝瓜 150~200g,水煎,去渣饮汤,或代茶饮。

5）茅根赤小豆粥：取白茅根 50g,加水煎煮取汁,用此汁同赤小豆 30g、大米 100g 煮粥。有健脾、利湿、消肿之功,适用于心烦口渴、血尿等症状的急性肾炎患者。

6）芹菜汁：取鲜芹菜 500g,捣烂取汁,温开水和服。有清热、平肝、利水之功。

7）西瓜汁：西瓜利水消肿、清热除烦,有天然白虎汤之称。用西瓜肉捣汁,每服 100~200ml,每日 2~3 次。

8）冬瓜薏苡仁饮：冬瓜利水消肿,薏苡仁健脾利湿。取冬瓜 250g,薏苡仁 60g,水煎代茶饮。

9）茅芦竹叶饮：茅根凉血利尿、芦根清热利尿,竹叶清热宣散,用茅根、芦根、竹叶各 30g,水煎代茶饮。共奏清热解表、利尿消肿之效。急性肾炎属风水风热型者适用。

10）紫苏葱白饮：紫苏宣肺散寒,葱白通阳利水,玉米须利水消肿。用紫苏叶 10g,葱白 1 段,玉米须 60g,水煎代茶饮。有利尿消肿、解表散寒作用。急性肾炎属风水风寒型者适用。

11）玉米须水：用玉米须 30g（鲜品 60g）水煎,代茶饮。

2. 慢性肾小球肾炎

（1）热量：以维持正常体重为原则,成人每日 2 200~2 400kcal。

（2）蛋白质、碳水化合物和脂肪：尿蛋白流失量在 1~3g/d,且无明显水肿和高血压的,可以普通饮食,蛋白质的摄入量为 0.8~1.0g/（kg·d）。优质蛋白要求达到 35%~50%。如果尿蛋白流失量大于 3g/d,参考肾病综合征的要求。对于合并有高血压、脂质代谢紊乱的患者要减少动物脂肪的摄入。

（3）水和钠盐：浮肿和高血压患者要限制水分,每日 1 000~1 500ml,氯化钠≤3g/d。

（4）其他：高血钾和尿量在 1 000ml 以下时应低钾饮食。宜多吃富含 B 族维生素和维生素 C 的食物。

（5）食疗方法

1）猪肚车前薏苡仁汤：以猪肚 300g,车前草 30g,薏苡仁 20g,赤小豆、益母草各 15g,加水炖煮后,去掉诸药,加少许盐食用。有健脾利水之效。

2）参芪芡实猪腰汤：以猪腰 1 个,党参、黄芪、芡实各 20g,共煮汤食用。适用于慢性肾炎恢复期及脾肾气虚患者。

3）赤小豆冬瓜乌鱼汤：以黑鱼 1 条,与冬瓜（连皮）500g、赤小豆 60g、葱头 5 枚同煮,不加盐。有健脾、利水消肿之功。

4）青头鸭汤：鸭肉滋阴补血、利尿消肿。取青头鸭 1 只,与萝卜、冬瓜各 120g 同煮,空腹食用。有滋阴清热、渗湿消肿之功。

5）黄芪乌鸡汤：黄芪益气健脾、利水消肿,乌鸡滋阴补肾,富含必需氨基酸。取乌鸡 1 只,将黄芪 50g 放入鸡肚内,隔水炖熟。有温中益气、健脾利水之功。

6）黄芪炖甲鱼：甲鱼有滋肾养阴、补虚养血的功效。用甲鱼 1 只,与黄芪 60g 加水同煮,可分 2~3 天服。适用于慢性肾炎气阴两虚患者,能提高患者血浆蛋白水平、降压、利尿。

7）党参山药汤：以党参 15g,山药、荸荠各 30g,大枣、山楂、玉米须各 15g,诸药同煮,滤渣留汁。有健脾利水之效。

8）大蒜鸭：取青头鸭 1 只，肚内填入大蒜 4~5 枚，不加盐，煮至熟烂。有温中补虚、扶阳利水之功。

9）虫草炖老鸭：冬虫夏草益肺补肾。以老鸭 1 只，用冬虫夏草 15g 放入鸭腹内，加水炖烂，可分 3~4 天服。有提高血浆蛋白水平、利尿消肿作用。

10）三皮保肾粥：取冬瓜皮、西瓜皮各 50g，陈皮 30g，加水煎煮，滤渣留汁，再加入薏苡仁 100g 煮成粥状。有行气利水之功。

11）荠菜粥：荠菜清热止血，以荠菜 60g，切碎，与粳米同煮成粥。可止血尿，也能降压。

12）西瓜翠衣汤：西瓜翠衣清热解毒、利尿消肿。取西瓜翠衣 10g、白茅根 30g（鲜品 60g），同煎，连服 7 日，有清热凉血、减轻血尿及降压作用。

13）豆汁饮：取黑大豆、绿豆、赤小豆、生薏苡仁各 30g，蒜头 10 枚，麦麸（布袋包）60g，共入水熬煮熟烂，喝浓汁。有开胃利水消肿之功。

14）菊楂决明茶：菊花清肝明目，山楂活血化瘀、降脂消食，决明子清肝明目、降脂润肠。以菊花、生山楂各 30g，决明子（打碎）10g 同煎，去渣代茶饮，有降压降脂、减少尿蛋白的功效。

15）代茶饮：以布渣叶、茅根、糯稻根、玉米须各 15g 同煎，可加强利水作用。

3. 肾病综合征

（1）热量：保持正氮平衡，以 35kcal/（kg·d）为宜。

（2）蛋白质、碳水化合物和脂肪：《日本临床实践指南：肾病综合征》推荐：微小病变型肾病综合征患者蛋白质摄入量为 1.0~1.1g/（kg·d），其他肾病综合征患者摄入量为 0.8g/（kg·d）。脂肪占总热量的 30% 以下，胆固醇摄入应每日 200mg 以内为宜。

（3）水和钠盐：每日进水量为前日尿量加 500ml，一般在 1 500ml 以内；氯化钠≤2g/d。

（4）食疗方法

1）冬瓜腰片汤：以猪腰 1 副，与薏苡仁、黄芪、怀山药各 9g，冬瓜 250g，香菇 5 个，同煮喝汤。有益气祛湿、利尿消肿之功。

2）黄芪炖母鸡：母鸡益气养血、健脾补虚。以嫩母鸡 1 只（约 1 000g），纳黄芪 40g 于鸡腹中，分数次食肉喝汤。可提高血浆白蛋白，利水消肿。

3）山药枸杞炖鸡：公鸡温补脾肾。以鸡肉 75g，同山药和枸杞子各 15g、当归 10g、生姜 2 片和大枣 2 枚同煮，盐适量，炖熟食用。有健脾利湿、活血养血之功。

4）黄芪鲤鱼汤：以鲤鱼 1 条（250~300g），生黄芪 30g，赤小豆 30g，莲子肉 30g，砂仁 6g，生姜 30g，葱白 30g。上药同煮，吃鱼喝汤。该方具有健脾益气利水消肿，提高血浆白蛋白之功。

5）鲫鱼赤豆汤：以鲫鱼 1 条，同赤小豆 50g 炖汤，还可加冬瓜皮 60g，苏叶 10g，不放盐，连服数日，可使水肿消退。

6）鲫鱼冬瓜汤：以鲫鱼 1 条，同冬瓜皮 60~120g 炖汤，不放盐。有利水消肿之功。

7）砂仁蒸鲫鱼：用鲫鱼 1 条，将砂仁 6g、甘草末 3g 纳入鱼腹，清蒸，不放盐。砂仁行气调中、和胃醒脾，甘草和中补脾，该方有温中益气利水之功。

8）清炖甲鱼：用甲鱼 1 只，清炖不放盐，吃肉喝汤，可提高血浆蛋白水平，亦可利尿消肿。

9）薏苡仁冬瓜皮当归汤：以薏苡仁 30g，同当归 10g、冬瓜皮 30g 同煮，取汁食之。有养血活血,利尿消肿之功。

10)薏苡仁绿豆粥:以生薏苡仁、赤小豆各 30g,绿豆 60g 共煮为粥。有清热祛湿之功。

11)黄芪山药粥:以炙黄芪 40g,与山药、茯苓各 20g,莲子、芡实各 10g,共煮为粥。有益气固精、健脾化湿之功。

12)赤小豆山楂粥:以赤小豆 30g,与山楂 15g、粳米 50g 同煮食。有活血利湿降脂之功。

13)山药枸杞薏苡仁粥:以山药、薏苡仁、枸杞各 30g,粳米 50g,煮粥食之。有滋阴补肾之功。

14)灯心花鲫鱼粥:以鲫鱼 1~2 条,灯心花 5~8 把用纱布包好,与白米 30g 同煮成粥。有清热利尿消肿之功。

15)郁李薏苡仁粥:以郁李仁 50g 水煎去渣取汁,入薏苡仁 50g,同煮成粥。有健脾化湿,通利二便之功。

16)玉米须路路通汤:以玉米须 150g,路路通 20g 煎汤代茶饮。有活血通络,利尿消肿之功。

4. 慢性肾功能不全 要点为三低二高—"三低"指低蛋白、低磷、低脂,"二高"指高热量、高必需氨基酸。

(1)热量:要保持充足的热量,以维持正常体重为原则。

(2)蛋白质、碳水化合物和脂肪:以优质蛋白质为主,推荐非透析患者蛋白摄入量为 0.6~0.8g/(kg·d),且应限制在 40g/d 内。碳水化合物以蛋白质含量低的淀粉类食品为首选。脂肪宜少,限制动物脂肪,宜用植物油。

(3)水和钠盐:若存在浮肿、心力衰竭、高血压时,水分"量出为入",为前日尿量加 400~500ml。氯化钠≤3g/d,但如果出现低钠血症,则不宜限钠。

(4)其他:随着肾功能的持续减退,需严格限制钾、磷的摄入。

(5)食疗方法

1)甘蔗止呕汤:葡萄根利尿。先将葡萄根 50g 水煮,去渣取汁,后与甘蔗汁 150ml、生姜汁 10ml 同煮。具有健脾、利水、止呕之功,用于慢性肾功能不全伴恶心、呕吐者。

2)地肤子汤:地肤子 30g,加红枣 4 枚,水煎服。地肤子清湿热、利小便,止痒,红枣健脾胃、养阴血。用于慢性肾功能不全伴皮肤瘙痒者。

3)扁豆山药粥:扁豆 15g,山药、粳米各 30g,熬粥服用。扁豆健脾化湿,山药健脾益肾,用于慢性肾功能不全伴久泻少食属脾虚湿盛者。

4)五汁饮:鲜藕、鲜梨鲜、荸荠、鲜生地黄、生甘蔗各 500g,切碎,以消毒纱布拧汁,分 2~3 次服。鲜藕清热凉血,鲜梨清心润肺,鲜荸荠清热化痰,鲜生地清热凉血,生甘蔗助脾健胃。用于慢性肾功能不全伴鼻出血者。

5)桑椹蜜膏:桑椹养血补肾,蜂蜜润燥养血。以鲜桑椹 1 000g(或干品 500g),浓煎,加蜂蜜 250g 收膏。用于慢性肾功能不全肾阴不足伴失眠烦躁者。

5. 血液透析和腹膜透析

(1)热量:60 岁以下为 35kcal/(kg·d),60 岁或以上者为 30~35kcal/(kg·d)。

(2)蛋白质和脂肪:进入透析阶段,不再考虑高蛋白食物摄入加重肾脏负担。相反,透析患者很容易出现营养不良。《美国肾脏病预后质量指南》推荐血透者蛋白质摄入量应达到 1.2g/(kg·d),腹透者应达到 1.2~1.3g/(kg·d)。其中至少 50% 为优质蛋白。适当限制高胆固醇食物,胆固醇每日摄入量应小于 200mg,鼓励食用植物油。

（3）水和钠盐：如果尿量多于 1 500ml，每日可进水 1 500~2 000ml；若少尿或无尿，进水量则为前日尿量加 500ml。对于有高血压、心衰且少尿或无尿患者，一定要严格限制水摄入量，否则迫使加大透析脱水量。

（4）其他：应减少磷的摄入，如精致奶酪、脱脂奶粉、鱼干、海带、鳝鱼、猪肉、牛肉、鸡肉、肝、花生，食品中的添加剂含有大量的磷。

（5）食疗方法

1）参芪黄精炖鸡：母鸡 1 只，加入党参 30g，黄芪 20g，黄精 10g，红枣 5 枚，共炖食用。黄精补气养阴益肾，党参、黄芪健脾益气。全方有健脾益气，提高人体免疫力的作用。

2）莲子龙须猪肉汤：瘦猪肉 100g，与莲子肉 40g，龙须菜 50g 同煮，调味即可。莲子肉健脾涩精，龙须菜平肝降压、清肠胃。全方可清热理肠、健脾固肾涩精，降压降脂。

6. 糖尿病肾脏疾病

（1）热量：美国营养和糖尿病协会推荐糖尿病肾脏疾病（DKD）早期能量需求为 23~35kcal/（kg·d）。随着 DKD 的发展，推荐更高的能量需求 30~35kcal/（kg·d）。也可根据患者的标准体重估算每日所需的总热量。

（2）蛋白质、碳水化合物和脂肪：推荐 DKD1~4 期患者蛋白质摄入量为 0.8~0.9g/（kg·d），终末期透析时推荐 1.2~1.3g/（kg·d），避免摄入量 >1.3g/（kg·d）。DKD 中蛋白质占总热量 <20%。碳水化合物占总热量 45%~60%。一般宜选用含多糖类的复合碳水化合物，如各种粮食和薯类含的淀粉。脂肪占总热量 25%~35%，采用低脂肪饮食（<50g/d）。肥胖型者每日不宜超过 40g，其中饱和脂肪应少于总热量的 10%，宜用植物油。

（3）水和钠盐：如有水肿和高血压，应限制水和盐，氯化钠 <3g/d，每日水限制在 1 000ml以下。

（4）膳食纤维：可增加膳食纤维的摄入，达到每日 20~35g。

（5）食疗方法

1）山药汤：山药健脾益肾，并能降低血糖。用鲜山药 100g，水煎。或加莲子 10 枚，莲须 10g，同煎内服。可治 DKD 蛋白尿。

2）山药熟地瘦肉汤：取瘦猪肉 60g，与怀山药 30g、熟地黄 24g、泽泻 9g、小茴香 3g，水煮即可。有健脾补肾、化浊祛瘀、降血糖的作用。

3）胡萝卜山楂汤：胡萝卜可降血糖。以胡萝卜 100g，山楂 30g，同煎去渣。可用于 DKD 伴蛋白尿、血胆固醇高者。

4）海参芡实汤：海参补肾益精，养血润燥。取海参 30g，与枸杞子、芡实各 12g，生黄芪 30g，怀山药 20g，猪脊骨 300g 加水炖熬，不加盐。共起益气健脾、滋阴化浊之功。

5）芡实白果粥：取芡实 30g，白果 10 个去壳，与糯米 30g 共煮为粥，可健脾补肾。

7. 痛风、尿酸性肾病

（1）限制嘌呤饮食：每日嘌呤摄入量≤150mg，不吃含嘌呤量高的食物（100g 食物含嘌呤 >150mg），如沙丁鱼、凤尾鱼、动物内脏、肉汁、肉汤、浓鸡汤及火锅汤；应限量食用（100g 食物含嘌呤 75~150mg），如鱼虾类、肉类（猪羊鸡鸭等）、豌豆、菠菜、蘑菇、香菇、花生米、扁豆等。同时避免高果糖谷物糖浆的饮料，限制天然水果汁、糖、甜点、盐（包括酱油和调味汁）的摄入。

（2）其他：应多食碱性食物，包括各种蔬菜、水果、豆类、奶类以及硬果中的杏仁、栗子等。宜多饮水，每日饮水量保证尿量≥1 500ml。严格禁啤酒和白酒，红酒适量。

（3）食疗方法

1）百合莲子枸杞粥：百合润肺清心，具有丰富的秋水仙碱，可减少尿酸盐沉积。取鲜百合 50g（干品 20g），鲜莲子 40g（干品 12g），枸杞子 10g，小米 100g，共煮为粥。有补脾养胃、益气固精之功。

2）荷叶薏苡仁绿豆粥：荷叶清热平肝降脂，有利于尿酸排泄。将荷叶水煎 2 次，将 2 次药液同薏苡仁、绿豆、黑豆熬煮即可。可通过强化肾脏功能，促进尿酸的排泄。

3）土茯苓粥：土茯苓可健脾除湿、利关节。用土茯苓 60g，粳米 100g，煮粥同食。可使高尿酸血症减轻，预防痛风发作。

4）栗子粥：栗子补肾益气，可降低血尿酸。取栗子 30g，糯米 50g，煮粥食用。可促进尿酸排泄。

5）芡实金樱羹：芡实健脾固涩，金樱子补肾固涩。取芡实、金樱子各 30g 水煎服。可使痛风肾病的尿蛋白减轻。

8. 肾性贫血

（1）蛋白质和铁元素：如动物血制品、肉类、奶类、蛋类、豆类等含量丰富。

（2）维生素 B_{12}：肉类、内脏类中含量丰富，蛋类、乳制品中含有少量，植物性食物中基本不含维生素 B_{12}。

（3）叶酸：动物肝、肾、鸡蛋、绿叶蔬菜、酵母、坚果、豆类等含量丰富。注意 100℃加热超过 15 分钟叶酸破坏超过 50%。同时，要注意动物内脏和蔬菜中的钾、磷含量问题。

（4）食疗方法

1）参枣汤：人参（或西洋参）益气健脾，红枣健脾和胃，以人参 6g，加红枣 6 枚，共煮内服。有提高血红蛋白的作用。

2）参圆汤：桂圆肉养血安神，以人参 6g，加桂圆肉 10 枚，共煮内服，有养血安神之功。

3）桂圆桑椹汤：取桂圆肉 30g、桑椹 15g，共煮内服。可滋阴养血。

4）黑豆浆：黑豆皮提取物能够提高机体对铁元素的吸收。取黑豆、黑芝麻、黑糯米各 30g，共入水熬煮熟烂，去渣喝浓浆。有养血补肾之功。

5）桂圆蛋羹：桂圆肉与蛋黄含铁量均较高，两者可为血红蛋白的合成提供充足的原料。取桂圆粉 6g，鸡蛋 1 个，搅拌均匀后加水制成蛋羹。有利于纠正贫血。

9. 尿路感染

（1）多饮水，保持每日尿量达 2 000ml。伴有浮肿少尿者，可用清热利水的代茶饮。发病期忌食辛辣刺激及油腻食物。

（2）食疗方法

1）苦瓜粥：苦瓜清暑利尿。苦瓜、粳米各 100g，同煮成粥，可利尿通淋。

2）薏苡仁绿豆汤：绿豆清热解毒。取薏苡仁、绿豆各 30g 同煎，可利水通淋。

3）马齿苋饮：取新鲜马齿苋 120g，加水煎煮，过滤取汁，频频饮服。有清热解毒、利尿通淋之效。

4）鱼腥车前草饮：取鲜鱼腥草、车前草各 60g，加水煮沸，过滤取汁，频频饮服。有清热、利尿、通淋之功。

5）两皮饮：西瓜皮清热利水。以西瓜皮、冬瓜皮各 60g 同煎，去渣代茶饮。有利尿通淋作用。

6）苦瓜绿茶：取 1 个新鲜苦瓜，挖一小洞，去瓤，加入绿茶 10g，阴干，捣碎后泡茶即可。

7）西瓜羹：取西瓜1个，去皮取瓤，分4~6食用。可清暑利尿通淋。

10. 尿路结石

（1）大量饮水：每日饮水量应在2 000ml以上，并保持一定的夜间尿量。

（2）调整饮食：尿路结石的主要成分是草酸盐、尿酸盐以及磷酸盐。

1）应低草酸、低钙饮食。少吃菠菜、芦笋、苋菜、青蒜、油菜、洋葱头、甜菜、辣椒、芹菜、各种豆类、牛奶、榨菜、海带、芝麻酱、香菇、虾米、巧克力、核桃、果仁等。

2）低钙、低磷饮食及酸化尿液。含钙高磷较多的食物有：蛋类、虾类、牡蛎、奶、无鳞鱼、海带、干无花果、鱼子酱、杏仁、芝麻、黑豆、赤小豆、各种瓜子等，应减少选用。提供产酸饮食，如粮食制品、面条、面包等。

（3）食疗方法

1）金钱草鸡肫汤：广金钱草利水通淋、祛湿排石，鸡肫内皮健脾消食、化石消坚。以广金钱草60g，鸡肫（留肫内皮）2枚，去渣喝汤。有化石、排石之效。

2）三草汤：取广金钱草、车前草、倒扣草各30g，水煎服，可排石。

3）海金沙茶：海金沙清热利尿、通淋排石，绿茶清热利尿。以海金沙50g、绿茶3g，冲泡代茶饮。可利尿排石。

4）石韦冬葵茶：石韦、冬葵子、金钱草各30g，水煎服，可清热通淋排石。

（李　平　王　颖）

第五章　肾脏疾病诊治篇

第一节　慢性肾小球肾炎

【概述】

慢性肾小球肾炎是我国最常见的肾小球疾病,以血尿、蛋白尿、高血压,伴或不伴缓慢肾功能减退为临床表现的一组肾小球疾病。本病可以由多种原发性肾小球疾病发展而来,因病理类型和病程不同临床表现多样,发病机制多与免疫炎症损伤有关。此外,高血压、蛋白尿、高血脂等非免疫因素也参与了慢性肾小球肾炎的进展。

慢性肾小球肾炎多发于中青年,以男性居多。约占肾活检患者的63.3%,其中主要的病理类型为 IgA 肾病,占 40%~50%,其次为膜性肾病,约占 20%~30%。近年来,膜性肾病的发病率呈逐年上升趋势。有研究发现,膜性肾病发病率以每年 13% 的速度增长,从 2003 年14.84% 上升到 2012 年 37.68%。在我国,慢性肾小球肾炎是导致终末期肾脏疾病的首要原因,约 53.33% 肾衰竭患者的原发病为慢性肾小球肾炎。

慢性肾小球肾炎根据其临床表现,多属于中医学"水肿""尿血""尿浊""腰痛"等范畴。

【病因病机】

一、中医病因病机

慢性肾小球肾炎多因先天禀赋不足、房室劳倦失宜、饮食不节、情志不遂、或外感六淫之邪等导致机体脏腑功能失司,气血阴阳失和,具体病因病机如下。

（一）先天禀赋不足

肾为先天之本,素体肾虚,肾失充养,肾之气化固摄失司,使机体水液代谢失调,精微物质下泄,出现水肿、血尿、蛋白尿、夜尿多、腰酸痛等。

（二）劳倦失宜

久劳耗伤气血,久逸则气血运行失常,影响肾之封藏,脾之运化,致使机体变生多证。

（三）饮食不节

饮食不洁、饮食偏嗜或暴饮暴食等,导致脾胃损伤,脾之统摄无权,脾不统血,而出现尿

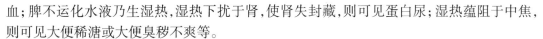

血;脾不运化水液乃生湿热,湿热下扰于肾,使肾失封藏,则可见蛋白尿;湿热蕴阻于中焦,则可见大便稀溏或大便臭秽不爽等。

(四)情志不遂

慢性肾小球肾炎患者常伴有不同程度的焦虑、抑郁等情志因素,致使机体气机郁结,枢机不利,或久郁化火,劫伤肝阴,引动内风,又因风性开泄,则使肾之封藏失职,导致血尿和蛋白尿加重。

(五)外感六淫之邪

外感风寒、风湿、风热、寒湿或湿热之邪,久治不去,伏于机体,复遇外邪引动,伏邪炽张,使病情反复或加重;或伏邪羁留,久蕴化热,损伤肾络,使血尿和蛋白尿缠绵难愈。

二、西医发病机制

(一)免疫因素

免疫炎症反应为慢性肾小球肾炎发病的核心环节。抗原与产生的抗体可以形成循环免疫复合物,循环免疫复合物沉积于肾脏可引起肾脏损伤。自身抗体又可与肾小球固有抗原结合形成原位免疫复合物,从而导致肾损伤。此外,抗原抗体还可以激活机体的补体系统或招募炎症细胞导致肾小球损伤。

(二)非免疫因素

非免疫因素在慢性肾小球肾炎的发生、发展中起着重要作用。研究发现,大量蛋白尿、高血压、高血脂等因素导致肾脏损害,最终导致肾功能减退。

(三)其他因素

研究表明,遗传因素、黏膜免疫异常等也参与了慢性肾小球肾炎的发病过程。

【临床表现】

慢性肾小球肾炎多起病隐匿,病情进展缓慢,病程较长。临床以水肿、蛋白尿、血尿、高血压等为主要表现,部分患者可出现不同程度的肾功能不全。慢性肾小球肾炎因病理类型不同,临床表现差异较大。

一、水肿

水肿是慢性肾小球肾炎常见的临床症状之一,早期主要以颜面或下肢水肿为主,随着病情进展,水肿可发展至全身,甚至伴发胸腹水等。

二、蛋白尿

约 60%~80% 的慢性肾小球肾炎患者在尿检时发现蛋白尿,多为 1~3g/24h,部分表现为肾病综合征的慢性肾小球肾炎患者,可伴有大量蛋白尿(>3g/24h)。

三、高血压

超过 50% 的慢性肾小球肾炎患者早期伴有不同程度的高血压,其中 20%~40% 的患者表现为轻中度高血压,随着疾病的进展,多数慢性肾小球肾炎患者的血压呈中度持续性升高。高血压与慢性肾小球肾炎患者的预后密切相关,持续性高血压可导致心肾功能不全。

四、血尿

部分慢性肾小球肾炎患者尿检可见镜下或肉眼血尿。血尿对慢性肾小球肾炎患者预后的影响尚无定论。有研究表明,持续性镜下血尿对亚洲人口的预后存在明显影响,但这一结论尚需更多研究证实。

五、慢性肾功能不全

部分慢性肾小球肾炎患者在确诊后 10~25 年内逐渐出现肾功能减退,最终进展为终末期肾脏疾病。随着肾功能恶化,部分患者出现贫血、恶心、无尿、皮肤瘙痒等症状。

【实验室及其他辅助检查】

一、尿液检查

尿检异常是慢性肾小球肾炎的基本标志。蛋白尿是诊断慢性肾小球肾炎的主要依据;血尿可轻可重,尿红细胞形态以畸形为主。

二、肾功能检查

慢性肾小球肾炎患者出现肾功能不全时,肾小球滤过率(GFR)及肌酐清除率(Ccr)降低。当 Ccr 低于正常值的 50% 时,出现血肌酐(Scr)、血尿酸(UA)、血尿素氮(BUN)等升高及尿液浓缩功能减退。

三、肾脏 B 超

慢性肾小球肾炎患者中晚期行 B 超检查可见双肾缩小、双肾实质性病变等改变。

【诊断与鉴别诊断】

一、诊断要点

(一)中医辨病及辨证要点

慢性肾小球肾炎以本虚标实为基本病机特点。本虚以肺、脾、肾亏虚为主,标实则多为外感、水湿、湿热、瘀血和浊毒等。肺虚者,机体卫外无力,表现为易于外感;脾虚者,机体运化无权,清阳不升,表现为纳差,疲倦乏力,肢体水肿,大便稀溏等;肾虚者,机体固摄失司,精微物质不固,表现为蛋白尿,腰膝酸痛,小便清长等;水湿侵袭,易于化热,湿热相合,影响机体的水液代谢和气血运行,导致患者病情经久不愈。气血运行失常形成瘀血,瘀血滞久,又可蕴生浊毒,瘀血浊毒损伤肾络,致使病情加重。

(二)西医诊断要点

凡是尿检异常(蛋白尿、血尿等),临床以水肿或高血压为主要表现,且病史超过 3 个月者,均应考虑慢性肾小球肾炎的可能。确诊本病前尚需除外高血压肾损害、糖尿病肾脏疾病、狼疮性肾炎等继发性肾小球肾炎的可能。

二、鉴别诊断

（一）高血压肾损害

多见于中老年患者,既往高血压病史较长,高血压先于肾损害发生,肾小管功能异常（尿液浓缩功能减退、尿比重降低及夜间多尿）早于肾小球功能异常。同时可伴有微量及轻中度蛋白尿（<2g/24h）和其他靶器官的高血压损害,如心脑血管并发症及眼底改变。

（二）慢性肾盂肾炎

慢性肾盂肾炎患者也可见到血尿和蛋白尿。慢性肾盂肾炎多见于女性,多有反复发作的尿路感染史。尿细菌学检查多为阳性。肾功能损害以肾小管损伤的表现为主。B超检查或静脉肾盂造影显示双侧肾脏不对称性缩小等影像特征。

（三）Alport 综合征

多于青少年起病（常在 10 岁以前）,有阳性家族史（多为性连锁显性遗传）。以肾损害（血尿、蛋白尿及肾功能减退等）、耳部病变（神经性耳聋）和眼疾患（球形晶状体等）同时存在为主要临床特征。

（四）急性肾小球肾炎

多有前驱感染史,伴有血清补体 C3 的动态变化。而慢性肾小球肾炎的急性发作多在短期内出现病情恶化,但多无血清补体 C3 的动态变化。

（五）继发性肾小球肾炎

如狼疮性肾炎、过敏性紫癜性肾炎、糖尿病肾脏疾病、乙型肝炎病毒相关性肾炎等。狼疮性肾炎多见于育龄期女性,存在多系统器官损害和免疫学异常等特征,肾活检可见免疫复合物广泛沉积于肾小球各部位,免疫病理呈"满堂亮";过敏性紫癜性肾炎多伴有皮肤紫癜、关节痛、腹痛等症状;糖尿病肾脏疾病则多伴有长期的糖尿病病史及眼底视网膜改变。

【治疗】

一、中医治疗

（一）治疗原则

慢性肾小球肾炎的治疗,遵循《证治准绳》中"治主当缓""治客当急"的原则。对于本虚证,以脏腑辨证为主,辅以气血阴阳辨证。脾肾亏虚者治以补肾健脾,肺肾不足者治以补益肺肾,肝肾亏虚者治以滋补肝肾,气阴两虚者则宜益气养阴。对于外感、水湿、湿热、瘀血和浊毒等标实者,酌情加减以祛除外邪。病情进展迅速,临床邪实症状明显者,当急则治其标;病情平稳,临床以本虚为主要表现者,当缓则治其本,或标本兼治。

（二）辨证施治

1. 本虚证

（1）脾肾气虚证

临床表现:腰膝酸痛,疲倦乏力,肢体浮肿,纳差便溏,尿频,夜尿增多,舌质淡,边有齿痕,苔薄白,脉细。

治法:健脾益肾。

主方:四君子汤（《太平惠民和剂局方》）合肾气丸（《金匮要略》）加减。

参考处方:人参 9g,白术 15g,茯苓 12g,制附子 6g,桂枝 9g,熟地黄 24g,山药 15g,山茱萸 12g,牡丹皮 12g,泽泻 9g,甘草 6g。

方中附子、桂枝暖肾阳而助气化;山药合熟地黄、山茱萸培中以滋肾精、补肝血;人参、白术健脾而助运化;茯苓、泽泻利水下行,助肾主水;牡丹皮活血舒络;甘草调和诸药。全方共奏补气健脾益肾之效。

临床应用:腰痛明显者,加牛膝、杜仲、寄生补肾强腰;脾虚湿困者,加苍术、薏苡仁、佩兰健脾祛湿;纳差者,加炒麦芽、炒神曲、鸡内金健脾开胃;水肿明显者,加车前子、冬瓜皮、猪苓利水消肿。

(2)肺肾气虚证

临床表现:疲倦乏力,少气懒言,自汗出,易感冒,腰膝酸软,颜面或四肢水肿,舌淡,苔白润,脉细弱。

治法:补益肺肾。

主方:玉屏风散(《世医得效方》)合肾气丸(《金匮要略》)加减。

参考处方:黄芪 30g,防风 12g,白术 12g,茯苓 12g,制附子 6g,桂枝 9g,熟地黄 24g,山药12g,山茱萸 12g,牡丹皮 12g,泽泻 9g。

方中黄芪补气益肺,防风御风固表,白术培土生金;熟地黄、山药、山茱萸滋补肾精,益肝血;附子、桂枝取阴中求阳之意以助气化;茯苓、泽泻利水道,以助肾主水;牡丹皮活血舒络。诸药合用补益肺肾。

临床应用:外感风寒者,加麻黄汤以疏散风寒;外感风热者,加银翘散以疏散风热;伴有咽痛者,加射干、玄参、麦冬利咽解毒;大便干结者,加牛蒡子、火麻仁解毒通便。

(3)脾肾阳虚证

临床表现:肢体浮肿,面色㿠白,畏寒肢冷,腰膝酸痛,神倦乏力,纳差便溏,阳痿遗精,或月经失调,舌淡嫩,有齿痕,苔薄白,脉沉细。

治法:温补脾肾。

主方:附子理中丸(《太平惠民和剂局方》)合济生肾气丸(《济生方》)加减。

参考处方:附子 6g,党参 9g,白术 9g,干姜 9g,肉桂 6g,熟地黄 24g,山茱萸 12g,牡丹皮12g,山药 12g,茯苓 12g,泽泻 9g,牛膝 12g,车前子 12g,甘草 6g。

方中附子、干姜、肉桂温补脾肾之阳;党参、白术健脾益气;熟地黄、山药、牛膝、山茱萸补肾益精,滋养肝血;茯苓、泽泻、车前子利水道,助水液运行;牡丹皮活血舒络。全方共奏温补脾肾之功。

临床应用:水肿明显者,加实脾饮或真武汤温阳利水;大便溏薄,甚至五更泻者,加四神丸温脾止泻;伴有胸腔积液,咳逆上气,不能平卧者,加葶苈大枣泻肺汤下气平喘行水;伴胸腹水者,加五皮饮利水。

(4)肝肾阴虚证

临床表现:目睛干涩,视物模糊,眩晕耳鸣,手足心热或五心烦热,口干咽燥,腰膝酸痛,遗精,或月经失调,大便干结,小便黄赤,舌红少苔,脉弦细或细数。

治法:滋养肝肾。

主方:杞菊地黄丸(《医级宝鉴》)加减。

参考处方:枸杞子 12g,菊花 12g,熟地黄 24g,酒萸肉 12g,牡丹皮 12g,山药 12g,茯苓12g,泽泻 9g。

方中熟地黄、酒萸肉补益肝肾、滋阴养血;山药养阴益气;枸杞子善补肝肾而益精明目;

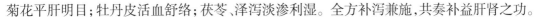

菊花平肝明目;牡丹皮活血舒络;茯苓、泽泻淡渗利湿。全方补泻兼施,共奏补益肝肾之功。

临床应用:头晕头痛者,加川芎、葛根疏风升阳;失眠者,加酸枣仁、远志安神助眠;口干口苦者,加黄连、栀子、薄荷清肝泻火;小便涩痛不利者,加石韦、滑石、通草清利湿热;遗精者,加沙苑子、芡实、龙骨、牡蛎补肾固精;月经不调者,加当归、川芎活血调经。

(5)气阴两虚证

临床表现:面色无华,少气乏力,头晕目眩,自汗盗汗,易感冒,午后低热,或手足心热,腰膝酸痛,口干咽痛,舌红少苔,脉细或弱。

治法:益气养阴。

主方:参芪地黄汤(《沈氏尊生书》)加减。

参考处方:人参6g,黄芪15g,熟地黄24g,山药12g,茯苓12g,牡丹皮12g,茯苓12g,山茱萸12g。

方中人参、黄芪补气健脾;熟地黄、山药、山茱萸补益肝肾;茯苓、牡丹皮活血利水。全方补气健脾,升阳固精,滋养肝肾。

临床应用:便秘者,加大黄、夏枯草、玄参养阴通便;纳差,恶心,呕吐者,加陈皮、半夏、竹茹化痰泄浊;水肿者,加牛膝、车前子、冬瓜皮利水消肿;咳嗽,咳痰者,加浙贝母、海浮石、麦冬化痰止咳。

2. 标实证

(1)外感证

临床表现:发热,恶寒,头身疼痛,咳嗽咳痰,鼻塞流涕,或咽痛,肢体浮肿,蛋白尿加重,或伴发血尿,舌淡,苔薄白,脉浮。

治法:疏风解表。

主方:越婢加术汤(《金匮要略》)加减。

参考处方:麻黄9g,石膏15g,生姜6g,甘草6g,白术12g,大枣6g。

方中麻黄、生姜疏风解表,又可疏散肌表之水气;白术、甘草、大枣健脾和中可助运化;石膏合麻黄可辛凉解表,又可清肺胃之郁热。诸药合用既能解表,又可利水消肿。

临床应用:风寒偏盛者,加桂枝、防风、苏叶祛风散寒;偏风热者,加连翘、桔梗、板蓝根疏风清热;咽痛者,加玄参、麦冬、射干利咽解毒;咳喘较甚者,加前胡、杏仁降气平喘。

(2)水湿证

临床表现:颜面或肢体浮肿,身体困重,胸闷,纳呆,舌苔白滑或白腻,脉缓或脉沉缓。

治法:利水祛湿。

主方:五苓散(《伤寒论》)合五皮饮(《中藏经》)加减。

参考处方:猪苓9g,茯苓12g,白术12g,泽泻9g,桂枝6g,陈皮9g,茯苓皮12g,生姜皮6g,桑白皮9g,大腹皮9g。

方中白术、茯苓健脾利水;桂枝温阳化气;猪苓、泽泻通利水湿;茯苓皮、生姜皮、桑白皮、大腹皮、陈皮五皮行气利水。全方药力集中,重在利水祛湿。

临床应用:脘腹胀满者,加厚朴、砂仁、苍术理气化湿;胸腔积液严重,喘不得卧者,加紫苏子、葶苈子降气平喘;小便量少者,加车前子、冬瓜皮利尿消肿。

(3)湿热证

临床表现:面浮肢肿,皮肤光亮,身热汗出,口渴不欲饮,胸脘痞闷,纳呆,小便短赤,便溏不爽,舌质红,苔黄腻,脉濡数或滑数。

治法:清热利湿。

主方:三仁汤(《温病条辨》)加减。

参考处方:杏仁15g,滑石12,通草6g,白蔻仁6g,竹叶6g,厚朴6g,生薏苡仁15g,半夏9g。

方中杏仁开上焦肺气,气行则湿化;白蔻仁行气宽中,调畅中焦之脾气,脾运则湿去;薏苡仁渗湿利水而健脾,可使湿热从下焦而去。三仁合用,可使湿热自三焦分消。滑石、通草、竹叶加强诸药利湿清热之功;半夏、厚朴行气化湿,散结除满。诸药配伍,宣上、畅中、渗下,以治弥漫之湿热,使气机宣泄,湿祛热除。

临床应用:咳吐黄痰者,加黄芩、浙贝母、海浮石清热化痰;脘腹胀满,口黏者,加黄连、厚朴、砂仁清热化湿;小便涩痛,下肢肿痛,或带下黄稠者,加黄柏、知母、通草清热利湿;湿热久羁伤阴症见口干口渴者,加芦根、白茅根、玄参养阴清热。

（4）血瘀证

临床表现:面色黧黑或晦暗,肌肤甲错,皮肤瘀斑,肢体麻木,腰部刺痛,唇暗,舌质暗红,伴有蛋白尿或血尿,或伴痛经闭经,经行不畅,苔薄白,脉弦细。

治法:活血化瘀。

主方:当归芍药散(《金匮要略》)加减。

参考处方:当归15g,赤芍15g,川芎9,白术15g,茯苓12g,泽泻12g。

方中赤芍、川芎活血化瘀,行气止痛,以畅达欲伸之血气;当归养血活血;白术、茯苓健脾化湿,扶助中焦运化;泽泻健脾利水,解中焦水湿之郁结。诸药合用共达养血活血、利湿消肿之效。

临床应用:气虚者,加人参、黄芪健脾补气;腰膝酸软,神疲乏力者,加六味地黄丸滋阴补肾;久病水肿者,加益母草、泽兰、桃仁、红花活血利水。

（5）浊毒证

临床表现:面色萎黄,恶心呕吐,口中黏腻或臭秽,甚则胸闷心悸,喘咳气逆,四肢水肿,尿少,或皮肤瘙痒,舌黄厚腻,脉弦滑。

治法:解毒化浊。

主方:黄连温胆汤(《六因条辨》)加减。

参考处方:川黄连6g,竹茹9g,枳实6g,半夏6g,橘红6g,生姜6g,茯苓12g,甘草6g。

方中黄连清热燥湿,泻火解毒;陈皮、半夏燥湿化痰,散结消痞;竹茹清热降浊和胃;枳实行气止呕;茯苓健脾渗湿;甘草、生姜、大枣健脾和胃。全方合用共奏解毒化浊之功。

临床应用:皮肤瘙痒者,加白鲜皮、蝉蜕、徐长卿祛风解毒止痒;呃逆者,加砂仁、苏叶、藿香化浊止呕;小便不利者,加桂枝、茯苓、猪苓渗湿化浊;大便不通者,加大黄、芒硝通腑泄浊。

二、西医治疗

（一）优质低蛋白饮食和必需氨基酸

根据肾功能情况给予相应量的优质低蛋白饮食(0.6~1g/kg),控制饮食中磷摄入量。在低蛋白饮食时应适当增加碳水化合物、必需氨基酸或α-酮酸的摄入,以防止负氮平衡。

（二）控制高血压和减少蛋白尿

控制高血压和减少蛋白尿是改善慢性肾小球肾炎预后的重要措施。一般多选用具有肾脏保护作用的血管紧张素转换酶抑制剂(ACEI)及血管紧张素受体拮抗剂(ARB)类药物。研究发现，ACEI 和 ARB 类药物具有降低肾小球内压、减少蛋白尿、保护肾功能的作用。一般认为，慢性肾小球肾炎蛋白尿≥1g/24h 者，血压应控制在 125/75mmHg 以下；若蛋白尿 <1g/24h，血压控制可放宽到 130/80mmHg 左右。对于血压控制欠佳的患者，可联合使用多种降压药物以达到目标血压。对于伴有肾功能损害的患者，降压的同时应注意防治高钾血症。

（三）对症治疗

对症治疗主要包括预防感染、纠正水电解质和酸碱平衡紊乱、贫血等。

（四）避免肾损害的因素

劳累、感染、高血压、妊娠及肾毒性药物（含马兜铃酸的中药、氨基糖苷类抗生素等）均可导致肾脏损害进一步加重，应尽量避免导致肾损害加重的因素。

三、中西医结合治疗

慢性肾小球肾炎病程较长，病情迁延，部分患者病情呈缓慢持续性进展，最终发展成为终末期肾脏疾病。中医药具有较好的临床疗效及安全性，中西医合理联合治疗具有一定的优势。多数临床研究发现，中药及中成药联合 ACEI 和 ARB 类药物在改善慢性肾小球肾炎患者的蛋白尿和肾功能水平方面优于单用 ACEI 和 ARB 类药物。根据患者不同证候特点和标本主次，在常规西药治疗的基础上，使用中医药辨证论治能够减少慢性肾小球肾炎治疗过程中的并发症，提高临床疗效。

【调护】

慢性肾小球肾炎是一种慢性进展性的疾病，其预后虽然主要与疾病本身有关，但与饮食、生活方式等因素也密切相关。

首先，慢性肾小球肾炎患者抵抗力较弱，极易发生感冒和交叉感染。故应避免劳累受凉，防止呼吸道感染。对于有炎症病灶的患者，如牙周炎、咽喉炎、扁桃体炎、炎症性肠病等，应予积极治疗，以减少感染诱发的免疫反应。

其次，慢性肾小球肾炎患者在恢复期应注重劳逸结合。适当增加有氧运动，避免熬夜，大部分患者可以选择适合自己的运动方式，如慢走、快走、慢跑、太极、瑜伽等，但应避免剧烈的运动。对于肉眼血尿、大量蛋白尿、高度浮肿、肾功能进展迅速的患者，应当卧床休息。

最后，建议食盐的摄入量控制在每日 3~5g。对于重度水肿的患者，每日食盐摄入量应以 1~2g 为宜。饮食宜清淡，以谷物为主，注意增加蔬菜、瓜果等食物，避免高蛋白饮食。避免不健康的生活方式，如吸烟、酗酒等。

（占永立　刘童童）

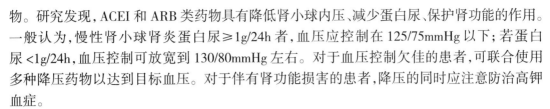

第二节　肾病综合征

【概述】

肾病综合征（nephrotic syndrome，NS）是最常见的肾脏疾病之一，是由于多种病因导致机体发生异常免疫炎症反应损伤肾小球而形成的一组临床症候群，具有多种病理表现类型。

其主要临床表现为大量蛋白尿（≥3.5g/24h）、低蛋白血症（血浆白蛋白≤30g/L）、水肿、高脂血症及其他代谢异常等。

NS 发病率较高，占肾活检病例的 40%。国外一项研究显示 NS 占肾活检病例平均为 40.35%，其中伊朗最高，占 70%，芬兰最低，占 16.4%。亚裔人群中，NS 所占比例也正逐渐升高。2007—2010 年间，日本肾活检登记临床病理数据库中检出比例从 16.9% 增加至 25.4%；我国一项 1994—2014 年对 4 931 例肾活检病例的研究中发现 NS 占比 20.36%。NS 男女比例约 3.7∶1，可发生于任何年龄。

古医籍中并无 NS 病名记载，由于中医主要是病症名，故本病多属"水肿""尿浊""肾水""虚劳"等范畴。

【病因病机】

一、中医病因病机

NS 的病因较多，概括为先天禀赋不足、外感六淫、饮食失调、劳倦过度、七情过用等，其具体病因病机如下：

（一）禀赋不足

肾精亏虚，肾气不固，封藏失司，精微外泄，出现蛋白尿。且"肾者水脏，主津液"，肾元亏虚，无力化气行水，则水湿内停而为水肿。

（二）饮食失节

过食肥甘厚味或饥饱无时，损伤脾胃，导致饮食不能化生精微而变生水湿，水肿由生。水湿停滞日久，郁而化热，湿热留连胃肠，易生肠风热毒，从而浸淫及肾，影响肾之封藏，而导致蛋白尿。

（三）劳倦过度

体劳伤脾，房劳伤肾，脾肾亏虚，脾虚则水湿不运而泛滥，而生水肿。精微失升，合污下泄而见蛋白尿。肾虚则开阖失司，水湿不泄而内聚为水肿；精微失摄而外遗为蛋白尿。

（四）情志失调

本病发病之前或患病之后，患者多有情志不畅，郁怒伤肝，肝气不舒，疏泄不利，三焦水道失于通调；忧思伤脾，脾气郁结，运化失职，水失所制；恐惧伤肾，肾气下沉，气化无权，水失所主，从而引发水肿。

（五）外感六淫

常因外感风、湿、热诸邪，风热犯肺，肺气不利，宣降失常，则气不化津而化水；湿热之邪直取中道犯脾，以致脾运失常，水无所制而泛溢；湿热下流伤肾，损伤肾气，水失气化而妄行。风湿热诸邪尤易兼邪合犯，以风为先导而窜入肾络，损伤络体，阻滞络道，导致肾络瘀痹，而发生蛋白尿和血尿。

二、西医发病机制

（一）病因

NS 分为原发性和继发性两种。继发性 NS 常见于自身免疫性疾病（如红斑狼疮，类风湿关节炎，血管炎）、代谢类疾病（如糖尿病，淀粉样变）、遗传性疾病（如 Alport 综合征）、肿瘤（如多发性骨髓瘤，白血病，淋巴瘤）、药物（如非甾体抗炎药）、感染（如乙型肝炎病毒、支原体）等；而原发性 NS 常见膜性肾病、微小病变型肾病、IgA 肾病、非 IgA 系膜增生性肾小球肾炎和局灶节段性肾小球硬化。

（二）病机

本病的发生是由于肾小球的滤过膜的电荷屏障、机械屏障（足细胞和裂孔隔膜的异常）变化，使得其通透性增加，导致血浆蛋白持续、大量从尿中丢失，形成蛋白尿。而血浆蛋白的丢失导致血浆蛋白成分变化。免疫球蛋白和补体的大量丢失导致机体抗感染能力下降；降低的血浆胶体渗透压促进肝脏合成脂类，导致高脂血症，同时也促进了促凝因子的形成，加速了抗凝因子在尿中的排泄并导致血小板的功能变化，使得患者血液呈高凝状态，易出现血栓。而低蛋白血症，胶体渗透压的降低使得水分从血管内进入组织间隙，形成水肿。由于肾灌注不足，激活肾素 - 血管紧张素 - 醛固酮系统，促进水钠潴留，进一步加重水肿，造成血压升高。

【临床表现】

NS 以水肿、蛋白尿、低蛋白血症、高脂血症为主要临床表现。一般患者肾功能正常或轻度下降，血液高凝易发生血栓。

一、水肿

常作为首发症状，一般从眼睑或足部开始出现，往往呈可凹性水肿，严重者可伴有胸腹水，发展迅速，常伴有高血压、尿量减少等。

二、蛋白尿

大量蛋白尿，一般≥3.5g/d，即 NS 水平蛋白尿，早期不易发现，往往发展到水肿后才被发现和重视，也有部分患者发现尿中泡沫增多就诊。高血压、高蛋白饮食、感染或大量输注血浆蛋白可加重尿蛋白症状。

三、低蛋白血症

血浆白蛋白降低至 <30g/L。大量白蛋白从尿中丢失，易发生感染、微量元素缺乏、内分泌紊乱和免疫功能下降等问题，而血浆胶体渗透压下降，则进一步造成水肿。

四、高脂血症

大部分情况下，首先出现胆固醇升高，随后发生高甘油三酯血症，同时血清中低密度、极低密度脂蛋白水平升高。高脂血症的发生会导致血液黏稠度增加，增加血栓形成风险，并会导致心血管并发症的危险性增大。

五、其他伴随症状

患者可出现血液呈高凝状态，加大血栓的发生概率，尤其是膜性肾病的患者；患者常出现高血压，但部分儿童患者中常出现血压偏低；早期多有乏力、食欲不振、全身不适、发热等症状，但因缺乏特异性常被忽视。

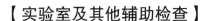

【实验室及其他辅助检查】

一、尿常规

通过检测尿液中蛋白的存在以及尿沉渣镜检进行初步判断是否有肾小球病变。一般留取清洁的中段尿。

二、24小时尿蛋白检测

24小时尿蛋白定量超过3.5g/d为诊断NS的必要条件。要注意留尿当天不要高蛋白饮食,不进行剧烈运动。

三、血液生化测定

包括有血浆蛋白测定、血脂测定、肾功能测定等。血浆白蛋白低于30g/L,为诊断NS的必备条件。血胆固醇、甘油三酯水平升高,可有白蛋白、球蛋白比例倒置,脂质代谢紊乱等。患者肾功能检测如肌酐、尿素氮等指标,进一步评估肾脏功能是否受损及其损伤程度。检查前应空腹,不能进食及饮水。

四、凝血功能检查

如凝血酶原时间、活化部分凝血活酶时间、纤维蛋白原等,以此判断凝血功能、血栓等情况。检查前应空腹,不能进食及饮水。

五、肾脏病理检查

一般在B超引导下取患者小块肾组织样本进行检测,以明确患者的肾脏病理类型,为确诊肾脏病变的金标准。

六、肾脏B超

监测双侧肾脏体积大小的变化、肾脏包膜的形态、肾实质的厚度及回声的强弱,可帮助临床鉴别急慢性肾衰竭。一般NS患者早期无明显肾脏形态变化。

七、其他检查

临床上应根据其不同病因选择性地进行实验室检查,尤其是对于继发性NS的患者。如血糖、尿糖的检测,乙肝、丙肝指标的筛查,自身免疫指标检测等,以助于明确原发病的病因指导治疗。

【诊断与鉴别诊断】

一、诊断要点

（一）中医的辨病要点和辨证要点

NS根据其临床特点可分为水肿期和水肿消退期。水肿期以水肿为主要临床表现,临床可见先眼睑及颜面浮肿后迅速波及全身,身重肢困,小便不利。伴有外感表症的风水相搏证;全身浮肿,皮色光亮,胸闷痞满,发热口渴或口苦口黏,口干不欲饮,大便不畅,小便短赤的湿热壅滞证;肢体或全身浮肿,胁肋满痛,脘腹痞满,纳食减少,嗳气不舒,小便短少的气滞水阻证;面浮肢肿,肌肤甲错,或腰痛固定,痛如针刺,皮下瘀点等的瘀水互结证;遍身水肿,按之如泥,腰以下甚,面色㿠白,畏寒肢冷,大便溏薄等的阳虚水泛证;全身浮肿,神疲乏力,手足心热,自汗盗汗,腹胀纳差等的阴虚湿热证。

水肿消退期以本虚为主而表现为正虚邪恋,虚多实少。临床常见泡沫尿和/或血尿,伴有两目干涩,五心烦热,腰肢酸软等的肝肾阴虚证和伴有神疲乏力,脘痞纳差,口干咽燥,五心烦热等的气阴两虚证。

(二)西医诊断要点

1. 大量蛋白尿(尿蛋白定量≥3.5g/d)。

2. 低蛋白血症(血浆白蛋白<30g/L)。

3. 水肿(常为明显水肿,并可伴腹水、胸腔积液)。

4. 高脂血症(血清胆固醇和甘油三酯增高)。

上述4条中,前2条为必备条件。因此,具备前2条,再加后2条中1或2条均可确诊肾病综合征。在除外继发性肾病综合征后原发性肾病综合征才能诊断。

原发性肾病综合征不同病理类型肾小球疾病所致肾病综合征的疗效十分不同,故常需进行肾穿刺病理检查,以指导临床进行有区别的个体化治疗。

原发性肾病综合征的主要并发症有感染、血栓及肾功能损害(包括肾前性氮质血症及特发性急性肾衰竭)。

二、鉴别诊断

(一)与肾炎综合征鉴别

肾炎综合征主要以血尿、蛋白尿、高血压、水肿及肾功能减退为主要临床表现。其中肾功能呈一过性减退,为急性肾炎综合征,常见于急性肾小球肾炎、IgA肾病等;肾功能逐渐下降者,为慢性肾炎综合征,常见于IgA肾病和慢性肾小球肾炎等。但是,不论是急性还是慢性肾炎综合征,均无大量蛋白尿,尿蛋白定量小于3.5g/d,无低蛋白血症,血浆白蛋白>30g/L。

(二)原发性NS与继发性NS鉴别

原发性诊断NS是在符合NS诊断标准,并排除各种病因的继发性疾病所致NS,方可诊断。原发性NS与继发性NS的鉴别,应参考患者的年龄、性别及临床表现特点,有针对性地排除继发性NS,例如,儿童应重点排除乙肝病毒相关性肾炎及过敏性紫癜性肾炎所致NS;老年患者则应着重排除淀粉样变性肾病、糖尿病肾脏疾病及恶性肿瘤相关性肾小球病所致NS;女性,尤其青中年患者均需排除狼疮性肾炎;对于使用不合格美白或祛斑美容护肤品病理诊断为肾小球微小病(minimal change disease,MCD)或膜性肾病(membranous nephropathy,MN)的年轻女性NS患者,应注意排除汞中毒可能。认真进行系统性疾病的有关检查,而且必要时进行穿刺病理活检可资鉴别。

【治疗】

一、中医治疗

(一)治疗原则

NS常见病因为禀赋不足、饮食失调、感受外邪、劳倦过度、七情过用等,病机为本虚标实,虚实夹杂。治疗当把握标本缓急,突出重点,根据患者病证的虚实比例,补泻同施。NS的分期,根据其临床特点可分为水肿期和水肿消退期。水肿期以标实为主,治疗重在利水消肿,祛邪兼以扶正;水肿消退期以本虚为主,治疗重在控制蛋白尿,扶正为主,兼以祛邪,并注意防止复发。

(二)辨证施治

1. 水肿期

(1)风水相搏证

临床表现:先见眼睑及颜面浮肿,后迅速波及全身,肢困身重,小便不利。兼有恶风寒、鼻塞、咳嗽,苔薄白,脉浮紧或咳嗽,痰黄质黏,咽喉红肿疼痛,发热汗出,苔薄黄,脉浮数。

治法:宣肺解表,利水消肿。

主方:五皮饮(《中藏经》)合越婢汤(《金匮要略》)加减。

参考处方:陈皮 10g,桑白皮 10g,大腹皮 10g,茯苓皮 20g,麻黄 6g,生石膏(先煎)30g,甘草 6g,生姜 10g。

方中茯苓皮、大腹皮、陈皮、生姜皮、桑白皮利水消肿,行气除满,五药用皮,善行皮间之水气;麻黄合生姜发汗解表,发越水气,石膏清泄里热,甘草、大枣和中养脾。二方合用可奏宣肺利水之效,使风邪水气从汗而解。

临床应用:项背强,无汗,肢体酸痛者可酌加桂枝、葛根等增加发汗祛寒之力;咽喉肿痛,发热汗出者可酌加金银花、连翘、射干、牛蒡子等宣肺清热,解毒利咽;气短乏力,易于感冒者可加黄芪、白术、防风等固表祛风,预防复发。

(2)湿热壅滞证

临床表现:全身浮肿,皮色润泽光亮,胸腹痞闷,发热口渴,或口苦口黏,或口干不欲饮,大便不畅,小溲短赤,或皮肤有疮疡疖肿,舌边尖红,苔黄或腻,脉滑数或弦数。

治法:清热解毒,利湿消肿。

主方:五味消毒饮(《医宗金鉴》)合程氏萆薢分清饮(《医学心悟》)加减。

参考处方:金银花 15g,野菊花 10g,紫花地丁 10g,紫背龙葵 10g,蒲公英 10g,萆薢 20g,车前子 15g,茯苓 10g,菖蒲 10g,黄柏 3g,丹参 30g,白术 15g,莲子心 3g。

方中金银花、野菊花、紫花地丁、紫背龙葵、蒲公英清热解毒;萆薢、菖蒲清利湿浊,黄柏、车前子清热利湿;茯苓、白术健脾化湿;莲子心、丹参清心凉营。两方合用有清热解毒、利湿消肿之功。

临床应用:热毒过盛,烦躁,面赤气粗,咳痰黄稠者,加鱼腥草、重楼、板蓝根清解热毒;风盛而肤痒难忍者,加白鲜皮、地肤子、蝉蜕、僵蚕祛风止痒;大便秘结不畅者,加枳实、大黄行气泄热通便;肿势较重者,加猪苓、泽泻、大腹皮利湿泄浊;小便热涩不利者,加车前子、玉米须、六一散清热利湿通淋。

(3)气滞水阻证

临床表现:肢体或全身浮肿,胁肋满痛,脘腹痞满,纳食减少,嗳气不舒小便短少,舌质红,苔薄黄腻,脉弦滑。

治法:宣导气机,利水消肿。

主方:导水茯苓汤(《奇效良方》)合大橘皮汤(《奇效良方》)加减。

参考处方:茯苓 20g,麦冬 10g,泽泻 10g,白术 15g,桑白皮 10g,紫苏 10g,槟榔 10g,木瓜

10g,大腹皮10g,陈皮10g,木香6g,砂仁（后下）5g,滑石10g,猪苓10g。

方中茯苓、猪苓、泽泻、滑石利水消肿；紫苏、陈皮、大腹皮、槟榔、木香、砂仁行气利水；白术健脾化湿；木瓜、麦冬滋阴敛津,使利水而不伤阴。两方合用水气并行,利水消肿。

临床应用：肝气不舒,情志抑郁,反酸口苦者加柴胡、郁金、黄芩等疏肝泄热；头目昏眩,烦躁易怒,面红目赤者予龙胆草、栀子、黄芩等以清肝泻火；口苦口干,烦躁不安,失眠多梦者予栀子、黄芩、远志、菖蒲等以清热安神。

（4）瘀水互结证

临床表现：面浮肢肿,面色黧黑,皮肤甲错,或现红丝赤缕,瘀点瘀斑,或腰痛如针刺,痛处固定不移,尿血,舌质暗红或淡暗,有瘀斑或瘀点,苔薄黄或腻,脉细涩。

治法：活血化瘀,利水消肿。

主方：桂枝茯苓丸（《金匮要略》）加减。

参考处方：桂枝10g,茯苓15g,桃仁10g,牡丹皮10g,赤芍药10g。

方中桂枝通经脉而行瘀滞,温州都而利水道；赤芍除血痹,利小便；牡丹皮助桂芍以化瘀通络；茯苓辅桂芍以通利小便,诸药合奏化瘀利水之功。

临床应用：伴气虚,神疲乏力,胸闷气短,易感冒者,加黄芪、人参益气健脾；伴畏寒肢冷,小便清长,腰膝酸软者加仙茅、淫羊藿温补肾阳；潮热盗汗,口干咽燥,失眠多梦者加生地黄、鳖甲、地骨皮养阴清热；唇甲色淡,心慌气短,面色萎黄者加当归、何首乌、熟地滋养阴血；水肿较重者,加泽兰、益母草、猪苓、泽泻活血利水。

（5）阳虚水泛证

临床表现：遍身悉肿,按之没指；甚者可伴胸腹水,面色㿠白,畏寒肢冷,小便短少,大便溏薄,舌体淡胖,苔薄白,脉沉细,多见于肾病综合征日久不缓解。

治法：健脾温肾,行气利水。

主方：实脾饮（《济生方》）加减。

参考处方：炮姜10g,制附子（先煎）10g,茯苓20g,白术15g,木瓜10g,厚朴10g,木香6g,大腹皮10g,草果6g,甘草6g。

方中干姜温脾阳,助运化以制水；附子温肾阳,助气化以行水；茯苓、白术健脾利湿；木香、木瓜醒脾化湿；厚朴、槟榔、草果行气化湿；甘草调和诸药。诸药共奏温补脾肾,行气利水之效。

临床应用：倦怠乏力明显,纳呆便溏者,加黄芪、党参健脾益气；四肢不温,腰膝酸软者加巴戟天、淫羊藿温补肾阳；尿蛋白经久不消者,加金樱子、芡实、白果仁固肾摄精；心悸、唇绀、脉虚数或结代者,重用附子振奋心阳,再加桂枝、炙甘草、人参、丹参益气化瘀；喘促、汗出、脉虚浮而数者,加人参、蛤蚧、五味子、山萸肉、牡蛎或吞服黑锡丹,以防喘脱。

（6）阴虚水停证

临床表现：全身浮肿,下肢尤甚,五心烦热,口干咽燥,腰膝酸软,小便短赤,大便干结不畅,舌偏红有齿痕,苔薄黄微腻,脉细数或弦数。

治法：滋阴益肾,利水清热。

主方：猪苓汤（《伤寒论》）加减。

参考处方：猪苓、茯苓、泽泻、阿胶（烊化）、滑石各9g。

方中猪苓甘淡微寒,渗湿利水；茯苓甘淡性平,健脾利湿,二药合用,能增强利水渗湿作用;泽泻甘咸寒,性降而润,善降肾浊而利水泄热;滑石甘寒,滑能通窍,且清热利水兼可育阴,合二苓而除三焦内结之水热;更以阿胶滋阴养血,既能滋已伤之阴,又可防止渗利更伤其阴,所谓"存津液于决渎"。五药相伍,共奏滋阴利水清热之功。

临床应用:疮疖感染,热毒过盛者,加金银花、蒲公英、鱼腥草、紫花地丁清热解毒;面部烘热,手足心热者,加地骨皮、龟甲、墨旱莲、女贞子滋阴清热;大便秘结者,加玄参、麦冬、大黄增液通便;口干咽燥者,加玄参、石斛、麦冬、玉竹养阴润燥。

2. 水肿消退期

(1)肝肾阴虚证

临床表现:头晕健忘,失眠多梦,眼目干涩,五心烦热,腰膝酸软,口干咽燥,小便混浊,大便干结,舌暗红,苔薄黄,脉弦细或细数。

治法:滋阴益肾,补血养肝。

主方:杞菊地黄丸(《医级宝鉴》)加减。

参考处方:熟地 30g,山茱萸 12g,山药 12g,枸杞子 10g,白菊花 10g,茯苓 10g,泽泻 10g,牡丹皮 10g。

方中熟地黄、枸杞子、山茱萸滋补肝肾精血,山药益脾肾之阴而固精,茯苓淡渗脾湿,牡丹皮清泄肝火,泽泻泄肾中湿浊,菊花清肝明目。诸药合用共奏滋肾养肝之功。

临床应用:胁痛,胸闷腹胀,烦躁易怒者加川楝子、赤芍、郁金理气疏肝;腰膝酸软疼痛者,加杜仲、桑寄生、怀牛膝益肾健腰;若午后潮热明显,手足心热,予知母、黄柏、地骨皮滋阴清热;若有血尿,加炒栀子、白芍、三七、茜草活血止血。

(2)气阴两虚证

临床表现:神疲乏力,易于感冒,腹胀纳差,面赤心烦,手足心热,自汗盗汗,口干咽燥,腰膝酸痛,头晕头痛,泡沫尿,大便不畅,舌淡红有齿痕,苔薄,脉沉细或弦细。

治法:益气养阴。

主方:参芪地黄汤(《沈氏尊生书》)加减。

参考处方:党参 10g,生黄芪 30g,熟地 20g,山萸肉 10g,山药 10g,牡丹皮 10g。

方中党参、黄芪益气健脾,六味地黄汤滋阴益肾,诸药合用,共收健脾益肾,气阴双补之功。

临床应用:若气虚较重,短气懒言,头昏目眩,疲乏无力,予人参、芡实等补益脾肾之元气;若心悸气短,脉结代等,予人参、丹参、炙甘草等益气活血,复脉定悸;若口苦咽干,腰膝酸软,潮热盗汗明显,予熟地黄、桑寄生、知母、黄柏等滋肾清热。

二、西医治疗

(一)一般治疗

由于肾病综合征患者水钠潴留问题,需限盐限水。膳食钠盐应少于 3g/d,摄入液体应少于 1 500ml/d。

(二)利尿剂的使用

利尿不可急切,需遵循缓慢地减轻水肿的原则。轻中度水肿患者可用噻嗪类和/或保钾利尿剂,特别是在应用糖皮质激素后有低血钾者应尽量使用保钾利尿剂。重度水肿患者可选用襻利尿剂。而当患者低血容量状态时,不应再过度使用利尿剂。可考虑应用白蛋白加用呋塞米静脉点滴治疗。若有严重的利尿剂抵抗患者的水肿可以尝试以单纯血液超滤治

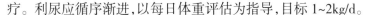

疗。利尿应循序渐进,以每日体重评估为指导,目标 1~2kg/d。

（三）抗凝治疗

应对具体患者血栓、栓塞性疾病发生的危险性和应用抗凝治疗后出血性并发症（如脑出血、消化道出血等出血性病史等危险因素）发生的可能性进行评估,平衡两者利弊,来决定是否予以抗凝治疗。以下情况时可考虑予抗凝治疗:①肾病综合征严重（血浆白蛋白 <25g/L）;②基础的肾脏病（如狼疮肾炎伴抗磷脂综合征、膜性肾病）;③既往出现过血栓栓塞事件;④家族中存在血栓栓塞性患者,可能与遗传因素有关;⑤同时存在其他血栓形成因素（如充血性心力衰竭,长期不活动,病态肥胖,骨科、妇科手术后等）。

常规抗凝方案一般为低分子肝素皮下注射,2 500~5 000U/ 次,每 12 小时一次,也可予口服华法林,常用剂量为每次 2.5mg,每日 1 次口服。抗凝同时可应用抗血小板聚集药物,如双嘧达莫,每次 100mg,每日 3 次,或阿司匹林每次 100mg,每日 1 次口服。对已发生血栓栓塞症的患者应尽早予尿激酶进行全身或局部溶栓,并配合抗凝药物治疗。

（四）血管紧张素转换酶抑制剂（ACEI）及血管紧张素受体拮抗剂（ARB）类药物

ACEI 和 ARB 有助于减少蛋白尿,保护肾功能。这类药物可降压,并改善肾小球内高压、高灌注及高滤过状态,降低肾小球滤过膜选择通透性从而减少尿蛋白。

（五）糖皮质激素的应用

糖皮质激素一般认为是治疗肾病综合征的首选药物,作用机制为抑制炎症及免疫反应;抑制醛固酮的分泌;抑制抗利尿素分泌;影响基底膜通透性。根据患者对药物反应的敏感性,可分为:①激素敏感型（服用 8 周内病情缓解）;②激素依赖型（激素减至一定量后复发）;③激素抵抗型（干预无效）。激素口服临床上常选用泼尼松、泼尼松龙;静脉则用甲基泼尼松龙。常规给药方案如下:

1. 起始足量 泼尼松 1mg/（kg·d）,最大剂量 60mg/d,连续 8 周,最长可延至 12 周,如出现严重水肿、肝损伤或疗效不显著时,则应改用泼尼松龙静脉滴注。

2. 缓慢减量 足量治疗后应逐渐减量,每 2~3 周减 10%,直至减至最小有效量（5~10mg/d）。若减量期间患者病情反复,则延长减量时间。

3. 长期维持 以 5~10mg/d 为最小维持量,根据患者病情选择继续用药 6~12 个月,如有需要可持续服药更长时间。

但糖皮质激素长期使用可产生许多不良反应,如感染概率增加、水钠潴留加重、消化系统不良反应、类固醇性糖尿病、股骨头坏死、骨质疏松等。不同的病理类型对于糖皮质激素的反应不同,微小病变型肾病的疗效最佳,但其复发率较高,对膜性肾病的疗效不佳。

（六）免疫抑制剂的应用

对于激素单独应用效果不佳的肾病综合征患者,常采用免疫抑制剂与激素联合应用的方案治疗,常用的免疫抑制剂有环磷酰胺、来氟米特、吗替麦考酚酯、他克莫司等。

1. 环磷酰胺 当患者病情复发或出现激素依赖、抵抗时,可联合使用环磷酰胺和激素;对于有激素禁忌证的患者,可单独应用环磷酰胺。目前主要有静脉冲击及口服两种:一般口服剂量为 2~3mg/（kg·d）日,5~12 周,累计总剂量不超过每千克体重 200mg;静脉冲击治疗量一般为 8~12mg/（kg·d）,每 2 周 1 个疗程,总量不超过每千克体重 150~200mg,或环磷酰胺 750mg/（m²·d）,累积量小于 200mg/kg。因静脉给药较口服疗效显著,且药物副作用较少,故多建议静脉给药。其副作用主要在于骨髓抑制、中毒性肝损害、抑制腺体功能、胃肠道不适等。

2. 来氟米特 来氟米特可显著降低患者尿蛋白,可使激素使用量减少,从而避免激素的不良反应的发生,还可以降低本病的复发率。其不良反应相对较少,可引起胃肠道反应及血细胞减少等。来氟米特的负荷剂量为 50~100mg/d,连续 3 天,维持剂量为 20~30mg/d,如不良反应不能耐受可降至 10mg/d。老年人和肾功能不全者无需调整剂量,但应监测肝功能。

3. 吗替麦考酚酯 吗替麦考酚酯可联合糖皮质激素治疗肾病综合征,安全性较高,对于难治性肾病综合征患者也有一定疗效,特别是微小病变肾病和系膜增生性肾病。一般开始剂量为每日 1.5~2g,分两次服用。有肾功能不全患者需减少每日剂量,或监测血药浓度。

4. 钙调神经磷酸酶抑制剂 包括环孢素 A 及他克莫司。

(1)环孢素 A:常与糖皮质激素(泼尼松或泼尼松龙起始剂量可减为每日 0.5mg/kg)配伍应用。用法:每日 3~4mg/kg,最多不超过每日 5mg/kg,分早、晚 2 次空腹口服,维持血药浓度谷值于 125~175ng/ml,服用 3~6 个月后逐渐减量,共服药 6~12 个月。对于肾病综合征部分缓解病例,也可在减量至每日 1~1.5mg/kg 后,维持服药达 1~2 年。

(2)他克莫司:常与激素(泼尼松或泼尼松龙起始剂量可减为每日 0.5mg/kg)配伍应用。用法:每日 0.05~0.1mg/kg,分早晚 2 次空腹口服,维持 6 个月,维持血药浓度谷值于 5~10ng/ml,然后逐渐减量,将血药浓度谷值维持于 3~6ng/ml,再服 6~12 个月。

5. 雷公藤多苷 与激素配合应用。用法:每次 10~20mg,每日 3 次口服。

6. 其他 应用雷帕霉素及利妥昔单抗体治疗原发性 NS,仅有个例或小样本报道,作为推荐用药目前尚缺证据。

三、中西医结合治疗

NS 的病理类型较多,损伤差异较大,但均为免疫炎症反应损伤肾小球为主要病机,症状相似,西医多以激素联合免疫抑制剂治疗,预后差异较大。

(一)激素敏感型与激素依赖型

纯激素治疗 8 周往往可获得满意的疗效,但往往复发率高,且激素不良反应较大,可同时配合中医辨证治疗减少激素用量,减轻激素的副反应,基于中医辨证论治的原则,可根据激素治疗不同阶段的证候演变,制定出 NS 中西医结合三阶段的治疗方案。第一阶段(用激素前至激素用药 2 周前),是以疾病自身的中医病机为特点,此期的治疗应抓住本虚标实之 NS 基本病机进行辨治。第二阶段(激素用药 2 周后至激素完全撤减前)的病机突出表现为,大剂量激素使用期间所出现的阴虚热毒炽盛,和激素撤减期间所表现的气阴两虚,余毒未清的病机变化。对于阴虚火旺、热毒偏盛者,治以滋阴降火、清热解毒为法。方用大补阴丸合五味消毒饮。在激素撤减过程中,病机集中表现在激素之壮火蚀气耗阴,撤减时药火渐逝,气阴未复,以及余毒留连的现象。治疗重在益气养阴,清解余毒。方以参芪地黄汤加金银花、蒲公英、紫花地丁等。第三阶段(激素停药以后)的主要病机有两个方面。一是 NS 缓解后,正气不足,体虚未复,患者极易感受外邪,引起感染性疾病,特别是感冒的发生,而导致 NS 的复发。治以补肺益气固表法,以玉屏风散加党参、菟丝子、肉苁蓉等,以收肺、脾、肾三脏同治,扶正抗邪之功。对预防感冒,巩固激素疗效,减少复发大有裨益。对于临床缓解期患者仍可用中医辨证治疗以预防复发。

(二)激素抵抗型

激素治疗 3 个月疗效不佳即可视为激素抵抗,西医可联合使用免疫抑制剂治疗,往往有一定疗效,但该方案往往不良反应较大,且价格高昂,故可考虑联合上述中医辨证方案治疗,逐渐减少激素及免疫抑制剂的用量,维持疗效的同时,减少副反应。

(三)难治性NS

激素及免疫抑制剂治疗均疗效不佳,往往由于激素使用不正确、感染反复、药物反应大、代谢紊乱、遗传因素等导致,在西医对症治疗的基础上,可考虑单纯运用上述中医辨证方案治疗,可有效减轻患者症状。

中西医结合治疗NS显示出明显的优势。不仅提高了临床疗效而且大大减轻了激素的副作用。

【调护】

NS患者需要做好自我健康管理,应遵循以下原则:

首先,应以卧床休息为主,减少外界接触以防交叉感染,但应保持适度的床上及床旁活动,以防血栓形成。当病情缓解后可逐步增加活动量,注意劳逸结合。

其次,给予低盐、优质蛋白饮食,多食富含维生素的蔬菜和水果,构建一个合理的饮食结构,尽量避免易过敏或不耐受的食物。

再次,积极预防各部位的感染,保持皮肤、口腔清洁卫生,勤更内衣,保持下阴清洁。注意饮食起居和情志的调节,忌欲、节育以防止本征的复发。

最后要坚持长期随访,定期检查24小时尿蛋白定量和肾功能,及时了解患者的病情,预防本病的复发。

(刘玉宁)

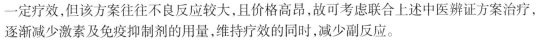

第三节 IgA肾病

【概述】

IgA肾病1968年由法国学者Berger和Hinglas首次描述和命名,其组织病理特点为肾小球系膜细胞增生和系膜基质增多,免疫病理特点为IgA在系膜区沉积为主。IgA肾病有明显的地区差异性,在原发性肾小球疾病中IgA肾病所占比例,在北美约10%,欧洲为20%,在亚洲和太平洋地区发病率最高,为30%~40%。在我国占原发性肾小球疾病的45%~52.6%,是导致终末期肾病的常见原因之一。IgA肾病可发生于任何年龄,但以青少年男性居多,80%的患者在16~35岁之间,男女之比为3:1。IgA肾病5年肾脏存活率为85.1%,10年为77.1%。IgA肾病的中医病名存在一定的争议。由于中医主要是病症名,本病多属"尿血""水肿""腰痛""肾风"等范畴。

【病因病机】

一、中医病因病机

IgA肾病的病因很多,概括为先天禀赋、外感六淫、饮食不节、情志不遂、房室劳倦等,其具体病因病机如下:

（一）先天禀赋不足

肾藏精，为先天之本。素体肾虚，肾失充养，肾气不固，精微下泄，出现血尿、蛋白尿、夜尿多、腰酸痛等。

（二）素体脾胃虚弱

患者素体脾胃不足，后天饮食不慎，以致脾虚运化无权，清阳不升，谷气下流，而出现蛋白尿。脾气虚弱，统摄无权，脾不统血，而出现尿血。脾不运化水液，水湿停滞则出现水肿。脾不运化，痰湿内生，郁久化热，可见中焦湿热，大便稀溏或大便臭秽不爽等。

（三）外感六淫之邪

外感风热、风湿、湿热或风寒之邪，上犯肺卫，下扰肾络；或热毒结聚咽喉，形成乳蛾疮毒，热毒损伤肾络，出现血尿或蛋白尿。外邪侵犯往往在数小时或数天内发现血尿和/或蛋白尿，也可因外邪侵袭使病情反复或加重。外感之邪羁留，日久不解，损伤肾络，以致血尿和蛋白尿缠绵难愈。

（四）饮食不节

由于饮食不洁、暴饮暴食或偏食等因素，导致脾胃损伤，湿热内生，湿热积滞肠胃，产生肠风脏毒。风热毒邪影响肾之封藏，可见蛋白尿；湿热内蕴，迫血妄行，则尿血。

（五）情志不遂

在 IgA 肾病发生之前或得病之后，患者常有精神紧张或恐惧。情绪紧张，肝气郁结，郁而化火，劫伤肝阴；或肝阴不足，肝不藏血，疏泄失调；或湿热毒邪内侵肝胆，肝胆湿热，肝失疏泄，枢机不利。以上因素可引起蛋白尿和血尿，或导致血尿和蛋白尿加重。患病后心生恐惧，恐则气下，肾失封藏，亦可导致蛋白尿持久难愈。

二、西医发病机制

（一）遗传因素

IgA 分子糖基化相关酶基因的多态性与 IgA 肾病的遗传易感性相关。临床上发现 IgA 肾病患者肾移植后，仍可再次发生 IgA 肾病。这些提示遗传机制和宿主的免疫反应可影响本病的发生。目前诸多证据显示 IgA 肾病是一种多基因、多因素复杂性疾病，遗传因素在 IgA 肾病的疾病易感性与病变进展过程的各个环节中都起着重要的作用。

（二）IgA1 糖基化异常和抗糖抗体

IgA 肾病患者血清 IgA1 存在铰链区 O- 糖基化的缺陷，血清中异常糖基化 IgA1 水平较健康人和其他肾脏病人群显著升高。而异常糖基化 IgA1 分子可通过诱发机体产生针对性的自身抗体即抗糖抗体。糖基化异常的 IgA1 及其抗糖抗体（IgG 型或 IgA 型）的免疫复合物沉积于肾小球系膜区，激活补体，诱发炎症反应，从而造成肾脏损伤及疾病进展。

（三）黏膜免疫异常

IgA 肾病常伴有皮肤、呼吸道、消化道、尿道黏膜异常等。IgA 肾病肉眼血尿往往发生于黏膜感染后数小时至数日，IgA 肾病血尿又被称为"感染同步血尿"。常见的黏膜感染包括上呼吸道、胃肠道或泌尿系等感染。有研究认为 IgA 肾病可能为全身或局部黏膜的自身免疫反应，与黏膜上的淋巴组织及其分泌的细胞因子密切相关，最终导致免疫复合物在肾小球系膜区沉积的结果。

【临床表现】

一、发作性肉眼血尿

血尿是 IgA 肾病最常见的临床表现,部分患者表现为一过性或反复发作性肉眼血尿。肉眼血尿一般持续几个小时至数日内消失。肉眼血尿多见于儿童和青少年,80%~90% 的儿童 IgA 肾病患者有肉眼血尿发作史,而成年人为 30%~40%。

二、无症状镜下血尿伴或不伴蛋白尿

无症状性镜下血尿伴或不伴蛋白尿,多半在体检时发现,然后肾活检确诊。在 IgA 肾病中,以血尿伴蛋白尿最多见,约占 60% 以上,其次为单纯血尿。

镜下血尿对预后的影响尚无定论。早先学者认为单纯或反复性血尿患者对预后没有不良影响。亦有研究发现持续镜下血尿是进行性低程度炎症的反应,是影响 IgA 肾病预后的危险因素之一。目前有长期随访的资料显示,持续镜下血尿伴蛋白尿,预后相对较差。

三、蛋白尿

IgA 肾病患者表现为单纯性蛋白尿者较少见,且多数为轻度蛋白尿(<1g/d),少数患者出现大量蛋白尿,甚至肾病综合征。表现为肾病综合征的患者肾脏病理改变一般较轻,或合并有肾小球微小病变。蛋白尿是 IgA 肾病进展的独立危险因素,然而,目前这一危险因素的界值尚不清楚,一般建议将随访过程中的尿蛋白控制在 1g/d 以内。

四、高血压

高血压是 IgA 肾病的常见症状,也是 IgA 肾病预后不良的临床指征。成年患者中高血压的发生率为 20%。西方国家与国内报道存在很大差异。随着 IgA 肾病病情的进展,高血压发生率逐渐升高,当血肌酐≥133μmol/L 时,高血压患病率可达 88.4%。伴有高血压的患者,肾脏病理多有弥漫性肾小动脉内膜病变,严重的肾血管损伤加重肾小球缺血。恶性高血压在 IgA 肾病患者中并不少见,好发于青壮年男性,眼底血管病变在Ⅲ期以上,可伴有急性肾衰竭等。

影响 IgA 肾病高血压发生的因素有遗传、发病年龄、出生时体重、肾脏病变程度,以及血管紧张素转化酶(ACE)基因多态性等。

五、急性肾衰竭

IgA 肾病表现为急性肾衰竭者约 5%,主要为急进性肾炎综合征,肾脏病理为大细胞新月体或细胞纤维新月体形成。患者多有持续性血尿或肉眼血尿,大量蛋白尿,肾功能进行性恶化,可有水肿和高血压。

六、慢性肾衰竭

IgA 肾病患者在确诊 10~20 年后部分逐渐进入慢性肾衰竭期。亦有少部分患者病史不清,初诊时已表现为肾衰竭。

七、腰痛

IgA 肾病伴有腰痛者并不少见,大约有 1/3 的患者在初诊或肾穿刺确诊前就有不同程度的腰痛,其机制尚不清楚。

【实验室及其他辅助检查】

一、尿液检查

包括尿蛋白定量和尿蛋白成分分析、尿红细胞计数和形态。尿红细胞相位差显微镜检查,异形红细胞大于 50%,提示肾小球源性血尿,部分患者表现为混合型血尿,有时可见红细胞管型。多数患者为轻度蛋白尿,但有少部分可见大量蛋白尿。

二、肾功能检查

包括肾小球滤过率和血肌酐、血尿素氮、血尿酸。与其他肾小球疾病相比,IgA 肾病患者血尿酸升高出现更早,发生率更高。

三、肾脏 B 超

监测双侧肾脏大小及体积的变化。体形较瘦的 IgA 肾病患者,可做肾脏血管 B 超检查,排除左肾压迫综合征。

【诊断与鉴别诊断】

一、诊断要点

(一)中医的辨病要点和辨证要点

IgA 肾病根据其临床特点可分为急性发作期和慢性迁延期。急性发作期见有发热微恶风寒,头痛咳嗽,咽喉肿痛,为肺胃风热毒邪壅盛者;口舌生疮,尿红赤或镜下血尿为心火炽盛者;大便稀溏不爽,腹胀为肠胃湿热者;慢性迁延期见身倦乏力、咽干、目干涩为气阴两虚者;五心烦热,咽干而痛,头目眩晕为肝肾阴虚者;神疲乏力,腰膝酸软,畏寒、夜尿多,口淡不渴,舌淡胖边有齿痕为脾肾气虚或阳虚者多见。

(二)西医诊断要点

IgA 肾病是一临床免疫病理诊断,肾组织免疫病理检查是本病确诊的必备手段。

1. 免疫荧光检查 特征性表现为 IgA 或以 IgA 为主的免疫球蛋白在肾小球系膜区呈颗粒状或团块状弥漫沉积,部分患者可沿毛细血管襻沉积。C3 通常在系膜区伴 IgA 沉积。

2. 光镜检查 IgA 肾病主要为肾小球系膜细胞增生和系膜基质增多。IgA 肾病病理变化的程度和病变范围存在较大的差异,可以是系膜增生性病变、肾小球轻微病变、局灶节段性病变,还可以伴有毛细血管内增生性病变、系膜毛细血管性病变,毛细血管塌陷和球囊粘连,毛细血管襻坏死、新月体形成等。肾间质病变包括间质纤维化,肾小管萎缩,以及单核细胞浸润。肾小动脉可见内膜增生、透明样变、硬化性病变、动脉管腔狭窄。

3. 电镜检查 呈现轻重不等的系膜细胞和系膜基质增生,系膜区可见电子致密物沉积,有时呈大团块状;部分患者可见内皮细胞下的电子致密物。

4. IgA 肾病病理分级

（1）IgA 肾病 Lee 分级（1982 年）：Lee 分级系统将 IgA 肾病分为 5 级，评级内容包括系膜细胞增生的程度，是否存在球性硬化，新月体和小管间质病变等。

（2）IgA 肾病 Hass 分型（1996 年）：将 IgA 肾病分为 5 个亚型，即所谓的 IgA 肾病 Hass 分级系统。Ⅰ 型为轻微病变；Ⅱ 型为局灶节段肾小球硬化样病变，但既无新月体形成，也不存在重度间质纤维化；Ⅲ 型为局灶增生性肾小球病变；Ⅳ 型为弥漫增生性肾小球病变；Ⅴ 型为晚期肾小球病变。

（3）IgA 肾病牛津评分（2009 年修订，2016 年更新）：病理报告需要反映的主要内容为系膜细胞增生（M0/1）、局灶节段性肾小球硬化（S0/1）、毛细血管内细胞增生（E0/1），小管萎缩 / 间质纤维化（T0/1/2），新月体（C0/1/2）。

二、鉴别诊断

（一）链球菌感染后急性肾小球肾炎

典型表现为上呼吸道感染或急性扁桃体炎，感染潜伏期为 1~2 周，可有蛋白尿、血尿、水肿、高血压，甚至出现一过性氮质血症。发病前 8 周可见血清 C3 下降，随着病情的好转，血清 C3 水平逐渐恢复正常。其病理改变为毛细血管内增生性肾小球肾炎。

（二）系膜增生性肾小球肾炎

约有 1/3 患者出现肉眼血尿临床与 IgA 肾病难以鉴别。肾组织免疫荧光检查有无 IgA 沉积是唯一的鉴别依据。

（三）过敏性紫癜肾炎

过敏性紫癜肾炎与 IgA 肾病的病理改变及组织免疫特征完全相同。除肾脏表现外，过敏性紫癜肾炎尚有皮肤紫癜、关节肿痛、腹痛、全身性血管炎表现等。

（四）遗传性肾小球疾病

以血尿为主要表现的遗传学肾小球疾病主要有薄基底膜肾病和 Alport 综合征。薄基底膜肾病的主要为持续性镜下血尿，几乎没有其他症状和体征，长期预后良好。Alport 综合征以血尿、进行性肾功能减退、神经性耳聋和眼部病变为临床特点。肾穿活检是鉴别三种疾病的主要手段，尤其是电镜检查不可缺少。

（五）肾小球系膜区继发性 IgA 沉积的疾病

主要有肝硬化、病毒性肝炎、狼疮性肾炎等。

【治疗】

一、中医治疗

（一）治疗原则

IgA 肾病常因外感、饮食不节、劳累等因素导致血尿反复发作，为了有利于整体把握疾病，临床上通常将 IgA 肾病分为急性发作期和慢性迁延期。急性发作期重在祛除外邪，控制导致病情反复或加重的诱发因素。慢性迁延期则重点是扶助正气，兼以祛邪，促进病情恢复，使血尿和蛋白尿逐渐消失。IgA 肾病有血尿、蛋白尿、水肿等多种表现，但这些症状只是 IgA 肾病的临床表征。《景岳全书·传忠录中》云："病有标本者，本为病之源，标为病之变。病本惟一，隐而难明；病变甚多，显而易见。" 在 IgA 肾病辨证过程中重点要观察和分析引起

IgA肾病的病因,即原发病因素。在疾病的治疗过程中,要根据标本缓急,采取急则治标,缓则治本,或标本兼治的原则。如有反复咽痛、感冒等肺卫症状,治宜疏风清热,清上治下;有乏力、腹泻、纳差等,脾胃虚弱症状时,宜重点健脾益气,调理脾胃。

（二）辨证施治

1. 急性发作期

（1）外感风热证

临床表现:发热微恶风寒,头痛咳嗽,咽喉肿痛,尿红赤或镜下血尿,舌边尖红,苔薄白或薄黄,脉浮数。

治法:疏风清热,凉血止血。

主方:银翘散(《温病条辨》)加减。

参考处方:金银花30g,蒲公英15g,连翘12g,牛蒡子10g,桔梗10g,荆芥6g,淡豆豉6g,薄荷6g,芦根15g,生甘草6g,牡丹皮15g,白茅根30g,小蓟30g。

方中金银花、蒲公英、连翘、牛蒡子、桔梗、生甘草清热解毒利咽,荆芥、淡豆豉、薄荷疏风清热,芦根清热生津,牡丹皮、白茅根、小蓟凉血止血。本方为清上治下方药,对初期或反复时伴有发热、咽痛者具有较好的疗效。

临床应用:咽喉疼痛明显者加马勃、野菊花以增强清热解毒利咽之功;咽干、口渴者加黄精、玄参、麦冬养阴清热;大便干结者加大黄通腑泻火。反复感冒者加生黄芪、防风、蝉蜕、白僵蚕益气祛风固表,实验研究证明蝉蜕、僵蚕有一定的解痉和抗变态反应的作用。

（2）下焦湿热证

临床表现:尿频,口苦口黏、口舌生疮,尿红赤或镜下血尿,舌尖红,苔薄黄,脉数。

治法:清热利湿,凉血止血。

主方:小蓟饮子(《济生方》)加减。

参考处方:小蓟30g,生地黄20g,通草3g,炒蒲黄9g,藕节炭15g,生甘草6g,竹叶10g,女贞子12g,墨旱莲12g,大蓟30g,炒栀子10g,白茅根30g,金银花30g,玄参15g。

方中大蓟、小蓟、白茅根、炒栀子凉血止血;竹叶、通草清热泻火、导热下行、凉血止血,生地黄、女贞子、墨旱莲清热养阴,金银花、玄参清热解毒;炒蒲黄、藕节炭活血止血。

临床应用:发热,咽喉肿痛者加野菊花、蒲公英、僵蚕等以加强清热解毒疏风之功,伴有大便干结者,加生大黄、牛蒡子解毒通便;伴头晕目眩、腰膝酸软者改用知柏地黄汤加减。

（3）肠胃湿热证

临床表现:大便臭秽,大便溏而不爽,腹痛或腹胀,口苦口黏,心烦口渴,尿红赤或镜下血尿,舌质红苔黄腻,脉滑数。

治法:清热利湿,凉血止血。

主方:葛根芩连汤(《伤寒论》)加减。

参考处方:葛根15g,黄芩10g,黄连6g,炙甘草10g,白芍15g,生薏苡仁30g,车前草15g,竹叶10g,厚朴10g,生地榆炭10g,小蓟30g,炒槐花10g。

方中葛根、黄芩、黄连解表清热燥湿,生薏苡仁健脾化湿,通草、竹叶、车前草清热利湿,厚朴理气化湿,白芍养血和营、缓急止痛,生地榆炭、小蓟、炒槐花清热凉血止血。

临床应用:腹痛,里急后重者加白头翁、木香、大黄;慢性腹泻,时作时止,伴纳差、身倦乏力者用参苓白术丸加减;若有头晕、耳鸣、心烦、胸胁苦满等肝胆湿热症状者,改用龙胆泻肝汤加减。

2. 慢性迁延期

（1）气阴两虚证

临床表现：镜下血尿或伴见蛋白尿，身倦乏力，腰膝酸痛，怕冷或手足心热，自汗或盗汗，口不渴或咽干痛，舌淡红边有齿痕或舌胖大，苔薄白或薄黄而干，脉细数而无力。

治法：益气养阴。

主方：参芪地黄汤（《沈氏尊生书》）或益气滋肾汤（聂莉芳经验方）加减。

参考处方：太子参 15g，生黄芪 15g，生地黄 12g，黄精 15g，山萸肉 10g，山药 10g，茯苓 15g，猪苓 15g，牡丹皮 10g，丹参 6g，金银花 15g，小蓟 30g，墨旱莲 12g，当归 10g，白芍 15g。

方中太子参、生黄芪益气，生地黄、山萸肉、山药、黄精清热养阴，当归、白芍、墨旱莲养血柔肝，辅以茯苓、利水，牡丹皮、小蓟凉血止血，少佐丹参活血，使止血不留瘀，金银花清热解毒。全方益气滋肾、养血柔肝，具有提高机体的免疫功能，减轻机体的免疫损伤。

临床应用：气阴两虚兼热毒，且血尿明显者，多用益气滋肾汤；气阴两虚无明显热毒者，用参芪地黄汤加减。伴咽喉疼痛明显者，加连翘、牛蒡子清热解毒利咽；兼腹胀、大便不爽者加厚朴、苍术、生薏苡仁理气祛湿；尿蛋白较多者，加芡实、莲须。

（2）肝肾阴虚证

临床表现：镜下血尿或伴见蛋白尿，五心烦热，咽干而痛，头目眩晕，耳鸣腰痛，大便偏干，舌红苔干，脉细数或弦细数。

治法：滋养肝肾。

主方：杞菊地黄丸（《医级宝鉴》）合二至丸（《医便》）加减。

参考处方：当归 10g，白芍 15g，生地黄 12g，山萸肉 10g，山药 12g，牡丹皮 12g，茯苓 30g，女贞子 15g，墨旱莲 12g，天麻 12g，炒栀子 6g，小蓟 30g，白茅根 30g，生侧柏 15g。

方中生地黄、山萸肉、山药养阴清热，白芍、当归、女贞子、墨旱莲养血柔肝凉血，天麻养肝平肝，炒栀子、牡丹皮、小蓟、白茅根、生侧柏清热泻火、凉血止血。

临床应用：兼咽喉肿痛者加金银花、连翘、僵蚕等；伴有大便干结者，加大黄；口苦口黏、脘闷纳呆、舌苔黄腻者加黄连、厚朴、生薏苡仁；小便涩痛不利者加石韦、白花蛇舌草、滑石、生甘草；头晕、耳鸣、心烦明显者加石决明、生牡蛎；血脂升高者加何首乌、荷叶、决明子；有舌质瘀斑加丹参、益母草、蒲黄等。

（3）脾肾气虚证

临床表现：镜下血尿或伴见蛋白尿，身疲乏力，腰膝酸软，夜尿偏多，大便溏薄，口淡不渴，舌淡胖边有齿痕，苔薄白，脉沉弱。

治法：健脾补肾。

主方：参苓白术散（《太平惠民和剂局方》）加减。

参考处方：生黄芪 15g，党参 15g，白术 12g，陈皮 10g，当归 10g，升麻 6g，柴胡 6g，杜仲 10g，续断 10g，菟丝子 15g，小蓟 30g，荷叶 12g，蒲黄 10g。

方中黄芪补中益气、升阳固表，党参、白术、炙甘草健脾益气，陈皮理气和中，当归补血和营，升麻、柴胡升阳益陷，菟丝子、杜仲、续断补肾涩精强腰，小蓟止血，荷叶和络涩精，炒蒲黄、苎麻根止血散瘀。

临床应用：纳少者加砂仁、鸡内金；尿蛋白较多者，加芡实、莲须；兼四肢不温、畏寒怕冷者，加淫羊藿、干姜、附子加强温阳补肾的作用；有瘀血征象者加丹参、牛膝。

（4）气虚水停证

临床表现：下肢或全身水肿，甚者伴胸腔积液、腹水，脘腹痞满，纳食不馨，便稀溏，身倦乏力，畏寒肢冷，小便少，舌淡，苔白腻，脉沉缓。本证型多见于大量蛋白尿，甚至肾病综合征患者。

治法：健脾补气，利水消肿。

主方：防己黄芪汤（《金匮要略》）合五皮饮（《中藏经》）加减。

参考处方：生黄芪30g，党参15g，茯苓30g，白术15g，防己15g，莲子肉15g，当归15g，牛膝10g，车前子30g，炒薏苡仁15g，炙甘草10g，桑白皮30g，陈皮10g，大腹皮15g，生姜皮15g。

方中生黄芪、党参、白术、茯苓、炙甘草健脾补气；生薏苡仁、防己健脾祛风、除湿利水；桑白皮、大腹皮、茯苓皮、生姜皮等利水消肿；莲子健脾涩精。

临床应用：小便少者加桂枝、泽泻、猪苓以助化气行水；阳虚水泛，畏寒、水肿凹陷如泥者加制附子、桂枝、干姜温阳利水；腹胀者，加木香、槟榔、苏梗行气利水。

（5）血瘀水湿证

临床表现：腰痛，固定不移，面色晦暗，唇暗，肢体麻木，或伴痛经闭经，经行不畅，舌紫暗有瘀斑瘀点，脉细涩。本证型多见于IgA肾病伴高血压者。

治法：活血化瘀，利水消肿。

主方：当归芍药散（《金匮要略》）加减。

参考处方：当归15g，赤白芍各15g，川芎6g，生地黄20g，三七粉3g，白术15g，茯苓20g，泽泻15g，泽兰15g，益母草15g，川牛膝10g，杭菊花10g，金银花15g。

方中当归、赤芍、白芍、川芎、生地黄、牛膝活血化瘀；三七活血止血；益母草、泽兰活血利水；白术、茯苓、泽泻健脾利水；金银花、杭菊花清热解毒。

临床应用：症见脘腹胀闷、经行不畅，加柴胡、枳实行气宽中；兼血虚者，加熟地黄、女贞子、墨旱莲以滋阴止血；尿血明显者，加小蓟、马鞭草凉血止血。乏力倦怠，加生黄芪、党参补气。

二、西医治疗

（一）血管紧张素转换酶抑制剂（ACEI）及血管紧张素受体拮抗剂（ARB）类药物

ACEI和ARB是IgA肾病蛋白尿的基础治疗。尿蛋白>1g/d时，使用长效ACEI或ARB治疗，在血压可以耐受的前提下，逐渐加量以控制尿蛋白<0.5g/d。

（二）糖皮质激素及免疫抑制剂治疗

根据目前已有的循证医学证据，推荐糖皮质激素及免疫抑制剂在以下情况下考虑使用。

1. 对于经过3~6个月最佳的支持治疗（包括使用ACEI或ARB控制血压至目标）后，尿蛋白定量仍持续≥1g/d，而且GFR>50ml/（min·1.73m²），建议可以接受6个月的中等剂量以下的糖皮质激素治疗。

2. 对于临床呈肾病综合征，病理表现为微小病变肾病和IgA肾病并存者，可以按照微小病变的治疗原则应用糖皮质激素。

3. 新月体性IgA肾病或伴有肾功能快速下降的患者，可以考虑糖皮质激素联合环磷酰胺或硫唑嘌呤治疗。

4. 对于尿蛋白<1g/d的患者，是否使用激素以及何时使用激素治疗存在一定争议。

（三）扁桃体切除

扁桃体组织B细胞产生的异常IgA与IgA肾病的发生有关。对于扁桃体肿大的患者，扁桃体切除有助于改善 IgA 肾病患者的远期预后。

三、中西医结合治疗

1. 对于反复发作性肉眼血尿、无症状镜下血尿和蛋白尿患者应以中医治疗为主,可配合使用鱼油;对于高血压、蛋白尿为主要表现者,ACEI 或 ARB 类药物应作为基础治疗,中医治疗则以辨证治疗为主。

2. 对于以肾病综合征和进展型 IgA 肾病为主表现的患者,西医治疗在 ACEI 或 ARB 类药物治疗的基础上,可以使用激素和 / 或免疫抑制剂治疗。中医治疗,激素使用早期以益气养阴为主,中期以养阴清热为主,激素撤减后以益气补肾为主。

3. IgA 肾病血尿和蛋白尿常有反复发作的特点,应积极针对病因治疗,控制诱发因素,减少病情的反复。中医治疗在调节患者体质,减少呼吸道、消化道、泌尿道炎症方面有一定作用。

【调护】

IgA 肾病有一定遗传易感性,同时与生活方式、细菌或病毒感染等因素也密切相关。

首先,提倡健康的生活方式,合理饮食,规律起居。避免不健康的生活方式,如吸烟、酗酒、嗜食肥甘厚味;既要饮食结构合理,营养丰富,又要饮食清淡,以谷物为主,注意增加蔬菜、瓜果等食物,避免高蛋白饮食;避免食用容易引起过敏或不耐受的食物。

其次,劳逸结合,既要避免过劳,又应适度进行有氧运动。除非肉眼血尿、大量蛋白尿、高度浮肿、肾功能进展迅速,大部分患者可以选择适合自己的运动方式,如慢走、快走、慢跑、太极、瑜伽等,但要避免剧烈的运动。

最后,注意个人卫生,积极预防各类细菌感染或病毒感染。

（余仁欢　梁莹）

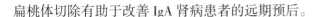

第四节　微小病变肾病

【概述】

微小病变肾病（MCD）是一组以肾组织光镜下肾小球基本正常,电镜观察肾小球上皮细胞足突融合为特点,临床以肾病综合征为主要表现的疾病。微小病变肾病的发病高峰在儿童和青少年,约占儿童肾病综合征的 70%~90%,中年为低谷,在老年人有所上升。据南京金陵医院 40 759 例肾穿刺的资料显示,微小病变肾病在原发性肾小球疾病中约占 14.8%,是导致肾病综合征的常见原因之一。本病起病急,一般无高血压、血尿及肾功能损害,蛋白尿具有高度选择性,在治疗上多数患者对激素敏感,但容易复发。微小病变肾病通常以肾病综合征为主要表现,属中医"水气病""水肿病"等范畴。

【病因病机】

一、中医病因病机

中医学对微小病变肾病病因的认识主要基于"水气病"和"水肿病",可概括为外因和内因两个方面。外因，一般认为主要与六淫之邪有关。微小病变肾病早期，一般最早出现颜面浮肿，多为"风水""阳水"。《医学入门·水肿》云"阳水，多外因涉水冒雨或兼风寒暑气而见阳证"，"或疮痍所致"。外感风寒、风湿、湿邪以及皮肤疮毒等因素是导致水肿的常见原因。内因与正气亏虚有关，多由饮食劳倦、房室过度或素体虚弱所致。如《素问·生气通天论》云："因于气，为肿，四维相代，阳气乃竭。"《诸病源候论·水肿诸候》云："水病者，由肾脾俱虚故也。""风水病者，由脾胃气弱所为也。"《医学入门·水肿论阴阳》云："阴水，多内因饮水及茶酒过多或饥饱、劳役、房欲而见阴证。"

微小病变肾病的病机主要与肺、脾、肾及三焦对水液代谢功能的失调有关。由于外邪侵袭，肺之治节、肃降失司，不能通调水道，出现颜面水肿。肾虚则封藏失职，精微外泄，或脾气亏虚，统摄无权，精气不升，均出现大量蛋白尿；脾虚运化无权，精微物质生化无源，故而出现低蛋白血症。脾虚水湿运化失司，肾虚气化不利，水湿内停，泛溢于肌肤则为水肿。微小病变肾病通常表现为虚实夹杂的复杂病理过程，以气血阴阳不足为本，以风湿、水湿、湿热、瘀血为标，而肺、脾、肾功能失调为本病的重心。

二、西医发病机制

微小病变肾病的发病机制尚未明确，可能与免疫系统异常、循环通透因子以及肾小球基底膜电荷屏障改变和广泛足突消失有关。

免疫系统异常，包括 T 细胞免疫和体液免疫异常。微小病变肾病患者 Th1/Th2 比值降低，Th17/Treg 比值升高，这种比例失衡可能进一步导致 T 细胞免疫异常。T 细胞在接受抗原刺激产生免疫反应的过程中，核因子 NF-κB 被激活，启动 T 细胞的多种淋巴细胞因子基因进行转录，产生免疫反应。在体液免疫方面，患者血液中 IgG 常降至非常低的水平，本病尿中丢失的主要是白蛋白，尿中丢失的 IgG 不多，研究认为可能是体内致病因素与 IgG 发生特异性免疫反应，导致 IgG 大量消耗。部分患者有 IgM、IgE 升高。有的患者食物过敏可诱发微小病变肾病，IgE 可能是参与本病的重要环节。

有学者提出"二次打击"学说，即首次打击是由于 T 细胞产生的细胞因子直接与足细胞作用或病原微生物产物通过与足细胞上的 TLR 联系导致 CD80 的表达上调，足细胞形态改变以及肌动蛋白重排导致肾小球渗透性增加及尿蛋白的产生；第二次打击是指调节性 T 细胞功能缺陷或足细胞自我调节功能受损导致 CTLA-4、IL-10、TGF-β 等分泌减少，从而无法下调 CD80 的表达，导致持续的肾病综合征。

【临床表现】

多数突发起病，一般表现为单纯的肾病综合征，包括大量蛋白尿、低蛋白血症、高脂血症和浮肿，浮肿常始于颜面部，逐渐波及全身。血尿、高血压少见。常见的并发症为感染、电解质紊乱、营养不良、血栓、栓塞等；部分患者出现少尿，甚至急性肾衰竭。

【实验室及其他辅助检查】

一、尿蛋白定量

24 小时尿蛋白定量突然增多，多大于 3.5g，最多可达数十克。

二、尿蛋白分析

为选择性蛋白尿,以白蛋白为主,成年患者也可呈非选择性蛋白尿。

三、尿常规及镜检

20% 患者可见轻微的镜下血尿。

四、血生化检查

血浆白蛋白多在 20g/L 以下,严重时可低于 10g/L。血清胆固醇明显增高,极低密度脂蛋白及低密度脂蛋白增高,高密度脂蛋白正常或有时降低,甘油三酯常增高。

五、血浆蛋白电泳

白蛋白比例降低,α1 球蛋白、α2 球蛋白、β 球蛋白升高,γ 球蛋白多正常。

【诊断与鉴别诊断】

一、诊断

(一)临床症状与体征

本病常突然起病,大部分患者无明显诱因,少部分患者起病于上呼吸道感染或过敏之后。水肿为发病后最主要表现,先出现颜面水肿及体位性水肿,严重者呈体腔积液。临床表现多为单纯性的肾病综合征,发展过程中可出现肾前性少尿、氮质血症、急性肾衰竭和肾小管功能损害。

(二)病理诊断

光镜下肾小球基本正常,可有轻度系膜增生,近端肾小管上皮细胞可见脂肪变性,故又被称为"类脂性肾病"。电镜下肾小球特征性表现为上皮细胞弥漫性足突融合,肾小球内一般无电子致密物沉积。免疫荧光检查阴性。

二、鉴别诊断

(一)IgA 肾病

典型微小病变肾病与 IgA 肾病容易鉴别。但少部分 IgA 肾病患者病理改变为轻度系膜增生性肾炎,临床表现为肾病综合征,临床鉴别诊断有困难,需要肾穿活检病理诊断。

(二)局灶节段性肾小球硬化

由于本病肾小球病变部位有局灶节段性特点,病理穿刺或病理切片时取材有可能未取到病变部位,而被误诊为微小病变。需要结合局灶节段性肾小球硬化的临床特点及激素的治疗反应进行鉴别,必要时可重复肾活检。

【治疗】

一、中医治疗

(一)治疗原则

中医治疗在辨证上首先要分清标本虚实。虚证主要为肺、脾、肾三脏亏虚,但仍需进一步明确虚损的病位。表现为乏力、气短、少气懒言、咽干口渴者,以肺虚为主;表现为纳差、腹胀、大便溏、舌体淡胖边有齿痕者,以脾虚为主;表现为腰酸腿软、神疲乏力者,以肾虚为主。常见标实有风热、风寒、风湿、湿热、热毒、血瘀等。风热证见发热恶风,咽喉肿痛,颜面浮肿,脉数;风寒证见恶寒发热,头痛,身痛,眼睑浮肿,脉紧;风湿证见肢体关节疼痛,身体困重,苔白腻;湿热证见咽喉肿痛,小便短赤,大便秘结,舌红苔黄腻,脉滑数;热毒证见发热,疮疡,小便短赤,舌质红,苔黄干,脉数;瘀血证见面色晦暗,口唇紫暗,可伴腰痛,舌质暗红,或有瘀斑瘀点。

注重健脾益气、培补肾元法。本病主要病机为脾肾两虚。脾虚清气不升,精微不能摄藏而下泄成尿蛋白;不能受纳及运化水谷,输布精微,生化乏源致血浆蛋白低下。健脾益气,可提高血浆白蛋白,减少尿蛋白,提高免疫力,改善患者的全身状况。微小病变肾病多见于小儿,在治疗上需要培元益肾固本,以求增一分元阳,复一分元阴。一方面可增强肾的封藏功能,减少蛋白尿,另一方面增强肾气化功能,利水消肿。

"水病及血"是微小病变的又一临床特点,因此,在临床治疗上需重视活血化瘀。活血化瘀有助于改善患者肾脏局部的微循环,修复肾脏病理损伤,能减少尿蛋白;也可纠正或改善患者血液的高凝状况。常用方有当归芍药散或桃红四物汤等;血瘀证明显者,可用活血破瘀药,如三棱、莪术,亦可用虫类药如水蛭、地龙等。在使用活血药的同时,可适当加理气药及温阳药,以增强活血化瘀功效。

(二)辨证施治

(1)风水泛滥证

临床表现:发热、恶风,颜面及四肢浮肿,甚则全身浮肿,舌质红或淡红,苔薄白或薄黄,脉浮数。

治法:疏风宣肺,利水消肿。

主方:越婢五皮饮(《时氏中医肾病学》)或防己黄芪汤(《金匮要略》)合柴苓汤(《丹溪心法附余》)加减。

参考处方

1)越婢五皮饮适用于风水表实证,处方:麻黄6~10g,生石膏20g,茯苓皮30g,陈皮10g,大腹皮15g,桑白皮30g,生姜20g,甘草10g,大枣10g,苏叶15g,金银花15g,连翘10g,川牛膝10g,车前子30g。

方中麻黄、苏叶、生石膏疏风宣肺利水,金银花、连翘清热解毒,茯苓皮、陈皮、大腹皮、桑白皮利水消肿,川牛膝、车前子活血利水。本方为风水的经典方,对风水初起或水肿反复伴有发热、咳嗽者较为合适。

2)防己黄芪汤合柴苓汤适用于风水表虚证,处方:生黄芪15g,党参15g,防己15g,茯苓30g,白术15g,柴胡10g,黄芩10g,姜半夏10g,生姜15g,桂枝10g,泽泻15g,猪苓15g。

本方为三方合用而成,防己黄芪汤益气祛风利水,小柴胡汤和解少阳、疏风退热,五苓散通阳利水,适用于外邪入侵,阳气不足,三焦气机不利之风水证。

临床应用:风水泛滥为微小病变初期常见的证候。风水实证者,多用越婢汤加减;风水气虚证者用防己黄芪汤合柴苓汤加减。

(2)脾肾气虚证

临床表现:神疲乏力,纳差,腰酸腿软,平素易感冒,激素减量后多次复发,舌体淡胖边有齿痕,苔薄腻,脉细弱。

治法:益气健脾,补肾固涩。

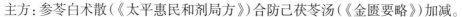

主方：参苓白术散（《太平惠民和剂局方》）合防己茯苓汤（《金匮要略》）加减。

参考处方：生黄芪 20g，党参 15g，白术 12g，山药 15g，茯苓 12g，莲子肉 12g，炒扁豆 15g，芡实 15g，砂仁 10g，防己 10g，桂枝 10g，苏叶 15g，菟丝子 15g，生姜 15g。

方中生黄芪、党参、白术、山药、砂仁、莲子肉、炒扁豆、茯苓健脾益气渗湿；菟丝子、莲子肉、芡实补肾涩精；防己、桂枝、苏叶祛风通阳和络。全方共奏益气健脾、补肾固涩、祛风和络之功。

临床应用：本证为水气病之正水，为微小病变肾病常见之证。伴脘腹胀满者，加陈皮、木香、大腹皮以行气宽中。

（3）阳虚水泛证

临床表现：全身浮肿，腰部酸痛，小便短少，畏寒肢冷，四肢不温，或便溏，腹胀，舌淡胖，苔白腻或薄白，脉沉细。

治法：温肾利水。

主方：真武汤（《伤寒论》）加减。

参考处方：制附子 10g，茯苓 30g，白芍 15g，炒白术 15g，泽泻 12g，桂枝 12g，徐长卿 20g，防己 15g，淫羊藿 15g，生黄芪 30g，生姜 15g。

方中制附子、淫羊藿温阳通络；生黄芪、炒白术、茯苓、泽泻益气健脾、利水祛湿，白芍育阴利水，桂枝温阳以助膀胱气化，徐长卿、防己祛风通络。

临床应用：兼血瘀者，加桃仁、红花、川芎、泽兰活血利水；纳差呕恶者，加陈皮、砂仁、生姜以理气和胃止呕。

（4）阴虚火旺证

临床表现：腰酸膝软，手足心热，口干口渴，盗汗，心烦失眠，舌质红，苔薄黄或黄腻，脉细。

治法：养阴清热，滋阴降火。

主方：知柏地黄汤（《医宗金鉴》）加减。

参考处方：知母 10g，黄柏 10g，生地黄 15g，山萸肉 12g，茯苓 15g，山药 15g，丹参 30g，白术 12g，龟甲 20g，生薏苡仁 30g，石韦 30g，玉米须 30g，益母草 15g，猪苓 12g，地骨皮 20g。

方中生地黄、龟甲、山萸肉滋补肾阴，知母、黄柏、地骨皮滋阴降火，茯苓、山药、白术、生薏苡仁健脾益气祛湿，石韦、玉米须、猪苓清热利湿，丹参、益母草活血清热。全方共奏养阴清热、滋阴降火之功。

临床应用：本型常见于微小病变肾病大量激素使用阶段，兼痤疮者，加金银花、连翘、蒲公英、紫花地丁、玄参等清热解毒；兼大便秘结者，加生大黄通腑泄热。

（5）阴阳两虚证

临床表现：腰部酸痛，畏寒肢冷，四肢不温，身倦乏力，舌淡红，苔薄白，脉沉细。

治法：益气健脾，补肾固涩。

主方：大补元煎（《景岳全书》）合二仙汤（《妇产科学》）加减。

参考处方：人参 10g，炙黄芪 15g，熟地黄 20g，山茱萸 10g，山药 15g，枸杞子 12g，炙甘草 6g，防己 10g，淫羊藿 12g，仙茅 6g，巴戟天 10g，鹿角胶 6g，当归 12g，黄柏 6g，知母 10g。

方中人参大补元气，炙黄芪助人参增强补气之功，淫羊藿、仙茅、巴戟天、枸杞子温补肾阳，熟地黄、山茱萸、山药滋养肾阴，当归补血，鹿角胶补肾填精，防己祛风通络，黄柏、知母苦寒坚阴。全方大补气血阴阳，以恢复肾的封藏和气化功能。

临床应用:本证常见于激素减停阶段后期,患者见脾肾两虚、阴阳双亏的虚损状况,通过温补脾肾,增加机体的免疫功能,防止肾上腺皮质功能减退,同时有助于维持性功能。伴有浮肿者,加茯苓、猪苓、车前子等利水渗湿;纳差腹胀者,加木香、陈皮、砂仁等理气和胃。

二、西医治疗

微小病变肾病的治疗首选激素治疗。儿童和青少年与成年人微小病变肾病的治法、预后有较大差异。本节参照改善全球肾脏病预后组织(The Kidney Disease:Improving Global Outcomes,KDIGO)2021 肾小球肾炎临床实践指南重点介绍成人微小病变肾病的治疗。

1. 初始激素治疗　一般遵循足量、缓减和长期维持的原则。

(1)足量:泼尼松或泼尼松龙用量为 1mg/kg(最大剂量 80mg/d),1 日 1 次。如果达到完全缓解,初始大剂量激素治疗至少持续 4 周;不能完全缓解,最长持续 16 周。

(2)缓减:完全缓解之后,激素缓慢减量。

(3)长期维持:减量过程至少 6 个月。

2. 对大剂量激素治疗存在相对禁忌证或不能耐受的患者,建议口服环磷酰胺或钙调磷酸酶抑制剂治疗。

3. 对于初次复发的微小病变肾病,激素剂量和疗程同初始治疗。

4. 对于经常复发/激素依赖的微小病变,可口服环磷酰胺 2~2.5mg/(kg·d),持续 8 周。对使用环磷酰胺仍复发的经常复发/激素依赖的微小病变患者或者希望保留生育能力的患者,建议改用钙调磷酸酶抑制剂[环孢素 3~5mg/(kg·d)或者他克莫司 0.05~0.1mg/(kg·d),分次服用]持续治疗 1~2 年。

5. 对于不能耐受激素、环磷酰胺和钙调磷酸酶抑制剂的患者,建议吗替麦考酚酯治疗,每次 500~1 000mg,每日 2 次,持续 1~2 年。

6. 对于皮质激素抵抗的患者重新评估以寻找引起肾病综合征的其他原因。

7. 支持治疗　出现急性肾衰竭的微小病变患者采用肾脏替代治疗,并联合激素治疗,激素用量同 MCD 的初始治疗。

8. 在微小病变型的肾病综合征的初始治疗中,不建议用他汀类药物治疗高脂血症,对血压正常的患者无须应用 ACEI 或者 ARBs 减少尿蛋白。

三、中西医结合治疗

激素是微小病变的特效治法,但仍面临着激素的副作用大、易复发及激素依赖的临床难题,中西医结合治疗有利于减少激素的副作用,并顺利撤减激素。在激素治疗的早期和维持期使用中医药治疗重点在于防治激素的副作用,主要治法是滋阴降火;激素撤减期,尤其是在撤停期,重点是防止撤减激素所引起的"反跳"现象,主要治法是健脾益气、补肾培元。

【调护】

1. 饮食调理

(1)低盐饮食:本病起病急,大量蛋白尿、高度水肿、尿量减少,患者需要严格限盐。

(2)黄芪鲤鱼汤:生黄芪 30g,莲子肉 30g,赤小豆 30g,生姜 30g,葱白 30g,鲤鱼 1 条,煎汤,服汤食肉,有助于提高患者的血浆白蛋白,利水消肿,改善患者的症状。

2. 预防感冒和感染　本病常有大量蛋白尿、高度水肿、血浆白蛋白显著下降,体质差,

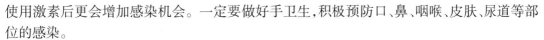

使用激素后更会增加感染机会。一定要做好手卫生,积极预防口、鼻、咽喉、皮肤、尿道等部位的感染。

3. 过敏体质者要注意避免接触过敏原及接种疫苗。

(余仁欢 禹 田)

第五节 膜 性 肾 病

【概述】

膜性肾病(membranous nephropathy,MN)是一个病理形态学诊断名词,是肾病综合征常见的病理类型之一,其特征性的病理学改变为肾小球基底膜上皮下免疫复合物弥漫沉积伴基底膜弥漫增厚。国外报道 MN 占肾病综合征病因的 30%~40%,在我国膜性肾病发病率呈逐渐上升趋势,近年来的研究证实其发病与环境污染有密切的关系。膜性肾病可影响所有年龄和种族的患者,但男性较女性更为多(性别比约为 2∶1),发病高峰在 30~50 岁,近年来随着膜性肾病发病率的升高,青年人中发病亦不少见。年轻女性中的 MN 要高度怀疑狼疮的可能性,儿童中 MN 不常见。依据病因可分为特发性膜性肾病(idiopathic membranous nephropathy,IMN)和继发性膜性肾病(secondary membranous nephropathy,SMN)。IMN 占 MN 总发病率的 75%~80%,本节主要讨论 IMN 的中西医诊治。IMN 属于中医"水肿""尿浊""虚劳""腰痛"等疾病范畴。

【病因病机】

一、中医病因病机

IMN 的病机特点可以概括为:本虚标实,虚实夹杂。本虚以脾肾两虚为主,标实包含外邪、水湿、湿热、瘀血等扰肾。先天禀赋不足,加之后天饮食不节,均可损伤脾肾,导致脾运化水湿功能、肾之气化功能失司,引起水湿内停,发为水肿;脾之升清功能、肾之藏精功能失司,精微物质下泄,发为蛋白尿。若在此基础上感受外邪,外邪袭肺,肺主通调水道失司,则可致水肿加重;若外感湿热之邪,或体内水湿之邪蕴久化热,湿热下注,影响肾主封藏的功能,亦可使蛋白尿加重;同时若脾气虚、肾阳虚,温煦失司、气帅血无力,加之久病入络,可导致血瘀,使得本病缠绵难愈。

二、西医发病机制

原发性膜性肾病大多与抗磷脂酶 A2 受体抗体相关,抗磷脂酶 A2 受体抗体与足细胞上的相应抗原结合,形成原位免疫复合物,继而通过旁路途径激活补体,形成 C5b-9 膜攻击复合物,损伤足细胞,破坏肾小球滤过屏障,产生蛋白尿。

【临床表现】

60%~80% MN 患者表现为肾病综合征,剩余的表现为无症状的蛋白尿(<3.5g/24h),其中 60% 会进展至肾病综合征。镜下血尿发生于 50% 的 MN 患者中,但是大量血尿和红细胞

管型很少见。80%MN 患者起病时血压和肾小球滤过率正常,7%~50% 成年患者起病时伴高血压。若起病时就有高血压和肾功能损害,预后通常较差。急性肾损伤相对少见,可能为过度利尿导致的低血容量、急性双侧肾静脉血栓形成及药物诱导的间质性肾炎所导致。

膜性肾病有两个明显的临床特点。其一为大量蛋白尿,临床上常依据蛋白尿的多少和肾功能进行分级,即低风险进展(尿蛋白 <4g/d,肾小球滤过率 GFR 稳定)、中度风险进展(4~8g/d,GFR 稳定)或高风险进展(>8g/d,GFR 自基线降低 30%)。其二为高凝血症,容易出现各种血栓栓塞并发症,如下肢静脉血栓、肾静脉血栓、肺栓塞、脑梗死等,容易导致生命危险。

膜性肾病是一个慢性疾病,可以自发缓解和复发。预测自发缓解的因子是基线时的蛋白尿水平 <8g/d,女性,年龄 <50 岁,起病时肾功能良好。特发性膜性肾病患者中约有 1/3 可自发缓解,还有 1/3 患者持续存在蛋白尿但肾功能长期维持正常,剩余 1/3 患者虽然接受免疫抑制治疗但仍进展至肾衰竭。

【实验室及其他辅助检查】

一、尿液检查

24 小时尿蛋白定量常为中到大量蛋白尿,最多可至 20g。还可以见到尿 N- 乙酰 -β-D- 葡萄糖苷酶(NAG)、尿 β2- 微球蛋白(β2-MG)、尿 IgG 增高。

二、血液检查

包括血肌酐、尿素氮、血浆白蛋白、血脂、凝血全项,可以反映肾功能及血脂、凝血功能等病变情况,因膜性肾病容易合并血栓栓塞并发症,应常规查血气分析。

近些年来研究发现,M 型抗磷脂酶 A2 受体(PLA2R)是 IMN 的主要靶抗原,IMN 患者血清抗 PLA2R 抗体常呈阳性,在 70%IMN 患者的循环中检测到针对 PLA2R 的自身抗体,因此,在具备条件的单位,应常规检测 PLA2R。

PLA2R 的临床意义在于:①有助于 IMN 的鉴别诊断。目前研究表明在非膜性肾病的肾小球疾病和正常人血清中 PLA2R 检测结果几乎均为阴性,因此,该抗体有助于 IMN 的鉴别诊断。对不能进行肾穿刺的患者,如高龄、病情危重不能耐受肾穿刺、孤立肾的患者等,PLA2R 具有协助诊断的意义。②监测 IMN 的疗效及复发。PLA2R 的滴度与蛋白尿水平和疾病活动相关,两项指标的升高或下降保持一致,且抗体的变化早于蛋白尿。经免疫抑制剂治疗后获得缓解的患者 PLA2R 转阴或滴度下降,当该抗体转阳或滴度升高时提示 IMN 复发,因此可以根据 PLA2R 滴度评估疾病的活动情况并指导用药。③评估 IMN 的预后。PLA2R 滴度偏高提示 IMN 缓解较为困难,肌酐升高风险较高。IMN 患者在用激素免疫抑制剂治疗后 PLA2R 升高则提示肾病综合征复发可能性大。

三、超声影像学检查

包括肾脏 B 超,主要监测双侧肾脏大小;肾脏血管 B 超,主要监测肾脏血管有无狭窄、血栓栓塞等。

四、肾组织活检病理检查

有助于膜性肾病的确诊和分类。

【诊断与鉴别诊断】

一、诊断要点

（一）中医辨病要点和辨证要点

1. 辨病要点　IMN 的中医辨病，临床以水肿为突出表现者，辨病为水肿病、水气病；水肿不明显，以蛋白尿为主要表现者，辨病为尿浊、虚劳；以高凝血症、高黏滞血症为主者，主要辨其病理产物为湿浊、瘀血等。

2. 辨证要点

（1）主要为辨虚实，辨水肿的阴阳属性：阳水多因感受风邪、水湿、疮毒、湿热诸邪，导致肺失宣降通调，脾失健运而成。起病较急，病程较短，每成于数日之间。水肿多由面目开始，自上而下，继及全身，肿处皮肤绷急光亮，按之凹陷即起，或兼有寒热等表证。临床多表现为表、实、热证。阴水多因饮食劳倦、久病体虚等引起脾肾亏虚、气化不利所致。起病缓慢，多逐渐发生，或由阳水转化而来，病程较长。水肿多由足踝开始，自下而上，继及全身，肿处皮肤松弛，按之凹陷不易恢复，甚则按之如泥。临床多表现为里、虚、寒证。

（2）其次辨病位，辨水肿病变的脏腑定位：若水肿较甚，咳喘较急，不能平卧者，病变部位多在肺；若水肿日久，纳食不佳，四肢无力，身重，苔腻，病变部位多在脾；若水肿反复，腰膝酸软，耳鸣眼花者，病变部位多在肾；若水肿下肢明显，心悸怔忡，胸闷烦躁，甚则不能平卧，病变部位多在心。

（二）西医诊断要点

膜性肾病为一病理诊断名词，主要靠肾组织病理诊断。

临床中若表现为大量蛋白尿，PLA2R 阳性，则要考虑 IMN 的诊断，具备条件者行肾穿刺活组织病理检查。

光镜：肾小球毛细血管襻基底膜上皮侧弥漫性嗜复红物沉积和／或嗜银的"钉突"形成，不伴明显细胞增生。

免疫荧光：IgG 颗粒样沉积在肾小球毛细血管襻。

电镜：可见肾小球毛细血管襻基底膜膜上、膜内电子致密物沉积，有的致密物间见"钉突"形成（增生的基底膜样物质），有的致密物溶解形成透亮区。

MN 肾病根据病理可分 4 期，但目前一般认为膜性肾病病理分期与病情轻重及预后没有直接关系。

按病理诊断可分为典型膜性肾病和不典型膜性肾病。①典型膜性肾病：免疫复合物主要在上皮下沉积；②不典型膜性肾病：免疫复合物除了在上皮下沉积外，还可以在内皮下和系膜区沉积，不典型膜性肾病往往需要除外继发性因素。

同时一些病理特点对于鉴别特发性膜性肾病和继发性膜性肾病也有一定的帮助。在免疫复合物沉积中往往可见补体 C3 和 C4。出现 C1q 提示继发性 MN，尤其是与 SLE 有关。此外活检标本应常规进行 PLA2R 抗原和 IgG 亚型的染色。在特发性 MN 中主要是 IgG4 和 PLA2R 抗原阳性，而在继发性 MN 中主要是 IgG1 和 IgG2 亚型。

二、鉴别诊断

（一）狼疮性肾炎

狼疮性肾炎 V 型有类似于特发性膜性肾病的病理改变。狼疮性肾炎易出现多系统受累

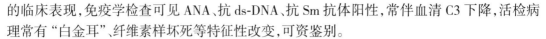

的临床表现,免疫学检查可见 ANA、抗 ds-DNA、抗 Sm 抗体阳性,常伴血清 C3 下降,活检病理常有"白金耳"、纤维素样坏死等特征性改变,可资鉴别。

（二）乙型肝炎病毒相关性肾炎

乙型肝炎病毒相关性肾炎（简称乙肝肾）病理可表现为膜性肾病的病理改变,血清 HBV 抗原阳性和肾组织切片上找到 HBV 抗原,尤其是后者是乙肝肾的诊断必备条件。

（三）糖尿病肾脏疾病

糖尿病肾脏疾病为糖尿病的微血管并发症之一,常有多年的糖尿病病史,逐渐从微量蛋白尿发展为大量蛋白尿,容易出现大血管并发症,糖尿病视网膜病变对于诊断糖尿病肾脏疾病有很大的参考意义。需要注意的是,临床中有糖尿病肾脏疾病同时合并膜性肾病的病例,需要肾穿刺明确诊断。

（四）肿瘤相关性肾病

老年性膜性肾病要除外肿瘤相关性肾病,首先有恶性肿瘤的诊断,手术彻底切除肿瘤或化疗后肿瘤完全缓解,肾脏病的临床与病理表现亦相应缓解,肿瘤复发后肾脏疾病再次出现或加重,具备上述特征可以诊断为肿瘤相关性肾病。

【治疗】

一、中医治疗

（一）治疗原则

《黄帝内经》提出了"开鬼门,洁净府,去宛陈莝"的治则。《金匮要略》提出了"诸有水者,腰以下肿,当利小便;腰以上肿,当发汗乃愈"的治则。同时遵循"急则治标,缓则治本"的原则。

水肿治分阴阳,阳水主要治以发汗、利小便、宣肺健脾,水势壅盛则可酌情暂行攻逐,总以祛邪为主;阴水则主要治以温阳益气、健脾、益肾、补心,兼利小便,酌情化瘀,总以扶正助气化为治。虚实并见者,则攻补兼施。具体应用时需要注意以下几个方面:

1. 水肿突出阶段注重调理脾胃法的应用　IMN 水肿突出阶段,因低蛋白血症,患者可导致胃肠道水肿,而出现恶心、呕吐等脾胃症状,致使谷药难进,胃气衰惫,预后较差,"有胃气则生",此时当顾护胃气以救后天之本,方能使病情有所转机。当宗"间者并行,甚者独行"之旨,单刀直入,运用调理脾胃法。

2. 重视温阳利水法应用　结合 IMN 的发病特点及临床表现,IMN 水肿当属阴水、里水、石水范畴。《金匮要略·水气病脉证并治》即记载:"水之为病,其脉沉小,属少阴。浮者为风,无水虚胀者为气,发其汗即已。脉沉者,宜麻黄附子汤,浮者,宜杏子汤。""石水,其脉自沉,外证少腹满,不喘。"即谓下焦阳气不足,不能蒸腾气化水液循环往复,犹如水坚如石,石沉海底。水为阴邪,非阳不化,阳气的蒸腾气化作用在水液代谢中起着非常重要的作用。MN 临床若症见腹胀,尿少,畏寒肢冷,全身浮肿,尤以下肢为甚,腰膝酸软,面色㿠白,舌质淡体胖嫩,脉沉弱,常方选麻黄附子汤（麻黄、炙甘草、附子）,真武汤（附子、茯苓、白术、白芍、生姜）。

3. 重视活血化瘀法的应用　基于 IMN 高凝状态的临床特点,活血化瘀当贯穿于 IMN 的中医治疗始终,临床中常根据中医辨证情况加入丹参、当归、赤芍、川芎、桃仁、红花、水蛭、地龙、土鳖虫等不同程度的活血化瘀之品。同时可根据引起血瘀的原因进行加减,气滞血瘀

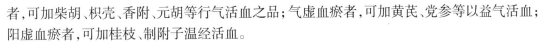

者,可加柴胡、枳壳、香附、元胡等行气活血之品;气虚血瘀者,可加黄芪、党参等以益气活血;阳虚血瘀者,可加桂枝、制附子温经活血。

(二)辨证施治

1. 水肿突出阶段

（1）水湿浸渍

临床表现:全身水肿,四肢尤甚,按之没指,小便短少,身体困重,胸闷,纳呆,泛恶。苔白腻,脉沉缓,起病缓慢,病程较长。

治法:益气健脾,通阳利水。

主方:防己茯苓汤(《金匮要略》)合五皮饮(《中藏经》)加减。

参考处方:汉防己 15g,生黄芪 30g,桂枝 10g,白术 20g,茯苓 30g,桑白皮 15g,陈皮 10g,大腹皮 20g,茯苓皮 30g,生姜皮 15g。

前方以白术、茯苓健脾渗湿利水,防己利水消肿,黄芪益气利水消肿,桂枝温阳化气行水;后方以桑白皮、陈皮、大腹皮、茯苓皮、生姜皮健脾化湿,行气利水。

临床应用:若上半身肿甚而喘,可加麻黄、杏仁、葶苈子宣肺泻水而平喘。若下半身肿甚,可加冬瓜皮、车前子增加利水消肿之功。同时可加泽兰、王不留行、地龙活血利水。

（2）气滞水停

临床表现:头面手足遍身水肿,小便不利,手按而塌陷,腹胀满难以忍受,喘满倚坐不得息,难以平卧,饮食不下,大便偏少,舌红,苔白,脉弦涩。

治法:行气化湿,利水消肿。

主方:导水茯苓汤(《奇效良方》)加减。

参考处方:茯苓 30g,泽泻 15g,麦冬 15g,槟榔 15g,桑白皮 15g,陈皮 15g,大腹皮 30g,生白术 20g,木瓜 15g,广木香 10g,苏梗 10g,砂仁(后下)10g,灯心草 3g。

方中茯苓、生白术、泽泻、木瓜、灯心草健脾化湿利水,桑白皮、陈皮、大腹皮行气利水消肿,木香、砂仁、苏梗、槟榔行气以除胀满,佐麦冬以防利水伤阴。

临床应用:胃腹胀满甚者,加枳壳;喘满难卧甚者,加苦葶苈子;腿脚肿甚者,加汉防己。

（3）脾胃失调

临床表现:全身水肿,乏力气短,纳差呕恶,腹泻或大便溏稀,舌淡红,苔白,脉沉细。

治法:健脾和胃,利水消肿。

主方:呕恶明显者以香砂六君子汤(《时方歌括》)合五皮饮(《中藏经方》);便溏、腹泻明显者以参苓白术散(《太平惠民和剂局方》)加减。

参考处方:香砂六君子汤合五皮饮:广木香 6g,砂仁(后下)6g,姜半夏 10g,陈皮 6g,党参 15g,生白术 15g,茯苓 20g,桑白皮 15g,大腹皮 15g,生姜 15g。参苓白术散:党参 15g,茯苓 20g,炒白术 20g,炒白扁豆 10g,陈皮 10g,山药 10g,炙甘草 6g,莲子肉 10g,砂仁 6g,炒薏苡仁 20g,桔梗 6g。

前方以香砂六君子汤健脾和胃以助运化,五皮饮利水消肿,呕恶甚者,可重用生姜。后方健脾渗湿止泻。

临床应用:水肿明显者均可加冬瓜皮、车前子增强利水消肿之力。

（4）脾阳虚衰

临床表现:身肿,腰以下为甚,按之凹陷不易恢复,脘腹胀满,纳差,便溏,面色不华,神倦肢冷,小便短少,舌质淡,苔白腻或白滑,脉沉缓或沉弱。

治法：温阳健脾,化气利水。

主方：实脾饮(《济生方》)加减。

参考处方：炙甘草 10g,干姜 10g,制附子(先煎)10g,茯苓 30g,炒白术 20g,木瓜 10g,广木香 10g,大腹皮 15g,草果仁 10g,厚朴 10g,生姜 10g,大枣 10g。

方中干姜、附子、草果仁温阳散寒化气,白术、茯苓、炙甘草、生姜、大枣健脾益气,茯苓、木瓜利水去湿,木香、厚朴、大腹皮理气行水。

临床应用：水湿过盛,腹胀大,小便短少,可加苍术、桂枝、猪苓、泽泻,以增化气利水之力。若症见身倦气短,气虚甚者,可加生黄芪、人参以健脾益气。

（5）肾阳亏虚

临床表现：面浮身肿,腰以下为甚,按之凹陷不起,心悸,气促,腰部冷痛酸重,尿量减少,四肢厥冷,怯寒神疲,面色㿠白或灰滞,舌质淡胖,苔白,脉沉细或沉迟无力。

治法：温肾助阳,化气行水。

主方：怯寒、身肿、腰部冷痛明显者选用济生肾气丸(《济生方》)加减;上述症状基础上心悸、气促明显者,选用真武汤(《伤寒论》)合苓桂术甘汤(《伤寒论》)加减。

参考处方：济生肾气丸：肉桂 10g,制附子(先煎)10g,熟地 15g,山茱萸 10g,山药 10g,牡丹皮 10g,茯苓 30g,泽泻 10g,川牛膝 15g,车前子 30g;真武汤合苓桂术甘汤：制附子(先煎)10g,茯苓 30g,生白术 20g,白芍 10g,生姜 10g,桂枝 15g,炙甘草 10g。

肾为水火之脏,根据阴阳互根原理,善补阳者,必于阴中求阳,则阳得阴助而生化无穷,故济生肾气丸中用六味地黄丸以滋补肾阴;用附子、肉桂温补肾阳,两药配合,则补水中之火,温肾中之阳气;同时用川牛膝、车前子加强利水消肿之功。

临床应用：若先见心悸,气短神疲,形寒肢冷,自汗,舌紫暗,脉虚数或结或代等心阳虚衰证候,后见水肿诸症,则以真武汤合苓桂术甘汤为主,二方合用,共温心肾阳气以温散上凌之水饮,同时可酌加人参、丹参、泽兰等,以益气化瘀利水。

（6）气虚血瘀

临床表现：身肿,腰以下为甚,下肢硬肿,且患者伴有肿胀感,夜间及活动后加重,晨起及休息后缓解,甚者可见肢体麻木,乏力,口干不欲饮,舌暗红,苔白,脉沉涩。

治法：益气活血利水。

主方：补阳还五汤(《医林改错》)合当归芍药散(《金匮要略》)加减。

参考处方：生黄芪 60g,当归尾 15g,赤芍 20g,川芎 10g,桃仁 10g,红花 10g,地龙 10g,生白术 20g,茯苓 30g,泽泻 10g。

方中生黄芪以补气行血,当归、赤芍、川芎、桃仁、红花、地龙活血化瘀,生白术、茯苓、泽泻健脾利水消肿。

临床应用：临床常加益母草、泽兰、牛膝、王不留行以增加活血利水之功。瘀血甚者表现为四肢麻木、舌质紫暗明显者,可加用水蛭、土鳖虫破血逐瘀。

2. 蛋白尿为主阶段(指 IMN 临床上以蛋白尿为主要临床表现,而无水肿表现或水肿轻微者)

（1）气阴两虚

临床表现：神疲乏力,腰膝酸痛,手足不温或手足心热,自汗或盗汗,口不渴或咽干痛,大便偏干或溏薄,尿中有泡沫。舌淡红边有齿痕或舌胖大,苔薄白或薄黄而干,脉细数而无力。

治法：脾肾气阴双补。

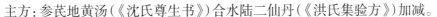

主方:参芪地黄汤(《沈氏尊生书》)合水陆二仙丹(《洪氏集验方》)加减。

参考处方:生黄芪 30g,太子参 20g,生地 15g,山茱萸 10g,山药 15g,牡丹皮 10g,茯苓 20g,泽泻 10g,芡实 30g,金樱子 30g。

方中六味地黄汤三补配三泻,补益肝脾肾之阴,参芪益气,诸药合用,为脾肾气阴双补之方。同时加芡实、金樱子健脾补肾涩精。

临床应用:临床中补益脾肾气阴时,常加苏梗、砂仁等醒脾和胃之药,避免养阴药如生地之滋腻碍胃。若患者表现为乏力,四肢倦怠,口干舌燥,口渴,睡卧不安,五心烦热,辨证为气阴两虚基础上,兼有阴虚内热,此时可用清心莲子饮益气养阴,清心利湿。

（2）湿热内蕴

临床表现:肢体倦怠,身体困重,胸中满闷,口苦口黏,大便黏滞不爽,尿色黄,尿中有泡沫。舌红,苔黄厚腻,脉濡数。

治法:宣畅气机,清化湿热。

主方:三仁汤(《温病条辨》)合升降散(《伤寒瘟疫条辨》)加减。

参考处方:杏仁 10g,白豆蔻 10g,生薏苡仁 30g,厚朴 10g,清半夏 6g,通草 3g,滑石(包煎)20g,淡竹叶 10g,蝉蜕 10g,僵蚕 10g,片姜黄 10g,生大黄 3g。

方中杏仁宣利上焦肺气,气行则湿化;白蔻仁芳香化湿,行气宽中,畅中焦之脾气;薏苡仁甘淡性寒,渗湿利水而健脾,使湿热从下焦而去。三仁合用,宣上、畅中、渗下,分消湿热。滑石、通草、竹叶甘寒淡渗,加强利湿清热之功;半夏、厚朴行气化湿,散结除满。合升降散升清降浊,内外通和。

临床应用:头身沉重甚者,可加苍术、升麻、荷叶祛湿升清。

（3）肺脾气虚

临床表现:饮食不思,纳食不馨,体倦乏力,倦怠思卧,恶寒恶风,容易外感,大便不调,小便频数,尿中有泡沫。舌淡红,苔薄白,脉细弱。

治法:补脾益肺。

主方:升阳益胃汤(《内外伤辨惑论》)加减。

参考处方:黄芪 15g,姜半夏 6g,人参 10g,炙甘草 6g,独活 6g,防风 6g,白芍 10g,羌活 6g,陈皮 6g,茯苓 15g,柴胡 6g,泽泻 10g,生白术 15g,黄连 5g。

方中人参、黄芪、白术、甘草补益肺脾之气;白芍和阴;柴胡、防风、羌活、独活升举清阳,祛风除湿;半夏、陈皮行气燥湿;茯苓、泽泻、黄连除湿清热。全方合用,具有升清降浊之功。

临床应用:湿重者,可加苍术、荷叶增加燥湿升清之力。

二、西医治疗

（一）非免疫治疗

针对尿蛋白定量 <4g/d,血浆白蛋白正常或轻度降低、肾功能正常的年轻患者。

1. 控制血压　血压控制在 125/70mmHg 以下,药物首选血管紧张素转换酶抑制剂(ACEI)或血管紧张素Ⅱ受体拮抗剂(ARB)。

2. 抗凝治疗　针对膜性肾病患者静脉血栓的高发生率,可预防性地给予抗凝治疗。存在高危因素(尿蛋白持续 >8g/d,血浆白蛋白 <25g/L,应用利尿剂或长期卧床等)的患者应积极抗凝治疗。药物首选低分子肝素注射剂,如患者长期低蛋白血症,可考虑切换口服华法林抗凝治疗,但需密切监测凝血功能。

3. 低蛋白饮食　大量蛋白尿患者饮食中蛋白质摄入宜限制在 0.8g/（kg·d），同时给予充分的热量，总热量一般应保证 35kcal/（kg·d）。

4. 其他　包括治疗水肿、高脂血症等。

（二）免疫治疗

2020 改善全球肾脏病预后组织（Kidney Disease：Improving Global Outcomes，KDIGO）指南推荐免疫抑制治疗应仅限于存在肾功能损伤进展风险的患者。

1. 蛋白尿小于 3.5g/d 且 eGFR>60ml/（min·1.73m^2）的膜性肾病患者不需要免疫抑制治疗。

2. 除非存在至少一项疾病进展危险因素或出现肾病综合征的严重并发症（如急性肾损伤、感染、血栓栓塞事件），否则肾病综合征表现且 eGFR 正常的膜性肾病患者不需要免疫抑制治疗。

3. 钙调神经磷酸酶抑制剂（CNI）单一疗法被认为疗效欠佳。CNI 治疗 6~12 个月并快速减药与高复发率相关。尽管如此，对于 eGFR 正常的中等进展风险患者仍考虑此方案，因为这些患者中许多可自发缓解。CNI 会缩短蛋白尿病程。对于高进展风险患者，建议 CNI 治疗 6 个月后加用利妥昔单抗。

4. 对于存在至少一项疾病进展危险因素的膜性肾病患者，推荐使用利妥昔单抗或环磷酰胺联合激素治疗 6 个月，或以他克莫司为基础治疗至少 6 个月，根据风险评估选择治疗。

5. 没有足够的证据表明标准剂量的利妥昔单抗治疗可阻止肾衰竭进展。

三、中西医结合治疗

中医治疗 IMN 有很大的优势，可以个体化治疗，改善患者体质，提高生活质量，避免激素及免疫抑制剂的副作用。但是对于短期内肾功能快速下降者，需探究原因，中西医结合积极治疗，必要时应用激素和免疫抑制剂，但肾功能下降时避免应用钙调神经磷酸酶抑制剂。IMN 出现血栓栓塞并发症时，需积极溶栓、取栓、抗凝等治疗。基于 PLA2R 在 IMN 病情中的预测作用，评价临床疗效时，需结合临床表现、血浆白蛋白、24 小时尿蛋白定量、肾功能、PLA2R 综合评定。

【调护】

结合 IMN 的临床特点，生活调护方面要注意以下几点：

1. 低盐饮食　每天盐摄入量不超过 3g，水肿严重者限制饮水量。

2. 摄入低脂、优质低蛋白饮食。

3. 按时作息，生活规律，避免熬夜，避免劳心、劳力过度和房劳过度。

4. 防止外感，注意保暖。

（徐建龙）

第六节 局灶节段性肾小球肾炎

【概述】

局灶节段性肾小球肾炎由 Rich 于 1957 年首先描述,以光镜下可见肾小球病变呈局灶、节段性分布,系膜基质增多、球囊粘连为主要病理特点,免疫荧光下可见 IgM 和 C3 在肾小球病变部位呈团块状沉积。电镜下可见受累节段系膜基质增多、电子致密物沉积及肾小球脏层上皮细胞广泛足突融合。临床以大量蛋白尿及肾病综合征为主要表现,常伴有血尿、高血压及肾功能损害。

局灶节段性肾小球肾炎以青少年多见,男性多于女性,男女比例约为 2.2∶1。7%~35% 的原发性肾小球疾病患者的病理类型为局灶节段性肾小球肾炎。局灶节段性肾小球肾炎是肾病综合征的常见病理类型,我国肾病综合征人群中约 14.7% 的患者的病理类型为局灶节段性肾小球肾炎。超过 60% 局灶节段性肾小球肾炎对激素治疗无效,本病的预后与治疗效果与蛋白尿的程度密切相关。

局灶节段性肾小球肾炎多属于中医学"肾风""尿浊""虚劳""腰痛"等范畴。

【病因病机】

一、中医病因病机

局灶节段性肾小球肾炎以肾病综合征、蛋白尿、水肿、高血压、血尿等为主要临床表现,中医病因病机多因先天禀赋不足或久病劳欲伤肾、外感湿热、饮食不节、情志失调及瘀血阻络等导致肺失通调,脾失运化,肾失开阖,三焦气化不利。

(一)先天禀赋不足,久病劳欲伤肾

先天禀赋薄弱,肾精不足,肾气亏虚,或劳倦失宜、房欲不节、久病耗损等导致肾精亏虚,肾失封藏,固摄无权,蛋白精微物质下溢,出现蛋白尿。

(二)外感湿热

因久处湿地,或冒雨涉水致使湿邪内侵,阻滞脾之运化,湿困日久化热,湿热下扰,热损于络,肾之封藏失司,可见血尿、蛋白尿。

(三)饮食不节

肆食肥甘厚腻,或嗜酒太过,久则积生湿热,湿热中阻使脾胃失于健运,水液壅滞发为水肿。

(四)情志失调

情志不遂,气机郁结,导致机体气血运行失常,脏腑失养;或气郁化火,灼损脏腑,可见血尿、蛋白尿、水肿等。

(五)瘀血阻络

外邪反复侵袭,或脏腑虚损日久气血行滞,久而成瘀,导致脉络受阻,气血不能濡养机体,脏腑功能失司,病情缠绵难愈。

二、西医发病机制

（一）遗传因素

局灶节段性肾小球肾炎发病存在明显的种族差异和家族聚集现象。在美国，50%~60%南非和非洲裔肾病综合征人群肾脏病理类型为局灶节段性肾小球肾炎，是白种人群的2~3倍。有研究发现，人类白细胞抗原（HLA）等位基因与局灶节段性肾小球肾炎的发病有关。此外，有学者发现 ACTN4 基因的变异可能引起常染色体显性遗传的局灶节段性肾小球肾炎而形成家族聚集现象。近年来，研究发现 NPHS2、CD2AP 及 PLCE1 等基因的变异与家族聚集性局灶节段性肾小球肾炎的发生相关。提示遗传因素在局灶节段性肾小球肾炎中起重要作用。

（二）循环因子

有学者在局灶节段性肾小球肾炎患者血清中发现一些能够显著增加肾小球基底膜通透性的循环因子，如肾脑蛋白（KIBRA）、心肌营养素样因子1（CLC-1）、CD44细胞因子等，这些循环因子导致肾移植患者局灶节段性肾小球肾炎复发风险显著增加。同时，通过血浆置换将患者血清中的循环因子清除，肾小球基底膜的通透性也随之降低，蛋白尿明显减少。因此，多数学者认为，循环因子与局灶节段性肾小球肾炎患者的治疗和长期预后关系密切。然而，目前关于循环因子的寻找以及清除循环因子的确切疗效尚需进一步研究和证实。

（三）足细胞损伤

有研究发现足细胞胞体增大并出现退行性变后与肾小球基底膜剥离，并与壁层上皮细胞发生粘连，形成了局灶节段性肾小球肾炎节段性硬化的病理改变。然而足细胞损害导致局灶节段性肾小球肾炎发生的确切机制尚未完全阐明。有学者指出，足细胞骨架结构稳定性的破坏，导致足突融合消失，引起局灶节段性肾小球肾炎，出现大量蛋白尿。

（四）其他

病毒感染、血流动力学改变、细胞外基质合成与降解及细胞凋亡等均参与了局灶节段性肾小球肾炎的发生、发展过程。艾滋病毒（HIV）、细小病毒等均可影响肾小球的生长和分化，从而导致肾小球硬化。此外，肾单位的丢失，导致肾脏上皮细胞和内皮细胞的损伤，最终也可导致肾脏节段性硬化。因此，局灶节段性肾小球肾炎是由多种因素共同作用的结果，不同致病因素可能通过不同途径导致局灶节段性肾小球肾炎的发生与进展。

【临床表现】

局灶节段性肾小球肾炎大多起病隐匿，多数患者首发症状以肾病综合征为主，部分病例可由微小病变型肾小球疾病转变而来。多数患者伴有血尿，病情较轻者也可表现为无症状蛋白尿或血尿。本病早期可伴有高血压、肾功能受损等；表现为肾病综合征者易罹患感染、深静脉血栓、动脉粥样硬化等并发症。

一、血尿

25%~75%的局灶节段性肾小球肾炎患者可见镜下血尿，部分可有肉眼血尿。血尿呈持续性或反复性发作，并可在剧烈运动、高热、上呼吸道感染、饮酒等后出现一过性肉眼血尿。

二、蛋白尿

多数患者表现为大量蛋白尿,10%~30% 的患者表现为非肾病性蛋白尿,部分患者表现为无症状性蛋白尿。研究表明,蛋白尿程度与局灶节段性肾小球肾炎患者的预后密切相关,蛋白尿≥3g/24h 的局灶节段性肾小球肾炎患者超过半数在 5~10 年后发展为终末期肾脏疾病。而非肾病综合征范畴蛋白尿的局灶节段性肾小球肾炎患者 10 年后发展为终末期肾脏疾病的概率仅为 20%。部分患者蛋白尿程度与血尿相关联,血尿发作期,蛋白尿加重,血尿消失后蛋白尿也随之减轻。此外,蛋白尿的程度与局灶节段性肾小球肾炎患者病理类型有关,顶端型、细胞型,塌陷型局灶节段性肾小球肾炎患者多伴有大量蛋白尿(>10g/24h)。而继发性局灶节段性肾小球肾炎患者蛋白尿程度相对较轻,很多患者表现为非肾病范畴蛋白尿,低蛋白血症发生率也较低。

三、腰痛

部分局灶节段性肾小球肾炎患者在血尿发作时可伴有不同程度的腰痛,并呈反复性发作。

【实验室及其他辅助检查】

一、尿液检查

局灶节段性肾小球肾炎患者尿蛋白多呈阳性;可见不同程度的多形性红细胞尿;常伴有肾小管功能异常表现,如肾小管酸中毒、低分子量蛋白尿、糖尿、尿液浓缩稀释功能异常等。

二、血清免疫学检查

部分患者可见血清 IgG 降低、IgA 增加、补体正常。

三、其他检查

部分患者肾小球滤过率和血肌酐、血尿素氮、血尿酸及肾脏影像学检查异常。

【诊断与鉴别诊断】

一、诊断要点

（一）中医辨病辨证要点

局灶节段性肾小球肾炎发病缓慢,病位在脾、肾。基本中医病机以本虚标实为特点。本虚以脾肾亏虚为主;标实则可见外感、湿热、瘀血及热毒等。

（二）西医诊断要点

肾脏病理学检查是确诊的主要方法。

1. 光镜　肾小球节段病变表现为不同程度的硬化和瘢痕,细胞外基质增多,透明滴形成。节段病变主要累及毛细血管外周襻,并可伴有不同程度的包曼囊壁粘连、足细胞增生、肥大、空泡变性,节段性内皮细胞及系膜细胞增生,肾间质纤维化,泡沫细胞形成等。此外,肾小管损伤的程度与肾小球受累程度和范围有一定的相关性,随着肾小球病变的加重,肾小管萎缩的范围也随之增加。

2. 电镜　节段硬化区可见基底膜扭曲增厚，毛细血管襻闭锁、塌陷。可见泡沫性巨噬细胞、细胞碎屑、脂滴等。病变后期可见硬化处无细胞结构，进展为非特异性瘢痕。足突融合是本病最常见的超微结构。内皮下透明样物质处可见电子致密物。此外，正常肾小球或节段硬化肾小球未受累部分足突融合非常普遍，非硬化肾小球足突融合呈节段或弥漫分布。

3. 免疫荧光　可见 IgM 和 C3 在肾小球内呈局灶节段性分布，多位于节段硬化区域及透明滴部位。足细胞和肾小管上皮细胞胞质吞噬滴内免疫蛋白和血清白蛋白阳性。

4. 局灶节段性肾小球肾炎的组织学分型　局灶节段性肾小球肾炎分为以下 5 种类型。

（1）非特殊型（not otherwise specified）：至少一个肾小球呈节段性细胞外基质增多、毛细血管闭塞，可伴有节段性毛细血管塌陷而无相应的足细胞增生和肥大。

（2）门周型（perihilar variant）：至少 1 个肾小球的门周部位出现透明样变，且 50% 以上呈现节段病变的肾小球必须有门周硬化和 / 或透明样变，常伴有小动脉透明样变。该型在成人中常见。

（3）细胞型（cellular variant）：至少见 1 个肾小球毛细血管内细胞增多，且至少累及 25% 毛细血管襻，导致毛细血管管腔堵塞。该型在黑人中较为常见，蛋白尿显著（>10g/24h），且常只存在于临床发病早期，患者易进展至终末期肾脏疾病。

（4）顶端型（tip variant）：至少见 1 个肾小球顶部节段病变，常为毛细血管襻与肾小囊粘连，或足细胞与壁层上皮细胞或肾小管上皮细胞融合。该型对激素治疗反应较好，及时治疗预后较好。

（5）塌陷型（collapsing variant）：至少见 1 个肾小球毛细血管壁塌陷，伴足细胞增生和肥大，病变可呈节段性或全球性。该型患者肾小管间质损害多较严重，治疗效果较差。

二、鉴别诊断

（一）微小病变性肾病

临床高血压、血尿及肾功能损害等较少见，肾病综合征常见，大多对激素治疗敏感。光镜下肾小球无明显病变，近端肾小管上皮细胞可见脂肪变性。免疫荧光检查阴性。电镜可见广泛肾小球脏层上皮细胞足突融合。

（二）Alport 综合征

以血尿、进行性肾功能减退、神经性耳聋和眼部病变为临床特点。发病年龄多小于 10 岁，伴有阳性家族史，男性多见持续性镜下血尿。肾活检及基因检测是鉴别两种疾病的主要方法。

（三）肾淀粉样变性

除肾脏受累外，多伴有其他脏器受累。早期可见蛋白尿，3~5 年后出现肾病综合征。肾活检刚果红染色淀粉样物质呈砖红色。

【治疗】

一、中医治疗

（一）治疗原则

局灶节段性肾小球肾炎的发生多因先天禀赋不足、外感湿热、饮食不节等因素导致机体

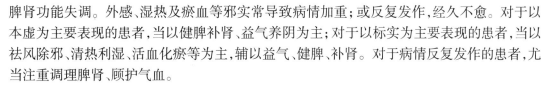

脾肾功能失调。外感、湿热及瘀血等邪实常导致病情加重；或反复发作，经久不愈。对于以本虚为主要表现的患者，当以健脾补肾、益气养阴为主；对于以标实为主要表现的患者，当以祛风除邪、清热利湿、活血化瘀等为主，辅以益气、健脾、补肾。对于病情反复发作的患者，尤当注重调理脾肾、顾护气血。

（二）辨证施治

（1）风伏肾络证

临床表现：面目或四肢浮肿，外感风寒或风热时发病或加重，四肢关节不适，尿中泡沫增多，面色晦暗，腰膝酸软，倦怠乏力，舌质淡，苔薄白，脉浮或沉细。

治法：祛风通络。

主方：荆防败毒散加减（《摄生众妙方》）加减。

参考处方：荆芥9g，防风9g，羌活9g，独活9g，柴胡12g，前胡9g，枳壳9g，茯苓12g，桔梗9g，川芎9g，甘草6g。

方中荆芥、防风祛风解表；羌活、独活祛风除湿通络；柴胡、川芎行血祛风；桔梗、枳壳一升一降可开散气机，升清降浊，使机体气机运行正常；前胡化痰宣肺；茯苓、甘草利湿和脾，以助运药力。本方药性偏于辛温香燥，对于伴有外感的患者疗效较好。

临床应用：浮肿日久并伴有肢体麻木者，加地龙、水蛭、益母草活血利水；疲倦乏力、气短者，加党参、白术、黄芪健脾益气；尿频、夜尿多者，加菟丝子、益智仁、炒山药补肾助阳。

（2）湿热蕴结证

临床表现：遍体浮肿，胸脘痞闷，心胸烦躁，口渴不欲饮，小便涩赤，泡沫多，大便溏滞不爽，舌质红，苔黄腻，脉濡数。

治法：清热利湿。

主方：八正散（《太平惠民和剂局方》）加减。

参考处方：滑石15g，川木通6g，车前子12g，瞿麦12g，扁蓄12g，炒栀子9g，大黄6g，甘草6g。

方中滑石利水渗湿，通利诸窍；川木通可清上利下，利水下行；车前子、扁蓄、瞿麦通利水道；栀子、大黄清泄三焦之火。诸药合用，共奏清热利湿之功。

临床应用：尿痛、尿血者，加大蓟、小蓟、蒲黄炭、白茅根凉血止血；胸腔积液严重而喘息不得卧者，加葶苈子、苏子、莱菔子利水平喘；小便涩痛者，加石韦、蒲公英、甘草利湿通淋；大便干结者，加玄参、麦冬、郁李仁育阴通便。

（3）肾络瘀阻证

临床表现：病情迁延不愈，反复发作，四肢浮肿反复发作，尿色紫暗或夹有血块，面色黧黑或晦暗，腰痛固定或刺痛，舌质暗或有瘀斑，脉弦细。

治法：化瘀通络。

主方：桃核承气汤（《伤寒论》）合大黄䗪虫丸（《金匮要略》）。

参考处方：桃仁9g，土鳖虫3g，水蛭3g，黄芩9g，大黄6g，芒硝6g，桂枝6g，地黄15g，白芍10g，甘草6g。

方中桃仁活血破瘀；土鳖虫、水蛭通络活血；瘀久易生热，故以黄芩清热；大黄合芒硝软坚散结，下瘀泄热；桂枝温通血脉；地黄、白芍滋阴养血。诸药合用取化瘀清热散结之功。

临床应用：倦怠乏力者，加党参、黄芪、黄精益气补虚；腰膝酸软者，加桑寄生、淫羊藿、巴戟天益肾壮腰；水肿明显者，加五苓散利水渗湿；血瘀明显者，加僵蚕、三棱、莪术活血散结。

（4）气阴两虚证

临床表现：四肢颜面浮肿不甚,气短乏力,手足心热,口干咽燥,头晕目眩,腰膝酸软,时见自汗盗汗,小便短赤,舌红少苔,脉弦细或细数。

治法：益气养阴。

主方：参芪地黄汤加减(《沈氏尊生书》)加减。

参考处方：太子参 15g,生黄芪 15g,熟地黄 24g,山萸肉 12g,山药 12g,茯苓 12g,牡丹皮 12g,泽泻 12g,丹参 12g。

方中太子参、生黄芪益气养阴;生地黄、山萸肉、山药滋肾精养肝血;茯苓、泽泻利水下行,助肾之用;牡丹皮合丹参凉血化瘀。全方合伍有益气滋肾、养血柔肝之效。

临床应用：肾阴虚者,加枸杞子、杜仲、桑椹滋肾补精;阳虚者,加桂枝、干姜、淫羊藿温补脾肾;伴有湿热者,加薏苡仁、苍术清热燥湿;有瘀血者,加郁金、益母草行气活血;浮肿甚者,加车前子、泽兰、浮萍利水消肿;有尿血者,加白茅根、紫草、三七粉凉血止血;大量蛋白尿者,加蝉蜕、穿山龙、水蛭祛风通络。

（5）脾肾阳虚证

临床表现：全身浮肿,腰以下为甚,按之凹陷不易恢复,脘腹胀满,纳呆便溏,面色萎黄,神倦肢冷,腰膝冷痛,小便清长,舌质淡胖,苔白滑,脉沉缓或沉迟。

治法：温补脾肾,利水消肿。

主方：济生肾气丸(《济生方》)合实脾饮(《济生方》)加减。

参考处方：熟地黄 24g,山茱萸 12g,牡丹皮 12g,山药 12g,茯苓 12g,泽泻 12g,肉桂 9g,附子(制)6g,牛膝 12g,车前子 12g,白术 12g,厚朴 9g,木瓜 9g,木香 9g,草果 9g,槟榔 9g,干姜 6g,生姜 3 片,大枣 3 枚,炙甘草 6g。

方中熟地黄、山药、山茱萸、牛膝滋补肝肾;肉桂、附子温补肾阳,取阴中求阳之意;泽泻、茯苓、车前子利水渗湿;牡丹皮凉血活血;白术、干姜温补脾气;厚朴、木瓜、木香、草果、槟榔理气化湿。诸药合用补泻兼施,既可健脾补肾,又能理气祛湿。

临床应用：尿血明显者,加白茅根、蒲黄、藕节凉血止血;腰背酸痛者,加桑寄生、川续断、狗脊补肾强腰;小便短少者,加猪苓、桂枝、白术温阳化气;蛋白尿较多者,加覆盆子、金樱子、益智仁补肾固精。

（6）肾虚湿瘀证

临床表现：四肢浮肿不甚,面色黧黑,头晕耳鸣,精神倦怠,腰膝酸软,腹部青筋暴露,手足心热,或妇女经色暗红有紫块,或经少闭经,小便黄赤,舌质暗红,苔黄腻,脉弦细或细涩。

治法：补肾活血祛湿。

主方：归芍地黄汤(《症因脉治》)合石韦散(《外台秘要》)加减。

参考处方：熟地黄 24g,山茱萸 12g,牡丹皮 12g,山药 12g,茯苓 12g,泽泻 12g,当归 9g,白芍 9g,通草 9g,石韦 12g,滑石 15g,甘草 6g,瞿麦 12g,车前子 12g,冬葵子 12g。

方中以六味地黄丸为底方补肾益精;加当归、白芍补血活血;石韦、滑石通利诸窍,利湿下行;瞿麦、车前子清热利湿。全方共奏补肾活血祛湿之效。

临床应用：肾虚明显者,加鹿角胶、龟甲补肾填精;肾阳虚明显者,加仙茅、淫羊藿、菟丝子温补肾阳;腰酸痛者,加桑寄生、川续断、狗脊补肾强腰;湿热明显者,加土茯苓、蒲公英、虎杖清热利湿;瘀血明显者,加三棱、莪术、丹参活血化瘀;水肿明显者,加猪苓、泽泻、玉米

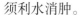

须利水消肿。

二、西医治疗

局灶节段性肾小球肾炎的预后与蛋白尿和血清肌酐水平密切相关。多数患者病程较长,即使完全缓解的患者,其复发率也高达 40%。因此,本病的治疗目标是达到蛋白尿完全缓解或部分缓解,减少复发,维持肾功能稳定,延缓肾功能进展。

(一)支持治疗

主要包括:抗感染、抗凝、抗血栓形成、降压、调脂、降蛋白尿及营养维持等。血管紧张素转换酶抑制剂(ACEI)及血管紧张素受体拮抗剂(ARB)类药物在降低血压的同时,也具有一定的肾脏保护作用。ACEI 和 ARB 类药物可作为局灶节段性肾小球肾炎的基础治疗。

(二)糖皮质激素及免疫抑制剂治疗

表现为肾病综合征的局灶节段性肾小球肾炎患者,初始治疗可使用糖皮质激素和免疫抑制剂。

改善全球肾脏病预后组织(KDIGO)2020 年指南建议:表现为肾病综合征的局灶节段性肾小球肾炎患者使用泼尼松 1mg/(kg·d)(最大剂量 60mg/d)晨起顿服,初始大剂量糖皮质激素使用至少 4 周,如果能耐受最长可使用至 16 周,达到完全缓解后,糖皮质激素在 6 个月内缓慢减量。使用糖皮质激素有相对禁忌证或不能耐受大剂量糖皮质激素的患者,建议选用钙调神经磷酸酶抑制剂(CNI),如环孢素(CsA)、他克莫司(TAC)等。若激素治疗 4 个月后肾病综合征仍不缓解者,可判定为糖皮质激素抵抗。

(三)复发患者的治疗

根据患者复发的频率,如果糖皮质激素停药时间超过 6 个月后复发,可给予第二疗程的糖皮质激素治疗。对于频繁复发者(糖皮质激素停药 6 个月内复发超过 1 次,或 12 个月内复发超过 2 次)、糖皮质激素依赖者(糖皮质激素减量期间复发 2 次及以上,或停药 1 个月内复发)、不适合较大剂量糖皮质激素者,可加用其他免疫抑制剂。

KDIGO2020 年指南建议:复发的局灶节段性肾小球肾炎患者口服环磷酰胺(CTX)2~2.5mg/(kg·d),使用 8 周;使用 CTX 后仍复发或希望保留生育能力者,建议使用 CNI,如 CsA 3~5mg/(kg·d)或 TAC 0.05~0.1mg/(kg·d),口服 1~2 年;不能耐受糖皮质激素、CTX 和 CNI 者,可以使用霉酚酸酯(MMF)0.75~1.0g/次,每日 2 次,服用 1~2 年。

(四)激素抵抗患者的治疗

KDIGO2020 年指南建议:对于抵抗型局灶节段性肾小球肾炎患者可采用 CsA 3~5mg/(kg·d),治疗疗程≥6 个月,如果有效,则继续使用超过 12 个月,然后减量;若对 CsA 不能耐受,则可用 MMF 与大剂量地塞米松联合治疗。此外,小规模的临床研究发现,TAC 可以用于 CsA 不耐受或激素依赖型局灶节段性肾小球肾炎的治疗,且其免疫活性远高于 CsA。

(五)其他治疗

利妥昔单抗(RTX)可以抑制 B 细胞增殖和分化,减少特异性抗体的产生,减轻机体免疫反应,可用于难治性局灶节段性肾小球肾炎的治疗。然而,目前关于 RTX 治疗局灶节段性肾小球肾炎临床研究较少,其确切疗效及安全性尚需更多前瞻性随机对照研究验证。

临床研究发现,血浆置换或免疫吸附可以使肾移植术后再发局灶节段性肾小球肾炎患者的蛋白尿水平得到改善。然而,原发性局灶节段性肾小球肾炎血浆置换的效果差异较大,尚需更多的临床研究验证。

此外,一些新的治疗药物和手段正在研究中,如拮抗循环因子的半乳糖,抗纤维化作用的吡菲尼酮及具有 T 细胞调节作用的脱氧精胍菌素衍生物等。

三、中西医结合治疗

局灶节段性肾小球肾炎的临床表现及治疗差异较大,中西医结合治疗方法能够起到增效减毒的治疗效果。

1. 对于部分缓解的患者,使用糖皮质激素减量的同时,加用雷公藤多苷能使部分患者逐渐达到完全缓解。激素停用后雷公藤多苷维持治疗 1~2 年,可巩固疗效,减少复发。对于大剂量糖皮质激素不耐受的患者,小剂量激素(每日 30mg)加雷公藤多苷片(每次 20~40mg,每日 3 次),能使部分患者达到完全或部分缓解,且副作用较小。

2. 对于难治性及激素依赖型局灶节段性肾小球肾炎患者,在常规治疗的基础上配合中医药辨证论治,能够有效改善激素及免疫抑制剂使用时带来的毒副反应,减少感染、血栓等并发症的发生。

3. 对于反复发作的局灶节段性肾小球肾炎患者,以中医药辨证为主,能够显著改善患者的免疫状态,配合常规治疗方案可减少病情反复。

【调护】

首先,有明显水肿和高血压的患者需卧床休息,限制盐和水的摄入量。水肿和高血压基本消失后,可适当增加活动量,以增强体质及抵抗力,但要避免过度劳累,以免加重病情或导致病情反复。

其次,对于伴有大量蛋白尿和肾功能损害等高危因素的患者,应采取积极措施防止病情进展。此外,感染是患者病情加重的重要原因,应积极预防各类细菌或病毒感染,特别是上呼吸道感染、扁桃炎及急慢性咽炎等。对于有家族史的局灶节段性肾小球肾炎患者,应注意定期检查,及早诊断和治疗。

最后,健康的生活方式,包括合理饮食、适度运动、规律起居。避免使用对肾脏有损害的中西药物。此外,本病病程较长,在治疗过程中应注意对患者身心状态的疏导。

(占永立　刘童童)

第七节　糖尿病肾脏疾病

【概述】

糖尿病肾脏疾病(diabetic kidney disease,DKD)是指糖尿病所致的慢性肾脏病,病变可累及全肾(包括肾小球、肾小管、肾间质、肾血管),临床上主要表现为持续性蛋白尿(尿白蛋白/肌酐比值 >30mg/g)和/或肾小球滤过率下降[eGFR<60ml/(min·1.73m^2)]。国外报道,20%~40% 的糖尿病患者合并 DKD,国内 2 型糖尿病患者 DKD 患病率为 10%~40%。根据 DKD 的临床表现,中医可归属消渴病相关之"水肿""肾消""虚劳"等范畴,亦有中医学者直接称之为"消渴肾病"。

【病因病机】

一、中医病因病机

DKD 继发于糖尿病,其发病除与"糖毒"有关外,与素体禀赋不足、饮食失宜、六淫侵袭、失治误治、情志郁结等密切相关。

（一）素体禀赋不足

先天禀赋不足,尤其是阴虚、气虚体质是引起消渴肾病的重要内在因素。

（二）饮食失节

嗜食肥甘,肠胃积热,脾胃运化失司,水湿停聚,湿热内蕴,阻碍气机;或饮食失于调摄,脾失所养,后天不足,脾肾亏虚,发为消渴肾病。

（三）毒邪伤肾

亢则为害,邪盛谓之毒。消渴日久,血糖升高,"糖毒"为害。整个病程中还易化生"脂毒""热毒""湿毒"等,蓄积胶结,内外相合,侵淫肾体,导致肾元衰败,五脏俱伤,三焦阻滞,变证蜂起。

（四）六淫之邪内侵

消渴日久正气不足,六淫之邪乘虚而入,犯肺袭胃,日久化燥伤阴;或寒、湿之邪痹着肾络,日久化热,致痰、湿、浊、瘀内阻,内外相合,致肾病反复加重,迁延不愈。

（五）情志失调

精神刺激,如郁怒伤肝,肝气郁结,或劳心竭虑,营谋强思,气机不畅,郁而化热,下劫肾阴,虚火扰动肾关,肾封藏失职,精微走失于下而发病。

（六）劳逸过度

房事不节,劳欲过度,肾精亏损,积微成损,积损成衰;或肾元不足,气化失司,闭藏无力,精微下注而为消肾。

（七）失治、误治

患者未接受科学正规防治,或过用温燥之品,或有肾毒性药物,伤阴耗液,脏腑经络失濡;或过用寒药、峻药,损伤正气,均可致病情加重,最终肾脏虚衰,肾体不用,而为消渴肾病。

二、西医发病机制

DKD 的发病机制十分复杂,目前西医认为其发病是遗传和环境共同作用的结果。

（一）糖代谢紊乱

长期高血糖可通过直接损伤、非酶化及晚期糖基化终末产物形成、多元醇途径激活、蛋白激酶 C 及其下游靶点活化等途径损伤肾脏血管内皮细胞和足细胞;破坏肾细胞 DNA 结构;使细胞外基质增加、基底膜增厚、肾小球硬化。

（二）血流动力学和血液流变学的异常

糖尿病患者的血流动力学改变和血液流变学异常,可损伤内皮细胞、上皮细胞,破坏正常的滤过屏障;导致局灶型硬化、系膜扩展和 GBM 增厚;激活 PKC 等途径引起肾脏损伤。

（三）遗传背景

目前涉及 DKD 致病和易感的主要候选基因包括:血管紧张素原基因、血管转换素酶基因、Ang Ⅱ 受体基因、醛糖还原酶基因、载脂蛋白 E 基因、内皮型一氧化氮合酶（eNOS）基因、RAGE 基因、葡萄糖转运蛋白基因等。

（四）生长因子、细胞因子

转化生长因子 β（TGF-β）、结缔组织生长因子（CTGF）、血管内皮生长因子（VEGF）、血小板衍生生长因子（PDGF）等生长因子可引起 ECM 的分泌增加和降解减少；促进细胞肥大；诱导肾小管上皮细胞 EMT 过程；引起滤过屏障的改变；诱导其自身表达，扩大纤维化效应等途径影响 DKD 的发生和进展。

（五）氧化应激与炎症反应

糖尿病患者体内活性氧族（ROS）产生过多或清除减少，可影响肾血流动力学、参与足细胞损伤、ECM 调节和肾脏炎症反应而导致肾损伤。

【临床表现】

DKD 起病隐匿，疾病初起患者常无明显症状，当病情发展到一定阶段以后，可出现下列临床表现：

一、蛋白尿

早期多为间歇性或微量白蛋白尿，后期常常是持续性的、大量的蛋白尿。一旦出现临床显性白蛋白尿，说明 DKD 进入较为严重阶段，往往进行性加重，不可逆转。

二、高血压

多数糖尿病患者在未出现肾病之前就出现血压升高，而到 DKD 的中晚期，血压将会进一步升高，并对治疗的反应不佳。

三、水肿

随着蛋白从尿中的排泄增加和血清白蛋白的降低，患者可以出现不同程度的水肿。部分患者可出现全身高度水肿，甚至胸腔积液、腹水，且对利尿剂反应差。

四、脂代谢异常

DKD 患者血脂代谢异常的特点是甘油三酯和 LDL-C 升高，HDL-C 降低。

五、肾功能异常

DKD 的早期，GFR 增高；随着病程的进展，GFR 逐渐下降。与非 DKD 肾衰竭比较，DKD 的肾衰竭具有以下特点：①蛋白尿相对较多；②肾体积缩小不明显；③贫血出现较早；④心血管并发症较多，血压较难控制。

六、合并其他糖尿病并发症

糖尿病视网膜病变（diabetic retinopathy，DR）发生率在 1 型和 2 型糖尿病有所不同。在出现肾脏损害时，1 型糖尿病患者往往伴有 DR，而 2 型糖尿病患者 DR 的发生率为 40%~69%。DKD 患者常常合并心脑血管疾病和缺血性下肢血管疾病，表现为冠心病、脑梗死、下肢动脉硬化闭塞症等。可合并周围神经病变，表现为感觉异常和功能异常，或胃轻瘫、神经源性膀胱等自主神经病变。

【实验室及其他辅助检查】

一、尿微量白蛋白

推荐采用随机尿白蛋白/肌酐比值（urinary albumin/creatinine ratio，UACR）测定。临床上常将 UACR 30~300mg/g 称为微量白蛋白尿，检测时需排除感染、运动、月经等可能引起 UACR 增加的原因。

二、24 小时尿蛋白定量

当 DKD 患者进展至大量蛋白尿阶段，可检查 24 小时尿蛋白定量了解患者尿蛋白排出情况。显性蛋白尿指 24 小时尿蛋白定量 >0.5g。

三、肾功能和 eGFR

DKD 患者应定期监测血肌酐，推荐用 CKD-EPI 公式估算 GFR（eGFR），评估疾病进展情况。

四、尿常规

临床期 DKD 尿常规检查可见尿蛋白，少部分患者可伴有镜下血尿，但通常没有严重血尿。

五、代谢相关指标

DKD 患者需动态检测 HbA1c、血糖、血压、血脂（CHO、TG、LDL-C、HDL-C）等代谢性指标。

当 DKD 患者进展至 CKD3~5 期时需定期检查维生素 D、血红蛋白、碳酸氢盐、钙磷代谢、电解质、甲状旁腺激素的变化（详见相关章节）。

六、其他尿蛋白的检测

尿液转铁蛋白（transferrin，TRF）可反映早期肾小球损伤；尿视黄醇结合蛋白、T-H 糖蛋白、尿 α1 微球蛋白可分别反映肾近曲小管、远端肾小管、肾小管重吸收功能的损伤。但是，这些标志物的联合分析是否有助于提高 DKD 早期肾损伤的检出率尚存争议。

【诊断与鉴别诊断】

一、诊断要点

（一）中医的辨病要点和辨证要点

1. 辨明病位 本病病位早期以脾、肝、肾为主，病程后期肾元虚衰，可累及肺、心诸脏，表现为两脏、三脏同病，或五脏俱损，阴阳两虚。

2. 辨明病性 本病病程较久，不同阶段病机有所侧重。早期以阴虚燥热为主；中期以气阴两虚最为多见；晚期肾体劳衰，肾用失司，浊毒内停，五脏受损，气血阴阳俱衰。兼夹水湿、湿热、气滞、瘀血、痰浊等标实证，血瘀证作为最常见标实证，贯穿病程始终。

3. 辨明主证、兼证、变证　消渴迁延日久,本虚标实,瘀血、痰湿等实邪从生。本病晚期,还可发生浊毒犯胃、水凌心肺、关格、溺毒入脑等变证。在诊治 DKD 时,应在辨明主证的同时,辨明兼证、变证,才能在临证时分清标本缓急,有的放矢。

（二）西医诊断要点

糖尿病患者出现微量白蛋白尿（UACR 30~300mg/g）,3~6 个月内复测,如 3 次检查中 2 次阳性,同时除外原发性肾脏疾病或其他继发性肾病即可诊断。在多数糖尿病患者中,出现以下任何一条应考虑其肾脏损伤是由糖尿病引起的:①大量蛋白尿;②糖尿病视网膜病变伴微量蛋白尿;③病程在 10 年以上 1 型糖尿病患者中出现微量蛋白尿。

（三）西医诊断分期和病理分级

1. DKD 临床分期（KDIGO 分期）　DKD 的临床分期采用肾脏病改善全球预后（KDIGO）指南推荐的分期标准:联合 CKD 分期（G1~G5）和白蛋白尿分期（A1 期:UACR<30mg/g,A2 期:UACR 30~300mg/g,A3 期:UACR>300mg/g）描述和判定 DKD 的严重程度。

2. DN 病理分级　根据肾脏组织光镜、电镜及免疫荧光染色的改变对肾小球损害和肾小管 / 肾血管损伤分别进行分级、分度。肾小球损伤分级如下:Ⅰ级:单纯肾小球基底膜增厚,活检显示无或轻度特异性组织改变。Ⅱa 级:轻度系膜增生;Ⅱb 级:重度系膜增生。Ⅲ级:结节性硬化,至少存在 1 个肾小球结节性硬化改变,但总的肾小球硬化不到 50%。Ⅳ级:晚期糖尿病肾小球硬化,活检显示总的肾小球硬化超过 50%,并且有临床或病理证据表明硬化来源于 DN。肾小管间质用间质纤维化和肾小管萎缩、间质炎症的程度评分,肾血管损伤按血管透明变性和大血管硬化的程度评分。

二、鉴别诊断

临床应与糖尿病合并其他肾脏损害相鉴别。出现以下情况需要考虑非糖尿病肾脏疾病:①无糖尿病视网膜病变;②短期内 GFR 迅速下降;③短期内尿蛋白急剧增多或突然出现肾病综合征;④顽固性高血压;⑤活动性尿沉渣的改变（血尿、蛋白尿伴血尿、管型尿）;⑥其他系统性疾病的症状及体征。

如临床诊断不明确,有以下情况建议行肾活检病理检查明确诊断:①没有从微量白蛋白进展到显性蛋白尿的临床过程,而突然出现蛋白尿或出现尿蛋白显著增加;②缺乏其他微血管病变的证据,如 DR;③出现肉眼血尿或活动性尿沉渣改变;④肾功能迅速下降。

【治疗】

一、中医治疗

（一）治疗原则

DKD 主要病机为本虚标实,治疗时必须以治本为主,早期以益气养阴为主,中期需注重肝脾肾,晚期以温阳滋肾固摄为基本原则,兼顾治标祛邪,辨证选用理气、清热、利湿、化痰、活血、泄浊等以提高疗效。

（二）辨证施治

1. 本虚主证

（1）DKD 早期:益气养阴为主,兼顾益肾。

1）脾气虚证

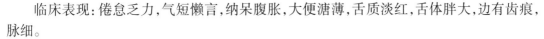

临床表现:倦怠乏力,气短懒言,纳呆腹胀,大便溏薄,舌质淡红,舌体胖大,边有齿痕,脉细。

治法:健脾益气,固摄精微。

主方:补中益气汤加减(《内外伤辨惑论》)加减。

参考处方:黄芪15g,人参(另煎兑入)(或党参)15g,白术10g,炙甘草15g,当归10g,陈皮6g,升麻6g,柴胡6g,生姜9片,大枣6枚。

黄芪味甘微温,补中益气,升阳固表;配伍人参、炙甘草、白术,补气健脾;当归养血和营,协人参、黄芪补气养血;陈皮理气和胃,使诸药补而不滞。少量升麻、柴胡升阳举陷,升提下陷之中气;炙甘草调和诸药。

临床应用:出现腹胀甚者,加厚朴10g、枳实10g;口渴者,加天花粉10g、麦冬10g、石斛10g。

2)气阴亏虚证

临床表现:乏力、气短、自汗,动则加重,口干舌燥,多饮多尿,五心烦热,小便频数而多,大便秘结,腰膝酸软,舌边尖红苔薄,脉细数无力。

治法:益气滋阴清热。

主方:生脉散(《温病条辨》)合玉女煎(《景岳全书》)加减。

参考处方:人参(另煎)10g,麦冬10g,五味子10g,石膏(先煎)20g,熟地10g,知母10g,牛膝10g。

人参甘温,益元气生津液;麦冬甘寒养阴清热,润肺生津,与人参合用,益气养阴;石膏、知母清胃火之有余,熟地滋肾水之不足,牛膝导热而引血下行,五味子酸温,生津止渴。共奏清虚热、滋肾阴之功。

临床应用:若出现心悸气短甚者,加山萸肉10g、丹参10g;大便干结者,加火麻仁10g、大黄10g、当归10g。

3)肾气不足证

临床表现:气短乏力,面色无华,四肢不温,腰膝酸软,小便频数,或夜尿清长,甚或遗尿、尿失禁,男子遗精早泄,女子带下清稀,舌淡苔白,脉沉弱。

治法:补肾摄精。

主方:六味地黄丸(《小儿药证直诀》)加减。

参考处方:熟地黄15g,山茱萸肉12g,山药12g,牡丹皮10g,泽泻10g,茯苓10g。

熟地黄滋肾填精,辅以山药补脾固精,山萸肉养肝涩精,称为三补。又用泽泻清泄肾火,并防熟地黄之滋腻;茯苓淡渗脾湿,以助山药之健运,牡丹皮清泄肝火,并山萸肉之温,共为经使药,谓之三泻。六药合用,补中有泻,寓泻于补,共奏滋补肝肾之效。

临床应用:若出现阳痿早泄者,加金樱子10g、芡实10g;腰膝酸软者,加牛膝10g、杜仲10g。

(2)DKD中期:以减少蛋白尿,保护肾功能为原则。病机以脾肾亏虚,封藏失司为主,又常与气滞、血瘀、湿阻或外邪侵袭有关。

1)脾肾气虚证

临床表现:气短乏力,精神倦怠,面白少华,纳少腹胀,腰膝疲软,小便频数,或夜尿清长,舌体胖大、边有齿痕,舌质淡、苔白,脉沉弱。

治法:健脾固肾。

主方：补中益气汤(《内外伤辨惑论》)合水陆二仙丹(《洪氏经验集》)加减。

参考处方：黄芪 15g，党参 15g，白术 10g，炙甘草 15g，当归 10g，陈皮 6g，升麻 6g，柴胡 6g，金樱子 10g，芡实 10g，生姜 9 片，大枣 6 枚。

黄芪味甘微温，入脾肺经，补中益气，升阳固表，配伍人参、炙甘草、白术，补气健脾。当归养血和营，协人参、黄芪补气养血；陈皮理气和胃，使诸药补而不滞。金樱子、芡实益肾滋阴，收敛固涩；少量升麻、柴胡升阳举陷，协助君药以升提下陷之中气，炙甘草调和诸药为使。

临床应用：夹瘀血者，加丹参 10g、鸡血藤 10g、桃仁 10g、红花 10g、川芎 10g；兼水湿者，加牛膝 10g、车前子 10g、冬瓜皮 10g。

2）气血两虚证

临床表现：神疲乏力，气短懒言，面色㿠白或萎黄，心悸气短，头目眩晕，失眠健忘，多梦自汗，少气懒言，神疲乏力；或发色不泽，唇甲淡白；或手足麻木，肌肤不仁，舌质淡，苔薄白，脉细弱或缓而无力。

治法：补气养血，滋补肝肾。

主方：当归补血汤(《内外伤辨惑论》)合济生肾气丸(《济生方》)加减。

参考处方：黄芪 30g，当归 6g。配合济生肾气丸。

黄芪大补脾肺之气，以资化源，使气旺血生。配以少量当归养血和营，则浮阳秘敛，阳生阴长，气旺血生。配合济生肾气丸温肾化气。

临床应用：若见尿蛋白排出较多者，加芡实 10g、金樱子 10g；若见心悸失眠甚者，加酸枣仁 10g、阿胶 10g。

3）肝肾阴虚证

临床表现：头晕目眩，耳鸣健忘，失眠多梦，腰膝酸软，两目干涩，口燥咽干，五心烦热，颧红盗汗，男子遗精，女子经少，舌红少苔，脉细数。

治法：养阴清热，补益肝肾。

主方：杞菊地黄丸(《医级宝鉴》)加减。

参考处方：熟地 9g，山茱萸 12g，山药 15g，泽泻 6g，茯苓 30g，牡丹皮 12g，枸杞子 15g，菊花 15g。

熟地黄滋肾填精，山茱萸滋养肝肾而固肾气，山药健脾益胃助消化，佐以泽泻淡泄肾浊，茯苓渗利脾湿，牡丹皮凉泄肝火，枸杞子平补肝肾，菊花清肝泻火。

临床应用：若见眩晕耳鸣明显者，加牛膝 10g、钩藤 10g；若见腰膝酸痛、四肢麻痛者，加牛膝 10g、狗脊 10g、全蝎 3g、蜈蚣 5g。

4）脾肾阳虚证

临床表现：颜面及周身浮肿，腰以下尤甚，少尿或无尿，纳差恶心，或伴呕吐，畏寒肢冷，面色㿠白，体倦乏力，腹中冷痛，大便溏，腰冷酸痛，舌体胖润，舌淡苔白，脉沉细或微细无力。

治法：温肾健脾利湿。

主方：真武汤(《伤寒论》)合实脾饮(《济生方》)加减。

参考处方：茯苓 30g，芍药 10g，制附子 10g，干姜 6g，白术 20g，生姜 10g，木香 6g，大腹皮 15g，桑白皮 15g，木瓜 15g。

附子辛甘性热，温肾助阳，化气行水，兼暖脾土，以温运水湿，茯苓利水渗湿，白术健脾燥湿。佐以干姜、生姜之温散，既助附子温阳散寒，又合苓、术宣散水湿，木香、大腹皮、桑白皮行气利水。

临床应用:尿蛋白排泄较多者,加金樱子 10g、芡实 10g、白果仁 10g;肿甚喘满者,加麻黄 10g、葶苈子 10g;心悸、唇绀、脉虚数或结代者,宜重用附子 10~12g,再加桂枝 10g、炙甘草6g、人参 10g、丹参 10g。

(3)DKD 晚期:以维护肾气,保摄阴阳为原则,同时还应分清标本虚实的主次缓急,扶正祛邪,急则治标,缓则治本。

1)气血阴虚证

临床表现:神疲乏力,面色㿠白或萎黄,心悸心烦气短,头目眩晕,失眠健忘多梦,潮热盗汗,五心烦热,纳谷不香,便干。舌淡胖,脉弦细数。

治法:益气养血,滋阴降浊。

主方:八珍汤(《瑞竹堂经验方》)合调味承气汤(《伤寒论》)加减。

参考处方:人参 6g,熟地黄 12g,茯苓 15g,生白术 15g,当归 12g,白芍 12g,川芎 12g,制大黄 6g,芒硝 12g,炙甘草 6g。

人参、熟地黄益气养血;茯苓、白术健脾渗湿;当归、白芍养血和营;川芎活血行气;大黄泄热通便;芒硝软坚润燥;炙甘草益气和中。

临床应用:若见气血亏虚明显者,加黄芪 30g、当归 10g、鹿角胶 10g、阿胶 10g;若见阴虚明显者,加北沙参 10g、玄参 10g、地骨皮 10g。

2)气血阳虚证

临床表现:形寒肢冷,面足浮肿,面色㿠白,腹中冷痛,少气懒言,神疲乏力,唇爪色淡,小便不利,舌胖暗淡,边有齿痕,舌苔白滑,脉沉细无力。

治法:益气养血,助阳降浊。

主方:当归补血汤(《内外伤辨惑论》)、八珍汤(《瑞竹堂经验方》)合温脾汤(《备急千金要方》)加减。

参考处方:黄芪 30g,人参 6g,熟地黄 12g,茯苓 15g,生白术 15g,当归 12g,白芍 12g,川芎 12g,制大黄 6g,附子(先煎)6g,干姜 6g,芒硝 12g,炙甘草 6g。

黄芪大补脾肺之气,以资化源,使气旺血生;人参、熟地黄益气养血;茯苓、白术健脾渗湿;当归、白芍养血和营;川芎活血行气;附子配大黄泄已成之冷积;干姜温中助阳;芒硝软坚润燥;炙甘草益气和中。

临床应用:若见阳虚明显者,加巴戟天 10g、仙茅 10g、仙灵脾 10g;水肿较甚者,加猪苓10g、泽泻 10g、防己 10g;恶心呕吐较重者,加旋覆花 10g、代赭石 10g、苏叶 10g、黄连 10g。

3)气血阴阳俱虚证

临床表现:精神萎靡不振,畏寒肢冷,嗜睡,面黄晦暗,胸闷纳呆,心悸气喘,面足浮肿,爪甲色淡,大便干稀无常。舌淡胖,舌质暗淡,脉象沉细无力。

治法:调补气血阴阳,降浊利水。

主方:鹿茸丸(《济生方》)加减。

参考处方:鹿茸 3g,附子(先煎)9g,肉桂 6g,阳起石 3g,巴戟天 12g,牛膝 15g,菟丝子15g,杜仲 12g,山药 15g,五味子 6g,磁石(先煎)30g,沉香 3g,泽泻 6g。

鹿茸、附子、肉桂、阳起石、巴戟天温补肾阳,牛膝、菟丝子、杜仲、山药补气养阴,五味子补益肝肾、养血收敛。磁石补肾纳气,沉香导火归元,泽泻降浊利水。

临床应用:若见喘闷心悸者,加桂枝 10g、丹参 10g、葶苈子 10g 等;瘀血重者,加益母草10g、川芎 10g、红花 10g。

2. 兼夹证辨证治疗

（1）肝胃郁热证

临床表现：形体壮实，面色隐红，口干口渴，口苦口臭，多饮多食，急躁易怒，胸胁满闷，小便频多黄赤，大便干结，舌质红，苔黄，脉弦数。

治法：疏肝解郁清热。

主方：大柴胡汤（《金匮要略》）加减。

参考处方：柴胡 6g，黄芩 9g，生大黄（后下）6g，枳实 9g，芍药 12g，半夏 6g，大枣 3 枚。

柴胡配黄芩和解清热，除少阳之邪；大黄配枳实泻阳明热结，行气消痞；芍药柔肝缓急，半夏配生姜和胃降逆，大枣与生姜，和营卫而行气血，并调和脾胃。

临床应用胁满甚者，加川楝子 10g、延胡索 6g；大便干结者，加火麻仁 10g、玉竹 10g。

（2）气滞血瘀证

临床表现：胸脘胀满，纳食不香，情志抑郁，善太息，肢体麻痛，胸痹心痛，唇紫暗，舌暗，舌下青筋显露或舌有瘀斑，苔薄，脉沉弦，或涩。

治法：活血通脉。

主方：血府逐瘀汤（《医林改错》）加减。

参考处方：桃仁 9g，红花 6g，赤芍 12g，川芎 12g，牛膝 12g，生地黄 12g，当归 15g，桔梗 6g，枳壳 9g，柴胡 6g，甘草 6g。

桃仁破血行滞而润燥，红花活血祛瘀以止痛，共为君药。赤芍、川芎助君药活血祛瘀；牛膝活血通经。生地黄、当归养血活血；桔梗、枳壳，一升一降，宽胸行气；柴胡疏肝解郁，与桔梗、枳壳同用，使气行则血行，甘草调和诸药。

临床应用：瘀血轻证多用牡丹皮、赤芍活血和络；中度瘀血证可用红花、桃仁活血通络；重度者，予三棱、莪术、水蛭破血逐瘀。

（3）湿热中阻证

临床表现：胸脘痞闷或腹部胀满，纳谷不香，大便溏，舌胖嫩红，苔黄厚腻，脉滑数。

治法：健脾和胃，清热利湿。

主方：平胃散《太平惠民和剂局方》合茵陈蒿汤（《伤寒论》）加减。

参考处方：苍术 6g，厚朴 9g，陈皮 6g，茵陈 12g，栀子 9g，生大黄（后下）6g，甘草 6g。

苍术入中焦，燥湿健脾；厚朴化湿行气除痞；陈皮理气和胃，燥湿醒脾；茵陈清热利湿；栀子、生大黄泻火解毒、甘草调和诸药。

临床应用：脘闷便溏者可与四君子或香砂养胃丸合用；腹胀明显者，加枳实 9g；纳差食少者，可加炒麦芽 30g，莱菔子 15g。

（4）痰湿不化证

临床表现：背部发冷，时有咯痰，纳食不香，疲乏无力。舌胖苔白，脉沉细数。

治法：补中益气，健脾化湿。

主方：补中益气汤（《内外伤辨惑论》）合苓桂术甘汤（《金匮要略》）加减。

参考处方：黄芪 30g，人参 12g，茯苓 15g，白术 15g，当归 15g，桂枝 6g，陈皮 9g，升麻 3g，柴胡 6g，炙甘草 6g。

黄芪补脾肺之中气，升阳固表，配以人参补气健脾；茯苓、白术健脾燥湿、淡渗利湿；当归养血和营，协参、芪补气养血；桂枝温阳化气，陈皮理气和胃，少许升麻、柴胡升阳举陷，炙甘草调和诸药。

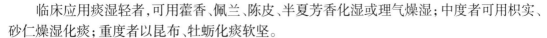

临床应用痰湿轻者,可用藿香、佩兰、陈皮、半夏芳香化湿或理气燥湿;中度者可用枳实、砂仁燥湿化痰;重度者以昆布、牡蛎化痰软坚。

（5）脾虚湿困证

临床表现:形体胖而不壮,面色偏白,倦怠乏力,纳呆便溏,口淡无味,食后腹胀,小便短少,舌淡,苔白腻,脉濡缓。

治法:健脾益气,通阳化湿。

主方:升阳益胃汤（《内外伤辨惑论》）加减。

参考处方:陈皮 6g,半夏 6g,党参 12g,茯苓 15g,炒白术 15g,黄芪 30g,芍药 12g,羌独活（各）12g,防风 6g,柴胡 6g,泽泻 15g,黄连 6g,炙甘草 6g。

方中取六君子助阳益胃,补脾胃之气;加黄芪以补肺而固;芍药敛阴调荣;羌独活、防风、柴胡,除湿升清;茯苓、泽泻,泻湿热降浊阴,少佐黄连,以降阴火。

临床应用:腹胀肠鸣者,加广木香、乌药、生姜;畏寒、肢冷者,加仙茅、补骨脂。

（6）水湿泛滥证

临床表现:尿少浮肿,腰以下肿甚,纳差呕恶,胸闷气短,舌苔白腻或水滑,脉弦或涩。

治法:补肾利水,活血化瘀。

主方:真武汤（《伤寒论》）合桂枝茯苓丸（《金匮要略》）加减。

参考处方:附子 6g,茯苓 30g,白术 15g,牡丹皮 12g,桃仁 12g,白芍 15g,桂枝 6g。

附子辛甘性热,温肾助阳,化气行水、温运水湿;茯苓利水渗湿;白术健脾燥湿;牡丹皮、桃仁、芍药活血化瘀;生姜温散,既助桂枝、附子温阳散寒,又合苓、术宣散水湿。

临床应用:小便短少者,加猪苓 10g、泽泻 10g;瘀血较重者,加丹参 30g、水蛭 6g。

（7）水不涵木、肝阳上亢证

临床表现:可兼见头晕头痛,口苦目眩,脉弦有力。

治法:镇肝息风。

主方:镇肝熄风汤（《医学衷中参西录》）加减。

参考处方:怀牛膝 12g,代赭石（先煎）30g,龙骨（先煎）30g,牡蛎（先煎）30g,龟甲（先煎）9g,芍药 15g,玄参 12g,麦冬 12g,茵陈 15g,川楝子 6g,生麦芽 12g,炙甘草 6g。

怀牛膝归肝肾经,入血分,性善下行,有补益肝肾之效;代赭石质重沉降,镇肝降逆;龙骨、牡蛎、龟甲、芍药益阴潜阳以息风;玄参、麦冬下走肾经,滋阴清热;茵陈、川楝子、生麦芽清泄肝热;甘草调和诸药。

临床应用:头晕明显者,加天麻 10g、钩藤 10g、石决明 15g;便干者,加火麻仁 30g。

（8）肝郁气滞证

临床表现:情志抑郁,胸胁或少腹胀满窜痛,善太息,或见咽部异物感,或胁下肿块,舌苔薄白,脉弦。

治法:疏肝解郁。

主方:四逆散（《伤寒论》）合加味逍遥散（《内科摘要》）加减。

参考处方:柴胡 6g,白芍 6g,当归 12g,薄荷 6g,枳实 12g,茯苓 15g,白术 15g,炙甘草 6g。

柴胡升发阳气,疏肝解郁;白芍敛阴养血柔肝;当归散肝醒脾;薄荷清肝散郁除热;枳实理气解郁,泄热破结;茯苓、白术、甘草健脾和中。

（9）外感热毒证

临床表现:咽喉肿痛,发热恶寒,便干尿黄,舌红苔黄,脉浮数。

治法：清热解毒。

主方：银翘散（《温病条辨》）合五味消毒饮（《医宗金鉴》）加减。

参考处方：金银花12g，连翘9g，牛蒡子12g，薄荷6g，淡竹叶6g，紫花地丁18g，蒲公英30g，野菊花12g。

金银花、连翘、牛蒡子、薄荷疏风清热透表；淡竹叶清热生津；紫花地丁、蒲公英、野菊花清热解毒。

3. 变证的中医治疗 DKD病情进展至晚期，肾元衰惫、五脏亏虚，还常常出现浊毒犯胃、水凌心肺、关格或溺毒入脑等变证、重证，需注意分清标本虚实的主次缓急，酌情采用泄浊、化痰、逐水、息风、开窍等法，随证治之，必要时用西医手段积极抢救治疗，详见慢性肾衰竭治疗篇。

二、西医治疗

目前DKD尚缺乏特异性治疗手段。西医主要以控制血糖、血压、血脂等危险因素为主要治疗手段。

（一）生活方式治疗

改变不良生活方式，如合理控制体重、戒烟、规律运动等。遵守低盐糖尿病饮食，合理安排蛋白质的摄入，约0.8g/（kg·d）。

（二）控制血糖

对于大多数非妊娠成年2型DKD患者而言，HbA1c控制目标为<7%；对2型糖尿病合并中重度慢性肾脏病患者的HbA1c可适当放宽至7.0%~9.0%。在降糖药物的选择上，近年来研究显示SGLT2抑制剂有降糖之外的肾脏保护作用，GLP-1受体激动剂亦有可能延缓DKD的进展。肾功能不全患者可优选从肾脏排泄较少的降糖药，并根据肾脏功能调整用药剂量，严重肾功能不全患者宜采用胰岛素治疗。

（三）控制血压

合理的降压治疗可延缓DKD的发生和进展，对伴有白蛋白尿的糖尿病患者，血压应控制在130/80mmHg以下。降压药物应优先选择ACEI或ARB类药物。有研究显示双倍剂量ACEI/ARB类药物，可能获益更多。

（四）调脂治疗

LDL-C可以通过系膜细胞的LDL受体加快足细胞和系膜细胞的损伤，故LDL-C水平应降到2.6mmol/L以下，TG应降至1.5mmol/L以下，治疗首选他汀类。

（五）其他治疗

有临床研究显示，补充维生素D或激活维生素D受体、在规范治疗的基础上加用舒洛地特、联合雷公藤多苷片等可降低DKD患者尿蛋白排泄率，但这些新疗法的安全性和有效性的证据不足，有待进一步的研究和探索。

（六）透析和移植

对eGFR<15ml/（min·1.73m^2）的DKD患者，应评估是否应当接受肾脏替代治疗，有条件的患者可行胰肾联合移植。

三、中西医结合治疗

1. DKD是一种慢性进展性疾病，其早期诊断和治疗对预后关系重大，故提倡早期（1型糖尿病确诊 5 年后、2 型糖尿病确诊同时）完善 UACR 检查，积极开展 DKD 筛查。

2. 近年来西医在应用 ACEI/ARB、SGLT-2 抑制剂、GLP-1 受体激动剂治疗 DKD 方面获得了许多循证证据。故 DKD 的治疗应在西医标准治疗基础上结合中医分期辨证论治，以延缓病情进展。

3. 临床研究证实，中西医结合治疗常可逆转早中期 DKD 病程。一旦发生临床期 DKD，则肾功能呈持续性减退，此时中医药可在西医治疗的基础上，起到一定延缓发生终末期肾衰竭及改善患者生存质量等作用。

4. 晚期 DKD 常合并严重心衰、酸中毒、高钾血症等，应积极给予西医对症处理，以免发生严重酸碱平衡失调或电解质紊乱而危及患者生命。

【调护】

DKD 的饮食宜忌，一般以新鲜蔬菜，精肉、蛋等品为宜，禁忌辛辣刺激之品、肥甘滋腻之物。此外，还应注意保持情绪稳定。水肿者要限制钠的摄入，出现肾功能不全要适度限制蛋白质入量；患者应预防感冒，防止合并感染。

在食疗方面，因山药能健脾益肾、薏苡仁能健脾利水、山楂能化浊降脂，所以可选用山药、山楂、薏苡仁等作为食疗材料，长期服用，有利于降低 DKD 患者的血脂、尿蛋白。但需要注意的是，从现代营养学角度来看，山药、薏苡仁等食物碳水化合物含量相对较高，所以也不可过量服用，防止升高血糖。应以其替代部分主食为宜。此外，因黄芪补气、可利水消肿，芡实功能健脾固涩，可选用黄芪炖鸡、芡实煮老鸭等食疗方，适量食用，对 DKD 有利水消肿，减少尿蛋白及提高血浆蛋白作用。

（李　平　武曦蔼）

第八节　高血压肾病

【概述】

高血压是一组疾病总称，包括已知或未知原因引起的血压升高。通常，人们把能够明确找出产生高血压原因者称为继发性高血压，而在大多数中老年高血压患者中，高血压的病因不明，称为原发性高血压。平时人们所说的高血压若无特别说明，即指原发性高血压。世界各国大规模的高血压流行病学调查表明，全世界人口高血压平均患病率为 10%，在欧洲一些发达国家可高达 20%。流行病学资料显示，中国高血压肾病的发病率逐年增高，北京大学第一医院对 878 家三级医院的 6 470 万住院患者资料研究发现，2015 年慢性肾脏病（CKD）发病率达到 4.7%，CKD 中高血压肾病的发病率从 2010 年的 11.5% 上升到 2015 年的 15.9%。

高血压肾病系原发性高血压引起的良性小动脉肾硬化（又称高血压肾小动脉硬化）和恶性小动脉肾硬化，并伴有相应临床表现的疾病。其中由原发性高血压引起的良性肾功能受损患者的年龄多为 40~50 岁，其高血压的病程为 5~10 年。在原发性高血压所致良性肾功能受损患者发病的早期，其可出现夜尿增多、排微量蛋白尿的症状，此类肾功能受损患者病情的进展较为缓慢。由原发性高血压引起的恶性肾功能受损患者的舒张压常高于

130mmHg,可出现血尿、蛋白尿甚至少尿或无尿的症状,其血肌酐的水平可快速升高,在短期内其病情可发展为尿毒症。流行病学资料显示,高血压患者5年病史者合并肾病的比例是10%,10年者为30%,20年者就达到50%以上。2011年美国肾脏病系统数据显示,自2000年以来引起终末期肾脏病(end stage renal disease,ESRD)的第二位病因(8.7%)是高血压肾损害。我国资料显示,高血压引起的肾衰竭透析患者约为17.9%,且该比例逐年增加。高血压肾病已成为ESRD的第二大原因。

古籍中无高血压肾病病名,目前根据临床表现,多属中医学"眩晕""腰痛""水肿""虚劳"等范畴。

【病因病机】

一、中医病因病机

(一)情志失调

情志内伤,素体阳盛,加之恼怒过度,肝阳上亢,阳升风动,发为眩晕;或因长期忧郁恼怒,气郁化火,使肝阴暗耗,肝阳上亢,阳升风动,上扰清空,发为眩晕。日久上盛下虚,出现腰酸、乏力、水肿等。

(二)饮食不节

饮食失调,损伤脾胃,脾胃虚弱,气血生化无源,清窍失养而作眩晕;或嗜酒肥甘,饥饱劳倦,伤于脾胃,健运失司,以致水谷不化精微,聚湿生痰,痰湿中阻,浊阴不降,引起眩晕,化湿生浊,影响气血运行,故发恶心、呕吐、水肿。

(三)体虚、久病、失血、劳倦过度

肾为先天之本,藏精生髓,若先天不足,肾精不充,或者年老肾亏,或久病伤肾,或房劳过度,导致肾精亏虚,不能生髓,而脑为髓之海,髓海不足,上下俱虚,而发生眩晕、腰酸、水肿。或肾阴素亏,肝失所养,以致肝阴不足,阴不制阳,肝阳上亢,发为眩晕,肾阴不足,故见腰酸。大病久病或失血之后,虚而不复,或劳倦过度,气血衰少,气血两虚,气虚则清阳不展,血虚则脑、肾失其所养,皆能发生眩晕、腰酸、乏力、水肿等。

综上所述,本病病因为年老久病,素体亏虚,饮食不节,情志失调,房劳过度等方面。高血压肾病病位在肝、脾、肾三脏,其病机以肝、脾、肾亏虚为病理基础,又气血同源,阴阳互根,所以病变过程中常常互相影响,出现一脏受病,累及他脏。肝阳上亢、痰湿血瘀互结为重要的病理因素,阳亢、痰湿、血瘀互相影响,交互纠结,进一步损伤肾络,肾虚亦甚,病程缠绵,终致本虚标实,虚实夹杂的终末期肾衰竭。

二、西医发病机制

(一)血流动力学因素

1. 直接因素　高血压早期,肾小球动脉反射性痉挛、收缩,引起肾血管阻力增大,血流量降低,导致肾缺血损伤,造成肾血管结构改变,出现管腔狭窄、动脉硬化、纤维化等。

2. 间接因素　随着高血压的进展,当血压>160mmHg时,肾脏调节功能丧失,使肾小球呈现三高状态,增加肾基底膜通透性,导致蛋白尿,并且蛋白通过胞饮作用吸收,引起肾小球炎症、纤维化,造成肾动脉硬化。

（二）非血流动力学因素

1. 内皮损伤 高血压状态下,肾血管存在较大的切应力,会继发性损害内皮细胞,增加缩血管物质的产生,同时刺激 TGF-β、PDGF 等细胞因子的生成,加速胶原及系膜细胞的增殖,引发肾小球硬化。

2. 血小板活化 肾小球炎症、缺血会刺激血小板活化,导致血管活性物质、炎症刺激因子、化学趋化物质的产生,免疫复合物的沉积,引发肾小球结构改变,造成肾小球硬化。

3. 胰岛素抵抗 胰岛素抵抗和高血压所致的慢性肾衰紧密相关,其可经直接 / 间接作用,增加水钠潴留,升高肾小球灌注压;或刺激 ET-1 分泌,损害内皮细胞功能,引起血管强烈收缩。

【临床表现】

高血压肾病患者发病年龄多在 40 岁以上,原发性高血压病史 5 年以上,有高血压性左心肥厚、冠心病、心力衰竭病史,有脑动脉硬化和 / 或脑血管意外病史。肾小动脉的硬化一般与视网膜动脉硬化程度相平行。其肾小管功能损害先于肾小球功能损害,早期尿浓缩功能减退,患者夜尿增多;由于缺血性肾小球病变,患者出现持续性蛋白尿;尿蛋白定量不超过 2g/d,且多以小分子蛋白为主。病程进展缓慢,少部分渐发展成肾衰竭,多数肾功能长年轻度损害和尿常规异常。患者大都有头昏、头痛、恶心、呕吐、纳差、乏力、胸闷、气促、心悸、浮肿、视力减退等非特异性体征表现。

【实验室及其他辅助检查】

一、尿蛋白检查

尿液检查多为轻中度蛋白尿,并常有尿 NAG 酶、β2-MG 增高。

二、尿常规检查

镜检有形成分(红细胞、白细胞、透明管型)少,很少有血尿。

三、血液相关检查

早期血尿酸升高,GFR 多缓慢下降,血尿素氮、肌酐升高,肾小管功能损害多先于肾小球功能损害。

四、尿浓缩 - 稀释功能检查

尿浓缩 - 稀释功能障碍。

五、影像超声学检查

肾脏多无变化,发展至肾衰竭时可出现肾脏不同程度缩小;核素检查早期即出现肾功损害;心电图常提示左心室高电压;胸部 X 线或超声心动图常提示主动脉硬化,左心室肥厚或扩大。多数动脉硬化性视网膜病变,当眼底有条纹状、火焰状出血和棉絮状的软性渗出,则支持恶性肾小动脉硬化症诊断。

六、肾活检

临床诊断困难者在早期应做肾活检。

【诊断与鉴别诊断】

一、诊断要点

（一）中医的辨病要点和辨证要点

1. 辨病要点　高血压肾病的中医辨证,早期以血压升高表现的证候为主,如头昏、头晕,甚至头痛、胸闷、耳鸣等,中后期逐渐出现肾功能减退的证候如眼睑、下肢等浮肿,泡沫尿,多尿,夜尿增多,腰膝酸软等。

2. 辨证要点　早期以肝阳,肝风,痰浊为主,表现为头痛,目眩,耳鸣,面红目赤,头重,舌红少苔,脉弦细,或者苔腻,脉濡滑。后期以肝肾亏虚,气血阴阳亏虚为本,表现为水肿,腰酸,乏力,纳差,舌胖,苔薄白,脉沉细无力,以湿浊、水气、瘀血、动风等为标,表现为腹胀,恶心,全身浮肿,腰痛,手足抽搐,甚至狂躁不安。其本以肝肾阴虚为主,肾阴亏损,水不涵木或肝阴不足,肝阳偏亢,在标以肝阳上亢,升动无制,肝风内动,上扰清空而为眩晕。由于阴阳互根,病变后期则阴虚日久阴损及阳,而发展为阴阳两虚,痰浊、瘀血、内风由此而生,导致各种并发症。

（二）西医诊断要点

高血压肾病诊断标准:①有原发性高血压;②蛋白尿出现之前已有5年或5年以上的持续性高血压;③有轻、中度蛋白尿(0.15~3.5g/24h),镜检示有形成分少;④有视网膜的动脉硬化或动脉硬化性视网膜等病理改变;⑤排除各种原发性肾脏疾病及其他继发性肾脏病。

二、鉴别诊断

（一）肾性高血压

肾性高血压主要是由于肾脏实质性病变和肾动脉病变引起的血压升高。典型症状及体征主要包括头晕、心悸、头痛,腹部、腰部可闻及血管杂音。通过肾动脉血管造影等检查确诊。

（二）恶性高血压

恶性高血压可由缓进型高血压恶化而来,或起病即为急进型高血压。临床上起病急,进展快,血压升高明显,常超过230/130mmHg。多伴有头痛、恶心、呕吐、胸闷等,结合肾功能、眼底检查等可诊断。

【治疗】

一、中医治疗

（一）治疗原则

以脏腑辨证为纲,以气血阴阳辨证为目,进行辨证论治,首先要分虚实论治,虚者以补为主,根据阴阳气血的不足,给予滋阴壮阳,补气养血;实者祛邪为要,针对病因,施之以活血化瘀,散寒除湿,清泄湿热等法。虚实兼夹者,分清主次,标本兼顾治疗。

（二）辨证施治

1. 肾阳衰微，固摄失司

临床表现：腰以下肿，腰部冷痛酸重，面浮身肿，按之凹陷不起，小便频多，夜尿增多，心悸，气促，或尿量减少，四肢厥冷，怯寒神疲，面色㿠白或灰滞，或大便稀软，遗精，早泄，月经不调。舌质淡胖，苔白，脉沉细或沉迟无力。

治法：补肾壮阳，缩尿止遗。

主方：桂附地黄丸（《金匮要略》）、真武汤（《伤寒论》）加减。

参考处方：肉桂 10g，制附子 10g，地黄 15g，制山茱萸 10g，牡丹皮 10g，山药 15g，茯苓 15g，泽泻 10g，干姜 10g。

方中重用干地黄滋阴补肾为君药；臣以山茱萸、山药补肝脾而益精血；加以附子、肉桂之辛热，助命门以温阳化气。君臣相伍，补肾填精，温肾助阳，乃阴中求阳之治。从用量分析，补肾药居多，温阳药较轻，其立方之旨，又在微微生火，鼓舞肾气，取"少火生气"之意，而非峻补。又配泽泻、茯苓利水渗湿泄浊，牡丹皮清泄肝火，三药于补中寓泻，使邪去则补乃得力，并防滋阴药之腻滞。诸药合用，温而不燥，滋而不腻，助阳之弱以化水，滋阴之虚以生气，使肾阳振奋，气化复常，则诸症自除。其配伍特点有二：一为补阳与补阴配伍，阴阳并补，而以补阳为主；二为滋阴之中配入少量桂、附以温阳，目的在于阴中求阳，少火生气，故方又名"肾气丸"。

临床应用：面浮肢肿严重者加用浮萍、防己、益母草祛风利水，消肿活血；心悸、气促者加用葶苈子、五味子、黄芪泻下逐水，培补肺肾；四肢厥冷，怯寒神疲者加干姜、补骨脂、锁阳等温肾散寒，回阳救逆；证候明显者可加用实脾饮、真武汤等健脾补肾，温阳利水；遗精，夜尿增多者加用乌药、益智仁等温肾固精，缩摄小便。

2. 肾气不固，清浊不分

临床表现：小便浊，置之沉淀如絮状，上有浮油如脂，夜尿频多，腰酸，乏力，舌质红，苔白腻，脉濡。

治法：分清化浊，温肾利湿。

主方：萆薢分清饮（《杨氏家藏方》）加减。

参考处方：益智仁、川萆薢、石菖蒲、乌药各 9g。

方中萆薢利湿化浊，为泄浊之主药，为君。臣以石菖蒲化浊除湿，并祛膀胱虚寒，以助萆薢分清化浊之力。石菖蒲能温肠胃，肠胃既温，则膀胱之虚寒、小便不禁自止。佐以益智仁温肾阳，缩小便，止遗浊尿频；乌药温肾寒，暖膀胱，治小便频数。综合全方，共奏温暖下元，利湿化浊之效。

临床应用：如小便浑浊明显，可加用车前草、薏苡仁等利尿通淋；若夹有血块者用蒲黄、瞿麦等活血化瘀；若有出血者加用大蓟、小蓟、白茅根凉血止血；尿道涩痛者加用六一散清热通淋；若兼虚寒腹痛者，可加肉桂、小茴香以温中祛寒；久病气虚者，可加黄芪、白术以益气祛湿；腰酸神疲者，可加人参、鹿角胶等以补肾气。

3. 肝肾阴虚，阴虚阳亢

临床表现：两目干涩，心烦口干，腰酸膝软，遗精，视力减退，少寐健忘，耳鸣，肢麻震颤，头痛且胀，遇劳、恼怒加重，失眠多梦，急躁易怒，男子遗精，女子月经不调，舌淡红，脉弦细数。

治法：滋养肝肾，平肝潜阳。

主方：杞菊地黄丸(《医级宝鉴》)、天麻钩藤饮(《中医内科杂病证治新义》)、知柏地黄丸(《医宗金鉴》)加减。

参考处方：熟地黄 15g，山茱萸(制)12g，山药 15g，牡丹皮 10g，茯苓 12g，泽泻 10g，枸杞子 15g，菊花 10g，天麻 10g，钩藤(后下)12g，石决明(先煎)30g，生栀子 10g，知母 10g。

方中熟地黄、枸杞子益肾阳，养精髓；泽泻泻肾降浊，牡丹皮泻肝火，山茱萸滋肾益肝，山药滋肾补脾；茯苓利脾湿，菊花清肝明目；天麻、钩藤平肝息风，石决明咸寒质重，平肝潜阳，并能除热明目，知母滋阴清热，全方配伍，有滋肾养肝，益精明目，平肝潜阳之疗效。

临床应用：目干舌燥者，加麦冬、玄参滋阴清热；心烦易怒者加生栀子、淡豆豉泻火除烦；眩晕耳鸣者加钩藤、天麻息风通络；遗精，腰膝酸软者加芡实、金樱子补肾固涩；手足颤抖，行走不稳者，加用龟甲、鳖甲滋阴息风；头昏，失眠者加珍珠母、灵磁石重镇潜阳；失眠烦躁者加酸枣仁、柏子仁养心安神。

4. 肺肾两虚，精气不足

临床表现：气短乏力，易感冒，腰膝酸软，面色少华，面浮肢肿，手足不温，尿频数清长或夜尿多，盗汗、遗精，月经不调，阳痿早泄，久咳虚喘。舌淡红，苔白，脉弱。

治法：补益肺肾，秘精益气。

主方：补肺汤(《济阳纲目》)、六味地黄丸(《小儿药证直诀》)加减。

参考处方：党参 15g，生黄芪 15g，五味子 9g，桑白皮 9g，熟地黄 15g，山茱萸(制)12g，山药 15g，牡丹皮 10g，茯苓 12g，泽泻 10g。

补肺汤以党参，生黄芪为主，补脾肺之气，加熟地黄、五味子补肾纳气，桑白皮清肺化痰；六味地黄丸滋阴补肾，益精填髓。

临床应用：气短乏力，咳嗽喘息者加用蛤蚧、胡桃肉补肺定喘；腰膝酸软，下肢水肿者加淫羊藿、锁阳温阳补肾；盗汗乏力者加用白术、防风等补肺固表。

5. 气血两虚，肾虚精亏证

临床表现：腰腿酸软，耳鸣耳聋，心悸气短，失眠健忘，盗汗，神疲乏力，面色萎黄。舌质红或淡，脉细弱。

治法：补肾益气，养血生精。

主方：参芪地黄汤(《沈氏尊生书》)加减。

参考处方：党参 15g，生黄芪 30g，熟地黄 10g，山萸肉 10g，怀山药 15g，菟丝子 15g，牡丹皮 9g，茯苓 15g，泽泻 15g，制首乌 15g，当归 10g。

方中党参，生黄芪为主，补脾肺之气，加熟地黄，五味子补肾纳气，六味地黄丸滋阴补肾，益精填髓。

临床应用盗汗者加知母、黄柏滋阴清热；乏力较重者加大枣、太子参益气养血；遗精腹泻者加用续断、杜仲补肾固涩；面色萎黄，心悸健忘者加用炙甘草、大枣益气养血。

6. 脾肾阳虚，湿瘀内壅证

临床表现：肢体浮肿，脘胀食少，腰膝酸软，畏寒肢倦，恶心呕吐、身体重困，或皮肤瘀斑，青筋暴露，或淡紫，有瘀斑，或血尿或尿血，舌苔白腻，脉沉缓或沉弱或涩。

治法：补脾益肾，利湿化瘀。

主方：附子理中丸(《太平惠民和剂局方》)加减。

参考处方：制附子 10g，党参 15g，炒白术 12g，干姜 10g，炙甘草 6g，苍术 10g，紫苏 15g，半夏 10g，大黄 6g，川芎 10g，丹参 15g。

方中附子和干姜辛干大热,具有温中祛寒的功效,可以扶脾胃的阳气,同时配合人参、白术,益气健脾,炙甘草益气和中,可以使中焦的阳气增加,使寒邪祛除。苍白术健脾燥湿,半夏化痰除湿,更用川芎、丹参等活血化瘀,标本兼治。

临床应用腹胀纳差明显者加用山药、薏苡仁;恶心呕吐者加黄连、吴茱萸止呕化湿;腰酸水肿者加金樱子、芡实温肾利水;口苦,小便黄浊者加用薏苡仁、车前草等健脾化湿,除湿祛浊;水肿便溏者加大腹皮、山药健脾利水;皮肤瘀斑,腹痛者加香附、桃仁活血化瘀,血尿者加用大、小蓟,藕节炭等活血止血。皮肤瘀斑明显,舌紫暗者加丹参、赤芍、虎杖等活血化瘀,除湿解毒。

二、西医治疗

1. 降压药物　高血压患者可合理选用的降压药物有利尿剂、β 受体阻滞剂、钙通道阻滞药、血管紧张素转换酶抑制剂(ACEI)或其受体拮抗剂(ARB),将血压有效地控制到正常范围。

(1)钙通道阻滞药(CCB):可扩张血管,减少血管阻力,从而增加肾脏血流量,降低高血压所致的血流动力学损伤。

(2)血管紧张素转化酶抑制剂(ACEI):可抑制血管紧张素 II 形成,扩张外周血管,降低血压,同时扩张肾小球出球小动脉,降低肾小球内压力,同时也能减少肾外基质蓄积,起到肾保护作用;

(3)血管紧张素 II 受体阻滞剂(ARB):可阻断 Ang II 作用,抑制 RAS 系统,并选择性扩张肾出球小动脉,增加肾血流量,改善肾功能。

患者降压必须达标,使血压稳定在 130/85mmHg 以下,将舒张压控制在 <90mmHg 以下。必要时建议患者使用长效降压药,24 小时平稳降压。

2. 肾保护药物:前列腺素 E1 类药物(PCE1):可通过抑制 Ca^{2+} 活性,扩张肾毛细血管,并增加肾小球的过滤性,以减少肾脏缺血损伤;同时,也可通过抑制血小板活性,预防血栓形成,减轻肾动脉硬化程度,保护肾脏。

3. 恶性肾小动脉硬化症患者短期内肾功能迅速恶化,在合并有高血压脑病、视力迅速下降、颅内出血等以及不能口服药物时,可静脉给药,常用硝普钠,力争在 12~24 小时控制血压。米诺地尔能够迅速降低血压,适合恶性高血压的最初治疗。

4. 伴发高脂血症、糖尿病及高尿酸血症者,应给予相应的对症治疗。他汀类降脂药:可抑制炎性因子释放,并减少蛋白尿形成,从而保护肾脏。

5. 抗血小板聚集和黏附的药物,如双嘧达莫、阿司匹林等。

6. 肾衰竭患者可予以替代治疗。

三、中西医结合治疗

西药治疗能够针对患者的具体发病机制进行治疗,疗效确切,但作用环节比较单一,同时,少部分药物具有一定的副作用,临床使用具有一定的局限性,中医药从整体出发,结合患者的体质、发病季节、特点等,能够进行个体化治疗,体现辨证论治。虽然中医和西医在治病的理论上存在较大差异,但在临床应用过程中可以相互借鉴,取长补短。西医的优势在于其有一套科学、严谨的诊断和治疗体系,可进行详细的辅助检查,如血液检查、影像学检查、病理检查等,能明确病变的部位及性质。中医的优势则在于辨证论治,可弥补西医治疗的不足,有较好的疗效。近年来,中西医结合治疗既能够针对发病机制进行治疗,又能够根据临床证候,辨证论治,体现了一定的个体优势,其能够改善患者的临床症状,改善肾功能,延缓肾衰竭的时间,提高生活质量。

【调护】

饮食方面,高血压肾病患者饮食上要有针对性地进行忌口,应常吃有降血压和降血脂作用的食物,如芹菜、白菜、萝卜、胡萝卜、海蜇、海带、洋葱、大蒜(大蒜食品)、山楂、荸荠、香蕉等。宜常食植物性蛋白质(蛋白质食品)含量高的食物,如各种豆类和豆制品、菠菜、茄子、面筋、荠菜、芝麻、木耳、紫菜等。可少量增加动物蛋白摄入,如肉丝、肉片、排骨、牛肉、青鱼、鳜鱼、黑鱼等,以保持一定的营养。本病患者不宜食用的有胡椒、朝天椒、辣油、辣酱等辛辣性食物应少吃或不吃,动物油(油食品)脂类及胆固醇含量过高的食品和甜味食品应少吃或不吃,忌食易产气食物,如干豆、薯类、土豆等。

此外,烟和酒都是高血压肾病患者最为忌讳的,皆可加重患者病情,因此高血压肾病患者应戒除烟酒。肥胖型患者除不吃高脂肪、高胆固醇和甜味食物外,还应适宜节制食量,可多吃些蔬菜,晨起宜饮水。

高血压肾病的调护,要注意以下几方面:第一,要做到早干预,早诊断。此类患者早期多无明显肾脏受损症状,有人仅表现为乏力、腰痛、夜尿增多或尿泡沫,需仔细观察,定期尿液及肾功能检查。第二,要加强情志调理,精神上的怡情悦志对配合治疗,提高疗效有很大作用。第三,饮食调配合理,对延缓病情进展有益。配合中医食疗,更有事半功倍之效。第四,要辨别病情轻重,分类护理,据临床肾病症状表现及理化检查,施以不同的护理方案,即轻度受损者,可辅以气功疗法,规律性体育锻炼;对肾功能重度受损者,需静养,可嘱患者及家属每晚按摩腰部,以促进血液运行。

(何立群)

第九节　尿酸性肾病

【概述】

尿酸性肾病(UAN)是由于嘌呤代谢异常导致血尿酸产生过多或排泄减少,血液中尿酸盐呈过饱和状态,沉积于肾脏而引起的肾损害,通常称为痛风性肾病(GN)。其组织病理特点为肾间质和肾小管内出现尿酸盐沉积。尿酸性肾病临床表现常有尿酸结石,轻度蛋白尿,高血压,血尿酸、尿尿酸升高及肾小管功能损害等。临床主要分为急性尿酸性肾病、慢性尿酸性肾病、尿酸性肾结石。由于急性尿酸性肾病多发生在白血病、淋巴瘤、肿瘤放化疗后的特定条件下。故本章主要介绍慢性尿酸性肾病和尿酸性肾结石。

尿酸性肾病西方发达地区患病率较高。随着我国人民生活水平的提高,饮食结构与生活习惯的改变,该病在我国的发病率也呈逐年上升趋势,并且存在沿海高于内陆,城市高于农村,男性高于女性(9:1),绝经后女性患病率明显增加的流行特点。

尿酸性肾病是西医学病名,根据其主要临床表现归属于中医学"痹证""历节病""腰痛""水肿""虚劳""关格"等范畴。

【病因病机】

一、中医病因病机

中医对本病的认识，不外乎外因（风、寒、湿、热、毒）和内因（禀赋不足、饮食不节、七情内伤、劳倦过度、年老体衰）等。

（一）外感病因病机

由于禀赋不足，后天失养，年老体衰等机体正气亏虚，风、寒、湿、热（毒）外邪乘虚侵袭，导致肌表气血运行不畅，津液输布障碍，表现为水肿、关节肿痛，屈伸不利，正如《外台秘要》所说："……风寒暑湿之毒，因虚所致，将摄失理，受此风邪，经络结滞，血气不行，蓄于骨节之间，或在四肢，其疾昼静而夜发，发时彻骨疼痛。"外感诸邪日久不退，正气耗损，肺失宣发肃降，脾失健运统摄，肾失开合封藏，湿浊、热毒、痰瘀等有形实邪客于脏腑、经络、血脉等，发为本病。

（二）内伤病因病机

饮食不节，嗜食肥甘厚味，或劳倦太过，脾气亏虚，运化失司，水湿内停；或情志失调，肝失疏泄，影响脏腑气机，津液输布失常，水湿痰饮内留；或房劳过度，年老体弱，肾精亏耗，气化失司，肾失封藏，精微下注。总之，内因多由于肝脾肾功能失调，瘀血、痰浊、热毒、水湿之邪内生，滞留经络关节，发为本病。

总之，本病病位在脾肾、经络、关节，基本病机为本虚标实，并以脾肾两虚、气阴两虚为本，湿热、瘀血、寒湿为标。

二、西医发病机制

（一）遗传

尿酸在体内的代谢需要在尿酸盐转运蛋白等物质的帮助下完成，由于基因突变导致尿酸盐转运蛋白缺陷，影响尿酸代谢而导致高尿酸血症。国外报道不少高尿酸血症有阳性家族史，多属于常染色体遗传，是一组与遗传有关的嘌呤代谢紊乱引起的遗传疾患。

（二）高尿酸血症

高血尿酸水平可以诱导细胞氧化应激、线粒体功能失调、炎症反应；也可通过激活肾素 - 血管紧张素 - 醛固酮系统（RAAS）、活化环氧合酶 -2（COX-2）等导致内皮功能障碍、血管平滑肌细胞增殖、间质炎症浸润等，引发慢性肾脏疾病。

（三）尿酸盐结晶的沉积

尿酸盐沉积于肾远端小管、集合管和肾间质，尤其在肾髓质，形成单钠尿酸盐结晶，其周围有大量炎性细胞聚集，导致肾小管上皮损伤、萎缩和变性，严重者可导致肾小动脉硬化、肾小球损伤、肾小管间质纤维化等。

【临床表现】

尿酸性肾病早期可无肾病表现或仅表现为肾外症状，主要有轻度腰痛、高血压、血尿酸升高等。后期因肾小管功能受损而表现为蛋白尿，肌酐清除率下降，尿素氮升高等。绝大多数患者伴有痛风性关节炎或痛风石。

一、腰痛

早期可有轻度腰痛,尿酸结石堵塞肾小管或输尿管时,可以表现为剧烈腰痛,继发感染时还可以出现发热、膀胱刺激征等。

二、高血压

60% 的患者可有血压中度升高,多发生于该病的中后期,并且尿酸性肾病和高血压之间相互影响。

三、蛋白尿

该病早期主要以肾间质损伤为主,肾小管浓缩功能下降,可以出现间歇性微量蛋白尿,尿中肾小管标志蛋白 $\beta2$ 微球蛋白($\beta2$-MG)、$\alpha1$ 微球蛋白($\alpha1$-MG)、N- 乙酰 -β-D- 葡萄糖苷酶(NAG 酶)等增高,随着病情发展,可以出现持续性蛋白尿,但很少出现大量蛋白尿。

四、血尿酸升高

血尿酸升高是尿酸性肾病的独立危险因素,高尿酸血症引起的肾脏损害远远高于血尿酸水平正常的人群,高尿酸血症患者中,并发肾病的发生率达 15.1%,而血尿酸正常的人群高尿酸血症肾损害的发生率仅为 2.9%,并且高尿酸与肾损害之间的关系是双向的。

五、关节病变

80% 的尿酸性肾病患者有关节病变。当血尿酸超过 $500\mu mol/L$ (8.5mg/dl)时,尿酸盐结晶即可沉着于关节、周围滑囊及软骨部位发生病变。

六、尿酸盐结晶

当体内 pH 值 <5.5 或脱水时,可以引起尿酸盐沉积于肾小管 - 肾间质部位,也可在远端小管及集合管中形成尿酸结石而阻塞尿道。较小的结石可无明显症状,较大的结石可引起尿路梗阻、肾绞痛或肉眼血尿,还可引起继发性尿路感染出现尿频、尿急、尿痛、发热及腰痛等症状。巨大结石停留于肾盂肾盏可引起肾盂积水,压迫肾实质使肾功能更加恶化。

【实验室及其他辅助检查】

一、尿液检查

多数会出现尿 pH 值降低(pH 值 <6.0),在肾脏轻度受损时,一些特殊蛋白例如 $\beta2$-MG、$\alpha1$-MG、NAG 酶出现显著变化。

二、血尿酸含量测定

检查血尿酸浓度,需要空腹 8 小时以上。不同的检测方法,血尿酸正常值范围稍有不同,磷钨酸还原法,男：$149\sim416\mu mol/L$,女：$89\sim357\mu mol/L$。尿酸酶 - 过氧化物酶偶联法,成人 $90\sim420\mu mol/L$。另外,饮水、利尿剂、药物等因素均可影响血尿酸水平。

三、肾功能检查

主要包括肾小球滤过率和血肌酐、血尿素氮。与其他肾脏疾病相比,尿酸性肾病患者血尿酸升高出现更早,发生率更高。中后期可见肾功能的损伤,表现为血肌酐、尿素氮升高,内生肌酐清除率下降。

四、影像学检查

单纯性尿酸结石可通过 X 线不显影。如合并草酸钙或 / 和磷酸钙,X 线片可见结石阴影。静脉肾盂造影有助于尿酸结石的诊断。B 超检查能及时发现肾内结石及肾皮质、肾盂的形态改变,有助于诊断。痛风受累关节的 X 线检查多见软组织或骨质破坏。

五、组织学检查

痛风结节穿刺可检查到特异性尿酸盐。肾脏穿刺可于肾间质及肾小管中发现双折光的针状尿酸盐结晶,对于尿酸性肾病具有诊断意义。

六、遗传检测

如果排除饮食、药物以及其他相关疾病后,高尿酸血症的原因仍不够明确,应进行基因背景检测。

【诊断与鉴别诊断】

一、诊断要点

(一)中医的辨病要点和辨证要点

尿酸性肾病中医根据其临床特点可分为急性发作期和稳定期。急性发作期见有畏寒怕冷,关节重着冷痛,夜尿多,小便清长等症属于寒湿痹阻;关节红肿灼痛,痛不可触,遇冷则舒,小便黄赤,大便干燥或黏腻等症属于湿热痹阻;全身关节刺痛,痛有定处,舌质紫暗有瘀斑者属于瘀血阻络;关节疼痛重着,屈伸不利,肢体沉重,阴雨天加重者属于痰湿痹阻。稳定期见有疲乏无力,倦怠懒言,腰膝酸软,大便溏泄者属于脾肾气虚;腰膝酸软,关节冷痛,五更泄泻者属于脾肾阳虚;两目干涩,视物昏花,两颧潮红,手足蠕动者属于肝肾阴虚。

(二)西医诊断要点

1. 多见于中年以上男性患者及绝经期妇女,常有痛风性关节炎、痛风结节或尿酸性尿路结石等病史,多伴有肥胖、高血压、糖尿病等代谢综合征表现,无其他肾脏病史。

2. 常见足趾、踝、膝、肘、腕等关节的红肿,甚则关节畸形,急性期局部皮肤疼痛剧烈、暗红,局部可形成痛风石。

3. 尿液检查　间断或持续的轻度蛋白尿,有结石或感染时,尿沉渣检查可见尿酸结晶,血尿(肉眼或镜下)、脓尿。

4. 高尿酸血症　血尿酸异常升高是诊断尿酸性肾病的必要依据。男性血尿酸 >420μmol/L(7.0mg/dl),女性 >360μmol/L(6.0mg/dl),并除外其他肾病、血液病、肿瘤、化疗及利尿剂等所致的继发性高尿酸血症。

5. 肾脏穿刺肾组织病理可在肾间质及肾小管中发现双折光的针状尿酸盐结晶。

二、鉴别诊断

（一）肾脏病继发高尿酸血症

尿酸性肾病血尿酸上升较尿素氮及肌酐显著，一般先有肾小管功能损伤，而肾小球损伤较轻，肾功能进展缓慢，肾活检在偏光显微镜下可见双折光尿酸结晶。肾脏病所致高尿酸血症以肾小球病变、肾小球滤过功能减退为主，且很少出现关节炎症状。

（二）类风湿关节炎肾损害

约 50% 的类风湿关节炎患者出现尿常规异常和/或肾小球滤过率下降，约 15% 的患者会出现肾功能的异常。其临床表现与尿酸性肾病类似，但受累关节主要表现为对称性侵犯性滑膜炎，并以近端指间关节、掌指关节、腕关节受累为主。而痛风关节的受累呈不对称性和非同步性，结节病变中存在尿酸盐结晶，并且具有独特的放射学特征，可资鉴别。

（三）慢性肾盂肾炎

肾盂肾炎常常表现为腰痛、发热和脓尿，尿常规以白细胞为主，慢性肾盂肾炎的静脉或逆行肾盂造影具有特征性征象，即肾盂和肾盏的变形、扩张或缩窄，肾乳头收缩等。

【治疗】

一、中医治疗

（一）治疗原则

中医学认为尿酸性肾病病位在脾肾、关节和经络，病性为本虚标实，临床可分为两期，急性发作期以邪气盛为主，"急则治其标"，多采用祛湿散寒、清利湿热、化瘀通络、化痰泄浊等治法；稳定期以正气虚为主，"缓则治其本"，多采用健脾益气、温补肾阳、滋养肝阴等治法。高尿酸血症可以通过多种机制导致肾损伤，是尿酸性肾病的最直接原因，因此，临床上采用辨病与辨证相结合的方法，结合中药药理，有针对性选药以提高疗效。

（二）辨证施治

1. 急性发作期

（1）寒湿痹阻证

临床表现：畏寒怕冷，关节重着冷痛，屈伸不利，得温痛减，遇寒加重，轻度浮肿，夜尿多，小便清长，舌淡胖，苔白滑，脉弦紧或迟缓。

治法：温阳散寒，除湿止痛。

主方：附子汤（《伤寒论》）加减。

参考处方：制附子（先煎）12g，桂枝 10g，白术 10g，炒白芍 10g，茯苓 15g，人参 6g，肉桂 3g，细辛 3g，独活 10g，秦艽 10g。

方中附子擅长散寒除湿；桂枝温经，尤善利关节；附子与白术配伍能温散寒湿；附子与人参同用能温补元阳；附子与白芍同用能温经和营止痛；附子与肉桂、细辛伍用，寒湿之重症非此大辛大热之品不能祛除；茯苓利水祛湿；再配独活、秦艽以和血通络。诸药合用，共奏温经散寒、祛湿止痛之功。

临床应用：下肢水肿明显者加防己、泽泻以利水消肿；小便量多严重者可加益智仁以温肾缩尿；上肢关节冷痛明显者可加姜黄、桑枝活血通经，直达病所；下肢关节冷痛明显者可加川牛膝、地龙活血通经，利尿除湿。

（2）湿热内蕴证

临床表现：四肢沉重，关节红肿灼痛，痛不可触，遇冷则舒，遇热加重，咽喉肿痛，口渴喜冷饮，小便黄赤，大便干燥或黏腻，舌红苔黄腻，脉濡数或滑数。

治法：清热利湿。

主方：四妙丸（《成方便读》）加减。

参考处方：黄柏（盐炒）10g，知母 10g，苍术 6g，藿香 10g，佩兰 10g，川牛膝 10g，薏苡仁 30g，萹蓄 15g，瞿麦 15g。

方中黄柏、知母苦寒燥湿，且善除下焦之湿热；苍术苦温，健脾燥湿；藿香、佩兰芳香除秽，祛湿化浊；川牛膝活血通经，且引药引热下行；薏苡仁清热利湿；萹蓄、瞿麦清热泄浊通淋。诸药合用，共奏清热利湿之功。

临床应用：咽喉肿痛明显者可加玄参、半夏；小便涩痛者可加海金沙、金钱草、鸡内金利湿通淋；皮肤有疖肿、疮疡的可加野菊花、连翘、紫花地丁以清热解毒；大便干燥严重可加大黄；下肢或足踝肿甚者可桂枝芍药知母汤加减；局部红肿者可外用金黄膏。

（3）瘀血阻络证

临床表现：全身关节刺痛，痛有定处，拒按，夜间加重，面色黧黑，肌肤甲错，口渴不欲饮或饮水即吐，口唇爪甲紫暗，舌质紫暗有瘀斑，舌底络脉怒张，脉细涩、沉弦或结代。

治法：活血通络，化瘀止痛。

主方：身痛逐瘀汤（《医林改错》）加减。

参考处方：当归 12g，川芎 10g，桃仁 10g，红花 10g，川牛膝 10g，地龙 6g，五灵脂（炒）6g，秦艽 10g，羌活 10g，香附 10g，甘草 6g。

方中川芎、当归、桃仁、红花活血祛瘀；川牛膝、五灵脂、地龙活血通络止痛；秦艽、羌活祛风除湿，通利关节；香附行气活血；甘草调和诸药。诸药合用共奏活血祛瘀、通络止痛之功。

临床应用：瘀血严重者可加全蝎、蜈蚣以通络止痛；失眠者可加酸枣仁、合欢花宁心安神；虚弱者可加黄芪以益气；痰瘀不散，疼痛不已者可加炮山甲、土鳖虫以搜风散结，通络止痛。

（4）痰浊内阻证

临床表现：形体多肥胖，面色萎黄或浮肿，关节疼痛重着，屈伸不利，肢体沉重，阴雨天加重，脘腹痞满，痰多口黏，口淡乏味，小便不畅，大便黏腻，舌体胖大，舌苔厚腻，脉滑或弦。

治法：化痰泄浊、祛湿通络。

主方：二陈汤（《太平惠民和剂局方》）加减。

参考处方：姜半夏 6g，橘红 6g，茯苓 12g，炒白术 10g，黄芪 15g，杏仁 10g，白蔻仁 6g，薏苡仁 20g，炙甘草 6g。

方中半夏辛温性燥，善能燥湿化痰；橘红理气行滞，化痰通络；佐以茯苓、白术、黄芪健脾益气渗湿以杜生痰之源。杏仁、白蔻仁、薏苡仁宣通三焦，以助祛湿化痰之力；甘草健脾和中，调和诸药。

临床应用：恶心呕吐者加竹茹以清热降逆止呕；水肿者加防己、泽泻以利水消肿；兼有瘀血者可加桃仁、红花以活血化瘀；头沉重者加石菖蒲、远志以祛痰通窍。

2. 稳定期

（1）脾肾气虚证

临床表现：面色少华，神疲乏力，倦怠懒言，腰膝酸软无力，尿频或夜尿多，大便溏泄，舌淡红边有齿痕或舌胖大,苔薄白,脉细无力。

治法:健脾补肾益气。

主方:无比山药丸(《备急千金要方》)、参苓白术散(《太平惠民和剂局方》)加减。

参考处方:党参15g,炙黄芪20g,炒白术12g,山药20g,莲子12g,茯苓15g,桔梗10g,菟丝子12g,杜仲10g,熟地15g,山茱萸12g,怀牛膝10g,泽泻10g。

方中党参、炙黄芪、炒白术健脾益气;山药、莲子健脾止泻;茯苓甘补淡渗可健脾助运;桔梗宣肺利气,通调水道,又能载药上行;菟丝子、杜仲、熟地黄、山茱萸补肾填精;泽泻、怀牛膝渗湿通淋。

临床应用:元气大虚者可加人参、紫河车以补肾填精;水肿者茯苓改茯苓皮加防己以利水消肿;脘腹胀满者可加陈皮、砂仁以醒脾和胃;失眠者可加酸枣仁、夜交藤以养心安神。

(2)脾肾阳虚证

临床表现:形寒肢冷,面色㿠白(或黧黑),腰膝酸软,关节冷痛,肢体浮肿,甚则腹胀如鼓,五更泄泻,下利清谷,小便频数,余沥不尽,或夜尿频多,舌淡胖或边有齿痕,舌苔白滑,脉沉细无力。

治法:温补脾肾,利水止痛。

主方:真武汤(《伤寒论》)加减。

参考处方:党参10g,白术10g,干姜6g,制附子(先煎)10g,肉桂3g,茯苓10g,薏苡仁20g,炒白芍15g,怀牛膝12g,炙甘草6g。

方中用理中丸(党参、白术、干姜、炙甘草)温阳祛寒、益气健脾;制附子、肉桂二药相合,附子善入气分而散寒止痛,肉桂善入血分而温经通脉,动静结合,相须为用;茯苓、薏苡仁利水渗湿,使水邪从小便而去;白芍酸甘缓急以止痛,并能监制附子、干姜辛热伤阴之弊;怀牛膝补肾活血止痛。诸药合用,有温补脾肾、利水止痛之功。

临床应用:小便涩痛不利者加石韦、滑石、生甘草以利水通淋;有瘀血证症状者可加土鳖虫、地龙以化瘀通络;泄泻严重者可加补骨脂、肉豆蔻以温阳涩肠止泻;畏寒者可加仙茅、淫羊藿以温补元阳。

(3)肝肾阴虚证

临床表现:头晕耳鸣,两目干涩,视物昏花,两颧潮红,口燥咽干,五心烦热,关节灼痛,筋脉拘急,屈伸不利,手足蠕动,小便短赤,大便秘结,舌红少苔、脉细数,男子兼见阳强易举、遗精、早泄,女子可见经少或经闭、崩漏等。

治法:滋阴益肾,补血养肝。

主方:归芍地黄丸(《症因脉治》)加减。

参考处方:熟地黄15g,当归10g,酒白芍15g,山茱萸10g,山药20g,茯苓15g,牡丹皮10g,泽泻10g,土茯苓20g,菊花10g,白蒺藜10g。

方中熟地黄养血滋阴,补精益髓,为补益肝肾精血之要药;当归、白芍补血活血,养血柔肝;山茱萸温肝经之血,补肾脏之精;山药补脾益肾;茯苓健脾渗湿,制山药之壅滞;牡丹皮清泄肝火,防山茱萸之温热;泽泻清泄肾浊,防熟地黄之滋腻;土茯苓通利关节止痛;菊花、白蒺藜平肝明目。诸药配合,共奏滋肝肾、补阴血、清虚热之功。

临床应用:失眠者可加酸枣仁、莲子心以养心安神;盗汗严重者可加麻黄根、浮小麦以收敛止汗;咽喉红肿疼痛者可加玄参、桔梗以利咽止痛;痰多色黄者可加石菖蒲、郁金以清热化痰通窍;大便干者可加麦冬、生地以增液润肠。

二、西医治疗

（一）非药物治疗

1. 健康饮食　避免高嘌呤饮食,戒酒戒烟,避免肉类、海鲜及动物内脏,减少外源性嘌呤的摄入。多吃新鲜蔬菜、水果及富含维生素食品。

2. 大量饮水　保证尿量每天达到 2 000~3 000ml,促进尿酸排泄。

3. 碱化尿液　口服小苏打(碳酸氢钠),使尿 pH 值控制在 6.5~7.0 之间,促进尿酸结石溶解。

（二）药物治疗

1. 抑制尿酸合成的药物

（1）别嘌醇(allopurinol):抑制黄嘌呤氧化酶,使次黄嘌呤及黄嘌呤不能转化为尿酸,降低血中尿酸浓度,减少尿酸盐在骨、关节及肾脏的沉着。别嘌醇目前仍为治疗高尿酸血症的一线药物,降尿酸作用强、耐受性好,适用于原发性和继发性高尿酸血症,也用于肾功能不全的高尿酸血症。由于本品经肾脏排出,随着肾功能的下降,别嘌醇排出减少,易在体内蓄积,应适当减少剂量。

（2）非布司他(febuxostat):对黄嘌呤氧化酶具有特异性抑制作用,减少体内尿酸合成,降低尿酸浓度,主要用于治疗有痛风症状的高尿酸血症患者,轻中度肝功能损伤患者服用本品无需调整剂量。对严重肝功能损伤患者使用本品尚无研究,因此给药本品应谨慎。

2. 促进尿酸排泄的药物　这类药物可以促进尿酸排泄,在服用期间注意多饮水,保证足够的尿量,防止形成尿酸盐结晶。

苯溴马隆(benzbromarone)为增加尿酸排泄的药物。作用机制是抑制尿酸盐在近端肾小管的重吸收,增加尿酸盐的排泄,此药降低血尿酸的强度及达标率均高于别嘌醇,属于强效利尿酸药物,副作用小,对肝肾没有明显影响,适用于肝肾疾病或功能不足的患者长期应用。

丙磺舒(probenecid):抑制尿酸盐在近端肾小管的主动再吸收,增加尿酸盐的排泄,降低血中尿酸盐的浓度,亦可促进已形成的尿酸盐溶解,降低其浓度。少数患者可见胃肠道不良反应、皮疹等。磺胺类药物过敏及肾功能不全者禁用。本品无抗炎、镇痛作用。

3. 尿酸酶类药物　尿酸酶能催化尿酸迅速氧化变成尿囊酸,不再被肾小管重吸收,从而降低血尿酸含量。主要用于不能口服抑制尿酸生成剂的患者。对尿酸结石、肾衰竭等因素引起的高尿酸血症均有良效。生物合成的尿酸氧化酶主要如下:

（1）重组黄曲霉菌尿酸氧化酶(rasburicase):又名拉布立酶,可用于预防和治疗具有高危肿瘤溶解综合征的血液恶性肿瘤患者的急性高尿酸血症,尤其适用于化疗引起的高尿酸血症患者。

（2）聚乙二醇化重组尿酸氧化酶(PEG-uricase):静脉注射使用,可快速、高效降低血尿酸。主要用于重度高尿酸血症、难治性痛风,特别适用于肿瘤溶解综合征患者。

4. 炎症抑制剂　对于急性痛风发作患者,应积极给予抗炎镇痛治疗,不需停用原降尿酸药物。

（1）糖皮质激素:治疗急性痛风发作的有效药物。

（2）秋水仙碱:对急性痛风性关节炎有特异性作用,可有效缓解疼痛,长期服用秋水仙碱可以导致神经病变。

（3）非甾体抗炎药（NSAIDS）：有肾毒性作用,不推荐首选治疗急性痛风发作。

三、中西医结合治疗

1. 纠正高尿酸血症 首先应该低嘌呤饮食,多饮水。西医合理应用降尿酸药物。中医治疗在疾病发作期以祛邪为主,稳定期以扶正为主,同时注意辨证与辨病结合。中医在遣方用药时还应注意"先安未受邪之地",积极做好预防,避免疾病进一步发展累及其他脏腑。

2. 尿酸性肾病伴随急性痛风性关节炎患者,可以用非甾体抗炎药、秋水仙碱、糖皮质激素等药物进行治疗。中医可以采取针刺、艾灸、中草药研末外敷等局部治疗。

3. 对于疾病早中期肾衰竭患者,可采用西医对症治疗,包括降压、调脂、纠正电解质紊乱等。中医根据辨证论治,遣方选药,同时还可以结合中药保留灌肠或结肠净化的方法。对于后期肾衰竭患者还可以采取肾脏替代疗法（血液透析、腹膜透析或肾移植）。

【调护】

尿酸性肾病的早期诊断与恰当的调护,直接影响着疾病的发展与预后。

首先,要有一个健康科学的生活方式,控制饮食,忌吃高嘌呤类食物,饮食清淡,多选用蔬菜、水果等高钾低钠的碱性食物。多饮水,保证足够的尿量以排泄尿酸。生活起居规律,劳逸结合,防风保暖等。

其次,保持积极乐观的心态,切忌过度焦虑紧张,减轻心理压力,加强心理疏导,正确认识病情,充满信心和耐心,在医生的指导下合理用药,定期复查,对于疾病的康复起着促进作用。

（陈志强）

第十节 狼疮性肾炎

【概述】

狼疮性肾炎（lupus nephritis, LN）是指系统性红斑狼疮（systemic lupus erythematosus, SLE）合并双肾不同病理类型的免疫性损害,同时伴有明显肾脏损害临床表现的一种疾病。其发病与免疫复合物形成、免疫细胞和细胞因子等免疫异常有关。除发热、关节炎、皮疹等SLE全身表现外,临床表现包括血尿、蛋白尿、肾病综合征、急性及慢性肾衰竭等,病理改变也同样多样化。

我国 SLE 的患病率为 0.7/1 000~1/1 000,高于西方国家报道的 0.5/1 000。SLE 主要发生于女性,育龄期（15~40 岁）女性发病率尤高,此时性别比可达 11∶1。肾脏是 SLE 最易累及的器官,40%~60% 的 SLE 患者会发生 LN。男性发病更凶险。LN 的死亡率比仅有 SLE 的患者高。如果 LN 患者的症状出现缓解,10 年生存率可以达到 95%,但仍有 10%~30% 的 LN 患者会进展为肾衰,需要肾脏替代治疗,特别是增生性 LN 的患者（如 III 型、IV 型或 III / IV + V 型）。

LN 的中医病名无明确文献记载,因其除具有肾脏表现外,肾外表现复杂多样,根据主要

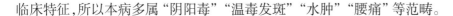

临床特征,所以本病多属"阴阳毒""温毒发斑""水肿""腰痛"等范畴。

【病因病机】

一、中医病因病机

LN 的病因包括内外两方面因素,内因多属先天禀赋不足,素体虚弱,阴阳气血失调,脾肾亏虚,络脉瘀阻。外因多为感受外邪(如风邪或烈日暴晒)、饮食劳倦、七情内伤、房事不节,正气亏虚,邪毒乘机侵袭肌体,久之化热,耗气伤津而发此病。热、毒、虚、瘀是本病的关键病机。

(一)热毒炽盛

急性发作期以热毒炽盛为主,热伤血络,迫血妄行,血溢脉外,可见皮肤发斑、血尿等。

(二)阴虚内热

邪热之邪日久伤阴,阴虚致火旺,虚火灼伤脉络,血溢脉外,表现为皮肤发斑、血尿等。

(三)气阴两虚

热毒耗伤气阴,表现为气阴两虚,气虚统摄无权,精微下泄,可见泡沫尿。阴虚生内热,热伤血络,表现为皮肤发斑、血尿。

(四)脾肾阳虚

先天禀赋不足,后天失养,正气亏虚,日久阳气衰微,脾肾阳虚,不能温煦,表现为畏寒肢冷。脾不统血,可见皮肤发斑、血尿。肾不能封藏,精微下泄,则见蛋白尿、腰酸痛等。脾失传输,肾失开阖,三焦气化失司,水不循常道,泛溢肌肤,表现为水肿。

(五)瘀血

初期热毒炽盛,损伤脉络,破血妄行,血溢脉外成瘀血。后期则常因阴虚、气阴两虚、脾肾阳虚而致瘀血。阴虚内热耗伤津液,津血同源,血液黏稠难行,表现为瘀血。气虚、阳虚则推动无力,血行迟缓,发为瘀血。瘀血阻络,不通则痛,表现为腰痛。瘀血内停,血不利则为水,可发为水肿。

二、西医发病机制

SLE 与 LN 的发病机制十分复杂,为遗传、环境、免疫等多因素相互作用所致的一种免疫复合物介导性炎症,是自身免疫性疾病。此处仅简要介绍。

(一)自身抗体

SLE 免疫异常的核心就是自身抗体的产生。这些抗体的靶抗原是细胞核、胞浆及细胞表面的许多自身分子。抗核抗体(antinuclear antibody,ANA)是最有特征性的,约 95% 的 SLE 患者 ANA 阳性。在 ANA 中,抗双链 DNA 抗体和抗 Sm 抗体是 SLE 的特异性抗体。但并非所有抗 DNA 抗体都会导致肾炎,一些有活动性肾炎的 SLE 患者血中抗 DNA 抗体是阴性的,而某些血中持续抗 DNA 抗体高滴度的患者却没有出现肾损害。

(二)免疫复合物沉积

SLE 的肾脏损害形式多样,其中免疫复合物介导的肾小球疾病最常见。大的、完整的免疫复合物或带有负电荷的抗原,常沉积于系膜和内皮下区,激活补体产生 C3a 及 C5a,进一步趋化中性粒细胞和单核细胞。免疫沉积的程度和范围与 LN 的增殖病变轻重和类型密切相关。阳离子抗原可以通过肾小球基底膜,自身抗体也可以直接与上皮细胞抗原结合形成免疫复合物,这两种情况可形成上皮下沉积,损伤常仅限于足细胞。另外,巨噬细胞清除免疫复合物功能低下也是 LN 很重要的发病机制之一。

（三）参与 LN 的细胞因子

在人和动物实验模型中,LN 肾实质细胞以及浸润的单核细胞过度表达细胞因子、生长因子和趋化因子。这些细胞因子的作用主要为:①促进细胞生长;②趋化细胞浸润;③诱导黏附因子的表达;④增强细胞的活化和增殖;⑤促进组织纤维化。如巨噬细胞在启动和促进肾损伤中发挥重要作用。少数患者体内存在抗磷脂抗体,引起血管内皮细胞和血小板功能障碍,导致血栓性微血管病变,进一步加重肾损害。

（四）遗传易感性

研究表明,LN 患者有家族史者占 0.4%~3.4%,近亲发病率高达 5%~12%,同卵双胞胎发病可达 69%。SLE 的发病机制涉及环境因素和基因因素两者的相互作用。现已认识到 SLE 是一种多基因疾病,已发现约 30 个易感基因。不过,LN 目前还没有得到这样的数据,在人群中进行的大多数关联研究所获结果并不一致。

【临床表现】

LN 的临床表现主要包括肾脏受损的表现及 SLE 引起的全身表现。

一、肾脏损害的表现

（一）轻症

无水肿、无高血压等明显临床症状,仅见尿检异常,多为镜下血尿,可伴有蛋白尿,多小于 1g/d,肾功能正常。此类患者预后良好。

（二）肾炎综合征

表现为不同程度的蛋白尿和血尿,多伴高血压,有不同程度的肾功能不全。

（三）肾病综合征

临床见大量蛋白尿、低蛋白血症、水肿、高脂血症,可伴有高血压、肾衰竭。

（四）急性肾衰竭

短时间内出现少尿性急性肾衰竭,常伴有全身系统性病变表现,病情重。

临床中有少部分 SLE 患者临床症状及体征均无肾损害表现,尿检正常,但肾活检病理检查阳性。

二、全身系统性表现

SLE 病变可累及全身多个脏器,临床表现多种多样。可仅表现为实验室检查异常,而无明显临床症状,也可表现为危及生命的爆发型。

1. 一般症状　乏力,发热,热型不定。

2. 皮肤、黏膜病变　主要为皮损常见于皮肤暴露部位,如面部蝶形红斑或盘状红斑,口腔溃疡、胸膜炎等也是常见临床表现。

3. 关节和肌肉病变　主要为周身关节尤其是四肢小关节疼痛,部分患者有肌肉痛。

4. 心血管病变　可表现为部分患者会出现心包炎、心力衰竭等。

5. 肺和胸膜病变　可表现为狼疮性肺炎或胸膜炎。

6. 血液系统病变　可表现为贫血,白细胞减少,血小板减少,部分患者可有淋巴结肿大。

7. 胃肠道病变　可有腹痛,部分患者有腹水。

8. 神经系统病变　可表现为精神异常如抑郁、精神错乱、癫痫、偏头痛等。

【实验室及其他辅助检查】

一、血常规及血沉

大部分患者表现为中度贫血,为正细胞正色素性贫血,部分患者表现为白细胞及血小板减少,严重者全血细胞减少。少数患者可出现溶血性贫血。大部分患者血沉增快。

二、尿液检查

可表现为单纯蛋白尿,亦可见血尿、白细胞尿、管型尿等。

三、免疫学检查

血清多种自身抗体阳性,低补体血症,尤其在活动期。皮肤狼疮带试验阳性。

四、影像学检查

B超示双肾增大提示急性病变;部分患者合并肝、脾肿大或心包炎。

五、肾活检

以肾脏损害为首发表现的 SLE,肾活检能明确病理类型及病变活动性。

重型活动性狼疮性肾炎伴有可逆性的肌酐清除率不同程度下降、血尿素氮和肌酐升高、血白蛋白降低等。

【诊断与鉴别诊断】

一、诊断要点

(一)中医的辨病要点和辨证要点

LN 根据其临床特点当以阴阳、虚实为辨证总纲,可分为早期和后期。早期以风水相搏及邪毒炽盛为主,泡沫尿,眼睑头面先肿,继而遍及全身,上半身肿甚,来势迅速,皮肤薄而发亮,小便短少,或见恶寒重发热轻,无汗者多为风水相搏者;烦躁、壮热口渴,乏力,关节疼痛,小便短赤,大便干结,为热毒炽盛者。后期腰膝酸软,两颧红赤,形体消瘦,潮热盗汗,五心烦热,夜热早凉,口燥咽干,多为阴虚内热;畏寒肢冷,腹部胀满,纳少,便溏泄泻,为脾肾阳虚;神疲乏力,面色萎黄,舌淡,苔白,脉细弱,多为气血亏虚。

(二)西医诊断要点

1. 符合 SLE 诊断标准,同时或合并有肾脏损害表现者　参照美国风湿病学会 1997年修订的 SLE 分类标准(表 5-10-1)。SLE 分类标准的 11 项中,符合 4 项或 4 项以上者,在除外感染、肿瘤和其他结缔组织病后,可诊断 SLE。同时具备第 7 条肾脏病变即可诊断为 LN。

表 5-10-1　美国风湿病学会 1997 年修订的 SLE 分类标准

标准	定义
1. 颊部红斑	固定红斑,扁平或高起,在两颧突出部位,常不累及鼻唇沟附近皮肤
2. 盘状红斑	片状高起于皮肤的红斑,黏附有角质脱屑和毛囊栓;陈旧病变可发生萎缩性瘢痕
3. 光过敏	对日光有明显的反应,引起皮疹,从病史中得知或医生观察到
4. 口腔溃疡	经医生观察到的口腔或鼻咽部溃疡,一般为无痛性
5. 关节炎	非侵蚀性关节炎,累及 2 个或更多的外周关节,有压痛,肿胀或积液
6. 浆膜炎	胸膜炎或心包炎
7. 肾脏病变	尿蛋白 >0.5g/24 小时或(+++),或管型(红细胞、血红蛋白、颗粒或混合管型)
8. 神经病变	癫痫发作或精神病,除外药物或已知的代谢紊乱
9. 血液学疾病	溶血性贫血,或白细胞减少($<4 \times 10^9/L$),或淋巴细胞减少($<1.5 \times 10^9/L$),或血小板减少($<100 \times 10^9/L$)
10. 免疫学异常	抗 ds-DNA 抗体阳性,或抗 Sm 抗体阳性,或抗磷脂抗体阳性(后者包括抗心磷脂抗体、或狼疮抗凝物阳性、或至少持续 6 个月的梅毒血清试验假阳性三者之一)
11. 抗核抗体	在任何时候和未用药物诱发 "药物性狼疮" 的情况下,抗核抗体滴度异常

2. 病理分型　本节参照国际肾脏病学会 / 肾脏病理学会(ISN/RPS)2003 年 LN 分型。

（1） Ⅰ型:轻微系膜性 LN:光镜正常,但免疫荧光和电镜可见系膜区免疫复合物沉积。

（2） Ⅱ型:系膜增生性 LN:光镜下单纯的系膜区细胞或基质增生,伴系膜区免疫复合物沉积;免疫荧光或电镜可有少量上皮下或内皮下沉积,但光镜下上述区域无异常发现。

（3） Ⅲ型:局灶性 LN:活动性或非活动性之局灶性,节段性或球性血管内皮或血管外肾小球肾炎(<50% 的小球受累),通常伴有局灶性内皮下免疫复合物沉积,伴或不伴系膜改变。

Ⅲ(A)活动性病变:局灶增生性 LN。

Ⅲ(A/C)活动性 + 慢性病变:局灶增生性 + 硬化性 LN。

Ⅲ(C)慢性非活动性病变伴肾小球瘢痕:局灶硬化性 LN。

（4） Ⅳ型:弥漫性 LN:活动性或非活动性之弥漫性,节段性或球性血管内皮或血管外肾小球肾炎(>50% 的小球受累),通常伴有弥漫性内皮下免疫复合物沉积,伴或不伴系膜改变。其中弥漫节段性 LN(Ⅳ-S)是指有 ≥50% 的小球存在节段性病变,节段性是指小于 1/2 的小球血管襻受累;弥漫性球性 LN(Ⅳ-G)是指 ≥50% 的小球存在球性病变,包括弥漫的 "金属圈" 而无或少有小球增生改变者。

Ⅳ-S(A)活动性病变:弥漫性节段性增生性 LN。

Ⅳ-G(A)活动性病变:弥漫性球性增生性 LN。

Ⅳ-S(A/C)活动性 + 慢性病变:弥漫性节段性增生性 + 硬化性 LN。

Ⅳ-G(A/C)活动性 + 慢性病变:弥漫性球性增生性 + 硬化性 LN。

Ⅳ-S(C)慢性非活动性病变伴肾小球瘢痕:弥漫性节段性硬化性 LN。

Ⅳ-G(C)慢性非活动性病变伴肾小球瘢痕:弥漫性球性硬化性 LN。

（5） Ⅴ型:膜性 LN:球性或节段性上皮下免疫复合物沉积的光镜、及免疫荧光或电镜表现,伴或不伴系膜改变。Ⅴ型 LN 可合并于Ⅲ型或Ⅳ型 LN,应予分别诊断;Ⅴ型 LN 可有

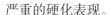

严重的硬化表现。

（6）Ⅵ型：晚期的硬化性 LN：≥90% 的小球表现为球性硬化,且不伴残余的活动性病变。

3. LN 的活动性和非活动性病变（表 5-10-2）

表 5-10-2 狼疮性肾炎活动性与非活动性病变

部位	活动性病变	非活动性病变
肾小球	严重的细胞增生	单纯的基底膜增厚
	中性粒细胞浸润	节段性硬化或球性硬化
	细胞性新月体形成	纤维性新月体
	内皮下嗜复红蛋白沉积	单纯的上皮下嗜复红蛋白沉积
	白金耳样病变	球囊粘连
	纤维素样坏死	
	微血栓形成	
	核缩和核碎形成	
	苏木素小体形成	
肾小管	上皮细胞严重变性乃至坏死	萎缩
肾间质	炎症细胞浸润	纤维化
肾血管	纤维素样坏死	硬化

二、鉴别诊断

LN 需与其他原因引起的肾炎、肾病综合征等相鉴别。

（一）原发性肾小球肾炎

原发性肾小球肾炎,多无关节痛或关节炎,无皮肤损害,无多脏器损害等表现,免疫学检查无抗核抗体、抗双链 DNA 抗体等异常。

（二）混合性结缔组织病

混合性结缔组织病是一种可兼有 SLE、硬皮病等疾病的免疫性疾病。根据患者免疫学检查,不同结缔组织病的特异性抗体可行鉴别。肾活检是鉴别的金指标。

【治疗】

一、中医治疗

（一）治疗原则

LN 辨证以阴阳、虚实为纲。早期风水相搏、热毒炽盛,治疗总以疏风清热解毒祛邪为则。后期阴虚内热、脾肾阳虚、气血亏虚,则当以扶正为要,治以养阴清热、温补脾肾、益气养血等为主。对于瘀血、湿浊等兼夹证候,伍以清化湿浊、活血化瘀为法。

（二）辨证施治

（1）风水相搏证

临床表现：泡沫尿,眼睑头面先肿,继而遍及全身,上半身肿甚,来势迅速,皮肤薄而发亮,小便短少,或见恶寒重发热轻,无汗。舌淡,苔薄白,脉浮紧。

治法:疏风清热,宣肺行水。

主方:越婢加术汤(《金匮要略》)合五苓散(《伤寒论》)加减。

参考处方:生石膏 30g,白术 15g,生姜 3 片,大黄 6g,浮萍 10g,泽泻 10g,茯苓 30g,甘草 10g,赤小豆 30g。

方中浮萍疏风宣肺;白术、茯苓、泽泻、赤小豆淡渗利水;石膏清热宣肺。

临床应用:风寒偏盛,去石膏,加苏叶、桂枝、防风祛风散寒;若风热偏盛,可加连翘、桔梗、板蓝根、鲜芦根,以清热利咽,解毒散结;若咳喘较甚,可加杏仁、前胡,以降气定喘;如见汗出恶风,卫阳已虚,则用防己黄芪汤加减,以益气行水。

(2)阴虚内热证

临床表现:泡沫尿,下肢浮肿,乏力,腰膝酸软,两颧红赤,形体消瘦,潮热盗汗,五心烦热,夜热早凉,口燥咽干。舌红,少苔,脉细数。

治法:养阴清热。

主方:玉女煎(《景岳全书》)合竹叶石膏汤(《伤寒论》)加减。

参考处方:生地黄 30g,生石膏 30g,麦冬 10g,知母 10g,玄参 15g,淡竹叶 10g,川牛膝 10g,忍冬藤 10g,山豆根 10g,半夏 10g,陈皮 10g,甘草 6g。

方中石膏、知母清胃泻火;生地黄、麦冬、知母、玄参养阴清热;淡竹叶、生石膏清热生津、益气和胃;牛膝引血下行;忍冬藤、山豆根清热解毒;陈皮、半夏健脾益气。

临床应用:热势甚者,加栀子、牡丹皮、黄芩清热泻火;口渴明显,加天花粉、石斛。阴虚内热若已耗伤阴津,温燥药固然不宜用,清热泻火之苦寒药如黄连、黄柏、黄芩、栀子等也当少用,因苦能化燥劫阴。

(3)脾肾阳虚证

临床表现:泡沫尿,腰膝酸软,面部四肢浮肿,乏力,面色无华,畏寒肢冷,腹部胀满,纳少,便溏泄泻,尿少。舌淡胖,苔白,脉沉细弱。

治法:温补脾肾。

主方:真武汤(《伤寒论》)合济生肾气丸(《济生方》)加减。

参考处方:茯苓 15g,泽泻 15g,猪苓 15g,白术 15g,淡附片(先煎)10g,熟地黄 15g,大腹皮 15g,黑大豆 15g,山萸肉 15g,山药 15g。

方中附子补脾肾之阳、温阳化气;茯苓、白术、泽泻、猪苓、大腹皮健脾利水化饮;熟地黄、山萸肉、山药养阴之药,喻善补阳者必于阴中求阳之意;黑大豆补肾养血。

临床应用:若患者气虚明显,伴见气短,自汗者,加人参、黄芪;明显尿少浮肿,可合用五苓散;畏寒肢冷严重者,加补骨脂、仙茅、淫羊藿、益智仁,加大附子用量以温肾祛寒。

(4)气血亏虚证

临床表现:镜下血尿或伴见蛋白尿,五心烦热,咽干而痛,头目眩晕,耳鸣腰痛,大便偏干,舌红苔干,脉细数或弦细数。

治法:益气养血。

主方:八珍汤(《瑞竹堂经验方》)加减。

参考处方:太子参 10g,白术 15g,茯苓 15g,当归 10g,白芍 10g,川芎 10g,熟地 15g,黄芪 30g,桑寄生 15g,五味子 10g,黄精 10g。

方中太子参、白术、茯苓、黄芪补气;当归、白芍、地黄、川芎养血;桑寄生、黄精、五味子补肾益精。

临床应用：若患者有明显阴伤表现，兼见头晕目眩，舌光无苔，脉象细数者，可加生地黄、沙参、枸杞子；若畏寒肢肿，淡白，脉沉细者，加附子、肉桂等以温阳益气。

（5）湿浊瘀毒证

临床表现：腰膝酸软，重度浮肿，尿少尿闭，腹胀，腹部膨隆，恶心呕吐，头晕目眩，耳鸣，面色紫暗，身发瘀斑，或见神昏。舌淡胖有齿痕，苔白滑，脉沉细涩。

治法：温阳补肾，解毒化瘀，通腑泄浊。

主方：济生肾气丸（《济生方》）合解毒活血汤（《医林改错》）。

参考处方：生地黄 15g，泽泻 10g，山茱萸 10g，山药 15g，茯苓 15g，牡丹皮 10g，附子 10g，肉桂 6g，连翘 10g，葛根 15g，赤芍 30g，大黄 10g，桃仁 10g，红花 10g，枳壳 10g。

方中附子、肉桂、生地黄、山茱萸、山药温补脾肾；茯苓、泽泻、猪苓、车前子利水消肿；连翘、葛根、大黄、桃仁、红花、赤芍解毒化瘀，通腑降浊。

临床应用：偏于脾阳虚弱，神疲乏力，少气懒言，纳少，便溏者，可加黄芪、薏苡仁、扁豆益气健脾；偏于肾阳虚衰，面色苍白，怯寒肢冷，腰膝酸冷疼痛者，酌加仙茅、淫羊藿等，以温补肾阳；热毒偏盛者，可加白花蛇舌草、败酱草、重楼等，以清热解毒；瘀血偏盛者，酌加泽兰、土鳖虫等。

二、西医治疗

参照《中国狼疮肾炎诊断和治疗指南》（2019 年）。以抑制免疫治疗为主，其他协同治疗如控制血压、调脂、血浆置换等。

（一）基础治疗

除非存在禁忌证，激素和硫酸羟氯喹应作为治疗 LN 的基础用药。

1. 激素　激素的剂量及用法取决于肾脏病理类型、活动性、严重程度及其他器官损伤的范围和程度。激素治疗包括常规口服及大剂量冲击治疗，前者适用于 LN（包括 SLE）一般性活动者，以泼尼松为例，起始剂量为 1mg/（kg·d），以后逐渐减量，直至维持量 5~10mg/d；后者适用于重症 SLE 患者，主要包括Ⅳ型 LN 肾功能急剧恶化、中枢神经狼疮呈现神经精神症状等患者，常用甲泼尼龙静脉点滴，每次 0.5~1.0g，每日或隔日 1 次，3 日为一疗程，根据病情可用 1~2 个疗程。治疗过程中要注意减少激素的不良反应。

2. 羟氯喹　羟氯喹具有免疫调节和抑制肾脏损伤进展的作用，能预防 LN 复发，延缓肾脏损害的进展并减少 ESRD 的发生。羟氯喹的最大治疗剂量不超过 5mg/（kg·d），缓解期可以减量为 0.2g/d。在治疗过程中应定期筛查视网膜病变，一旦发现视网膜病变，应停用羟氯喹。

（二）免疫抑制方案的选择

肾脏病理类型及病变活动性是选择 LN 免疫抑制治疗方案的基础。治疗方案和药物剂量还应根据患者的年龄、营养状态、肝功能、感染风险、肾脏损伤指标（如尿蛋白定量、尿沉渣和 SCr 水平）、肾外脏器损伤、生育意愿、合并症和既往免疫抑制剂的治疗反应等情况进行个体化选择。LN 的诱导和维持治疗是连续、序贯的治疗过程，两个阶段的治疗方案可以一致，也可以不同。其主要包括：环磷酰胺（CTX）、吗替麦考酚酯（MMF）、环孢素 A（CsA）、他克莫司（Tac）、硫唑嘌呤（AZA）、来氟米特（LEF）等。

2005 年，我国学者提出了针对重症 LN 患者的多靶点免疫疗法，即联合应用激素、MMF

及 Tac 进行治疗,利用他们作用于不同疾病环节的协同作用提高疗效,并通过减小药物剂量而减少不良反应。近年也有应用 CD20 单克隆抗体治疗狼疮足细胞病的研究。

三、中西医结合治疗

LN 临床表现多种多样,从单纯性血尿/蛋白尿到肾炎综合征、肾病综合征、急性肾损伤、慢性肾衰竭等多种类型,病理类型及肾脏损伤程度也有很大的不同,其预后存在着较大的差异。中西结合治疗可互资其长。通过中西医结合治疗,可提高 LN 的临床疗效,减轻西药的毒副作用,具有极强的临床实用价值。

1. 对于急性活动期的 LN,常以激素标准疗程治疗,并按照激素治疗阶段的不同,可辨证应用中药治疗,以减轻激素的毒副作用,增强激素的疗效,发挥中药增效减毒的双重作用。

2. 对 LN 表现为慢性肾炎型或肾病综合征型者,可在激素标准疗程的基础上,联合免疫抑制剂治疗;对肾功能短期恶化呈急进性肾炎者,采用激素冲击疗法,继以激素标准疗程联合免疫抑制剂治疗。此时可配合服用中药或中药结肠透析治疗,以清热通腑降浊类药物如大黄、蒲公英、生牡蛎等,从肠道排泄体内潴留之溺毒,改善机体内环境。

3. 对 SLE 不活动的患者,应重视运用中药调节机体气血阴阳平衡以善其后。如 SLE 之热毒炽盛日久及激素、细胞毒药物之药毒伤阴耗气,常易致气阴两亏,在撤减激素的同时,以参芪地黄汤以益气养阴治疗。

4. 对免疫抑制剂治疗后出现外周血白细胞减少,机体免疫功能下降的患者,可配伍运用玉屏风散合鹿角胶、阿胶等以补气固表,温肾益精,以利于白细胞的提升和机体免疫功能的改善。

5. 对 LN 合并其他脏器损害者,除给予常规西医治疗外,辨证运用中药治疗,如对狼疮性肺炎的患者,配伍运用千金苇茎汤合葶苈子、桑白皮、橘红、瓜蒌等以清热化痰,泻肺平喘;对狼疮所导致肝损害的患者,运用六味地黄丸加当归、白芍、酸枣仁、栀子、柴胡、茵陈、虎杖等,以滋阴养血,清肝泄热。

【调护】

LN 虽有一定遗传易感性,但与生活方式、饮食、细菌或病毒感染等因素也密切相关。

1. 一般调护　避免阳光直射、日光暴晒,房间温湿度适宜,定期通风。饮食宜清淡易消化,避免辛辣刺激性食物。

2. 专业调护

(1)保持皮肤清洁、口腔卫生:疑有口腔霉菌感染者可予中药、碳酸氢钠漱口及制霉菌素涂口腔。皮肤损害者应避免光照,不用化妆品,温水清洁皮肤。

(2)宣教低盐低脂优质蛋白饮食:了解水肿情况,每日监测体重及腹围,记录 24 小时出入量。

(3)监测体温变化:若体温异常,遵医嘱给予物理或药物降温,可适度饮水。

3. 情志调护　向患者宣教 LN 病程及治疗的长期性,树立战胜病情的信心。最重要的是定期复查、遵医嘱。活动期每月复查,稳定后 3~6 个月复查 1 次。

4. 运动建议　大部分患者可以选择适合自己的运动方式,如慢走、快走、慢跑、太极、瑜伽等,应避免剧烈的运动。

(杨洪涛)

第十一节 过敏性紫癜性肾炎

【概述】

过敏性紫癜（hypersensitive purpura）是系统性免疫性小血管炎，以紫癜样皮疹为特点，常伴关节和消化道症状，出现肾脏受累则称过敏性紫癜性肾炎（hypersensitive purpura nephritis），是 1801 年由 Heberden 首先报告，后 Schonlein 与 Heberden 补充描述。过敏性紫癜可发生于任何年龄，但 90% 发生在 10 岁以下的儿童，男性略多于女性，70% 以上的成年患者可累及肾脏。在我国，过敏性紫癜性肾炎是仅次于狼疮性肾炎的一种常见继发性肾小球肾炎，其预后与蛋白尿程度、肾小球滤过率、肾组织病理分级等密切相关，有 1%~3% 的患者最终进展至终末期肾脏病。过敏性紫癜性肾炎无统一的中医病名，根据其临床特点多属于"紫癜""紫癜风""尿血""肌衄""斑疹""水肿"等范畴。

【病因病机】

一、中医病因病机

过敏性紫癜性肾炎的病因包括外感六淫、饮食所伤、误用药物及接触异物，以及禀赋不足、正气亏虚等，其具体病因病机如下：

（一）外感六淫

外感风热之邪，上犯肺卫，出现发热、咽痛、关节疼痛；风热搏结，灼伤皮肤血脉，出现皮肤紫癜；热毒下扰于肾，损伤肾络，出现血尿和 / 或蛋白尿。

（二）饮食所伤

饮食不节或嗜食辛辣厚味及虾蟹等腥膻之品，致脾胃受损，湿热内生。阳明胃热炽盛，灼伤胃络，出现皮肤紫癜、腹部疼痛、黑便、呕吐等；湿热下注，损伤肾络，肾失封藏，可见血尿、蛋白尿。

（三）误用药物及接触异物

患者素体亏虚，误用药物及接触异物等致过敏之物，风热毒邪由表入里，灼伤脉络，迫血妄行，外溢于肌表，内渗于脏腑，出现皮肤紫癜、血尿、蛋白尿等。

（四）禀赋不足，正气亏虚

肾藏精，肾为先天之本；脾胃为后天之本，气血生化之源。素体肾虚，肾气不固，肾失封藏，精微下注，出现血尿、蛋白尿、乏力、腰膝酸软、肢肿等；后天调护不当，或病程迁延日久，肝脾肾亏虚，气血不足，气虚血瘀，则血尿、蛋白尿反复或加重。

二、西医发病机制

过敏性紫癜性肾炎的病因及发病机制尚未完全阐明，部分患者常有近期的感染史，约 1/4 患者与鱼虾过敏或预防注射、药物使用相关。过敏性紫癜性肾炎是免疫复合物性系统性小血管炎，其致病与 IgA 肾病相似，在患者血清中可测得含 IgA 的循环免疫复合物，肾脏和其他受累脏器也有 IgA 沉积。免疫复合物中 IgA 主要为多聚 IgA 且以 IgA1 亚型为主,同时可见补体旁路活化的成分。近年来的研究发现血清 IgA1 分子铰链区糖基化异常可能在 IgA 肾病和过敏性紫癜性肾炎中发挥了同样的作用。糖基化异常 IgA1 分子通过自我聚集或形成免疫复合物沉积于肾小球系膜区,刺激系膜细胞增殖、系膜基质增多及细胞因子分泌等。此外,IgG 型抗肾小球系膜细胞抗体、补体、血小板活化、细胞因子、生长因子等都可能参与了过敏性紫癜性肾炎的发病。

【临床表现】

一、皮肤、关节及消化道症状

典型过敏性紫癜性肾炎出现皮肤紫癜,多发生于四肢,但也可见于臀部和躯干,可散在或成批出现,也可弥漫融合成片。关节受累多发生于踝关节和膝关节,表现为关节痛、关节炎、关节腔积液等。约 25% 以上的患者可见胃肠道症状,表现为腹痛、恶心、呕吐、黑便、血便等,严重者发生肠穿孔和肠套叠。

二、血尿

血尿是过敏性紫癜性肾炎最常见的临床表现,多为镜下血尿,肉眼血尿少见。有报道过敏性紫癜性肾炎有 79% 表现为孤立性血尿伴或不伴蛋白尿。当患者肉眼血尿反复发作时,可能预示肾小球病变恶化。

三、蛋白尿

蛋白尿也是过敏性紫癜性肾炎常见的临床症状,表现为尿常规检测中蛋白阳性、24 小时尿蛋白定量 >150mg、尿微量白蛋白高于正常值,约有 21% 的过敏性紫癜性肾炎患者出现肾炎综合征和 / 或肾病综合征范围的蛋白尿。出现蛋白尿患者有近一半表现为肾病综合征。蛋白尿达到肾病综合征范围时,通常伴有新月体形成。

四、高血压

高血压是中重型过敏性紫癜性肾炎患者的临床表现之一,随着病情的进展,高血压的发生率逐渐升高。

五、急性肾损伤

过敏性紫癜性肾炎病程的前 6 个月易合并急性肾损伤,主要为急进性肾炎综合征,肾脏病理表现为大量新月体形成,伴肾小球毛细血管襻坏死、血栓等急性病变。患者多见持续性血尿或肉眼血尿,大量蛋白尿,肾功能进行性恶化,可伴有水肿和高血压。

六、慢性肾衰竭

过敏性紫癜性肾炎患儿在确诊后 20 年有约 20% 进入慢性肾衰竭。起病时有肾炎综合征或肾病综合征者,部分呈慢性肾衰竭或伴高血压。肾脏病理表现中有超过 50% 新月体出现的患者 3 年内进展至终末期肾病的风险明显增加。

【实验室及其他辅助检查】

一、尿液检查

包括尿液常规、尿红细胞计数和形态、尿蛋白定量、尿蛋白成分及尿微量白蛋白分析。尿红细胞相差显微镜检查,异形红细胞大于70%,提示肾小球源性血尿,部分患者表现为混合型血尿,有时可见红细胞管型。多数患者为轻度蛋白尿,但有少部分可见大量蛋白尿及管型尿。

二、血液分析

血小板计数、出凝血时间多正常,毛细血管脆性实验半数以上阳性。少数病例血小板可稍减少,出血时间稍延长。白细胞计数正常或轻至中度增多,嗜酸性粒细胞可能增多。

三、血清免疫球蛋白检查

急性期近半数患者血清 IgA 升高,血清补体水平基本正常。

四、肾功能检查

包括肾小球滤过率和血肌酐、血尿素氮、血尿酸。

五、肾脏彩超

检测双侧肾脏大小形态、体积及肾血流的变化。血尿明显的患者应行腹腔及肾脏血管超声检查,排除左肾静脉受压综合征。

【诊断与鉴别诊断】

一、诊断要点

(一)中医的辨病要点和辨证要点

过敏性紫癜性肾炎根据临床特点可分为急性期和慢性迁延期。急性期往往因外感风热之邪或饮食、情志所伤,病证多属风热搏结,表现为发热、咽痛,腹痛或关节疼痛,皮肤紫癜,血尿;外邪不解,由表入里,热伤血络,湿、毒、瘀内盛,则多表现为皮肤紫癜颜色鲜红,弥漫四肢、背臀部,肉眼血尿或镜下血尿、蛋白尿,发热、口干、关节肿痛、腰腹痛,或见黑便。过敏性紫癜性肾炎病情易反复,病程日久则进入慢性迁延期。紫癜反复,蛋白尿、血尿,倦怠乏力、气短、食少、肢肿、舌淡苔白为脾肾气虚;血尿、腰酸乏力、口干咽干、易感冒、舌红苔薄为气阴两虚;腰膝酸软、头晕耳鸣、口干咽燥、手足心热、大便干燥、舌红少苔为肝肾阴虚;畏寒肢冷、神疲乏力、面浮肢肿、纳差、尿少便溏、舌淡胖有齿痕为脾肾阳虚。久病常邪实与正虚并见,临证需当分清虚实主次及脏腑病位之不同。

(二)西医诊断要点

过敏性紫癜性肾炎的诊断需临床与肾组织病理检查相结合。

1. 临床特点　有皮肤紫癜病史,伴或不伴胃肠道、关节症状,部分患者起病前可有过敏原接触史。肾脏受累表现为血尿和/或蛋白尿,伴或不伴水肿、高血压和肾功能损害。少数患者起病时无皮肤紫癜,仅有肾脏损害,必须注意随访。

2. 肾组织病理检查特点与 IgA 肾病相似

(1)光镜检查:以肾小球系膜增生性病变为主,呈多样性表现,易出现灶状节段性毛细血管襻纤维素样坏死和新月体形成,也可呈现轻微病变型、局灶增生型、毛细血管内增生型、膜增生型和弥漫增生硬化型。肾间质病变包括间质纤维化、肾小管萎缩以及单核细胞浸润。肾小动脉可见内膜增生、透明样变、硬化性病变、动脉管腔狭窄。

(2)免疫荧光检查:以 IgA 为主的免疫球蛋白在肾小球系膜区、副系膜区和毛细血管襻呈团块状沉积,可伴有强度较弱的 IgG、IgM 和 C3 沉积,而 C1q 和 C4 则较少或缺如。

(3)电镜检查:可见轻重程度不同的系膜细胞和系膜基质增生,肾小球系膜区可见高密度的电子致密物沉积,可出现在副系膜区,有时呈大团块状,部分沉积在内皮细胞下。

(4)过敏性紫癜性肾炎病理分级:参照儿童肾脏病理分型及分级的如下标准:

ISKDC 病理分型(2004 年):国际儿童肾脏病研究组根据过敏性紫癜性肾炎的光镜表现分为 6 型。Ⅰ型轻微病变型;Ⅱ型系膜增生型;Ⅲ型局灶坏死、增生或硬化型;Ⅳ型多数新月体形成型;Ⅴ型新月体型;Ⅵ型假性膜增生型。

肾小球病理分级(2009 年):中华医学会儿科学分会肾脏病学组将过敏性紫癜性肾炎肾小球病变分为 6 级。Ⅰ级为肾小球轻微异常。Ⅱ级为单纯系膜增生,又分为:①局灶/节段;②弥漫性。Ⅲ级为系膜增生,伴有 <50% 肾小球新月体形成/节段性病变(硬化、粘连、血栓、坏死),其系膜增生可呈:①局灶/节段;②弥漫性。Ⅳ级,病变同Ⅲ级,50%~75% 的肾小球伴有上述病变,分为:①局灶/节段;②弥漫性。Ⅴ级,病变同Ⅲ级,>75% 的肾小球伴有上述病变,分为:①局灶/节段;②弥漫性。Ⅵ级为膜增生性肾小球肾炎。

二、鉴别诊断

(一)系统性红斑狼疮性肾炎

是一种弥漫性结缔组织疾病,常可累及肾脏。好发于育龄期女性;面部蝶形红斑、盘状红斑;浆膜腔积液;溶血性贫血,白细胞、血小板减少;低补体血症;血清 ANA、抗 dsDNA 及抗 Sm 抗体阳性;肾脏免疫病理见多种免疫球蛋白和补体成分沉积,表现为"满堂亮"现象。

(二)ANCA 相关性血管炎肾损害

是一种多系统、多器官受累的血管炎性疾病,肾功能受累常见,多呈急进性肾炎,血清抗中性粒细胞胞质抗体(ANCA)为阳性,病理表现为寡免疫复合物性新月体肾炎。

(三)原发性 IgA 肾病

原发性 IgA 肾病与过敏性紫癜性肾炎的肾脏病理改变大致相同,但过敏性紫癜性肾炎患者 IgA 在肾脏沉积的部位更广泛,除系膜区外,还沿毛细血管襻沉积;原发性 IgA 肾病无典型皮肤紫癜、关节肿痛及消化道症状等临床表现。

(四)特发性血小板减少性紫癜

是一类由自身抗体介导的血小板破坏增多性疾病,临床特点为血小板减少,血小板寿命缩短;皮肤、黏膜出血倾向;骨髓巨核细胞代偿性增生;抗血小板抗体阳性。

(五)血栓性血小板减少性紫癜

常见于成人,短时间皮肤黏膜出血、黄疸,出现精神异常、抽搐等神经系统症状,溶血性贫血、血小板减少,可短时间内肾功能受损,血浆中 ADAMTS13 活性减低。

【治疗】

一、中医治疗

（一）治疗原则

过敏性紫癜性肾炎患者常因外感、饮食、情志及接触过敏异物等因素导致血尿、蛋白尿发作或病情反复，为便于整体辨证和施治，通常将过敏性紫癜性肾炎分为急性期和慢性迁延期。急性期以邪实为主，重在祛除外邪，防止病情加重和控制病情反复发作的诱因。慢性迁延期以正虚为主，重在扶助正气，兼以祛邪，促进疾病的恢复，预防病情反复，使血尿、蛋白尿逐渐消失。在过敏性紫癜性肾炎的辨证过程中，既要重视诱发因素，又要注重正气不足，根据标本缓急不同，采取急则治标、缓则治本，或标本同治的原则。疾病初发，风热内扰、热伤血络，治宜疏风、清热、凉血、解毒；病程日久，正气亏耗，治宜益气、养阴、温阳；兼湿、瘀者，予除湿、化瘀。

临证用药需考虑患者年龄、体质等特点，同时注意病证的变化。

（二）辨证施治

1. 急性期

（1）风热内扰证

临床表现：起病急，皮肤紫癜色较鲜红，腰部以下对称性散在分布；镜下血尿或肉眼血尿，和／或蛋白尿；发热、咽痛；腹痛或关节疼痛；舌质淡红或略红，苔薄黄，脉浮数。

治法：疏风清热，和营凉血。

主方：银翘散（《温病条辨》）加减。

参考处方：金银花 15g，连翘 15g，蒲公英 15g，牛蒡子 10g，桔梗 10g，荆芥 6g，淡竹叶 10g，薄荷 6g，芦根 15g，生甘草 6g，牡丹皮 10g，白茅根 30g，小蓟 30g，茜草 10g。

方中金银花、蒲公英、连翘、牛蒡子、桔梗、生甘草清热解毒利咽，荆芥、淡竹叶、薄荷疏风清热，芦根清热生津，牡丹皮、白茅根、小蓟、茜草和营清热、凉血止血。

临床应用：发热甚加野菊花、黄芩清肺热；大便不通者加大黄清热通腑；皮肤紫癜弥漫、瘙痒者加紫草、白僵蚕；咽干、咽痛者加生地黄、玄参；关节疼痛者加羌活、葛根。

（2）热伤血络证

临床表现：起病急，皮肤紫癜颜色鲜红，弥漫四肢、躯干部；肉眼血尿或镜下血尿，和／或蛋白尿；可伴发热，咽痛，关节疼痛，腹痛，或见黑便；舌质红，苔黄，脉数有力。

治法：清热解毒，凉血止血。

主方：清营汤（《温病条辨》）加减。

参考处方：荆芥 6g，防风 10g，生地黄 15g，牡丹皮 10g，金银花 30g，连翘 15g，赤芍 15g，柴胡 10g，水牛角（先煎）10g，竹叶心 10g，紫草 15g，小蓟 30g，白茅根 30g，茜草 15g。

方中荆芥、防风疏风清热；金银花、连翘清热利咽；水牛角、竹叶心、紫草清热解毒；牡丹皮、赤芍、白茅根、小蓟、茜草凉血止血；柴胡和解少阳。

临床应用：发热甚、咽喉肿痛者加野菊花、蒲公英、桔梗等以加强清热解毒利咽之功；大便干结者加生大黄、枳实清热解毒通腑；腹痛、黑便明显者加黄连、白芍、地榆炭。

2. 慢性迁延期

（1）脾肾气虚证

临床表现：皮肤紫癜反复，镜下血尿、蛋白尿，倦怠乏力，气短懒言，口淡不渴，食少纳呆，脘腹胀满，大便不实，下肢浮肿；舌淡有齿痕，苔白，脉沉细。

治法：健脾益肾。

主方：六君子汤(《世医得效方》)合六味地黄汤(《小儿药证直诀》)加减。

参考处方：太子参 15g，生黄芪 15g，熟地黄 10g，山茱萸 15g，山药 15g，白术 10g，茯苓 15g，陈皮 10g，法半夏 8g，泽泻 10g，牡丹皮 10g，当归 10g，小蓟 30g，炙甘草 15g。

方中太子参、生黄芪补脾益气，熟地黄、山茱萸、山药滋肾，白术、茯苓、法半夏、陈皮、甘草健脾，泽泻、牡丹皮、小蓟清热凉血止血，当归活血，使止血而不留瘀。

临床应用：心脾两虚见心悸、失眠者以归脾汤加减；头昏、面色欠润加白芍、川芎养血活血。伴咽痛不适者加连翘、桔梗、牛蒡子清热解毒利咽；兼腹胀、大便不畅者加苍术、薏苡仁、厚朴、香橼皮理气祛湿；肢体浮肿者加猪苓、车前子利水消肿；血尿明显者加白茅根、茜草清热利湿止血；尿蛋白较多者加金樱子、芡实、莲须；舌质瘀暗者加丹参、红花活血消瘀。

（2）气阴两虚证

临床表现：皮肤紫癜消退或反复，血尿、蛋白尿；腰酸乏力，口干咽干，易感冒；舌红苔薄，脉细数或沉细。

治法：益气养阴。

主方：参芪地黄汤(《沈氏尊生书》)加减。

参考处方：太子参 15g，生黄芪 15g，生地 15g，黄精 15g，山茱萸 10g，山药 10g，茯苓 15g，牡丹皮 10g，金银花 15g，小蓟 30g，墨旱莲 12g，当归 10g，白芍 10g，白花蛇舌草 15g，益母草 10g，甘草 6g。

方中太子参、生黄芪益气，生地黄、黄精、山茱萸、山药养阴，白芍、当归、墨旱莲养血柔肝，辅以茯苓、甘草健脾和中，牡丹皮、小蓟凉血止血，金银花、白花蛇舌草清热解毒，佐益母草活血使止血不留瘀。

临床应用：兼咽喉肿痛者加连翘、牛蒡子、桔梗、僵蚕疏风清热利咽；伴大便干结者，加玄参、芦根、大黄养阴清热通便；小便赤涩不利者加石韦、滑石、白茅根清热利湿止血；心烦、失眠者加酸枣仁、合欢皮、黄连、生龙齿安神清热。

（3）肝肾阴虚证

临床表现：皮肤紫癜消退或反复，镜下血尿、蛋白尿；腰膝酸软，头晕耳鸣，口干咽燥，手足心热，大便干燥；舌红少苔，脉细数或沉细。

治法：滋补肝肾。

主方：知柏地黄丸(《医宗金鉴》)合二至丸(《医便》)加减。

参考处方：生地 15g，山茱萸 15g，山药 15g，龟甲(先煎)15g，知母 10g，黄柏 10g，泽泻 10g，牡丹皮 10g，茯苓 15g，当归 10g，白芍 15g，女贞子 15g，墨旱莲 12g，小蓟 30g，白茅根 30g。

方中生地黄、山茱萸、山药、龟甲滋补肾阴，当归、白芍、女贞子、墨旱莲养阴柔肝，佐茯苓、泽泻、牡丹皮、知母、黄柏、小蓟、白茅根清热利湿、凉血止血。

临床应用：兼咽喉肿痛者加金银花、连翘、桔梗加强清热利咽；伴头晕、烦躁易怒者加菊花、炒栀子、石决明、生牡蛎清肝火；伴大便干结者加芦根、大黄养阴通便；小便涩痛不利者加滑石、石韦、白花蛇舌草、生甘草。

（4）脾肾阳虚证

临床表现：皮肤紫癜消退或反复、蛋白尿、镜下血尿；畏寒肢冷，神疲乏力，面浮肢肿，纳差，尿少便溏；舌体胖，边有齿痕，苔白，脉沉细或弱。

治法：温补脾肾。

主方：真武汤（《金匮要略》）合补中益气汤（《内外伤辨惑论》）加减。

参考处方：生黄芪 30g，党参 15g，制附片（先煎）6g，炒白术 12g，茯苓 30g，陈皮 10g，炒白芍 10g，当归 10g，升麻 10g，柴胡 10g，杜仲 10g，菟丝子 15g，车前子 15g，猪苓 15g，小蓟 30g，炙甘草 6g。

方中生黄芪、党参补中益气固表，制附片、菟丝子、杜仲补肾涩精，白术、茯苓、陈皮、炙甘草健脾和胃，当归、白芍补血和营，升麻、柴胡升阳举陷，小蓟止血，车前子、猪苓利水消肿。

临床应用：食少纳差者加砂仁、焦山楂、炒二芽健脾开胃；面浮肢肿、尿少明显者加大腹皮、茯苓皮、泽兰利水消肿；尿蛋白较多者加芡实、莲须固肾摄精；畏寒肢冷较重者加淫羊藿、干姜温阳；舌质紫暗有瘀斑者加丹参、红花、牛膝活血化瘀。

（5）兼湿热证

临床表现：口干口苦，纳差腹胀，身重困倦，大便不畅或秘结，尿短赤涩痛；舌质红，舌苔黄腻。

治法：清热除湿。

主方：三仁汤（《温病条辨》）加减。

参考处方：薏苡仁 30g，白蔻仁（后下）6g，杏仁 10g，通草 10g，法半夏 8g，茯苓 15g，滑石 10g，竹叶 10g，小蓟 30g，白茅根 30g。

方中薏苡仁、白蔻仁、杏仁、通草、滑石、竹叶清热利湿，法半夏、茯苓健脾化湿，小蓟、白茅根凉血止血。

（6）兼瘀血证

临床表现：面色黧黑，皮肤瘀斑，肢体麻木，腰痛固定，肌肤甲错；舌质紫暗或有瘀斑，脉（细）涩。

治法：化瘀止血。

主方：桃红四物汤（《医宗金鉴》加减）。

参考处方：桃仁 10g，红花 10g，川芎 10g，当归 10g，赤芍 15g，生地 15g，小蓟 30，生蒲黄（包煎）10g，桂枝 6g，川牛膝 10g。

方中桃仁、红花、川芎、当归、赤芍、生地黄、牛膝活血化瘀，小蓟、生蒲黄凉血止血，佐桂枝通阳化气活血。

二、西医治疗

（一）血管紧张素转换酶抑制剂（ACEI）及血管紧张素受体拮抗剂（ARB）类药物

无论是否合并高血压，ACEI 和 ARB 都是过敏性紫癜性肾炎出现蛋白尿时的基础治疗用药。对于过敏性紫癜性肾炎持续尿蛋白 >0.5~1g/（d·1.73m^2），建议 ACEI 或 ARB 治疗以控制尿蛋白 <0.5g/d。

（二）糖皮质激素治疗

根据现有的循证医学证据，糖皮质激素使用可参照 2012 年 KDIGO 临床实践指南中过敏性紫癜性肾炎的治疗方案。

1. 经过 3~6 个月最佳的支持治疗（包括使用 ACEI 或者 ARB 和控制至目标血压的治疗）后，尿蛋白仍然持续 ≥1g（d·1.73m²），而且 GFR>50ml/（min·1.73m²）的患者，建议接受 6 个月的糖皮质激素治疗。

2. 表现为肾病综合征型新月体性过敏性紫癜性肾炎和 / 或伴随进行性肾功能下降的患者，建议糖皮质激素联合环磷酰胺（CTX）治疗。

3. 国内外观察性研究报道激素联合硫唑嘌呤、CTX、环孢素 A、霉酚酸酯、来氟米特治疗过敏性紫癜性肾炎有效。激素及免疫抑制剂使用时警惕感染发生，定期监测 $CD4^+/CD8^+T$ 细胞计数。

4. 不建议使用糖皮质激素预防过敏性紫癜性肾炎。

（三）雷公藤制剂的使用

过敏性紫癜性肾炎患者非肾病水平蛋白尿或病理为Ⅱa、Ⅱb、Ⅲa级，可选择使用雷公藤多苷片 3~6 个月，但应注意其胃肠道反应、肝功能损伤、骨髓抑制及可能的性腺损伤的不良反应。

（四）血浆置换

除药物治疗外，急进性肾炎和病理Ⅳ、Ⅴ级的过敏性紫癜性肾炎患者，血浆置换可通过有效祛除血浆中的抗体、补体及免疫反应介质等缓解病情。

三、中西医结合治疗

1. 对于反复发作性肉眼血尿、无症状镜下血尿和 / 或蛋白尿患者应以中医治疗为主，密切监测病情变化；对于蛋白尿合并高血压为主要表现者，西医治疗以 ACEI 或 ARB 类药物为主，中医则以辨证治疗为主。

2. 对于肾病综合征和病理上新月体为主要表现的过敏性紫癜性肾炎患者，西医治疗在 ACEI 或 ARB 类药物的基础上，可以使用激素和 / 或免疫抑制剂治疗，辅以肝素抗凝和双嘧达莫抗血小板聚集。中医治疗在使用激素早期以养阴清热为主，中期以益气养阴为主，撤减阶段以滋补脾肾为主。

3. 过敏性紫癜性肾炎患者的血尿和蛋白尿常呈反复发作的特点，应积极寻找过敏原，祛除和控制诱发因素，减少病情的反复，防止病情发展和加重。中医治疗在调节患者体质、增强免疫力、预防感染等方面有一定作用，可根据患者体质辨证用药。

【调护】

过敏性紫癜性肾炎的发病和病情反复与体质、生活环境、生活方式、细菌或病毒感染等因素密切相关。

1. 合理饮食。注意清淡饮食，保证维生素和营养合理，避免高蛋白饮食；忌吸烟、酗酒、肥甘厚味；避免接触诱发过敏或导致不耐受的食物和药物。

2. 规律起居，注意个人卫生。保持居住环境的清洁和通风，预防感染。

3. 劳逸结合。适度有氧运动避免过劳，除过敏性紫癜性肾炎的急性期、肉眼血尿、大量蛋白尿、高度浮肿、肾功能进展迅速等情况，大部分患者可以选择慢走、快走、慢跑、太极、瑜伽等适当运动，应避免剧烈运动。

4. 皮肤紫癜时期严密观察出疹的部位、颜色及范围，保持皮肤清洁干燥，避免擦伤感染。

5. 注意保持心情舒畅,避免烦躁、焦虑、抑郁等不良情绪。

（王小琴　邹新蓉）

第十二节　乙型肝炎病毒相关性肾炎

【概述】

乙型肝炎病毒相关性肾炎（hepatitis B virus associated- glomerulonephritis，HBV-GN），简称乙肝肾,是指由乙型肝炎病毒直接或间接诱发的肾小球肾炎,经血清免疫学及肾活检免疫荧光所证实,并除外病因明确的其他继发性肾小球肾炎（如狼疮性肾炎）的一种疾病。最常见的病理类型为膜性肾病,称乙型肝炎病毒相关膜性肾病（hepatitis B virus-related membranous nephropathy，HBV-MN）,为继发性膜性肾病中最常见的一种。其次是膜增生性肾小球肾炎（membranoproliferative glomerulonephritis，MPGN）、系膜增生性肾小球肾炎等。我国为 HBV 感染的高发地区,人群中 HBV 携带率高达 10%,伴肾小球肾炎的发生率约为8.9%,占乙肝患者的 8%~13%。其多发于男性,青少年和儿童为高发群体。

古代中医文献学未见乙肝肾记载,从近年的文献报道中可以看出,根据本病症状及演变规律,可归属于"水肿""尿浊""尿血""虚劳""腰痛"等范畴。中医早在几千年前就有"肝肾同源"的记载,历代医家从"肝肾同源"理论出发,将肝肾同治理论应用于本病。

【病因病机】

一、中医病因病机

（一）中医病因

1. 先天禀赋不足　《素问·刺法论》云:"正气存内,邪不可干。"《素问·评热病论》云:"邪之所凑,其气必虚。"先天不足,肾精亏虚,祛邪无力,湿热毒邪乘虚而入,致血脉瘀阻,水道不通。

2. 饮食不洁　进食不洁食物,毒邪直接损伤脾胃,内生湿热。

3. 情志失调　《素问·阴阳应象大论》云"怒伤肝","喜伤心","思伤脾","忧伤肺","恐伤肾"。长期情志失调,可导致肝、肾、脾功能失调而发病。

4. 劳欲过度　长期劳累,情欲过度,致脏腑气虚,祛邪无力。

5. 感受湿热疫毒　HBV 是具有强烈传染性的致病因素,属于中医"毒"的范畴,相当于"疫毒""湿热之毒"。起居不慎,感受湿热疫毒之邪,壅滞于肝,阻滞脾胃,波及肾脏,导致肝、脾、肾功能失职而发病。

（二）中医病机

本病病位在肝、肾、脾三脏,随病程进展,其病理变化呈现出本虚标实、虚实夹杂、正虚邪恋的特点。本虚包括肝肾阴虚、脾肾气（阳）虚、气阴两虚和阴阳两虚,标实多与外感毒邪、湿热氤氲、瘀血阻络密切相关。

1. 肝、肾、脾虚损　本病的主因是正气不足,肝、肾、脾亏损。肾为先天之本,先天不足,肾精亏虚,水不涵木,导致肝不能正常发挥其功能;子盗母气,肝病势必影响肾,循环往复,致肝肾两亏。脾胃为后天之本,先天不足不能温养后天,同时肝病日久肝木横逆克脾,终致肝、肾、脾三脏同病。肝失疏泄,肾失封藏,脾失健运,正虚邪犯,发为本病。

2. 湿热毒侵　湿热疫毒是本病发生的诱因,贯穿于整个疾病过程。正气虚弱,外感湿热毒邪,内伏于肝,肝肾同居下焦,位置毗邻,导致肾亦受湿热毒邪的侵袭。湿、热、毒邪胶着缠绵,日久化热,热邪耗伤肝肾,最终导致肝肾功能失调而发病。

3. 瘀血阻络　湿热久蕴,气机郁滞,血行受阻,加之久病耗气伤阴,肝体阴而用阳,肝失疏泄,气机不畅,血行瘀滞,而致瘀血内生。瘀血既是本病病程中的病理产物,也是导致本病的重要因素。瘀阻肾络,肾失封藏,精微下注,也可出现蛋白尿和血尿。

4. 病机转化　本病病程较长,不同病变阶段邪有轻重,虚实有异。病变初期以标实为主,湿热毒邪蕴结于肝,下及于肾;病变中期本虚标实并重,多因湿热疫毒互结并渐伤正气;病变后期以本虚为主,多见肝肾阴虚、脾肾气(阳)虚或气阴两虚。

二、西医发病机制

目前对乙肝肾的发病机制仍处于探讨阶段。HBV 感染和肾脏病的发展有因果关系,免疫复合物沉积介导的免疫损伤是被普遍认可的一种机制。

(一)免疫复合物介导的炎性反应

HBV 是一种 DNA 病毒,存在三种主要抗原:表面抗原(hepatitis B virus surface antigen,HBsAg)、核心抗原(hepatitis B virus core antigen,HBcAg)和 e 抗原(hepatitis B virus e antigen,HBeAg)。其中只有分子量最小的 HBeAg 可通过非免疫机制穿过基底膜植入上皮下,与循环中抗 HBe 抗体形成原位免疫复合物,导致 HBV-MN。而 HBsAg 和 HBcAg 则与相应的抗体形成循环免疫复合物沉积于系膜区和内皮下,导致 HBV-MPGN。

(二)机体细胞免疫功能失衡

乙肝肾患者 CD4$^+$T 细胞减少,使特异性抗体产生不足,难以清除游离的 HBV 及其抗原成分,造成 HBV 在体内持续存在,不断地感染细胞。此外,乙肝肾患者细胞毒性 T 细胞活性降低,血清 Th1 分泌的 IL-2 及 IFN-γ 水平较低,但 Th2 分泌的 IL-10 较高,提示机体的细胞免疫受到抑制,对 HBV 的清除能力下降。

(三)HBV 感染诱发自身免疫反应

HBV 感染者体内可出现多种自身抗体,如抗核抗体、抗肝细胞膜蛋白抗体、抗平滑肌抗体,抗 DNA 抗体等。当肝细胞破坏时抗体释放入血,引起自身免疫损伤。

【临床表现】

多数乙肝肾患者临床表现为肾病综合征或蛋白尿伴血尿,分别占 45.8% 和 47.1%。高血压的发生率是 21.5%,肾功能减退(肾小球滤过率 <60ml/min)发生率 16.7%。

一、肾病综合征

首发症状以水肿最为常见。尿蛋白起伏大,从大量蛋白尿突然降至少量蛋白尿,或从少量蛋白尿突然转为大量蛋白尿。半数以上合并有血尿。早期病例,特别是儿童,血压和肾功能大多数在正常范围。晚期病例少数患者可发展至终末期肾脏病。病理类型多为膜性肾病。

二、肾炎综合征

以血尿、蛋白尿为主要表现,大多数膜增生性肾小球肾炎与系膜增生性肾小球肾炎有此表现。系膜增生性肾小球肾炎伴高血压的比例较高。少数轻微病变与局灶节段性肾小球硬化亦可出现肾炎综合征。

三、单纯血尿

表现为无症状性血尿,病程长,病理改变以系膜增生性肾小球肾炎为主。

四、单纯蛋白尿

临床表现为轻度浮肿、蛋白尿为主,无血尿、少尿和高血压,肾功能正常,血清补体不低,病理改变可呈轻度系膜增生性肾小球肾炎。

五、肾功能不全

儿童乙肝肾的病程多呈自限性。成人乙肝肾常呈缓慢进展,最终有可能发展为慢性肾衰竭,尤其是膜增生性肾小球肾炎患者。

【实验室及其他辅助检查】

一、血清 HBV 标志物

包括 HBsAg、Anti-HBs、HBeAg、Anti-HBe、Anti-HBc(乙肝病毒两对半)和 HBV-DNA。HBsAg 只是 HBV 的外壳,血清 HBV-DNA 的检测较 HBV 抗原成分的检测能更好地体现 HBV 感染后对人体的致病性。

二、肝功能检查

肝功能受损时可见谷丙转氨酶、谷草转氨酶、胆红素升高,严重者有肝功能失代偿的表现,如凝血时间延长、低白蛋白血症等。

三、肾小球疾病的相关检查

(一)尿液检查
尿常规表现为蛋白尿和 / 或血尿,检查 24 小时尿蛋白定量可以了解尿蛋白的定量情况。

(二)肾功能检查
肾功能减退时可出现血肌酐、尿素氮水平升高,肾小球滤过率降低,也可以有血尿酸的升高。

(三)其他血生化检查
患者表现为肾病综合征水平的蛋白尿时,可以出现胆固醇升高,血浆白蛋白下降。

(四)肾穿刺病理检查
肾穿刺活检术可以明确肾脏病理类型,肾组织中 HBV 抗原以及 HBV-DNA 的检测也可以帮助诊断 HBV-GN。有学者认为,肾组织中 HBV 抗原标志物较血清 HBV 标志物更为重要。

【诊断与鉴别诊断】

一、诊断要点

（一）中医的辨病要点和辨证要点

本病主要以辨本虚与标实为主，本虚常见有肝肾阴虚、脾肾阳虚、气阴两虚与阴阳两虚等证候，标实常见有湿热蕴毒、瘀血阻络与肝郁气滞等证候。病程早期以气滞湿阻为主，中期以湿热毒邪蕴结为主，晚期多出现肝肾阴虚，而呈现出正虚邪恋的特点。

（二）西医诊断要点

2008 年我国制定的乙肝肾诊治指南，诊断依据如下：①血清 HBV 标志物阳性：多数 HBsAg、HBeAg 和 HBcAb 同时阳性（大三阳），少数 HBsAg、HBeAb 和 HBcAb 同时阳性（小三阳），个别血清 HBsAg 阴性但 HBV-DNA 阳性；②患肾病或肾炎并除外其他肾小球疾病：大多数表现为肾病综合征，少数表现为蛋白尿和血尿；③肾小球中有 1 种或多种 HBV 抗原沉积：多有 HBsAg、HBcAg 或 HBeAg 在肾小球沉积；④肾脏病理改变：绝大多数为膜性肾病，少数为膜增生性肾炎和系膜增生性肾炎。确诊标准为：同时具备上述第①、②和③条依据；同时具备上述第①、②条依据，并且第④条依据中为膜性肾病；个别患者具备上述第②和③条依据，血清乙肝病毒标志物阴性也可确诊。

二、鉴别诊断

（一）原发性肾小球肾炎

诊断乙肝肾当首先排除原发性肾小球肾炎，从病史、症状、实验室检查和病理表现不难鉴别。

（二）其他继发性肾小球肾炎

1. 狼疮性肾炎　乙型肝炎患者可出现补体 C3、C4 的降低，也可检出多种抗体，免疫荧光也可以出现"满堂亮"现象。但 HBV-MN 患者 Sm 抗体和 ds-DNA 抗体阳性者少见，肾组织乙肝抗原染色阳性，新月体和攀坏死相对少见，电镜下有时可见到病毒颗粒。

2. 继发于原虫感染　如疟疾、利什曼病、丝虫病、血吸虫病、类圆线虫病和镰刀形细胞病的肾小球病形态学与乙肝肾相似，可表现为膜性肾病和系膜增生性肾炎，鉴别依赖于肾小球沉积物中特异性抗原的发现。

【治疗】

一、中医治疗

（一）治疗原则

1. 肝肾同治　肝肾同治是肝肾同源理论在治疗方面的总结，由李东垣首次明确提出："肾主骨，为寒，肝主筋，为风，自古肝肾之病同一治，以其递相维持也。"《医宗必读》谓："东方之木，无虚不可补，补肾即所以补肝；北方之水，无实不可泻，泻肝即所以泻肾……故曰肾肝同治。"具体在本病过程中，根据病情的不同，或肝肾同补，或肝肾同清，或疏肝补肾。

2. 脾肾同调　乙肝肾的西医治疗有明确的抗病毒药物，中医中药治疗的重点在于扶正祛邪,着眼点就在于调理脾肾。病变初期祛邪之际,在清肝凉血解毒,或清热利水消肿之中,有是证用是药,不可重投久施苦寒伐中之品,并酌加护中益胃之物,使中土康健,方能培土以制水;及至疾病中后期,虚实夹杂、正虚邪恋之际,更当以扶正为要,多用益气健脾、滋养肝肾等法,以增强机体抵抗力,促使病情改善,并有利于减轻西药的副反应,起到减毒增效的作用。

3. 重视活血通络 乙肝肾的病程进展当中湿热毒邪郁而炽燔,日久耗气伤津灼液,终致气阴两亏。气虚无力行血,血行滞涩;阴虚血液浓黏,血行艰涩;湿热黏滞,阻碍气机,气滞血瘀。气虚血瘀或气滞血瘀是常见证候。活血通络应贯穿于治疗始终。

4. 分期论治 乙肝肾病程较长,不同的病变阶段邪有轻重,虚实有异,故宜分期施治、攻补相宜,且治肝治肾治脾互相兼顾、交错而行。病变初期以标实为主,多因湿热蕴结于肝,下及于肾,治以祛邪安正,宜清热利湿,凉血解毒,利尿通淋。病变中期本虚标实并重,多因湿热瘀毒互结并渐伤正气,故治以祛邪兼扶正固本,扶正宜疏肝理气,固肾泄浊,益气健脾。病变后期以本虚为主,多见肝肾阴虚、脾肾阳虚或气阴两虚,故治以扶正固本,宜滋养肝肾,健脾柔肝,调理阴阳。

(二)辨证施治

1. 本证

(1)肝肾阴虚

临床表现:头晕耳鸣,腰膝酸痛,目睛干涩,口咽干燥,下肢浮肿,舌红少津,苔少或无苔,脉弦细或细数无力。

治法:滋补肝肾,养阴利水。

主方:六味地黄丸(《小儿药证直诀》)、一贯煎(《续名医类案》)合二至丸(《医便》)加减。

参考处方:生地黄15g,熟地黄15g,北沙参15g,麦冬10g,枸杞子10g,山萸肉15g,山药10g,泽泻10g,牡丹皮10g,茯苓15g,女贞子10g,墨旱莲10g,杜仲15g,桑寄生10g,半枝莲15g,大腹皮15g。

方中生地黄、熟地黄、北沙参、麦冬、枸杞子、山萸肉、山药、女贞子、墨旱莲、杜仲、桑寄生补益肝肾,泽泻、茯苓、大腹皮利水消肿,牡丹皮清热凉血活血,半枝莲清热解毒活血。

临床应用:潮热烦渴、心烦失眠者,可加地骨皮15g,白薇10g,酸枣仁30g,夜交藤15g;头晕头痛明显者,加天麻10g,钩藤10g,菊花10g,赤芍10g;肝郁气滞,两胁不适者,加柴胡10g,黄芩10g,川楝子5g,白芍10g。

(2)脾肾阳虚

临床表现:面浮肢肿,按之凹陷不起,脘腹胀闷,纳少便溏,腰膝酸软,神疲肢冷,面色苍白,小便短少,舌质淡胖,有齿痕,苔白,脉沉细无力。

治法:温肾健脾,化气利水。

主方:真武汤(《伤寒论》)合实脾饮(《济生方》)加减。

参考处方:制附子(先煎)10g,肉桂6g,生姜6g,茯苓15g,猪苓10g,泽泻10g,白术15g,赤芍10g,川牛膝15g,木香6g,大腹子10g,大腹皮15g,虎杖15g。

方中附子、肉桂、生姜温肾助阳,以化气行水,兼暖脾土,以温运水湿;茯苓、白术健脾利湿,猪苓、泽泻利水消肿,大腹子、大腹皮行气利水,虎杖利湿、清热解毒、活血散瘀,川牛膝益肾活血利水,赤芍清热凉血活血,木香行气。

临床应用：畏寒肢冷甚者可将生姜改为干姜；水肿严重时可加葶苈子 10g。

（3）气阴两虚

临床表现：身倦乏力，易感冒，腹胀纳差，午后低热或手足心热，口咽干燥或长期咽痛，全身或双下肢浮肿，小便黄赤，舌质淡红，苔薄，脉沉细或弦细。

治法：补气养阴，清热利水。

主方：参苓白术散（《太平惠民和剂局方》）合参芪地黄汤（《沈氏尊生书》）加减。

参考处方：生黄芪 15g，太子参 15g，白术 15g，茯苓 15g，炒薏苡仁 15g，陈皮 10g，生地黄 15g，熟地黄各 15g，川牛膝 15g，山药 10g，泽泻 10g，车前子 10g，赤芍 10g，百合 10g，地骨皮 10g，炙甘草 6g。

方中生黄芪、太子参、炙甘草补气，白术、茯苓、薏苡仁健脾利湿，陈皮理气健脾燥湿，生地黄、熟地黄补肾养阴，川牛膝益肾活血利水，山药平补肺脾肾，泽泻、车前子利水消肿，赤芍清热凉血活血，百合养阴润肺、清心安神，地骨皮清热除蒸。

临床应用：如湿浊困脾较盛，恶心纳呆者，可加半夏 9g，佩兰 10g，苏叶 3g，黄连 3g。

（4）阴阳两虚

临床表现：精神萎靡，极度乏力，头昏眼花，腰膝酸软，畏寒肢冷，全身或双下肢浮肿，舌质淡而胖，或见灰黑苔，脉沉细或弦细。

治法：温阳益阴，利水消肿。

主方：济生肾气丸（《济生方》）加减。

参考处方：熟地 30g，山萸肉 15g，山药 15g，泽泻 10g，牡丹皮 10g，茯苓 15g，肉桂 10g，制附子（先煎）10g，川牛膝 15g，车前子 10g，菟丝子 10g，枸杞子 10g，龟甲胶 10g，生晒参（另煎）10g。

方中熟地黄、山萸肉、枸杞子、龟甲胶补益肾阴，肉桂、附子、菟丝子温补肾阳，生晒参大补元气，山药平补脾肾，川牛膝益肾活血利水，茯苓健脾利湿，泽泻、车前子利水消肿，牡丹皮清热凉血活血。

临床应用：下肢乏力，不能久立者，加桑寄生 10g，杜仲 10g，续断 15g，骨碎补 12g；便溏者可加炮姜 10g，补骨脂 10g，芡实 10g，五味子 6g。

2. 标证

（1）湿热蕴毒

临床表现：四肢浮肿，小便黄赤，目黄、身黄，口苦胁痛，恶心厌油，胸痞腹胀，脘闷不舒，大便黏滞不爽或干燥，舌质红，苔黄腻，脉弦滑或弦数。

治法：清热利湿，利水消肿，凉血解毒。

主方：茵陈五苓散（《金匮要略》）合黄连解毒汤（《外台秘要》）加减。

参考处方：茵陈 10g，栀子 10g，茯苓 15g，猪苓 10g，泽泻 10g，车前子 10g，白术 10g，黄芩 10g，黄连 6g，连翘 10g，虎杖 10g，白花蛇舌草 15g，半枝莲 15g，半边莲 15g，牡丹皮 10g，大黄 6g，砂仁 6g。

方中茵陈、虎杖利湿退黄解毒，栀子清热凉血解毒，大黄清热泻火解毒，黄芩、黄连清热燥湿、泻火解毒，连翘、白花蛇舌草清热解毒，半枝莲、半边莲清热解毒活血，牡丹皮清热凉血活血，茯苓、猪苓、泽泻、车前子利水消肿，白术健脾化湿，砂仁行气化湿。

临床应用：皮肤瘙痒者可加白鲜皮 10g，地肤子 10g，土茯苓 15g。临床上若见到黄疸骤起，迅即加深，高热烦渴，呕吐频作，胁痛腹满，大便秘结，小便短少甚则尿闭，治宜犀角地黄汤加减。

（2）瘀血阻络

临床表现：面色晦暗，两胁隐痛，或腰痛，蜘蛛痣，肝掌，舌质暗，舌边有瘀点瘀斑，舌苔白，脉沉涩。

治法：活血化瘀通络。

主方：桃红四物汤（《医宗金鉴》）加减。

参考处方：桃仁 10g，红花 10g，当归 10g，川芎 15g，郁金 10g，赤芍 10g，白花蛇舌草 15g，虎杖 15g，黄芪 30g，大黄 6g，香附 10g。

方中桃仁、红花活血化瘀通络，川芎、郁金活血行气，赤芍凉血活血，当归养血活血，大黄凉血解毒、活血逐瘀，白花蛇舌草、虎杖清热解毒，黄芪补气，香附理气。

临床应用：瘀血严重者可选用水蛭、地龙、土鳖虫等虫类药以破血逐瘀。

（3）肝郁气滞

临床表现：胸胁胀痛，脘腹痞满，情志抑郁，善太息，或烦躁易怒，咽部如物梗，脉沉弦或细涩。

治法：疏肝理气。

主方：逍遥散（《太平惠民和剂局方》）合小柴胡汤（《伤寒论》）加减。

参考处方：柴胡 10g，黄芩 10g，党参 10g，川芎 10g，郁金 10g，赤白芍各 10g，当归 10g，白术 10g，茯苓 15g，炙甘草 6g，苏梗 6g，香附 10g，枳壳 6g。

方中柴胡、黄芩疏肝解郁、清热泻火，川芎、郁金活血行气，赤芍凉血活血，白芍、当归养血柔肝，党参、白术、茯苓健脾利湿，苏梗、香附、枳壳调畅气机。

临床应用：兼有血瘀内生者可加三七、川芎等活血行气。

二、西医治疗

乙肝肾发病机制不甚明确，治疗上亦无统一的原则可循。抗病毒治疗是目前公认的有效方案，而激素和免疫抑制剂的使用尚存争议。

（一）抗病毒治疗

继发性肾病治疗的总体目标是治疗引起肾病的原发病而不仅仅是治疗肾病。

1. 干扰素（interferon，IFN）　干扰素的作用机制是多位点阻断病毒复制，不易耐药，但停药后复发率高。IFN-α 是主要抗病毒物质，能抑制 HBV 复制，减少 HBV 在肾小球的沉积，减轻 HBV 所形成的免疫复合物导致的免疫损伤，对 HBeAg 转阴有很好疗效。HBV 复制期为干扰素的最佳适应证。疗程至少半年。干扰素是一种免疫激活剂，其免疫激活效应有使肾炎加重危险，且肝硬化、失代偿肝病患者使用亦受限制，拟行移植的患者也不应使用。

2. 核苷（酸）类似物

（1）拉米夫定：拉米夫定为胞嘧啶核苷类似物，通过竞争性地抑制 DNA 多聚酶活性，快速持续地抑制肝细胞内 HBV-DNA 的复制。该药能用于不能耐受干扰素治疗的患者。它不抑制线粒体和骨髓，无直接调节免疫作用，因而基本上无不良反应。亦可用于儿童和慢性肾功能不全的患者。但长期应用可诱发血清 HBV-DNA 聚合酶的 YMDD 基因域变异，产生耐药性问题。在保证疗效的基础上联合用药和缩短用药时间，是减少基因变异的一个方法。

（2）阿德福韦：阿德福韦是一种单磷酸腺嘌呤类似物，耐药和病毒变异率较低。它通过抑制 HBV-DNA 聚合酶，阻止 DNA 链的延长，抑制病毒的复制，对野生型 HBV 和拉米夫定耐药突变 HBV 都有抑制作用。实验室发现其可导致肾小管间质病变和蛋白尿,一般不主张用于 HBV-GN。

（3）恩替卡韦:恩替卡韦是一种口服的抗病毒药物,为环氧羟碳脱氧鸟苷。可强效抑制 HBV-DNA 复制,组织学改善和血清丙氨酸转氨酶恢复正常优于拉米夫定,且耐药发生率低,不良反应少见。曾有文献报道恩替卡韦用于 HBV-GN 患者,使尿常规和肾功能改善。

（4）替比夫定:替比夫定抑制 HBV 复制的活力较拉米夫定强,但两者有交叉耐药。目前尚未有用于 HBV-GN 的报道。在肾衰竭时应根据肾小球滤过率减少药物用量,同时需注意本药可导致神经肌肉病变。

（5）阿糖腺苷:在体内转化为 3- 磷酸阿糖腺苷 -3- 磷酸腺苷,后者能抑制 DNA 多聚酶和核苷酸还原酶,从而抑制病毒的复制。在 HBV-GN 治疗中也有应用,并发现与免疫调节剂联合应用效果更好。但该药副作用较大,不宜单独长期使用。

（二）糖皮质激素和免疫抑制剂

1. 糖皮质激素　糖皮质激素对乙肝患者的作用非常复杂,小剂量激素可促进机体巨噬细胞的吞噬作用,并能增进肝细胞合成蛋白质以发挥保护肝细胞溶酶体和线粒体的作用,减少肝细胞破坏;但中大剂量可使抗体产生抑制,降低宿主对 HBV 的清除能力。临床一般在血清中 HBV 复制指标阴性且有大量蛋白尿的情况下,可以考虑用激素,但疗程不宜太长,剂量宜偏小。当有病毒活动的指标时首先选择抗病毒治疗。

2. 霉酚酸酯(mycophenolate mofetil, MMF)　有研究显示霉酚酸酯联合激素在 HBV-GN 的治疗中可以有效降低尿蛋白,提高血清白蛋白,同时又不会引起 HBV 的复制而加重肝损伤。但目前 MMF 只在一些小规模的初步临床试验中取得疗效,对于疗程、疗效、停药后是否复发及长期应用中的安全性等问题还有待进一步研究。

3. 钙调神经磷酸酶抑制剂　主要包括环孢素和 FK-506。其作用机制是通过抑制相关多细胞因子如 IL-2 和 IFN-γ 的产生、阻断 T 细胞活化、抑制细胞毒性 T 细胞的增殖及 IL-2 受体的表达,从而抑制淋巴细胞反应。FK-506 的免疫抑制作用是环孢素的 32~100 倍,且具有较低的肝肾毒性,而且具有亲肝效应,可促进肝细胞的再生和修复。

三、中西医结合治疗

西医理论中注重抗病毒治疗,而许多医家在西医经验上加用中药辨证治疗,不仅可以提高治疗效果,还可以减轻激素及免疫抑制剂的副作用,提高患者生活质量。总结目前的临床研究,抗病毒西药 + 激素和 / 或免疫抑制剂 + 中药（辨证施治）的治疗模式,可能是行之有效的方案。

1. 辨证选取中药抗病毒,可提高西药抗病毒疗效,调节免疫状态,达到辅助抗病毒治疗。抗乙肝病毒的中药有多种,包括栀子、黄芩、黄连、茵陈等清热燥湿药,生地黄、玄参、赤芍、牡丹皮、丹参等清热凉血药,白花蛇舌草、半枝莲、半边莲、虎杖等清热解毒药,黄芪、白术、枸杞子、女贞子等补益药。

2. HBV-GN 应用激素治疗时,联合中草药治疗,结合激素运用的不同阶段进行辨证论治,可减少激素所引起的不良反应,提高疗效。在足量足疗程的用药阶段,证属阴虚火旺,治疗应滋阴降火,现代研究认为甘草、知母、生地黄能抵抗外源性激素对下丘脑 - 垂体 - 肾上腺皮质的抑制作用,能减轻使用糖皮质激素的不良反应。激素减量阶段,内源性激素分泌相对不足,出现气阴两虚表现,中药治疗应益气养阴。激素撤减至维持量时,外源性激素减至生理剂量以下,体内激素水平绝对不足,证属脾肾阳虚证。补骨脂、菟丝子、肉苁蓉等补益药具有保护肾上腺皮质免受外源性激素抑制的作用,可减轻患者对激素依赖性,有益于激素的撤减。应用免疫抑制剂会使患者正气不足,故可应用扶助正气之品。肝功能损伤时可应用垂盆草、茵陈、五味子等保肝降酶的中药。

【调护】

注意休息,生活规律,合并高血压及水肿的患者应卧床,低盐饮食。严重肾功能不全者需控制蛋白质摄入,以优质蛋白为主,并给予保肾治疗。ACEI/ARB 可改善蛋白尿并保护肾功能,如无禁忌证建议加用。该病自然缓解率较高,相当一部分病例只需一般支持与对症治疗即可获缓解,主要包括防治感染、饮食调理、降压利尿、抗凝降脂及保护肾功能等。但对于临床上表现为持续而大量蛋白尿或进行性恶化的患者,除一般支持对症治疗外,仍需进行积极有效的处理。

(李 平 丁昕宇)

第十三节 急性间质性肾炎

【概述】

急性间质性肾炎(AIN),又称急性肾小管间质性肾炎(acute tubulointer stitial nephritis,ATIN)。由多种病因引起,急骤起病,是以肾间质水肿、肾小管功能障碍及炎症细胞浸润为主要表现,肾小球及肾血管多无受累或病变较轻,伴或不伴肾小球滤过功能下降的一组临床病理综合征。发病率国内外报道差异较大,国内有肾脏病临床表现的肾活检患者中 AIN 占 0.6%~3.4%,因急性肾衰竭而行肾活检的患者中 AIN 占 12.5%~17.4%。

中医学无 AIN 病名,其多属于中医"淋证""腰痛""癃闭""水肿""尿血""关格"等病范畴。

【病因病机】

一、中医病因病机

AIN 总属内因与外因合而为病,内因包括肾气亏虚、饮食不节、情志失调;外因包括外邪内陷、药毒损伤;其具体病因如下:

(一)肾气亏虚

"邪之所凑,其气必虚",若先天禀赋薄弱,肺气不足,肾气不充,卫外失司,或房劳过度,久病产后,脾气不足,肾精亏耗,肾气亏损,影响肾之正常功能。

(二)饮食不节

若饮食偏嗜或饮食不洁,损伤中焦脾胃,运化不利,气机不畅,水湿内停,湿热蕴结,损伤脏腑功能,久必及肾,肾气化不利,固摄无权,发为少尿、蛋白尿、血尿等。

(三)情志失调

七情过度,忧思伤脾,郁怒伤肝,悲恐伤肾,均可致脏腑气机逆乱,运化失常,发为本病。

（四）外邪内陷

本病之外邪主要是热毒与湿热。热毒炽盛,正气不足,邪热内陷,邪在卫分则有恶寒发热,邪结阳明则壮热汗出,邪入营血则肌肤斑疹、神昏谵语,病久气阴亏虚则五心烦热;外感湿热,蕴结三焦,阻滞气机,肾失开阖,重者湿浊内停,致小便不利、恶呕、神昏等"关格"危候。

（五）药毒损伤

用药不慎而致毒物损伤,正邪交争则发热,络伤血溢则见斑疹、尿血,里窍闭阻、水湿不化则见尿少、水肿。

本病病位主要在肾与膀胱,涉及肺、脾、肝,肺肾气虚、卫外失司是前提,药毒及感染是诱因,基本病机为毒邪伤肾,气化功能失司。总属以气阴不足为本,以热毒壅盛为标。

二、西医发病机制

AIN病因及发病机制多样,药物、感染和自身免疫性损伤是主要病因,免疫反应是主要发病机制。

（一）药物

AIN最常见的病因,约1/3由抗生素引起,免疫反应是其主要发病机制,细胞免疫是其主要的免疫类型,体液免疫亦参与发病。

1. 抗生素　青霉素类、头孢菌素类、大环内酯类、抗结核药物、林可霉素、氯霉素、多黏菌素B、四环素、万古霉素和磺胺类等。

2. 非甾体抗炎药及解热镇痛药　NSAIDs如阿司匹林、布洛芬、萘普生、柳氮磺吡啶、吲哚美辛、双氯芬酸、美洛昔康等。其他解热镇痛药如氨基比林、安乃近、安曲非宁等。

3. 治疗消化性溃疡病药物　H_2受体拮抗剂如西咪替丁、法莫替丁、雷尼替丁,质子泵抑制剂如奥美拉唑、兰索拉唑、泮托拉唑等,铋剂等。

4. 利尿剂　呋塞米、氢氯噻嗪、吲达帕胺、氨苯蝶啶等。

5. 其他药物　别嘌醇、硫唑嘌呤、青霉胺、丙硫氧嘧啶、环孢素、卡托普利、金制剂、甲基多巴、苯茚二酮、去甲基麻黄素、丙磺舒、磺吡酮、华法林等。

（二）感染

感染相关性AIN发病机制可分为如下两大类:

1. 急性肾盂肾炎等原发肾脏感染由病原微生物直接侵袭肾间质所致。

2. 布鲁氏菌病、白喉、军团菌感染、链球菌感染、支原体肺炎、传染性单核细胞增多症、巨细胞病毒病、钩端螺旋体病、梅毒和弓形虫病等多种病原体引发的全身感染可诱发免疫反应。

（三）特发性、免疫性疾病及其他

发病机制尚未完全明确,遗传因素、细胞免疫、体液免疫均参与其中。

可能的发病诱因包括特发性AIN-肾小管间质性肾炎葡萄膜炎综合征;系统性红斑狼疮、原发性干燥综合征、坏死性血管炎、IgG4相关疾病及移植肾急性排异病等免疫性疾病;代谢性异常(高尿酸血症、高钙血症)、恶性肿瘤等。

【临床表现】

ATN起病急,进展快,临床表现因病因不同轻重不一,无特异性。药物相关性AIN常有

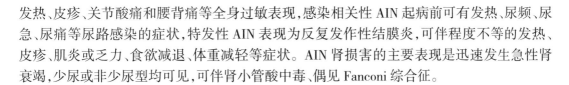

发热、皮疹、关节酸痛和腰背痛等全身过敏表现,感染相关性 AIN 起病前可有发热、尿频、尿急、尿痛等尿路感染的症状,特发性 AIN 表现为反复发作性结膜炎,可伴程度不等的发热、皮疹、肌炎或乏力、食欲减退、体重减轻等症状。AIN 肾损害的主要表现是迅速发生急性肾衰竭,少尿或非少尿型均可见,可伴肾小管酸中毒、偶见 Fanconi 综合征。

【实验室及其他辅助检查】

一、尿液检查

一般情况下,尿蛋白尿定量 <2g,呈小分子蛋白尿,可见镜下血尿、肉眼血尿、无菌性白细胞尿、嗜酸性粒细胞尿以及管型尿。肾小管损伤时常见肾性糖尿、尿 β2 微球蛋白（β2-MG）、乙酰 -β-D- 葡萄糖苷酶（NAG）等排出增多,尿比重及渗透压降低。

二、肾功能检查

一般无贫血,偶见轻度贫血。80% 的药物相关性 AIN 患者可伴短暂的外周血嗜酸性粒细胞增多,出现急性肾衰竭时血肌酐及尿素氮迅速升高。

三、影像学检查

肾脏 B 超显示双肾大小正常或轻度增大。

【诊断与鉴别诊断】

一、诊断要点

（一）中医的辨病要点和辨证要点

本病为外感与内伤合而为病,临床以本虚标实为多,辨证首当辨别病之虚实。实证有热毒、湿热之偏胜,身热头痛,或寒战高热,咽干口燥,胸闷腹胀,小便短赤者为热毒炽盛;身体困重,腰痛,或小腹拘急而痛,口干不欲饮,口苦泛恶,小便黄赤者为湿热蕴结。虚证当辨肝、脾、肾虚衰之不同,肝肾阴虚火旺者多见耳鸣、头晕,五心烦热,烦躁易怒;脾肾气虚者多见面色萎黄无华,神疲乏力,腰膝酸软,小便清长;肾阳虚衰者多见面色㿠白,神气怯弱,畏寒肢冷。

其次要辨别病情缓急,发病早期热毒炽盛为急,若形成关格危候,或肝风内动,或邪陷心包者亦为急,需及时治疗。

（二）西医诊断要点

不明原因的急性肾衰竭均应考虑 AIN 可能,典型的病例可根据用药史、感染史或全身疾病史,结合实验室检查诊断,肾脏病理检查仍是诊断的金标准,其病理特点如下:

1. 光镜检查　主要病理特点是肾间质炎症细胞浸润伴水肿,浸润细胞以单核细胞、淋巴细胞和浆细胞为主,并可伴不同程度的嗜酸性粒细胞浸润。恶性血液肿瘤浸润肾脏,肾间质可见大量形态单一的肿瘤细胞。部分药物相关性及特发性 AIN 患者,肾间质中可见上皮样细胞肉芽肿,肾小管亦伴有不同程度的退行性变,可见刷状缘脱落,细胞扁平,甚至出现上皮细胞坏死,基底膜断裂,肾小球及肾血管多正常。

2. 免疫荧光检查　多数情况下 AIN 的免疫荧光染色均为阴性,肾小球、肾小管区域无补体、免疫球蛋白或免疫复合物沉积。在某些药物导致的 AIN 中，可见少量 IgG 及补体成分沿肾小管和肾小球基底膜呈线样或颗粒样沉积。

3. 电镜检查　肾小管基底膜不连续，部分增厚，基底膜分层。NSAIDs 引起的 AIN 可伴随肾小球微小病变，肾小球脏层上皮细胞足突广泛融合。

二、鉴别诊断

（一）链球菌感染后急性肾小球肾炎

多于链球菌感染后 1~3 周急性发病，表现为水肿、血尿、高血压、蛋白尿、肾功能受损。呈自限及自愈性，补体 C3 于急性期明显降低，6~8 周恢复，多数患者 2~4 周肉眼血尿消失，水肿消退，血压逐渐恢复正常，部分患者血 ASO 水平升高，肾活检为毛细血管内增生性肾小球肾炎。

（二）急性肾小管坏死（ATN）

ATN 多数能找到引起肾小管坏死的原因，如肾缺血、肾毒性药物的使用，肾活检可见小管上皮细胞坏死脱落，基底膜裸露。

（三）急进性肾小球肾炎

表现为水肿、血尿、高血压、蛋白尿，短期内出现少尿、无尿，肾功能急骤进展，恶性高血压更多见，肾活检为新月体性肾小球肾炎。

【治疗】

一、中医治疗

（一）治疗原则

AIN 多由药毒、热毒、湿毒等邪气引起，继之引起脏腑虚衰，功能失常。实则祛邪，虚则补益，是 AIN 的基本治则。具体而言，实证以热毒炽盛为主者，治宜清热解毒；以湿热蕴结为主者，治以清热利湿。虚证以肝肾阴虚火旺为主者，治以滋阴降火；以脾肾气虚为主者，治以健脾补肾；以肾阳虚衰为主者，治以补肾温阳；对于虚实夹杂者则当攻补兼施，同时需正确掌握标本缓急，对于湿浊弥漫致肝风内动或邪陷心包之急症，应及时予以平肝息风或温阳开窍。

（二）辨证施治

（1）热毒炽盛证

临床表现：身热头痛，或寒战高热，腰痛，咽干口燥，胸闷腹胀，小便短赤，或伴尿少、尿闭，口中尿臭，或伴皮肤斑疹隐隐、皮肤黄染，恶心呕吐，大便秘结，舌质红，苔黄燥，脉弦滑数。

治法：清热解毒，化瘀凉血。

主方：清瘟败毒饮（《疫疹一得》）加减。

参考处方：生石膏 30g，生地 12g，水牛角 30g，黄连 6g，黄芩 12g，知母 12g，赤芍 18g，玄参 12g，牡丹皮 12g，连翘 20g，竹叶 10g，桔梗 9g，甘草 6g。

方中生石膏合知母、甘草，意在清热保津；与生地黄、水牛角、赤芍、牡丹皮相配，意在凉血化瘀，清热解毒；配合黄连、黄芩、栀子通泄三焦火热；连翘、玄参散浮游之火；桔梗载药上行；竹叶清透利尿，使热毒从小便而解。整方清热解毒，化瘀凉血，主治热毒炽盛之证。

临床应用：便秘腹痛，或黄疸者，加大黄；恶心呕吐，腹部胀闷者，加半夏、陈皮、厚朴、白

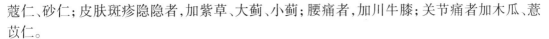

蔻仁、砂仁;皮肤斑疹隐隐者,加紫草、大蓟、小蓟;腰痛者,加川牛膝;关节痛者加木瓜、薏苡仁。

（2）下焦湿热蕴结证

临床表现:身体困重,腰痛,或小腹拘急而痛,口干不欲饮,口苦泛恶,小便黄赤、灼热或涩痛,大便不爽或秘结,舌质红,苔黄腻,脉滑数。

治法:清热利湿,利尿通淋。

主方:八正散(《太平惠民和剂局方》)加减。

参考处方:车前子30g,滑石20g,萹蓄20g,大黄6g,瞿麦20g,通草6g,栀子10g,灯心草6g,白茅根30g,石韦15g,生地20g,黄柏10g,生甘草6g。

方中滑石、通草清热渗湿、利水通淋,使湿热之邪从小便而去;萹蓄、瞿麦、车前子清热利水通淋;栀子、黄柏、大黄清热解毒,荡涤邪热;石韦、白茅根、灯心草清热利尿;生甘草清热解毒,兼以调和诸药。本方泻火与利湿合法,利尿与通腑并行,使湿热之邪尽从二便而去,共成清热泻火、利水通淋之剂。

临床应用:舌质红、口干者,加生地黄、麦冬、玄参;恶心、欲吐者加竹茹、姜半夏;小腹拘急而痛者,加白芍、乌药;腰痛者,加杜仲、牛膝。

（3）阴虚火旺证

临床表现:腰膝酸痛,乏力,咽干烦渴,尿色黄赤,或有血尿,或有头痛耳鸣、头晕,五心烦热,烦躁易怒,舌质红,少苔,脉细数。

治法:滋阴降火。

主方:知柏地黄丸(《医宗金鉴》)加减。

参考处方:知母12g,黄柏12g,熟地12g,山药18g,山茱萸12g,牡丹皮12g,茯苓20g,泽泻10g。

方中熟地黄滋阴补肾;山茱萸涩精滋阴益肝;山药益精补脾;牡丹皮清热泻火;茯苓淡渗利湿;泽泻泄降肾浊;知母、黄柏滋阴降火。本方在六味地黄丸的基础上,加黄柏、知母滋阴降火,对阴虚火旺证患者有较好的疗效。

临床应用:尿血者,加白茅根、小蓟;头痛、头昏者,加白芍、川芎;五心烦热者,加地骨皮、玄参;失眠多梦者,加炒酸枣仁、柏子仁。

（4）脾肾气虚证

临床表现:面色萎黄无华,神疲乏力,腰膝酸软,头晕耳鸣,腹胀纳差或恶心欲呕,夜尿频多,或小便清长,舌质淡胖,苔薄白,脉沉细无力。

治法:益气健脾补肾。

主方:无比山药丸(《太平惠民和剂局方》)加减。

参考处方:怀山药20g,肉苁蓉10g,熟地12g,山茱萸12g,五味子6g,杜仲20g,泽泻10g,菟丝子15g,茯苓20g,巴戟天10g。

方中山药益肾健脾,配以熟地黄、山茱萸、五味子培补真阴;肉苁蓉、菟丝子、巴戟天、杜仲温补肾阳;茯苓利水湿,泽泻泄肾浊。本方阴阳并补,补中有运,补而不滞,共奏益气健脾补肾之效。

临床应用:腹部胀满者,加砂仁、白蔻仁;面色萎黄、气短乏力者,加人参、黄芪、当归。

（5）肾阳虚衰证

临床表现:腰痛乏力,尿少,甚则无尿,水肿,面色㿠白,神气怯弱,畏寒肢冷,厌食,腹胀满,舌质淡或暗红,脉沉细无力。

治法:温阳益气,补肾填精。

主方:济生肾气丸(《济生方》)加减。

参考处方:茯苓20g,车前子15g,牛膝18g,熟地15g,山药18g,山茱萸15g,赤芍15g,黄精15g,附子6g。

方中熟地黄滋补肾阴,少加附子温阳化气;黄精、山茱萸、山药补益肝脾,化生精血;茯苓、车前子利水渗湿,并防地黄之滋腻;赤芍、牛膝散瘀止痛,引药下行,整方温阳化气,补肾益精。

临床应用:纳食、腹胀者加川朴、半夏、枳壳;若瘀血重者加当归、丹参;若因湿浊弥漫致肝肾阴虚、肝风内动,腰膝酸软,手足抽搐,头晕头痛,舌红,苔黄腻,脉弦细者,可改用杞菊地黄丸合羚角钩藤汤加减;若因肾气衰微、邪陷心包,面白唇暗,四肢厥冷,神识昏蒙,舌卷缩、淡胖,苔白腻或灰黑,脉沉细欲绝者,可急用参附汤合苏合香丸,继用涤痰汤。

二、西医治疗

1. 去除病因 停用引起肾损伤的可疑药物,积极治疗原发病,合理应用抗生素治疗感染性AIN。

2. 支持疗法 对症治疗,若为急性肾衰竭,合并高钾血症、肺水肿等肾脏替代治疗指征时,应行血液净化支持。

3. 肾上腺皮质激素 对于非感染性AIN,泼尼松30~40mg/d,肾功能多在用药后1~2周内改善,建议使用4~6周后缓慢减量。用药6周无效,提示病变已慢性化,继续治疗无进一步收益,可停用。

三、中西医结合治疗

急性间质性肾炎是一种临床表现和预后差异较大的病种,这与疾病的诱因、患者的体质、治理是否及时得当密切相关。

1. 对于过敏性间质性肾炎,应及时停用相关药物,中医治疗常以清热利水为主;过敏症状严重,或伴皮疹等全身反应者,西医治疗应及时加用抗过敏药物。

2. 特发性急性间质性肾炎患者,西医治疗可合理使用类固醇类药物,中医治疗多以清热利尿为主。

3. 感染性急性间质性肾炎患者,西医治疗应根据感染情况予以合理而有效的抗生素,用药时注意细菌敏感性的变化,用量、疗程根据肾功能状态调整,尽量选择对肾脏毒性小的药物;中医治疗急性期应以清热泻火、化瘀解毒为主,后期应加以益气健脾,扶正固本,增强机体的抵抗力。

无论何种原因导致的急性间质性肾炎,都需辨别轻重缓急,选择合理的中西医结合治疗方案,若患者肾功能急剧恶化,要及时给予肾脏替代治疗。

【调护】

1. 生活方式的调理 起居要有规律,注意休息,避免过度疲劳;注意个人卫生;避风寒,防外感;过敏体质者要注意避免接触过敏原,接种疫苗,适当运动,量力而行,提高机体免疫力。

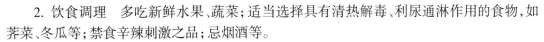

2. 饮食调理 多吃新鲜水果、蔬菜;适当选择具有清热解毒、利尿通淋作用的食物,如荠菜、冬瓜等;禁食辛辣刺激之品;忌烟酒等。

(李 伟)

第十四节 慢性间质性肾炎

【概述】

慢性间质性肾炎(CIN),又称慢性肾小管间质性肾炎(chronic tubulointerstital nephritis, CTIN),是由多种原因引起的以肾小管萎缩、肾间质纤维化伴肾小管功能障碍为主要表现的一组临床病理综合征。病程长,起病隐匿,可由 AIN 演变而来,亦可无急性炎症过程,常缓慢进展至慢性肾衰竭。发病率缺乏确切数据,但占全部慢性肾衰竭病例的 10%~30%。女性发病率较高,其中镇痛剂肾病在女性中发病率为男性发病率的 5~6 倍,发病率还与人种、地区有关,如巴尔干地区、亚洲部分地区发病率高,与上述地区习惯服用含马兜铃酸草药有关。

CIN 多属于中医"关格""虚劳""肾劳""癃闭"等病范畴。

【病因病机】

一、中医病因病机

CIN 病因众多,内因有肾气不足、饮食不节、情志失调,外因主要是毒物伤肾,其具体病因如下:

(一) 肾气不足

先天禀赋不足或病久及肾,肾精亏虚,肾气不充,无以滋养人一身阴阳之气,而见多尿或少尿、血尿或蛋白尿,伴有腰膝酸软、头晕耳鸣、夜尿频多、神疲纳呆之肾虚证;或因劳欲过度,耗损阴精至阴虚火旺,上蒸肺胃而见口渴多饮、多尿。

(二) 饮食不节

由于饮食不洁或暴饮暴食或偏食,损伤脾胃,脾胃运化失司,湿热内蕴,发为癃闭或淋证,或饮食不足,脾胃虚弱,气化不利发为水肿或癃闭;脾失运化,肾失开阖,水湿浊毒内停,下为小便不通,上则扰胃而致恶心、呕吐成关格危候。

(三) 情志失调

由于情志不遂,郁怒伤肝,气滞不宣,气郁化火,或气火郁于下焦,影响膀胱气化,故见小便不利、尿有余沥等。

(四) 毒物伤肾

肾毒性药物用之失当,损伤肾气,反复久延,则进一步损伤肾阴肾阳,导致全身病变。肾气不足,气化失司则见尿少;阳虚水泛则见浮肿;肾阴不足则见烦热、口渴;肾精匮乏,无以滋养脏腑则致其他脏腑功能失常。

本病初期为湿热下注,或毒邪伤肾,或他脏病及于肾,以邪实为主;病至后期,肾脏虚损较甚,累及肝脾,而致封藏失职,肝风内动,气血亏虚,湿浊化生,转以正虚邪实为主。

二、西医发病机制

（一）病因

1. 持续性或进行性 AIN 发展而成，或由尿路梗阻、慢性肾盂肾炎、肾结核、囊性肾病等引起，或为特发性 CIN。

2. 肾毒性物

（1）药物，如 NSAIDs 及镇痛药、烷化剂、含马兜铃酸中药、造影剂等。

（2）内源性代谢物质：高尿酸和尿酸盐、高钙血症、低钾血症、草酸盐等。

（3）重金属如铂、铜、铅、锂和汞等。

3. 免疫相关性疾病　系统性红斑狼疮、干燥综合征、IgG4 相关疾病、移植肾慢性排异、合并肿瘤或副蛋白血症等。

（二）发病机制

CIN 发病机制复杂，但主要与以细胞免疫为主的免疫异常、肾间质慢性缺血等因素有关，多种炎症及纤维化相关的细胞因子、趋化因子、脂质分子长期存在可导致肾间质炎症细胞浸润及上皮间质转分化，伴随长期存在的免疫复合物、钙磷沉积物、蛋白尿及代谢性酸中毒可造成肾间质慢性损伤，最终导致肾间质纤维化。

【临床表现】

CIN 临床缓慢隐袭进展，早期主要以肾小管功能受损为主。近端小管重吸收功能障碍导致肾性糖尿、Fanconi 综合征，远端肾小管浓缩功能受损导致低比重尿、尿渗透压下降及夜尿增多，常合并肾小管酸中毒。此后逐渐出现小管性蛋白尿，很少超过 2g/d，可见无菌性脓尿。晚期出现进行性肾小球功能减退，最终出现尿毒症症状。60%~90% 患者存在不同程度的贫血，且与肾小球功能受损程度不平行。

不同病因的 CIN 临床表现不尽相同，镇痛剂肾病可出现肾乳头坏死，临床表现为肾绞痛及肉眼血尿。IgG4 相关肾病可同时合并腹膜后纤维化导致的梗阻性肾病。

【实验室及其他辅助检查】

一、尿液检查

表现为血尿、蛋白尿、白细胞尿、管型尿，多数患者 24 小时尿蛋白定量不超过 1.5g，呈小分子蛋白尿，清洁中段尿培养阴性。肾小管功能障碍时表现为尿比重及尿渗透压降低，氨基酸尿、肾性糖尿、碱性尿，尿钠及钾、尿溶菌酶、尿 $\beta2\text{-}MG$、NAG 排泄增加。

二、肾功能相关检查

早期肾小球滤过功能正常，晚期血尿素氮、血肌酐升高，肾小球滤过率下降，提示肾衰竭，常伴血红蛋白、红细胞计数下降及代谢性酸中毒。

三、影像学检查

B 超等影像学检查提示双肾缩小、肾实质变薄。尿路梗阻者可见肾盂积液、肾盏扩张变钝，肾外形不规则，双肾大小不一、表面高低不平，可见瘢痕。

【诊断与鉴别诊断】

一、诊断要点

（一）中医的辨病要点和辨证要点

本病总属虚实错杂，本虚标实，辨证首当明辨标本。初期湿热下注，或毒邪伤肾，或其他脏病及于肾，以邪实为主，当辨湿、热、毒的偏盛；病至后期，肾脏虚损较甚，累及肝脾，肝血不足，脾肾虚弱，气阴两伤，以本虚为主，但需辨气虚、血虚、阴虚、阳虚之各异。病程久延，肾气衰败，浊毒内生，瘀水互结，肝风内动，以本虚标实为主。

（二）西医诊断要点

CIN 诊断要点包括：①滥用镇痛药史或其他特殊药物、重金属等接触史或慢性肾盂肾炎史，或有相应的免疫系统疾病；②起病隐袭，多尿、夜尿突出，酸中毒及贫血程度与肾功能不平行；③尿检提示低比重尿，尿比重多低于 1.15，尿蛋白定量≤1.5g/24h，低分子蛋白尿；④尿溶菌酶及尿 β2-MG 增多。但其最终确诊主要依靠病理检查，临床疑诊时应尽早进行肾穿刺。其病理特点如下：

1. 光镜检查 肾小管呈灶状萎缩，局灶性或弥漫性肾间质纤维化，间质和小管周围可见灶性分布的慢性炎性细胞浸润，肾小球早期可正常或改变不明显，晚期可出现肾小球皱缩、塌陷等缺血性改变，肾小球囊壁增厚、球周纤维化、局灶性及节段性肾小球硬化，最终发展为球性硬化。

2. 免疫荧光 多数 CIN 免疫荧光检查阴性，部分可见少量 IgG 和／或补体 C3 在萎缩的肾小管基底膜上呈非特异性沉积。某些自身免疫性疾病导致的 CIN 可见肾小管基底膜和间质区域有免疫球蛋白和补体沉积。轻链沉积病时可见单克隆免疫球蛋白在肾小管基底膜上沉积。

3. 电镜检查 在轻链沉积病患者中可见到肾小管基底膜上有成簇的针尖样致密物沉积。对其他原因引起的 CIN 诊断意义不大。

二、鉴别诊断

（一）慢性肾小球疾病

慢性肾小球疾病早期即表现为肾小球结构与功能的异常，出现水肿、高血压，血肌酐、血尿素氮升高，肾小管功能损害出现较晚、较轻；尿蛋白量较多，常 >1.5g/d，呈肾小球源性蛋白尿；静脉肾盂造影可无异常发现，肾脏病理学检查有助于确诊或排除肾小球疾病。

（二）高血压伴良性小动脉性肾硬化

伴良性小动脉性肾硬化也可出现明显肾小管功能异常，需与 CIN 鉴别，前者多数老年起病，高血压数年后出现肾小管、肾小球功能异常，并有高血压或动脉粥样硬化引起的其他脏器损害的表现。

【治疗】

一、中医治疗

（一）治疗原则

CIN 施治时须谨守急则治其标、缓则治其本或标本同治的原则。本病初期以邪实为主，需根据湿、热、毒的偏盛分而论治,邪毒内侵者,治以清热解毒,利水养阴;湿热留恋者,治以清利湿热,并兼以凉血止血;水湿潴留者,治以运脾化湿,通阳利水;疾病后期以脏腑虚损为主,根据脏腑之各异分而论治,脾肾阳虚者当补脾益肾,温阳益气;肝肾阴虚者当滋阴补肾;气阴两虚者当益气养阴;病程久延,肾气衰败,浊毒内生,瘀水互结、肝风内动,当对症治以补肾、泄浊、化瘀、利水、平肝息风。

(二)辨证施治

1. 本证

(1)脾肾阳虚证

临床表现:腰膝酸软,畏寒肢冷,神气怯弱,面色㿠白,下肢浮肿,舌质淡,苔白,小便短少或清长,夜尿增多,大便稀溏,或见呕恶,不欲食,脉沉细或沉迟无力。

治法:补脾益肾,温阳益气。

主方:济生肾气丸(《济生方》)合真武汤(《伤寒论》)加减。

参考处方:熟附子(先煎)9g,肉桂3g,山药15g,山茱萸10g,熟地黄10g,牡丹皮12g,巴戟天10g,淫羊藿10g,白术15g,茯苓20g,泽泻10g,车前子30g,牛膝18g。

方中六味地黄丸滋补肾阴,加用桂、附以生肾阳,巴戟天、淫羊藿温润补阳;牛膝滋阴益肾,加车前子利尿通淋;茯苓利水渗湿,使水邪从小便而去;白术健脾燥湿。本方为温补脾肾阳气之剂,对脾肾阳虚患者有较好的疗效。

临床应用:小便清长量多者,去泽泻、车前子,加菟丝子、补骨脂以温固下元;气虚甚,症见神气怯弱,可加人参、黄芪以健脾益气;呕恶不欲食者,加半夏、谷麦芽。

(2)肝肾阴虚证

临床表现:腰痛以酸软为主,喜按喜揉,腿膝无力,伴心烦易怒,头晕,耳鸣,目睛干涩或视物模糊,面色潮红,手足心热,口干咽燥,小便短少,大便秘结,舌质红,少苔,脉弦细数。

治法:滋阴补肾,养血柔肝。

主方:三甲复脉汤(《温病条辨》)加减。

参考处方:炙甘草10g,生地12g,熟地黄9g,白芍20g,麦冬15g,阿胶(烊化)10g,火麻仁18g,牡蛎30g,鳖甲(先煎)18g,龟甲12g,玄参12g,枸杞子20g。

方中重用炙甘草以益气复脉,与白芍配伍,酸甘化阴;阿胶滋阴养液;龟甲、牡蛎潜阳育阴;熟地黄、白芍、麦冬合用以滋阴柔肝;火麻仁养阴润燥。本方诸药配伍,共奏滋阴潜阳复脉之功。

临床应用:五心烦热者加地骨皮;大便秘结者加决明子或大黄;伴发热者加青蒿(后下)、白薇养阴退热;心中悸动者,加炒枣仁、龙齿(先煎)养心安神。

(3)气阴两虚证

临床表现:面色无华,腰膝酸软,夜尿增多,倦怠乏力,气短懒言,自汗或盗汗,口干或口渴,五心烦热,舌质淡红,苔少乏津,脉细数。

治法:补益脾肾,柔肝养阴。

主方:参芪地黄汤(《沈氏尊生书》)加减。

参考处方:党参12g,黄芪15g,生地黄12g,黄精15g,山萸肉10g,山药10g,茯苓15g,猪苓15g,牡丹皮10g,小蓟30g,墨旱莲12g,当归10g,白芍15g,五味子15g。

方中党参、黄芪健脾益气,生地黄、山萸肉、山药、黄精养阴,当归、白芍、墨旱莲养血柔肝,辅以茯苓、猪苓利水,牡丹皮、小蓟凉血止血,五味子收敛固气,全方补脾益肾,养血柔肝,益气养阴。

临床应用:气虚下陷者倍用黄芪补气升脾;伴便溏者重用茯苓、泽泻,加莲子、芡实健脾渗湿涩便;伴胸满体倦者加厚朴、苍术、生薏苡仁健脾燥湿理气;伴纳呆食滞者加山楂、麦芽、神曲、枳壳消食导滞。

2. 标证

(1)邪毒内侵证

临床表现:腰膝酸痛,倦怠乏力,眼睑浮肿,五心烦热,口干舌燥或口舌生疮,尿频、尿急、尿淋沥涩痛,舌红,苔黄,脉数。

治法:清热解毒,利水养阴。

主方:清心莲子饮(《太平惠民和剂局方》)加减。

参考处方:莲子 9g,黄芩 9g,麦冬 12g,地骨皮 10g,车前子(包煎)15g,炙甘草 6g,茯苓 20g,太子参 15g,白花蛇舌草 10g。

方中莲子清心火而下交于肾;黄芩、地骨皮清退虚热;白花蛇舌草清热解毒;车前子、茯苓清利膀胱湿热;麦冬、太子参、甘草益气养阴。本方虚实兼顾,标本同治,共奏清热解毒,利水养阴之效。

临床应用:药毒伤肾者,加土茯苓、防风、绿豆解毒祛风;或伴发热者,加柴胡、薄荷发散风热;气虚者,加黄芪健脾补气;阴虚者,加生地黄、玄参滋阴补肾。

(2)湿热留恋证

临床表现:尿频、尿急、灼热刺痛,头身困重,胸脘痞闷,五心烦热,小便黄赤或尿血,大便不爽,肢体浮肿,舌红苔黄腻,脉濡数。

治法:清利湿热,凉血止血。

主方:八正散(《太平惠民和剂局方》)合小蓟饮子(《济生方》)加减。

参考处方:通草 9g,车前子 30g,瞿麦 10g,大黄 9g,萹蓄 9g,滑石 30g,栀子 6g,生地 15g,灯心草 6g,小蓟 15g,淡竹叶 10g,藕节 15g,甘草 6g。

方中瞿麦、萹蓄、滑石、栀子、淡竹叶清热利湿;通草、车前子、灯心草利水通淋;大黄清热泻火,导热下行;热可伤阴,故用生地滋阴以清热凉血;小蓟、藕节凉血止血,甘草调和诸药,诸药共奏清热止血之功。

临床应用:湿热伤阴,伴阴虚火旺之发热、咽痛者,可改用知柏地黄丸;脘闷身重明显者,加藿香、佩兰化湿醒脾;伴腰痛、少腹拘急者加乌药、白芍、牛膝;呕恶不欲食者加白豆蔻、砂仁。

(3)水湿潴留证

临床表现:小便短少,全身水肿,下肢明显,身体困重,面色㿠白,畏寒肢冷,胸闷纳呆,泛恶,便溏,舌淡胖,苔白腻,脉沉缓。

治法:运脾化湿,通阳利水。

主方:五皮饮(《中藏经》)合胃苓汤(《世医得效方》)加减。

参考处方:生姜皮 10g,桑白皮 12g,大腹皮 12g,陈皮 12g,茯苓皮 20g,苍术 9g,厚朴 12g,白术 12g,茯苓 20g,泽泻 10g,猪苓 20g,桂枝 6g,草果 6g,甘草 6g。

方中生姜皮、桑白皮、大腹皮、陈皮、茯苓皮共用以利水消肿,理气健脾;苍术、厚朴、陈皮、甘草(平胃散)以燥湿运脾,行气和胃;白术、茯苓、猪苓、泽泻、桂枝(五苓散)以健脾助阳,化气利水。诸药配伍,共奏运脾化湿、通阳利水之效。

临床应用：面肿，胸满者，加苏子、葶苈子降气行水；兼有肾阳虚者，去桂枝，加肉桂、制附片温肾利水；小便短少者，加用薏苡仁、车前子利水渗湿。

（4）瘀水互结证

临床表现：夜尿增多，腰膝酸软，或伴四肢或全身浮肿，舌下脉络瘀滞，腰痛固定，肌肤甲错，肢体麻木，舌质紫暗或有瘀点瘀斑，舌苔白腻，脉沉细涩。

治法：活血散结，化气行水。

主方：桃红四物汤（《医宗金鉴》）合五苓散（《伤寒论》）加减。

参考处方：当归 30g，赤芍 15g，川芎 10g，丹参 12g，桃仁 9g，红花 9g，桂枝 15g，附子（先煎）6g，茯苓 30g，泽泻 20，车前子 15g，益母草 20g。

方中当归、赤芍、川芎、丹参养血活血；益母草、红花、桃仁活血通络；桂枝、附子温阳化气；茯苓、泽泻、车前子利尿消肿；全方共奏活血祛瘀、化气行水之功。

临床应用：伴气喘烦闷、小便不利为血瘀水盛，可加葶苈子、泽兰泻肺逐瘀；若伴神疲乏力者乃脾肾亏虚，可合用济生肾气丸温补脾肾；伴头痛头晕、手足抽搐者为肝风内动，需合羚角钩藤汤加减。

二、西医治疗

应积极去除致病因素，如停用相关药物，清除感染因素，解除肾脏梗阻等。但由于 CIN 起病隐匿，发现时多已呈现肾脏纤维化为主的慢性化且不可逆损伤，去除致病因素常已不能奏效。此时，治疗多以对症支持治疗为主：低蛋白饮食，维持机体液体平衡，纠正电解质、酸碱平衡的紊乱，补充 EPO 纠正肾性贫血，控制高血压，必要时行肾脏替代治疗。

三、中西医结合治疗

慢性间质性肾炎临床以肾小管功能障碍为主，肾小管萎缩、肾间质纤维化等慢性病变突出，病程长，起病隐匿，预后因诊疗是否及时、引起疾病的原因不同而差异较大。

1. 对早期的 CIN，应及时明确致病因素，西医治疗应尽早祛除损伤因素，根据病因选择合适药物，如 ACEI 或 ARB，中医治疗常以清热解毒、利尿止血为主，或可阻断或延缓肾间质纤维化，改善 CIN 预后。

2. 对于中晚期的 CIN，肾小管萎缩、肾间质纤维化突出，中医肾之络脉"微型癥瘕"形成，可采取整体辨证与微观辨证相结合的方法，将全身表现与肾脏局部的病理改变有机结合，整体辨证与微观辨证并重，在益气养阴、温肾助阳、收敛固涩、化湿排毒的同时，重视化瘀散结法的配伍应用，伍用活血化痰散结类药物以祛肾络之"微型癥瘕"。

【调护】

1. 精神调护　本病是一种慢性疾患，应有长期治疗、调理的心理准备，保持积极乐观的心态，避免不良情绪的刺激。

2. 生活调理　慎起居，避风寒，适当健身，避免剧烈运动。

3. 饮食调理　宜清淡饮食；多食各种新鲜水果、蔬菜；久病体弱者，以山药、蛋类等滋补食物为主；忌辛辣刺激、海鲜发物，戒烟酒。

（李伟　韩聪）

第十五节　药物性肾损伤

【概述】

药物性肾损害是指肾脏对治疗剂量药物的不良反应和因药物过量或不合理应用而出现的毒性反应,是由包括中草药在内的不同药物所致,具有不同临床特征和不同病理类型的一组疾病。近年随着各种化学药品的不断问世及各种药物尤其是抗生素的广泛应用以及非合理性药物滥用,致使药物引起急、慢性肾损害的患者日益增多,据统计,其中急性肾衰约占34.2%,儿童、老年人以及原有肾脏病者发生率更高。由于某些药物所致的肾病缺乏特征性的临床表现,且肾脏有巨大的储备能力,致使药源性肾损害不易早发现,加之临床医生对药物肾损害认识不足,因此,重视并了解药物对肾脏的毒性作用并合理用药,最大限度地降低药物性肾损害的发生具有重要的现实意义。

古代医家对中药的毒性的认识可分为广义的和狭义。广义的毒性是指对药物的总称或专指药物的偏性,认为凡药皆有毒,毒性就是偏性,药物治疗疾病是以偏纠偏。《类经》中记载"药以治病,因毒为能,所谓毒者,以气味之有偏也"。狭义的毒性是指性质强烈、作用峻猛,治疗剂量和中毒剂量接近,极易毒害人体的药物。中医学无具体关于本病病名的记载,根据其症状及体征将其归属于"尿血""癃闭""腰痛""水肿""阴水""关格"等范畴。

【病因病机】

一、中医病因病机

本病多为正气虚衰,邪毒浸淫,迁延日久,气虚不化,而致感受湿热、疫毒之邪,或有毒之物侵犯人体,湿热、毒物之邪内陷,潜伏于肾,致肾失开阖,气化失司,脾胃升降失调,出现癃闭、尿血而为病。本病临床发病急,以本虚标实多见,实证则以湿、热、浊、毒为主,虚则主要表现为气阴两虚、肝肾阴虚、脾肾气虚、脾肾阳虚。病变主要在肾、膀胱,涉及脾、肺、肝及三焦。以湿、热、浊、毒为病理因素,这些病因可单一发病,亦可夹杂致病,致病情复杂。

（一）湿热蕴结

因饮食起居不调,湿热内生,或感受湿热之邪,湿热炽盛,弥漫三焦,阻遏气机,上焦失于宣发,下焦不能转输而发病。

（二）毒物伤肾

摄入对肾脏有损伤的药物或毒物,毒邪内侵,内伤血络则尿血,外达肌肤见斑疹,内伤于肾,气化失司而致尿少、水肿。

（三）肾络闭阻

病程日久或药毒伤肾,瘀毒阻塞肾络而发病。

（四）气阴两虚

主要是由于热性疾病、内伤杂病、慢性代谢性疾病,消耗性疾病所导致真阴亏虚,元气大

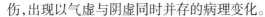

伤,出现以气虚与阴虚同时并存的病理变化。

（五）肝肾阴虚

多由久病劳伤,或是温热病邪耗伤肝阴及肾阴;或是房事不节耗伤肾阴,或先天禀赋不足,肾阴亏虚而及肝阴不足,形成肝肾阴虚,阴不制阳,虚热内扰。

（六）脾肾气虚

劳欲过度,久病体虚,或素体亏虚所导致推动无力,不能运化水湿,终致痰湿凝聚,阻于尿路所表现出来的尿频、滴沥不畅,神疲乏力等一类病症。

（七）脾肾阳虚

多由于体质虚弱而感受寒邪较重,或久病耗损脾肾之阳气,或久泄不止,损伤脾肾之阳,或其他脏腑亏虚,累及脾肾两脏。

二、西医发病机制

（一）直接肾毒性

药物本身或其代谢产物经肾脏排出时产生的直接毒性作用,是药物导致肾损害的最主要机制。此类损害最易发生于肾小管,损害细胞膜,改变膜的通透性和离子传输功能,或破坏胞质线粒体、抑制酶活性,损害溶酶体和蛋白的合成,损害程度与药物的剂量和疗程有关。

（二）肾小球内血流动力学改变

药物可通过引起全身血容量降低或作用于肾血管而导致肾脏血流量减少,肾小球滤过率降低,造成肾损害。

（三）免疫反应

作为半抗原,药物进入机体后可能引发超敏反应,也可能形成抗原 - 抗体复合物沉积于肾小球基底膜及血管,引起肾小球肾炎、间质性肾炎、膜性肾病,导致肾损害。此类损害与药物的剂量无关。

（四）梗阻性病变

药物或其代谢产物和病理作用产物可能导致肾内梗阻性病变,造成肾损害。例如,使用二甲麦角新碱可能引起腹膜后纤维化,导致输尿管阻塞,造成肾外梗阻。

（五）代谢紊乱

如抗肿瘤药物可引起伴随尿酸和磷酸钙晶体沉积的肿瘤细胞溶解综合征,表现为高尿酸及高钙血症等,导致肾损伤。

（六）横纹肌溶解

药物可以通过对肌细胞的直接毒性作用,或间接损伤肌细胞而诱发横纹肌溶解,致使肌细胞内肌红蛋白和肌酸激酶释放入血。肌红蛋白通过直接毒性作用、阻塞肾小管和改变肾小球滤过率造成肾脏损伤。目前已明确他汀类药物是引起横纹肌溶解的主要药物之一。

【临床表现】

轻者可无明显表现。重者可见少尿等急性肾衰竭以及发热、过敏、关节疼痛、腰痛、血尿、蛋白尿、尿结晶、夜尿增多、水肿、高血压等。

一、急性肾衰竭

最常见的原因为药物通过直接肾毒性引起急性肾小管坏死,病理上以近曲小管损害（坏死及凋亡）和间质水肿为主。临床表现为少尿型或无尿型,血肌酐和尿素氮水平迅速升高、尿比重和尿渗透压降低,可伴有代谢性酸中毒及电解质紊乱。

二、急性间质性肾炎

药物可通过免疫反应引起急性间质性肾炎,临床上可出现:①全身过敏反应,主要是药物热、药疹、血嗜酸性粒细胞增多、淋巴结肿大等;②肾脏过敏反应,出现程度不一的蛋白尿、血尿、白细胞尿、嗜酸细胞尿,若近曲小管受损还可出现尿糖、肾小管性蛋白尿、肾功能减退直至肾衰竭。若及时停药,应用激素等免疫抑制剂或脱敏药物,可使肾功能恢复。常由青霉素类和头孢菌素类抗生素的过敏反应所致。

三、急性肾炎综合征或肾病综合征

由于药物引起免疫反应导致肾小球肾炎,临床表现呈蛋白尿、血尿、血压升高及水肿,少数病例高度水肿呈肾病综合征表现。由非甾体抗炎药、利福平、青霉胺和生物制品等导致的肾损害以肾小球病变为主。

四、肾小管功能损害

主要表现为电解质紊乱（如低钾血症、低钠血症等）、尿异常（如 Fanconi 综合征、肾性尿崩症）、肾小管性酸中毒等。

五、慢性肾损害

长期服用镇痛剂或锂可能会导致慢性肾损伤。慢性肾衰竭的临床表现常缺乏特异性,往往在实验室检查时才被发现。

六、其他

肾血管损害、狼疮样改变等。

【常见可致肾损害的药物】

临床引起肾损害的药物众多,西药包括抗生素、解热镇痛药、抗肿瘤药和细胞毒性药物、血管造影剂、脱水剂以及影响免疫功能的药物等,中药包括含马兜铃酸成分的中药及部分动物和矿物类中药均可导致肾损害。

一、抗感染药物

几乎所有类别的抗感染药物都有可能造成肾损害,但主要以氨基糖苷类和 β- 内酰胺类药物最多见,抗结核类、多肽类和喹诺酮类药物则有增多趋势。

二、非甾体抗炎药

几乎所有的非甾体抗炎药均可引起肾损害,包括选择性环氧化酶 -2 抑制剂如塞来昔布、罗非昔布、尼美舒利等。

三、抗肿瘤药物

抗肿瘤药物的毒、副作用是阻碍其长期治疗的重要因素。目前常用的有肾毒性的抗肿瘤药物有顺铂、异环磷酰胺、甲氨蝶呤、西妥昔单抗、帕尼珠单抗、丝裂霉素、吉西他滨和血管生成抑制剂等。

四、免疫抑制剂

在免疫抑制剂中,使用最广泛的有环孢素 A 和他克莫司,两者均有肾毒性,可分为急性和慢性。

五、血管造影剂

造影剂引起的肾损害发生率较高,位于药物性肾损害的第 3 位,临床上应尽量选用不含碘、非离子型、低渗性的造影剂,并在造影前后适当补液。

六、部分中草药

中草药引起的肾脏毒性问题也逐渐引起关注,最著名的为"马兜铃酸肾病",其余还包括部分动物类中药,例如海马、鱼胆、蛇胆、斑蝥等;部分矿物类中药,例如含砷类矿物药(雄黄、砒霜、红矾)、含汞类矿物药(朱砂、轻粉、升汞)等。

七、其他

如利尿剂氨苯蝶啶、呋塞米、噻嗪类药物,甘露醇、低分子量右旋糖酐,抗惊厥药物卡马西平、苯妥英钠等。

【实验室及其他辅助检查】

一、超声

急性或轻型的肾损伤患者肾脏增大或正常,慢性的肾损伤多有双肾体积缩小。

二、尿常规

血尿;轻度蛋白尿,以低分子蛋白多见,伴有管型;尿中嗜酸性粒细胞增多;尿比重下降,尿嗜酸性粒细胞增多是诊断药物肾损伤的重要标志。

三、肾功能

急性肾损伤多表现为急性肾衰竭,慢性肾损伤表现为慢性肾功能不全或肾小管功能障碍。

四、血常规

嗜酸性粒细胞增多,慢性肾损伤可见肾性贫血。

五、免疫学检查

有时可有血清 IgE 升高。

六、肾活检

肾脏病理改变多为小管间质性损害。

【诊断与鉴别诊断】

一、诊断要点

（一）中医的辨病和辨证要点

中医辨证常分本证与标证两大类，本证以正气虚损居多，常见有气阴两虚证，多有乏力、口干、烦渴。肝肾阴虚证多有腰膝腿软，头晕耳鸣。脾肾气虚证多有纳呆腹胀，夜尿清长，大便稀溏。脾肾阳虚证多有畏寒肢冷、脘冷喜热饮或泛吐清水。标证多以湿热、热毒等标实证居多，如湿热蕴脾证，可见头身困重、胸脘痞闷、五心发热。热毒内陷证可有发热，斑疹隐隐，或时有谵语。肾络闭阻证可有尿少，尿中夹杂小血块。

（二）西医诊断要点

理论上，药物肾损伤的诊断应有赖于在暴露于某种药物的患者肾组织或其体液中检出特定药物、代谢物、药物在机体内形成的特异抗体或某些特定生物标志物。由于机体代谢反应的复杂性，迄今为止尚未找出上述特殊物质的诊断方法。目前需根据与发病密切相关的服药史、具有可疑药物所致肾损害的主要临床特征、停药后肾脏病变可完全或部分恢复等线索来做出临床诊断。具有特征性的病理改变有助于确诊，也需要特别注意鉴别其他原因所致的类似病变及同时存在的其他伴随疾病的影响。一旦怀疑药物性肾损伤，就应该尽可能寻找致病药物种类。

二、鉴别诊断

需与其他原因引起的肾小管间质肾病、急性肾功能损伤和不完全梗阻性肾病鉴别。由于本病的临床表现与实验室检查都无特异性，主要鉴别要点如下：

1. 有可能引起药物性肾损害的药物使用史。

2. 肾组织活检特点　肾小球病变轻，肾小管间质病变重，易致慢性间质纤维化，部分可合并血管病变。

【治疗】

一、中医治疗

（一）治疗原则

本病治疗以扶正祛邪为主。治法包括温补脾肾、清热解毒、化瘀泄浊、利尿消肿、健脾和胃。

（二）辨证施治

1. 本证（以正虚为主）

（1）气阴两虚证

临床表现:多尿,夜尿,腰痛,乏力,尿赤,发热,口干,烦渴,舌质红或淡,边有齿印,苔薄白或无苔,脉细。

治法:养阴益气,活血通络。

主方:益肾方(经验方)。

参考处方:黄芪 30g,山茱萸 15g,生地黄 15g,小蓟 10g,五味子 10g,茯苓 30g,三七 10g,炙甘草 5g。

方中以黄芪补五脏之气,生地黄、山茱萸、五味子补肾阴,茯苓补益脾气,三七活血化瘀,小蓟凉血活血,甘草调和诸药。

临床应用:咽喉肿痛加浙贝母 15g,连翘 15g,金银花 15g;血尿明显加白茅根 30g,蒲黄 10g,琥珀 3g;小便泡沫多加金樱子 15g,芡实 30g,防风 10g。

（2）肝肾阴虚证

临床表现:腰膝腿软,头晕耳鸣,四肢麻木或微颤,五心烦躁,少气乏力,口燥咽干,大便干结,小便短赤,舌质红,苔白,脉弦细。

治法:补益肝肾,滋阴清热。

主方:杞菊地黄汤(《医级宝鉴》)或建瓴汤(《医学衷中参西录》)加减。

参考处方:干地黄 10g,山药 10g,怀牛膝 10g,酸枣仁 30g,木瓜 30g,代赭石(先煎)30g,生龙骨(先煎)30g,生牡蛎(先煎)30g,枸杞子 10g,杭菊花 10g,白芍 10g,赤芍 10g。

方中干地黄、山药、怀牛膝、枸杞子、酸枣仁、木瓜补益肝肾为主药,杭菊花、白芍柔肝平肝,代赭石、生龙骨、生牡蛎潜阳,赤芍清血活络。共奏滋阴平肝,益肾和络之功。

临床应用:头晕明显可加天麻 10g,钩藤 10g,白蒺藜 10g;便干者加肉苁蓉 10g,火麻仁 10g,玉竹 10g。

（3）脾肾气虚证

临床表现:腰酸酸软,倦怠乏力,浮肿难消,畏寒喜暖,纳呆腹胀,夜尿清长,大便稀溏,舌淡紫,苔白,脉细涩或沉迟。

治法:健脾补肾,活血化瘀。

主方:补脾固肾方(经验方)加减。

参考处方:黄芪 30g,党参 30g,芡实 30g,丹参 15g,白术 15g,茯苓 15g,金樱子 15g,陈皮 10g,砂仁 10g,山药 10g,山茱萸 10g,枸杞子 10g,菟丝子 10g,甘草 5g。

方中黄芪、党参、芡实、金樱子为补脾主药,白术、茯苓、山药健脾祛湿;陈皮、砂仁理气健脾;山茱萸、枸杞子、菟丝子益肾固精,丹参凉血通络,共奏健脾补肾之功。

临床应用:脏器下垂加柴胡 6g,升麻 6g;汗多加浮小麦 30g,牡蛎 15g;腰酸加杜仲 15g,桑寄生 15g。

（4）脾肾阳虚证

临床表现:畏寒肢冷,脘冷喜热饮或泛吐清水,腰膝冷痛,下肢浮肿,腹胀纳差,性功能减退明显,夜尿增多,大便溏泄,舌胖嫩有齿印,苔白,脉沉细或沉弱。

治法:温中健脾,补肾助阳。

主方:附子理中汤(《三因极一病证方论》)加减。

参考处方:制附子(先煎)10g,干姜 10g,红参(另炖)10g,茯苓 15g,炒白术 15g,杜仲 15g,砂仁 10g,炙甘草 5g。

方中红参、附子温补肾阳,干姜补脾阳,茯苓、白术健脾,砂仁温中理气,杜仲补肾,强筋骨;甘草调和诸药。

临床应用:若腰膝酸痛明显可加补骨脂 12g,骨碎补 12g;畏寒肢冷甚者鹿角胶 10g。

2. 标证

(1) 湿热蕴脾证

临床表现:面色晦滞,头身困重,胸脘痞闷,五心发热,口中尿臭,肌肤瘙痒,肢体浮肿,血尿(色鲜红),尿频、尿急、尿痛,大便不爽或干结,舌质红,苔黄腻,脉濡数。

治法:清热利湿化浊,疏通气机。

主方:茵陈五苓散(《金匮要略》)加减。

参考处方:茵陈 15g,泽泻 15g,茯苓 15g,猪苓 15g,白术 10g,白芷 10g,莪术 10g,法半夏 10g,陈皮 10g,黄连 5g,木香 5g。

方中茵陈清热利湿,黄连清热燥湿,茯苓、猪苓、泽泻利水渗湿给邪以出路,白术健脾燥湿,法半夏燥湿化痰,陈皮、木香理气,莪术活血。

临床应用:口干口苦加柴胡 10g,黄芩 10g,咽喉肿痛加连翘 10g,马勃 10g,恶心呕吐加竹茹 10g,佩兰 10g。

(2) 热毒内陷证

临床表现:发热、微恶寒,头痛,斑疹隐隐,尿少,腰痛,心烦不寐,或时有谵语,或有恶心呕吐,或有尿血,舌红苔薄白或薄黄,脉浮数或细数。

治法:清热解毒,凉血化斑。

主方:清瘟败毒饮(《疫疹一得》)加减。

参考处方:水牛角(先煎)30g,生地黄 20g,石膏(先煎)20g,知母 10g,栀子 10g,黄芩 10g,黄连 10g,赤芍 10g,玄参 10g,牡丹皮 10g。

临床应用:大便干结加大黄 6g;皮肤斑疹加紫草 15g,小蓟 10g;谵语加石菖蒲 15g 等。

(3) 肾络闭阻证

临床表现:尿少,尿中夹杂小血块,恶心呕吐,腹胀胸闷,水肿,腰痛,痛处固定,或绞痛,舌紫暗,苔黄腻,脉滑。

治法:清热泄浊,和胃止呕。

主方:血府逐瘀汤(《医林改错》)加减。

参考处方:桃仁 10g,当归 10g,红花 10g,赤芍 10g,生地黄 10g,枳壳 10g,川芎 10g,桔梗 10g,柴胡 10g,川牛膝 10g,甘草 5g。

临床应用:尿血加小蓟 15g,白茅根 15g;呕吐加竹茹 10g。

二、西医常规治疗

(一) 治疗原则

1. 消除药物性肾损伤因素。

2. 对症支持处理,给予降压、纠正电解质紊乱及酸中毒等。

(二) 常用治法

1. 立即停用肾损伤的药物　保持尿量;纠正贫血;控制血压(<120/80mmHg);抗纤维化治疗、促进损伤肾小管修复;可选用抗过敏药物。

2. 肾上腺皮质激素　对于青霉素类抗生素、抗癌药和非甾体抗炎药引起的急性过敏性间质肾炎可以使用糖皮质激素,如泼尼松 1~2mg/(kg·d),疗程 1~2 周,可明显改善肾功能。对于表现为肾病综合征或肾炎综合征的药物性肾损害也可酌情使用糖皮质激素。

3. 免疫抑制剂 用于由非甾体抗炎药所引起的间质性肾炎,且糖皮质激素治疗效果不满意时使用。

4. 肾小管上皮细胞保护及促进细胞再生药物 可用冬虫夏草制剂,大剂量维生素 E 100~200mg/次,3 次/d,促肝细胞生长因子及表皮生长因子等。还有人报告钙通道阻滞药如尼莫地平、维拉帕米(异搏定)等对药物(氨基糖苷类)引起的肾小管上皮细胞坏死有预防和治疗作用。

5. 透析疗法 急性肾衰竭时采用血液净化或腹膜透析治疗,透析还有助于药物的清除。

【药物性肾损伤防治要点】

一、西药肾损伤的防治要点

1. 避免和纠正各种危险因素。危险因素包括老年人、肾功能不全、心力衰竭、糖尿病、过敏以及各种可能引起肾灌注不足的因素等。

2. 尽量选用肾毒性小或无肾毒性的药物,避免几种有肾毒性的药物合用或在短时间内相继使用。

3. 药物使用过程中注意剂量、疗程,应根据患者的肾功能及存在的危险因素确定合适的剂量、给药时间和给药途径。

4. 密切观察肾损害指标和尿量。

5. 水化和碱化尿液(将尿液 pH 值提高至 7.5),其中充分的水化可以预防造影剂、顺铂、MTX、苯溴马隆、磺胺类药物引起肾损害,碱化尿液对减轻苯溴马隆、磺胺类药物的肾毒性有益。

6. 适当使用预防药物,如 N-乙酰半胱氨酸有利于预防造影剂肾病;硫代硫酸钠和还原型谷胱甘肽可防治顺铂和造影剂引起的肾损害等。

二、中药肾损伤的防治要点

(一)辨证论治指导下的个体治疗

辨证论治作为我国传统医学认识并治疗疾病的基本原则,是中医学的智慧结晶,亦是联系中医基础理论与临床诊疗的纽带。临床合理运用中草药治疗肾脏疾病必须在中医理论指导下,遵循辨证施治的原则,“有是证,用是药”。在运用中医药治疗肾脏疾病之前,还需全面了解患者病情,结合患者年龄、性别、体质以及基础疾病等个体差异,制定科学的个体化用药方案,保证中草药运用的科学性、安全性及合理性。

(二)了解药品基源和加工炮制方法

中药中同名异物和同物异名的现象十分普遍,同一种药物来源不同,所含化学成分和疗效亦不同,毒性大小也截然不同。亦有品种混淆和乱用药物的情况发生。因此临床运用中草药,一定要明确药物来源、品种,辨别正品和地方习用品。其次,中草药用于临床治疗肾脏疾病,多数要经过加工炮制为饮片,纠正其偏性以适应临床。药物经过适当炮制可降低毒副作用、缓和药性、增强疗效。

（三）科学合理掌握用药剂量

中药临床运用，皆需适度而行，用药疗程过长或剂量过大，都会"过用"而伤正，出现毒副反应。故临床运用中药治疗肾脏病建议遵循药典规定，完善用药安全性指标监测，从而调整用药剂量。

（李　平　李顺民　罗慜婧）

第十六节　尿 路 感 染

【概述】

尿路感染是指病原体侵犯尿路黏膜或组织引起的尿路炎症。多种病原体如细菌、真菌、支原体、衣原体、病毒、寄生虫等均可以引起尿路感染。尿路感染是临床常见病和多发病，是所有微生物感染中最常见的临床类型之一。本节主要讨论细菌感染引起的尿路感染。

流行病学资料显示，女性人群发生率约 2.05%，生育期女性可达 5% 以上，妊娠期妇女的发生率可达 10.2%。男女比例约 1：（8~10）。50 岁以后的男性，尿路感染的发生率与女性相近，约为 7%。

根据感染发生的部位，尿路感染可分为上尿路感染和下尿路感染，前者为肾盂肾炎，后者主要为膀胱炎。肾盂肾炎又可分为急性和慢性。根据有无尿路功能上或解剖上的异常等，尿路感染还可分为复杂性尿路感染和非复杂性尿路感染。尿路感染属于中医"淋证""癃闭"等疾病范畴。

【病因病机】

一、中医病因病机

（一）饮食不节

嗜食辛辣刺激及肥甘厚味，致酿湿生热，湿热下注膀胱，气化不利，发为淋证。

（二）下阴不洁

下阴不洁，致秽浊之邪侵入下焦，膀胱气化不利，发为淋证。

（三）七情内伤

肝郁气滞，气郁化火，气火郁于膀胱，气化失司，发为淋证。

（四）劳累过度

劳心过度，心火亢盛，下移小肠，分清泌浊功能失调，发为淋证；劳欲过度，劳倦伤脾，纵欲伤肾，致脾肾亏虚，中气下陷，肾气虚衰，气化不利，亦可发为淋证。

概括起来，淋证的病机为肾虚膀胱热，病位在肾与膀胱，同时与肝脾相关。

二、西医发病机制

绝大多数尿路感染的途径是由细菌上行感染引起，血行感染途径病例占 3% 以下，盆、腹腔脏器炎症时也可以通过淋巴道途径引起尿路感染。尿路感染的致病菌 95% 以上是革兰氏阴性杆菌，大肠杆菌最常见（占急性尿路感染的 80%~90%），其次是副大肠杆菌、变形杆菌、克雷伯菌、产气杆菌、产碱杆菌和铜绿假单胞菌。大约 5% 的尿路感染由革兰氏阳性细菌引起,主要是粪链球菌和葡萄球菌。95% 以上的尿路感染为单一病原菌所致,混合性细菌感染较少见,多发生于有尿路复杂因素以及长期使用抗生素治疗的患者。厌氧菌所致的尿路感染罕见,多发生于长期留置导尿管、肾移植以及身体抵抗力极差的患者。真菌性尿路感染较少见,多为念珠菌和酵母菌,尤以前者为主,多发生于接受广谱抗生素治疗的留置导尿管患者,特别是合并糖尿病及接受糖皮质激素治疗的患者。

尿路感染的常见易感因素主要有尿路梗阻、膀胱输尿管反流及其他尿路畸形和结构异常、尿路的器械使用、妊娠、女性绝经后、合并慢性肾脏病、糖尿病、高尿酸血症等疾病、应用糖皮质激素、免疫抑制剂以及近期应用抗生素等。

【临床表现】

一、膀胱炎

主要表现是膀胱刺激症状,即尿频、尿急、尿痛,白细胞尿,偶有血尿,甚至肉眼血尿,膀胱区可有不适。一般无明显的全身感染症状,但少数患者可以有腰痛、低热(一般 <38.5℃),血白细胞计数常不增高。30% 以上的膀胱炎为自限性,可在 7~10 天内自愈。

二、急性肾盂肾炎

表现包括以下两组症状群:①泌尿系统症状:包括尿频、尿急、尿痛等膀胱刺激征,腰痛和 / 或下腹痛、肋脊角及输尿管点压痛,肾区压痛和叩击痛;②全身感染的症状:如寒战、发热、头痛、恶心、呕吐、食欲不振等,常伴有血白细胞计数升高和血沉增快。一般无高血压和氮质血症。

三、慢性肾盂肾炎

1. 多有反复发作尿路感染病史,病程迁延 1 年以上,尿路感染症状可不明显,少数患者可间歇发生尿路刺激症状,但更为常见的表现为间歇性无症状细菌尿,和 / 或间歇性尿急、尿频等下尿路感染症状,和 / 或间歇性低热。

2. 可出现间质 - 小管损伤表现,如尿浓缩功能损害,而出现夜尿多,重者易于发生脱水。可出现肾小管性蛋白尿;肾小管重吸收钠受损而致低钠血症;也可发生低钾或高钾血症以及肾小管性酸中毒。

3. 体征 在腰肋点(腰大肌外缘与 12 肋骨交叉处)和上输尿管点(腹直肌外缘平脐处)有压痛及肾区叩击痛,严重者可表现为高血压、水肿、贫血等。

四、不典型尿路感染的临床表现

1. 以全身急性感染症状为主要表现,而尿路局部症状不明显。

2. 尿路症状不明显,而主要表现为急性腹痛和胃肠功能紊乱的症状。

3. 以血尿、轻度发热和腰痛为主要表现。

4. 无明显的尿路症状,仅表现为背痛或腰痛。

5. 少数人表现为肾绞痛、血尿。

6. 完全无临床症状,但尿细菌定量培养菌落数 ≥10^5/ml。

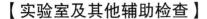

【实验室及其他辅助检查】

一、尿液检查

1. 尿常规白细胞计数≥25 个 /μl,可有红细胞,但无管型,蛋白尿多为阴性或微量。
2. 离心后尿沉渣镜检白细胞 >5 个 /HP。
3. 清洁中段尿培养,菌落计数≥10^5/ml,一般需要培养 3 次以确认病原菌。

尿中 N- 乙酰 -β-D 氨基葡萄糖苷酶(NAG)测定、尿 β2 微球蛋白(β2-MG)测定、尿抗体包裹细菌分析等有助于区别上、下尿路感染。尿浓缩功能、尿酸化功能有助于慢性肾盂肾炎的诊断。

二、血液检查

急性肾盂肾炎时,血白细胞总数升高,中性粒细胞百分比增高,血沉较快。慢性肾盂肾炎时,可出现肾小球功能减退表现,如肾小球滤过率降低,血清肌酐、尿素氮增高等。

三、影像学检查

(一)超声检查

超声检查是目前应用最广泛、最简便的方法,它能筛选泌尿道发育不全、先天性畸形、多囊肾、肾动脉狭窄所致的肾脏大小不匀、结石、肿瘤及前列腺疾病等。慢性肾盂肾炎时,可显示双侧肾脏大小不一。

(二)X 线检查

对慢性或久治不愈患者,视需要分别可做 X 线平片、静脉肾盂造影、逆行肾盂造影、排尿时膀胱输尿管造影,以检查有无梗阻、结石、积水、输尿管狭窄或受压、肾下垂、泌尿系先天性畸形以及膀胱输尿管反流等,还可了解肾盂、肾盏结构及功能,以与肾结核、肾肿瘤等鉴别。必要时可作肾 CT 扫描或磁共振扫描,以排除其他肾脏疾患。

(三)同位素肾图

可了解分肾功能、尿路梗阻、膀胱输尿管反流及膀胱残余尿情况。

【诊断与鉴别诊断】

一、诊断要点

(一)中医辨病要点和辨证要点

1. 中医辨病要点　主要在于辨淋证的分类,即热淋、气淋、血淋、石淋、膏淋、劳淋。不同的淋证有其不同的证候特征,淋证的基本证候特征有小便频数、急迫、短涩、刺痛、淋沥不尽,小腹拘急,痛引腰腹。其中热淋多以尿时灼热刺痛为主。血淋多以溺血而痛为主。气淋多以少腹胀满较明显。石淋以小便排出砂石为主症。劳淋以病程长,小便淋沥不已,遇劳即发。膏淋多见小便如米泔水或滑腻如脂膏。其次在于辨淋证与癃闭、关格之间的演变。淋证反复发作,迁延不愈,可发展为癃闭、关格。

2. 中医辨证要点

(1)辨证要点主要在于辨病性虚实:起病急,病程短,以尿频、尿急、尿灼热疼痛,口干苦、便秘为主要临床表现者，多为实证、热证；病程久，反复发作，表现为乏力，怕冷，小便淋漓不畅，喜热饮为主要临床表现者，多为虚证、寒证。此外，临床中既有乏力、怕冷，同时又有尿频、尿灼热表现者也不少见，病性多为虚实夹杂，尤需注意仔细辨识。

（2）其次辨兼证及病位：以尿频、尿急、尿痛、尿灼热，小腹拘急为主要表现，病位主要在膀胱；兼见神疲乏力、气短者，病位在脾；兼见急躁易怒，情绪波动则尿路刺激征加重者，病位在肝；兼有心烦、口渴、口疮者，病位在心；兼有腰膝酸痛，排尿无力者，病位在肾。

（3）辨整体与局部：除尿路刺激征局部症状外，如兼有恶心、呕吐、寒热往来，多为少阳郁热；如兼有烦呕、心胸痞闷、身热不扬，多为湿热蕴结三焦；如兼有发热、呕恶、腹痛、便秘，多为少阳郁热兼有阳明腑实。

（二）西医诊断要点

1. 诊断要点

（1）膀胱炎：症状多较典型，一般诊断并不困难。根据尿频、尿急和尿痛的病史，尿液常规检查可见红细胞、脓细胞，清洁中段尿细菌培养菌落计数 $\geq 10^5$/ml 即可明确诊断。

（2）急性肾盂肾炎：全身症状突出，有寒战、发热、腰痛，肾区叩痛或肋脊角压痛等症状和体征。清洁中段尿细菌定量培养，菌落数 $\geq 10^5$/ml；清洁离心中段尿沉渣白细胞数 >5 个/HP。血常规血白细胞总数升高，中性粒细胞百分比增高，血沉较快。尿中 N-乙酰 -β-D 氨基葡萄糖苷酶（NAG）测定、尿 β2 微球蛋白（β2-MG）测定、尿抗体包裹细菌分析等均有助于区分上下尿路感染。

（3）慢性肾盂肾炎：①反复尿路刺激征伴或不伴低热，疲乏，腰酸痛，夜尿增多，腰肋点或/和上输尿管点压痛或肾区叩击痛，可有反复肾盂肾炎病史迁延 1 年以上。②尿沉渣持续出现多少不等的白细胞、脓细胞及白细胞管型 1 年以上。③尿比重降低，尿渗透压降低，尿肾小管损伤标志物增高。④急性发作时清洁中段尿细菌培养菌落数 $\geq 10^5$/ml。⑤典型静脉肾盂造影征象，即肾脏大小不等、外形凹凸不平，肾皮质变薄，局灶、粗糙的皮质瘢痕，伴有邻近肾小盏扩张和变钝或呈鼓槌状变形。

（4）复杂性尿路感染：诊断复杂性尿路感染有 2 条标准，尿培养阳性以及包括以下至少 1 条合并因素：①留置导尿管、支架管或间歇性膀胱导尿；②残余尿 >100ml；③任何原因引起的梗阻性尿路疾病，如膀胱出口梗阻、神经源性膀胱、结石和肿瘤；④膀胱输尿管反流或其他功能异常；⑤尿流改道；⑥化疗或放疗损伤尿路上皮；⑦围手术期和术后尿路感染；⑧肾功能不全、移植肾、糖尿病和免疫缺陷等。

2. 诊断思路

（1）是否为尿路感染：不能单纯依靠临床症状和体征，实验室检查中尿常规是必做的项目。为了确诊尿路感染并指导治疗，尿培养、菌落计数以及药物敏感试验是很重要的。当患者满足下列条件之一者，可确诊为尿路感染：①典型尿路感染症状 + 脓尿（离心后尿沉渣镜检白细胞 >5 个/HP）+ 尿亚硝酸盐试验阳性。②清洁离心中段尿沉渣白细胞 >10 个/HP，或有尿路感染症状者 + 正规清晨清洁中段尿细菌定量培养，菌落数 $\geq 10^5$/ml。③连续 2 次尿细菌计数 $\geq 10^5$/ml，且 2 次的细菌及亚型相同者。④做膀胱穿刺尿培养，如细菌阳性（不论菌数多少）。⑤典型尿路感染症状 + 治疗前清晨清洁中段尿离心尿沉渣革兰氏染色找细菌，细菌 >1 个/油镜视野。

（2）是上尿路感染还是下尿路感染：临床表现为尿急、尿频、排尿困难提示可能为膀胱炎；如同时伴有发热、畏寒、腰胁部疼痛、肾区叩痛则应考虑肾盂肾炎。

（3）肾盂肾炎是急性还是慢性：急性肾盂肾炎有发热、腰胁部疼痛、血白细胞及中性粒细胞百分比升高等表现，肾脏 B 超及肾功能无异常；慢性肾盂肾炎则有肾脏不等大、肾小管功能受损的表现。

（4）是复杂性尿路感染还是非复杂性尿路感染：需结合患者病史、临床表现以及相关辅助检查资料区分。影像学检查如 X 线腹部平片、静脉肾盂造影、超声、CT 及同位素等可发现潜在的尿路解剖学异常。

（5）是无症状的尿路感染还是尿道综合征：临床上无尿路感染症状，但不同日 2 次以上清洁中段尿培养细菌数均超过 10^5/ml，且为同一菌种。尿道综合征是指患者有尿频、尿急、尿痛等症状，但没有真性细菌尿。

二、鉴别诊断

（一）不同类型之间的尿路感染鉴别
根据上述诊断要点可以鉴别。

（二）急性前列腺炎
男性患者出现尿频、尿急、尿痛等尿路刺激症状，并有耻骨上疼痛。患者常有不同程度的排尿困难，且直肠指检可发现前列腺肿大伴压痛。前列腺液常规检查可见白细胞增高。

（三）泌尿系结石
输尿管结石降至膀胱壁间段时也可产生膀胱刺激症状。如同时合并感染，则不易与膀胱炎鉴别。通过泌尿系超声、肾 - 输尿管 - 膀胱（KUB）X 线平片等可以显示结石的部位并判断有无合并梗阻。

（四）肾结核
肾结核患者多有肾外结核病史或病灶存在，肉眼血尿多见，膀胱刺激症状显著而持久，24 小时尿沉渣涂片可找到抗酸杆菌，尿细菌普通法培养呈阴性，尿结核菌培养阳性可资鉴别，必要时做静脉肾盂造影，如发现肾实质虫蚀样破坏性缺损则对诊断肾结核有帮助。

（五）急腹症
急性发病，发热伴有腹痛者，需与胆囊炎、胰腺炎、盆腔炎、阑尾炎等鉴别。

（六）肾周感染
患者常有恶寒、发热，血白细胞升高，尿中白细胞升高，尿细菌培养阳性，可出现单侧明显的腰痛和压痛，个别患者可在腹部触到肿块，泌尿系 CT 可显示肾周软组织块，增强后壁层被强化邻近组织层次不清。

（七）尿道综合征
患者以尿频、尿急、尿痛、排尿不适为主要表现，好发于中年女性，常反复发作，伴有精神焦虑或忧郁，尿路刺激征常随情绪波动而变化。多次查尿液分析及尿培养无异常。

【治疗】

一、中医治疗

（一）治疗原则
淋证的治疗原则遵循实则清利、虚则补益的原则。具体应用需要注意以下几个方面：
1. 治疗血淋不可过用寒凉止血药。尿路感染时的血尿只是一个临床症状，从中医的角度来看,属于标,而病因如血热、气虚为本,治病当审因论治,因此清热、滋阴、益气方为治本之道。同时中医学认为离经之血即为瘀血,此时过用凉血止血药,可加重瘀血。而从现代医学的角度看,如果过用凉血止血药,可使血液凝结,阻塞尿道,引起梗阻性肾病。

2. 复杂性尿路感染,要去除解剖和功能上的异常,如尿路狭窄、腹腔肿瘤压迫输尿管、较大的尿路结石阻塞尿道等,此时需要中西医结合治疗,解除病因后,再予辨证应用中药配合治疗。

3. 注意调畅气机。尿路感染在肾脏疾病中比较而言不算重病,但因其临床表现特点,常给患者生活带来很大的困扰和不便,久则易导致肝气郁滞。因此,对于反复发作的尿路感染患者,我们辨证使用中医药时,不可过用清利,需要兼以养血疏肝理气,调畅气机。正如明孙一奎提出的"开郁火,补阴血,兼以导气"。

4. 注意补法的应用。金元朱丹溪《丹溪心法·淋》说"最不可用补气之药,气得补而愈胀,血得补而愈涩,热得补而愈盛",提出了淋证慎用补法的观点。然而,证之临床,此说当为淋证初发时而设。若劳淋、虚劳(慢性肾盂肾炎)病程日久,常虚中夹实,或以正虚为主,因此辨证施治当补则补,补气甚则温阳,同时应注意权衡扶正与祛邪的比例。

(二)辨证施治

1. 急性膀胱炎

(1)湿热下注膀胱之热淋

临床表现:尿频、尿急、尿痛,伴见口干、口苦、口中黏腻,小便短赤,大便干结,舌红苔黄腻,脉濡数。

治法:清热通淋。

主方:八正散《太平惠民和剂局方》加减。

参考处方:通草 3g,车前草 30g,萹蓄 30g,生大黄 6g,滑石(包煎)30g,生甘草梢 10g,瞿麦 20g,炒栀子 10g。

原方用木通,因关木通有一定的肾毒性,故以通草替代。方中通草、萹蓄、瞿麦、滑石、车前草清热利尿通淋,大黄、栀子、甘草梢清热解毒。

临床应用:若伴见寒热,口苦,呕恶者,可合用小柴胡汤以和解少阳;尿灼热明显者,可加蒲公英 30g 清热通淋;大便干结明显者,可加枳实 10g、火麻仁 20g 行气通腑、润肠通便。

(2)心火下移小肠之热淋

临床表现:尿频、尿急、尿痛,伴见心胸烦热、口舌生疮,舌红,苔黄,脉数。

治法:清心养阴,利水通淋。

主方:导赤散(《小儿药证直诀》)加减。

参考处方:生地黄 20g,通草 3g,竹叶 10g,生甘草 10g,炒栀子 10g,车前草 30g。

方中生地黄凉血滋阴以制心火;通草、竹叶、栀子清心除烦,清热通淋,兼以导热下行;车前草清热通淋;生甘草梢清热解毒,尚可直达茎中而止痛,并能调和诸药。

临床应用:临床中可以在上方基础上加蒲公英 30g、白茅根 30g 加强清热通淋之力,加川牛膝 15g 以引热下行;大便干结者,可加生大黄 10g 通腑泄热。

(3)湿热下注之血淋

临床表现:小便灼热刺痛,尿色红赤,或夹血块,溺频短急,甚尿痛痛引腰腹。舌尖红,苔薄黄,脉滑数。

治法:清热通淋,凉血止血。

主方：小蓟饮子(《济生方》)加减。

参考处方：生地黄 20g,小蓟 30g,滑石(包煎)30g,通草 3g,蒲黄(包煎)15g,藕节 15g,竹叶 10g,当归 10g,栀子 10g,生甘草 6g。

方中小蓟、生地黄、蒲黄、藕节清热凉血止血;通草、竹叶通淋利小便,降心火;栀子清三焦之湿热;滑石利尿通淋;当归引血归经;生甘草梢泻火而能达茎中以止痛。

临床应用:若出血多者,可加黄芩炭 15g、白茅根 30g,重用生地黄 30g 以凉血止血;若血多痛甚者,可另服三七粉(冲服)6g、琥珀粉(冲服)10g 以化瘀通淋止血。

（4）湿热下注之膏淋

临床表现:小便混浊呈乳糜色,置之沉淀如絮,上浮油脂,或间夹凝块,或混血液,排尿热痛。舌红,苔黄腻,脉濡数。

治法:清热利湿,分清泌浊。

主方:程氏萆薢分清饮(《医学心悟》)加减。

参考处方:萆薢 30g,黄柏 10g,石菖蒲 15g,茯苓 20g,白术 20g,莲子心 5g,丹参 20g,车前子(包煎)30g。

方中萆薢、菖蒲清利湿浊;黄柏、车前子清热利湿;白术、茯苓健脾除湿;莲子心、丹参清心活血通络,使清浊分,湿热去,络脉通,脂液重归其道。

临床应用:若小腹胀,尿涩不畅者,加乌药 10g、青皮 10g 行气消胀;若小便灼热、涩痛明显者,可加车前草 30g、生甘草梢 10g 清热通淋止痛。

2. 急性肾盂肾炎

（1）湿热蕴结少阳

临床表现:尿频尿急,发热,寒热如疟,寒轻热重,口苦膈闷,吐酸苦水,或呕黄涎而黏,甚则干呕呃逆,胸胁胀痛,小便黄少,舌红苔白腻,间现杂色,脉数而右滑左弦者。

治法:和解少阳,清热通淋。

主方:蒿芩清胆汤(《通俗伤寒论》)加减。

参考处方:青蒿 20g,黄芩 12g,枳壳 10g,竹茹 10g,陈皮 10g,姜半夏 9g,茯苓 15g,滑石(包煎)30g,生甘草 5g,青黛(包煎)10g。

方中青蒿、黄芩清热透邪;竹茹、陈皮、半夏、枳壳理气降逆,和胃化痰;茯苓、碧玉散(滑石、生甘草、青黛)淡渗利湿,并导热下行。

临床应用:发热甚者,可加柴胡 15g 和解退热;胸胁胀痛者可加川楝子 10g、元胡 10g 疏肝行气止痛;尿频、尿急、尿灼热甚者,可加蒲公英 30g、车前草 30g 清热通淋。

（2）湿热蕴结三焦

临床表现:尿频而短赤,头痛恶寒,身重疼痛,舌白不渴,脉弦细而濡,面色淡黄,胸闷不饥,午后身热,身热不扬,脉弦细而濡。

治法:宣畅气机,清利湿热。

主方:三仁汤(《温病条辨》)加减。

参考处方:杏仁 10g,白蔻仁(后下)10g,生薏苡仁 30g,厚朴 6g,清半夏 6g,通草 3g,滑石(包煎)20g,竹叶 10g。

方中杏仁宣利上焦肺气,气化则湿化;白蔻仁芳香化湿,行气,调中;生薏苡仁甘淡,渗利下焦湿热;三仁合用,能宣上、畅中、渗下而具清利湿热、宣畅三焦气机之功。半夏、厚朴化湿行气,散满消痞;滑石、竹叶、通草淡渗,利湿清热。

临床应用:发热甚者可加青蒿 20g 清透郁热;尿频赤痛甚者可加石韦 20g、生甘草梢 10g 清热通淋止痛。

（3）少阳郁热兼有阳明腑实

临床表现:尿频而短赤,往来寒热,胸胁苦满,恶心、呕吐,腹满胀痛,大便不解,舌苔黄,脉弦数有力。

治法:和解少阳,内泄热结。

主方:大柴胡汤(《伤寒论》)加减。

参考处方:柴胡 15g,生大黄 10g,枳实 10g,黄芩 12g,姜半夏 10g,白芍 20g,生姜 15g,蒲公英 30g,车前草 30g。

方中柴胡、黄芩和解少阳郁热,大黄、枳实通腑泄热,姜半夏、生姜降逆止呕,白芍缓急止痛,蒲公英、车前草清热利尿通淋。

临床应用:恶心、呕吐甚者,可加竹茹 10g 和胃止呕;尿频短赤者,可加白茅根 30g,滑石（包煎）30g 加强清热通淋之力。

3. 慢性肾盂肾炎

（1）气阴两虚,湿热留恋

临床表现:腰部酸痛,食欲减退,倦怠乏力,尿频、尿急、尿痛或小便淋沥不畅,反复发作,低热或者手足心热,口干舌燥,舌边有齿痕,苔少或舌根苔黄腻,脉细弱或者细数无力。

治法:益气养阴,清利湿热。

主方:生脉饮(《医学启源》)合六味地黄汤(《小儿药证直决》)或清心莲子饮(《太平惠民和剂局方》)加减。

参考处方:太子参 20g,麦冬 15g,五味子 6g,生地黄 15g,山茱萸 10g,山药 15g,牡丹皮 15g,茯苓 15g,泽泻 10g,竹叶 10g,莲子 10g,川牛膝 15g,怀牛膝 15g。

方中以太子参、麦冬、五味子、生地黄益气养阴,山茱萸、山药补益脾肾,牡丹皮清泄肝热以防山茱萸助热伤阴,茯苓、泽泻、竹叶、莲子淡渗利湿通淋,川怀牛膝补肝肾,引热下行,兼以通淋。

临床应用:此型病机为气阴两虚兼有湿热,故选太子参益气养阴生津,避免人参、党参甘温助热;腰膝酸痛甚者,加续断 15g 补肝肾、强腰膝;尿频、尿痛者,加白茅根 30g 清热生津通淋。

（2）肾阴不足,湿热稽留

临床表现:眩晕耳鸣,腰膝酸软,尿频、尿急、尿痛或小便淋沥不畅,反复发作,时有低热或五心烦热,夜寐不安甚则盗汗,或有血尿,舌红苔少或舌根黄腻,脉细数或虚数。

治法:滋补肾阴,清热利湿。

主方:知柏地黄汤(《医宗金鉴》)加减。

参考处方:知母 10g,黄柏 10g,生地黄 20g,山药 15g,山茱萸 10g,牡丹皮 15g,茯苓 15g,泽泻 10g,白茅根 30g。

方中知母、黄柏滋阴,兼以清利湿热,生地黄、山茱萸、山药三补滋肝脾肾之阴,牡丹皮、茯苓、泽泻三泻清热淡渗利湿,白茅根清热生津通淋。

临床应用:眩晕耳鸣甚者,可加天麻 15g,杭菊花 10g 平肝清肝息风;腰痛甚者,可加续断 15g,怀牛膝 15g 补肝肾,强腰膝;低热、盗汗甚者,可加秦艽 10g,地骨皮 20g 清虚热。

（3）肝胆郁热,湿热内蕴

临床表现:胁肋胀痛,伴恶心纳呆,厌食油腻,口干且苦,尿频、尿急、尿痛或尿黄或小便淋沥不畅,反复发作,舌红苔腻,脉沉滑数。

治法:疏利肝胆,清热利湿。

主方:小柴胡汤(《伤寒论》)合猪苓汤(《伤寒论》)加减。

参考处方:柴胡12g,黄芩10g,姜半夏10,太子参10g,生甘草梢10g,猪苓15g,茯苓15g,泽泻10g,滑石(包煎)20g,阿胶(烊化)10g,白茅根30g。

方中以小柴胡汤疏肝利胆,去生姜、大枣以防助热,合用猪苓汤育阴利水,滑石配伍生甘草,可清利湿热,通淋止痛,白茅根清热通淋兼以生津。

临床应用:胁肋胀痛甚者,可加元胡10g,郁金15g疏肝行气,活血止痛;恶心、纳呆,厌食油腻甚者,可加竹茹10g,生麦芽15g疏肝和胃止呕,兼以行气消食。

(4)脾肾气(阳)虚,湿浊缠绵

临床表现:腰膝酸软,食少神疲,少腹坠胀,每逢劳累则见尿频、尿急、尿痛或者小便淋沥不畅,甚则畏寒肢冷,面浮肢肿,夜尿频,稍用力则尿自遗,舌淡苔薄白润,脉沉细无力。

治法:健脾益肾,化浊利湿。

主方:无比山药丸(《备急千金要方》)或瓜蒌瞿麦丸(《金匮要略》)加减。

参考处方:熟地黄20g,山茱萸10g,山药15g,茯苓20g,泽泻10g,杜仲15g,牛膝10g,菟丝子20g,制附片(先煎)6g,黄芪20g。

方中制附片、黄芪温阳益气以补脾肾阳气,熟地黄、山茱萸、山药补阴以阴中求阳,茯苓、泽泻丹参利湿,杜仲、牛膝、菟丝子以加强补肾之力。

临床应用:食少纳差者,可加砂仁5g醒脾和胃,同时避免熟地之滋腻碍胃;尿急兼有灼热涩痛者,可加瞿麦20g清热通淋;夜尿频,甚则遗尿者,可加沙苑子15g、桑螵蛸10g补肾固精缩尿。

(5)瘀血阻络,湿热郁结

临床表现:肋腰刺痛酸胀,少腹胀痛,尿频、尿急、尿痛或小便淋沥不畅反复发作,舌质紫暗或有瘀斑,脉细涩。

治法:活血通络,清利湿热。

主方:沉香散(《三因极一病证方论》)合桃核承气汤(《伤寒论》)。

参考处方:沉香6g,陈皮10g,当归10g,白芍15g,生甘草10g,石韦20g,冬葵子15g,滑石(包煎)20g,王不留行20g,桃仁10g,桂枝6g,酒大黄6g。

方中沉香、陈皮利气,当归、白芍柔肝,石韦、冬葵子、滑石、王不留行、甘草清热利尿通淋止痛;桃核承气汤活血泄热止痛。

临床应用:腰腹刺痛甚者,可加蒲黄10g,五灵脂10g化瘀止痛;小便不畅甚者,可见川牛膝15g,地龙10g活血通淋。

4. 尿道综合征

(1)心肝郁热

临床表现:小便短数,灼热刺痛,溺色黄赤,口干苦,心烦急躁,胸胁苦闷,舌尖红,苔薄白或黄,脉弦细数。

治法:养阴清心,疏肝通淋。

主方:加味导赤汤(聂莉芳教授经验方)。

参考处方:生地15g,淡竹叶10g,通草3g,生甘草梢10g,柴胡10g,黄芩10g,白芍15g,

车前草 30g,川牛膝 15g,怀牛膝 15g。

方中用导赤散养阴清心,导热下行。柴胡、黄芩合用,能清解肝胆郁热;柴胡与白芍合用兼有柔肝疏肝之功,有助于通淋止痛;芍药与甘草相伍为芍药甘草汤,可缓急止痛;车前草清热通淋;川、怀牛膝同用,补肾活血通淋。

临床应用:乏力者,可加太子参 15g 益气养阴;纳差可加木香 10g 醒脾行气;眠差加百合 30g、酸枣仁 20g 安神;伴有大便干结者,加大黄 10g、火麻仁 15g 润肠通便。

（2）中气下陷证

临床表现:尿频、尿急,劳累则发,下腹部或尿道下坠感,或直肠坠胀感,纳少,便溏,声低气怯,四肢欠温,神疲乏力,舌淡红,边有齿印,苔薄白,脉细弱。

治法:补中益气,升阳举陷。

主方:补中益气汤(《脾胃论》)加减。

参考处方:黄芪 30g,党参 20g,白术 20g,茯苓 15g,柴胡 3g,当归 10g,升麻 3g,乌药 10g,益智仁 15g,炙甘草 6g。

方中黄芪补中益气,升阳固表;党参、白术、炙甘草甘温益气,补益脾胃;升麻、柴胡协同参、芪升举清阳;茯苓健脾益气,淡渗利湿;益智仁温补脾肾,固精气,缩小便,乌药调气散寒,除膀胱肾间冷气,止小便频数。诸药合用,一则补气健脾,使后天生化有源,脾气亏虚诸证自可痊愈;一则升提中气,恢复中焦升降之功能。

临床应用:若小腹坠胀或有痉挛表现者,可用枳壳 6~10g;胃弱者宜加神曲 10g、麦芽 10g;尿频明显加沙苑子 15g、桑螵蛸 15g;兼夹湿热症状可酌加车前子(包煎)20g、金钱草 20g、黄柏 10g 清利湿热。

二、西医治疗

（一）治疗原则

1. 急性单纯性膀胱炎病原菌绝大多数为大肠埃希菌,治疗宜选用毒性小、口服方便、价格低廉的抗菌药物,疗程 3 天。

2. 急性肾盂肾炎患者病情较轻者可在门诊治疗,以口服药物为主,疗程 10~14 天。全身中毒症状明显者需住院治疗,宜选用静脉给药。热退(通常需 48~72 小时)后根据药敏结果改为口服给药。总疗程 14 天。

3. 复杂性尿路感染的治疗在于尽可能去除复杂因素。由于复杂性尿路感染病原菌耐药程度较高,需依据细菌培养及药敏结果选用抗菌药物。门诊治疗适用于轻、中度感染,口服抗菌药物,疗程 10~14 天。重度感染或 / 和疑有菌血症者需住院治疗,首先予以经验治疗,而后根据药敏结果调整抗菌药物。热退后改为口服给药,疗程 14~21 天,至少 10~14 天。对不能矫正尿路异常及不宜进行手术者的复杂性尿路感染,感染控制后可予以长期小剂量抗菌药控制性治疗。

4. 无症状菌尿一般不需治疗,但孕妇、泌尿道诊疗操作前后、糖尿病、免疫缺陷者及学龄前儿童需进行治疗。

（二）抗菌药物选择

1. 轻度感染者一般口服氟喹诺酮类、复方磺胺甲噁唑片 [磺胺甲噁唑(SMZ)与甲氧苄啶(TMP)的复方制剂]、口服头孢菌素类、阿莫西林、阿莫西林 / 克拉维酸、磷霉素等。

2. 重度感染者根据尿液涂片革兰氏染色结果给予经验治疗,可选用氟喹诺酮类、氨苄西林/舒巴坦联合(或不联合)氨基糖苷类、头孢菌素类或抗假单胞菌青霉素类等注射剂。如为肠球菌感染选用氨苄西林/舒巴坦或阿莫西林/克拉维酸联合氨基糖苷类,必要时给予万古霉素。铜绿假单胞菌感染时给予抗假单胞菌β内酰胺类、氟喹诺酮类或氨基糖苷类,常需联合用药。

3. 孕妇宜用青霉素类、头孢菌素类或磷霉素等,避免应用氟喹诺酮类及多西环素;未成年人避免应用氟喹诺酮类。

三、中西医结合治疗

对于感染严重者,尤其是急性肾盂肾炎,需要用抗菌药控制病情,可同时辨证服用中药改善症状,提高生活质量。复杂性尿路感染治疗在于尽可能去掉复杂因素,控制基础病,如控制血糖,积极手术治疗引起或加重尿路感染的尿路梗阻性疾病,包括结石、肿瘤、狭窄、先天性畸形。由于复杂性尿路感染病原菌耐药程度高,需根据细菌培养及药敏结果选用抗菌药物。中药治疗主要是辨病论治及辨证论治相结合,临床上多用中药联合敏感抗生素治疗复杂性尿路感染,有利于改善患者的症状和减少细菌的耐药性。

【调护】

尿路感染的调护包括多饮水,勤排尿,避免憋尿;避免吃辛辣刺激性食物,多食用蔬菜、水果等清淡饮食,保持大便通畅;避免劳累,适当运动,提高免疫力;注意卫生,保持外阴清洁,避免细菌上行侵入;尽量减少尿路侵入性操作。

(徐建龙)

第十七节　急性肾损伤

【概述】

急性肾损伤(acute kidney injury, AKI)是指不超过3个月的肾脏功能或结构异常,包括血、尿、组织学、影像学及肾损伤标志物检查异常。临床表现为由各种病因引起短时间内肾功能快速减退,肾小球滤过率(glomerular filtration rate, GFR)下降,同时伴氮质产物潴留,水、电解质和酸碱平衡紊乱,重者出现多系统并发症。AKI发病率在综合性医院为3%~10%,在重症监护病房为30%~60%,危重AKI病死率高达30%~80%,存活患者约50%遗留永久性肾功能减退,部分需要终身透析,防治形势十分严峻。

AKI以往称为急性肾衰竭(acute renal failure, ARF),近年来研究证实血肌酐水平的轻微改变与病死率的增加密切相关,但此时还未进入肾"衰竭"阶段,故将其改为"损伤"来反映该综合征的全貌,以期能早期诊断、早期治疗,降低病死率。

中医学中并没有"急性肾损伤"的病名,因其主要临床表现为少尿、无尿等,可归属于中医"关格""癃闭"等的范畴。关格是以小便不通、呕吐不止为主要临床表现的危重病证。《伤寒论·平脉法》云:"关则不得小便,格则吐逆。"《证治汇补》说:"关格者……既关且格,必小便不通,旦夕之间,陡增呕恶,此因浊邪壅塞,三焦正气不得升降,所以关应下而小便闭,格于应上而生吐呕,阴阳闭绝,一日即死,最为危候。"大体描述了急性肾损伤尿少、恶心、呕吐的临床症状,以及基本病机和凶险预后。

1997 年国家技术监督局发布的《中医临床诊疗术语国家标准(疾病部分)》,明确提出了急性肾衰竭这一中医病名,指出急性肾衰竭即新起病急之肾衰,可由外邪侵袭,损伤肾气,或肾病日久,气化失司,湿毒浊邪下侵,壅塞膀胱及三焦,出现少尿甚或无尿,继而出现多尿,或以精神萎靡、面色无华、口有尿味等为常见症状的脱病类疾病。

【病因病机】

一、中医病因病机

(一)病因

中医学认为,本病发生多与外感六淫疫毒、饮食不当、意外伤害、失血失液、中毒等因素有关。

1. 六淫疫毒　外感六淫疫毒,邪热炽盛,肺热壅滞,膀胱湿热,入气入血,损伤肾络,气化失司,而见少尿,血尿或衄血。

2. 饮食不当　误食鱼胆、毒蕈等,致使邪毒入内,湿毒中阻,气机升降失常,内犯于肾,经络气血瘀阻,气化不行,而见少尿或尿闭。

3. 意外伤害,失血失液　外科手术等导致阴血亏耗,水无化源而致癃闭。药物、虫毒意外伤肾,致使气血瘀滞,肾络损伤,气化失司,水液不行。

(二)病机

本病病位在肾,涉及肺、脾(胃)、三焦、膀胱。病机主要为肾失气化,水湿浊瘀不能排出体外。初期主要为火热、湿毒、瘀浊之邪壅滞三焦,水道不利,以实热居多;后期以脏腑虚损为主。

二、西医发病机制

(一)病因

KDIGO 指南指出,在诊断为 AKI 后应尽早判断其病因,以便进行有效的针对性治疗。临床根据肾脏的解剖结构,将致病因素分为肾前性、肾性、肾后性三大类(表 5-17-1)。

表 5-17-1　急性肾损伤致病因素及病因

致病因素	主要病因	占比
肾前性	有效血容量不足、心排血量降低、全身血管扩张、肾血管收缩或受压、肾血流自主调节反应障碍	55%
肾性	肾血管疾病、肾小球疾病和肾脏微血管疾病、急性间质性肾炎、急性肾小管坏死和肾移植排异反应等五大类	40%
肾后性	结石、肿瘤、前列腺肥大、肾乳头坏死、血凝块以及腹膜后疾病等原因导致的肾内梗阻和尿路梗阻	5%

(二)病理生理机制

1. 肾前性 AKI　肾前性 AKI 由肾脏血流灌注不足所致。在早期,肾血流自我调节机制通过调节肾小球出球和入球小动脉张力,维持 GFR 和肾血流量,可肾功能正常。若失治误

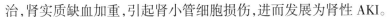

治,肾实质缺血加重,引起肾小管细胞损伤,进而发展为肾性 AKI。

2. 肾性 AKI　肾性 AKI 常由缺血所致,也可由肾毒性药物引起,但均涉及 GFR 下降及肾小管上皮细胞损伤两个方面。GFR 下降主要原因包括肾小管阻塞学说、反漏学说、管 - 球反馈机制、肾血流动力学改变,导致肾小管损伤、血流动力学异常及炎症的发生。肾毒性 ATN,发病机制直接与肾小管损伤、肾内血管收缩、肾小管梗阻有关。药物所致急性间质性肾炎还包括Ⅳ型变态反应等。血管性疾病导致的 AKI 多通过肾小球毛细血管血栓形成和微血管闭塞导致。

3. 肾后性 AKI　尿路发生梗阻时,尿路内反向压力首先传导至肾小球囊腔,由于肾小球入球小动脉代偿性扩张,早期 GFR 尚能暂时维持正常。如果短时间内梗阻无法解除,GFR 将逐渐下降,梗阻持续 12~24 小时,肾血流量、GFR、肾小管内压均降低,肾皮质大量区域呈无灌注或低灌注状态。

【临床表现】

AKI 的临床表现差异大,与病因和所处病程不同阶段有关,包括原发疾病、AKI 所致代谢紊乱以及并发症三个方面。急性肾小管坏死(acute tubular necrosis, ATN)是肾性 AKI 最常见类型,故以 ATN 为例介绍临床表现,其病程分为起始期、维持期、恢复期。

一、起始期

一般持续数小时到数天,常无明显临床症状。肾脏感受缺血或者毒性,但尚未发生明显肾实质损伤。若能及时采取有效措施,常常可以阻止疾病进展。

二、进展期和维持期

进展期持续数天至数周,维持期一般持续 1~2 周,有时可长达数月,此阶段肾实质损伤已经形成。

(一)尿毒症样全身多系统症状

由于 GFR 降低引起进行性尿量减少伴氮质血症,患者常表现为尿毒症样全身症状,消化系统如食欲缺乏、恶心、呕吐等;呼吸系统如急性肺水肿和感染等;循环系统如高血压、心力衰竭等表现;神经系统如可出现意识障碍、躁动、昏迷等;血液系统如贫血。

(二)水、电解质和酸碱平衡紊乱

主要表现为水过多、代谢性酸中毒、高钾血症、低钠血症、低钙和高磷血症等。

三、恢复期

进行性尿量增多是肾功能开始恢复的标志,根据病因、病情轻重程度、多尿期持续时间、并发症和年龄等因素,AKI 恢复时间可有较大差异。此阶段 GFR 逐渐恢复正常或接近正常范围,但较尿量增多滞后数天。多尿期早期,可发生高钾血症,持续多尿则可发生低钾血症、失水和低钠血症。与 GFR 相比,肾小管上皮细胞功能(溶质和水重吸收)恢复相对延迟,常需数月后才能恢复。部分患者最终遗留不同程度的肾脏结构和功能损害。

【实验室检查】

一、尿液检查

不同病因的 AKI 尿检表现不同。

（一）肾前性 AKI

无蛋白尿和血尿，可见少量透明管型。

（二）肾性 AKI

ATN 时可见少量尿蛋白，以小分子蛋白为主；尿沉渣可见肾小管上皮细胞、上皮细胞管型和颗粒管型等；肾小管重吸收功能减退。间质性肾炎，常见脓尿、血尿、轻度蛋白尿、颗粒管型等。肾小球肾炎，可见血尿、显性蛋白尿、红细胞管型、颗粒管型。肾血管性疾病，可正常或见血尿、轻度蛋白尿。

（三）肾后性 AKI

尿检异常多不明显，可有轻度蛋白尿、血尿。

二、血液检查

主要监测血清肌酐、尿素氮、血红蛋白的变化，同时注意监测血钾、血钠、血 pH 值和碳酸氢根离子浓度等电解质及酸碱平衡。

三、尿路影像学检查

首选肾脏超声监测，肾脏增大提示 AKI 以及急性炎症、浸润性病变和梗阻。双肾体积明显不对称应考虑肾大血管疾病。谨慎选择静脉尿路造影和逆行性肾盂造影。

四、肾活检

在排除肾前性及肾后性病因后，拟诊肾性 AKI 但不能明确病因时，若无禁忌证，应尽早行肾活检。

【诊断与鉴别诊断】

一、诊断要点

（一）中医的辨病要点和辨证要点

急性肾损伤中医诊断标准，目前一般参照《新药（中药）治疗急性肾功能衰竭临床研究指导原则》（中华人民共和国卫生部药政局 1989 年颁布）相关内容。

1. 辨病因　急性肾损伤原发于内伤疾病者，一般病情较复杂；继发于外力创伤，或有形之邪蓄积、阻塞尿路，或因三焦为热邪痹阻者，则病势急迫。部分患者证情危殆。

2. 辨分期　区分少尿期和多尿期。少尿期以邪实为主，六淫疫毒、湿毒内蕴、瘀热阻滞为重要病理因素。热邪日久，耗气伤津，则可见津亏气脱。多尿期、恢复期以虚为主，此时余邪渐清，津气亏耗，或肾气不足，固摄无权，而见尿多不禁。

（二）西医诊断要点

首先判断患者是否存在肾损伤及其严重程度，是否存在需要紧急处理的严重并发症；其次评估肾损伤发生时间,是否为急性发生及有无基础慢性肾脏病;最后查明 AKI 病因。

2012 年 KDIGO 制定的 AKI 临床实践指南(表 5-17-2),提出 AKI 临床诊断标准为:48 小时内血清肌酐升高 ≥0.3mg/dl(≥26.5μmol/L),或者 7 天内血清肌酐较基础值升高 ≥50%,或者尿量减少[尿量 <0.5ml/(kg·h),持续时间≥6 小时]。

表 5-17-2　急性肾损伤分期标准(2012 年 KDIGO)

分期	血肌酐标准	尿量
1 期	绝对升高 ≥26.5μmol/L,或相对升高 ≥50%,但 <1 倍	<0.5ml/(kg·h),持续时间≥6 小时,但 <12 小时
2 期	相对升高 <1 倍,但 <2 倍	<0.5ml/(kg·h),持续时间≥12 小时,但 <24 小时
3 期	升高至 ≥354μmol/L,或相对升高 ≥2 倍,或开始肾脏替代治疗,或 <18 岁患者 eGFR 下降至 35ml(min·1.73m²)	<0.3ml/(kg·h),持续时间≥24 小时,或无尿 ≥12 小时

二、鉴别诊断

详细询问病史及体格检查有助于寻找 AKI 可能的病因。先筛查肾前性和肾后性因素,再评估可能的肾性 AKI 病因,确定为肾性 AKI 后,尚应鉴别是肾小球、肾血管或肾间质病变引起。同时,注意识别慢性肾功能减退基础上的 AKI。

(一)是否存在肾功能减退

对 AKI 高危患者应主动监测尿量、Scr 及 eGFR。

(二)是否存在需要紧急处理的严重并发症

肾功能减退常引起内环境紊乱,严重者可发生猝死,需及时识别。部分患者临床表现隐匿,故对于近期未行生化检查的少尿或无尿患者,初诊需常规进行心脏听诊、心电图及电解质生化监测,快速评估是否存在需要紧急处理的并发症。

(三)是否为 AKI

肾功能减退患者应明确是急性或慢性,慢性肾脏病各阶段均可因各种病因导致急性加重,通过详细病史询问、体格检查和相关实验室及影像学检查可资鉴别。

(四)与肾前性少尿鉴别

1. 有无引起容量绝对不足或相对不足的原因。
2. 近期有无 ACEI、ARB、非甾体抗炎药等药物使用史。
3. 血清肌酐和尿素氮升高,血尿素氮/血肌酐 >20。
4. 尿沉渣常无异常改变,肾衰指数常 <1。服用利尿剂者,尿素排泄分数(FE$_{urea}$)<35%。

$$肾衰指数 = 尿钠/(尿肌酐/血清肌酐)$$

$$FE_{urea}=(尿尿素氮/血尿素氮)/(尿肌酐/血清肌酐)\times 100\%$$

(五)与肾后性 AKI 鉴别

既往有泌尿系统结石、盆腔脏器肿瘤或手术史患者,突然完全性、间歇性无尿伴肾绞痛,应警惕肾后性 AKI。超声显像等影像学检查可资鉴别。

(六)与肾小球或肾脏微血管疾病鉴别

肾小球或肾脏微血管疾病,蛋白尿、血尿及管型尿显著,肾功能减退相对缓慢,患者有肾炎综合征或肾病综合征表现,很少完全无尿。应尽早进行肾活检,明确诊断。

（七）与 AIN 鉴别

主要依据 AIN 病因及临床表现,如药物过敏或感染史、明显肾区疼痛等。药物引起者尚有发热、皮疹、关节疼痛、嗜酸性粒细胞增多等表现。本病与 ATN 鉴别有时困难,应尽早肾活检,以明确诊断。

（八）与双侧急性肾静脉血栓形成和双侧肾动脉栓塞鉴别

急性肾动脉闭塞常见于动脉栓塞、血栓、主动脉夹层分离,多见于动脉粥样硬化患者接受血管介入治疗或者抗凝治疗后,心脏附壁血栓脱落也是引起血栓栓塞的常见原因,可导致急性肾梗死。急性肾静脉血栓罕见,常发生于成人肾病综合征、肾细胞癌、肾区外伤或严重脱水的肾病患儿,多伴有下腔静脉血栓形成。肾血管影像学检查有助于确诊。

【治疗】

一、中医治疗

（一）治疗原则

首先,明确病因诊断;只有对病因进行明确诊断,才能选择正确的针对性治疗。

其次,根据病程,分期论治。少尿期邪实为主,治疗以祛邪为先,清热解毒,活血化瘀,化湿去浊,分利二便;恢复期本虚为主,治疗以补虚为主,补益肾元,甘润滋液,通涩并用。

（二）辨证施治

1. 少尿期

（1）热毒炽盛证

临床表现:尿量急骤减少,甚则闭塞不通,发热不退,口干欲饮,头痛身痛,烦躁不安,舌质红绛,苔黄干,脉数。

治法:泻火解毒。

主方:黄连解毒汤(《外台秘要》)加味。

参考处方:黄连 9g,黄柏 9g,黄芩 12g,栀子 9g,金银花 12g,蒲公英 15g,车前草 30g,泽泻 15g,生甘草 3g。

方中黄连为君,泻火清心,兼泻中焦之火,黄芩清上、中焦之热,黄柏泻下焦湿热,栀子通泻三焦之火。另金银花、蒲公英,清热解毒;车前草、泽泻清热利湿,生甘草调和诸药。

临床应用:若热结肠腑,大便干结者,加生大黄、枳实泄热通腑;若胃失和降,恶心呕吐者,加姜半夏、陈皮、姜竹茹和胃止呕;若蛇毒、蜂毒所致者,加白花蛇舌草、半边莲、夏枯草、生甘草清热解毒。

（2）火毒瘀滞证

临床表现:点滴难出,或尿血、尿闭,高热谵语,吐血、衄血,斑疹紫黑或鲜红,舌质绛紫,苔黄焦或芒刺遍起,脉细数。

治法:清热解毒,活血化瘀。

主方:清瘟败毒饮(《疫疹一得》)加减。

参考处方:生石膏(先煎)30g,栀子 9g,生地黄 15g,知母 12g,牡丹皮 12g,赤芍 12g,连翘 12g,玄参 12g,甘草 3g。

方中生石膏、栀子、知母清营解毒;生地黄、牡丹皮、赤芍清热凉血,活血和络;连翘清心火;玄参清热养阴;生甘草调和诸药,兼以解毒。诸药合用,使营血之热渐清,瘀血得化,气

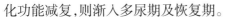

化功能减复,则渐入多尿期及恢复期。

临床应用:若热扰心营,加黄连、竹叶心、石菖蒲清热开窍;若肺热壅盛,咳嗽气促者,加黄芩、桑白皮、麦冬清泄肺热;大便不通者,加生大黄、桃仁通腑泄热;热盛动血者,加白茅根、水牛角、紫草清热凉血止血。

（3）湿热蕴结证

临床表现:尿少尿闭,恶心呕吐,口中尿臭,发热口干而不欲饮,头痛烦躁,严重者可神昏抽搐,舌苔黄腻,脉滑数。

治法:清热利湿,降逆泄浊。

主方:黄连温胆汤(《六因条辨》)加减。

参考处方:黄连 6g,姜半夏 12g,陈皮 6g,枳实 12g,姜竹茹 12g,茯苓 15g,车前子(包煎)15g,生大黄 6g,生甘草 3g。

方中黄连清热利湿,降逆和中;姜半夏、陈皮燥湿和中,行气止呕;枳实、大黄泄热行气,导滞下行;姜竹茹和中降逆止呕;茯苓健脾化湿;车前子淡渗利湿,消肿利尿;生甘草调和诸药。合方使湿热渐清,邪热分消,从前后二阴下行,浊气得降,清气得升。

临床应用:若水湿内蕴,水肿严重者加泽泻、猪苓以利水消肿;湿阻中焦,加佩兰、苏梗、草果芳香化湿。

（4）气脱津伤证

临床表现:尿少或无尿,汗出黏冷,气微欲绝,或喘咳息促,唇黑甲青,脉细数或沉伏。多见于吐泻失水或失血之后。本证见于危重情况,因气随液脱,阴伤及阳,阳气渐耗。

治法:益气养阴,回阳固脱。

主方:生脉饮(《医学启源》)合参附汤(《圣济总录》)加减。

参考处方:人参(另煎)9g,麦冬 15g,五味子 6g,熟附子 9g,玄参 15g,生黄芪 15g。

方中人参大补元气;麦冬、五味子滋阴敛津;人参、附子回阳固脱;玄参、黄芪益气养阴。诸药合用,使元气得复,津液渐生。

临床应用:可采用静脉滴注生脉注射液、参附汤注射液。若瘀血明显,加当归、丹参养血活血;若失血血虚者,以当归补血汤加味。

2. 多尿期

（1）气阴两虚证

临床表现:全身疲乏,咽干思饮,尿多清长,舌红少津,脉细。

治法:益气养阴。

主方:参芪地黄汤(《沈氏尊生书》)加减。

参考处方:太子参 15g,生黄芪 15g,生地黄 15g,麦冬 15g,石斛 15g,山茱萸 9g,玄参 15g,茯苓 15g,白芍 15g,牡丹皮 12g。

太子参、生黄芪补气;生地黄、山茱萸、麦冬、石斛、玄参、白芍补肝肾,滋阴生津;茯苓健脾化湿;牡丹皮活血和络,清热。诸药合用,气阴双补,余邪得清,湿去络和。

临床应用:若气虚为主者,加人参、白术、山药益气健脾;若阴虚明显者,加沙参、枸杞子、知母滋阴清热;若余邪未清,湿热留恋,加黄芩、连翘、滑石清化湿热。

（2）肾阴亏损证

临床表现:腰膝疲乏,尿多不禁,口干欲饮,舌红,苔少,脉细。

治法:滋阴补肾。

主方:六味地黄丸(《小儿药证直诀》)加减。

参考处方:生地黄 12g,白芍 15g,山茱萸 9g,枸杞子 15g,山药 15g,茯苓 15g,牡丹皮 12g,泽泻 12g。

生地黄补肾填精,为君药;山茱萸补肝肾;山药补脾,有补土益水之功;三药合用,肝脾肾三脏并补。白芍、枸杞子滋补肝肾;茯苓健脾化湿;泽泻利水渗湿;牡丹皮宣通和络。诸药合用,可达滋补肾阴、化湿和络之功。

临床应用:若肾失固摄,尿多不禁,加桑螵蛸、金樱子、芡实固摄缩尿;若阴虚内热,五心烦热者,加知母、鳖甲、赤芍养阴清热。

二、西医治疗

AKI 的治疗原则是:尽早识别并纠正可逆病因,及时采取干预措施避免肾脏受到进一步损伤,维持水、电解质和酸碱平衡,积极防治并发症,适时进行血液净化治疗。

(一)早期病因干预治疗

在 AKI 起始期及时干预,可最大限度地减轻肾脏损伤,促进肾功能恢复。

1. 肾前性　强调尽快纠正可逆性病因和肾前性因素,例如扩容、维持血流动力学稳定、停用影响肾灌注的药物等。既往有充血性心力衰竭病史者,容量复苏时更需要注意补液速度;还需要考虑丢失液体种类及继发的电解质、酸碱紊乱。

2. 肾性　病情复杂,治疗困难,继发于肾小球肾炎、小血管炎的 AKI 常需要糖皮质激素和免疫抑制剂治疗,临床上怀疑 AKI 时,需尽快明确并停用可疑药物,确诊为药毒性者,及时给予糖皮质激素治疗,起始量为甲泼尼龙 250~500mg/d 静脉滴注,3~4 天后改为 1mg/(kg·d)口服,8~12 周内逐渐减停。

3. 肾后性　应尽早解除尿路梗阻,前列腺肥大可及时通过膀胱留置导尿予以纠正,肿瘤压迫输尿管可放置输尿管支架或行经皮肾盂造瘘术。

(二)营养支持治疗

可优先通过胃肠道提供营养,酌情限制水分、钠盐和钾盐摄入,不能口服需静脉营养患者,营养支持总量与成分应根据临床情况增减。

急性肾损伤患者所需能量见表 5-17-3。

表 5-17-3　急性肾损伤患者所需能量

种类	需要能量
总摄入量	84~126kJ/(kg·d)
碳水化合物	3~5g(最高 7g)/(kg·d)
脂肪	0.8~1.0g/(kg·d)
蛋白质或氨基酸	0.8~1.0g/(kg·d)
接受肾脏替代疗法者蛋白质或氨基酸	1.0~1.5g/(kg·d)
连续性肾脏替代治疗及高分解代谢者蛋白质或氨基酸	最高可达 1.7g/(kg·d)

静脉补充脂肪乳以中、长链混合液为宜,氨基酸补充则包括必需和非必需氨基酸。长时间肠外营养支持者需适时使用含谷氨酰胺的肠内营养剂,营养支持总量与成分要根据临床情况增减,危重病患者血糖靶目标为 6.1~8.3mmol/L。

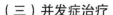

（三）并发症治疗

1. 容量过负荷　对 AKI 预后产生不良影响。少尿期患者应严密观察每日出入量及体重变化。肾脏替代治疗时补液量可以适当放宽，发热患者只要体重不增加，可适当增加入液量。

2. 高钾血症　是临床危急情况，血钾超过 6.5mmol/L，应给予紧急处理，血液透析或腹膜透析最为有效。其他包括停用钾、对抗钾、转移钾、清除钾等。

3. 代谢性酸中毒　高分解代谢患者代谢性酸中毒发生早、程度严重，应及时治疗。严重酸中毒，如 HCO_3^-<12mmol/L，应立即开始透析。

4. 急性左心衰竭　以扩血管治疗为主，减轻心脏后负荷。

5. 感染　是 AKI 常见并发症及少尿期主要死因。多为肺部、尿路、胆道等部位感染和败血症，应尽早根据血培养和药敏试验结果，选择合理无肾毒性抗生素。

（四）肾脏替代疗法（RRT）

RRT 是 AKI 治疗的重要组成部分，包括腹膜透析、间歇性血液透析和持续性血液透析等。重症 AKI 倾向于早期开始肾脏替代治疗，RRT 治疗模式的选择以安全、有效、简便、经济为原则。血流动力学严重不稳定或合并急性脑损伤者，连续性肾脏替代治疗更具优势。

（五）恢复期治疗

AKI 恢复期早期，威胁生命的并发症依然存在，治疗重点仍为维持水、电解质和酸碱平衡，控制氮质血症，治疗原发病和防止各种并发症。部分 ATN 患者多尿期持续时间较长，补液量应逐渐减少，以缩短多尿期。AKI 存活患者需按照 CKD 诊治相关要求长期随访治疗。

三、中西医结合治疗

根据临床应用经验，个人认为中西医结合治疗的原则是以西医治疗为基础，中医发挥增效、减少并发症和毒副作用。中西医发挥各自优势，取长补短，达到最佳治疗效果。

（一）中医优势

在各个环节均可作为辅助，增加治疗效果。

1. 将分期辨病与辨证相结合，在少尿、多尿期分别采用不同的治疗原则，通过个体化辨证治疗疾病。

2. 在疾病进展和维持期，尤其是各种并发症，中医药治疗能够明显缓解患者症状，例如发热、心慌等。

3. 在恢复期也能够发挥重要作用，能够明显缩短多尿期，保护肾脏功能。

4. 在 AKI 缓解后，部分患者肾脏出现结构或功能的改变，中医药调护能够维护肾脏功能的长期稳定，减轻或逆转肾脏结构的损伤。

（二）西医优势

1. 在病情危急情况下，通过 RRT 等手段，维持对生命体征的支持治疗，为后续病因治疗和其他治疗赢得时间。

2. 在肾前性、肾后性急性肾衰中，针对病因的治疗效果非常明显，因此，尽早明确病因，及时进行针对性治疗非常重要。

在临床中，以西医治疗为基础，根据不同时期的不同特点，加用中药辨证施治，发挥中西医不同的优势，以保证患者的最大获益。

【调护】

1. 积极治疗原发病,控制和消除诱发因素。
2. 老年、儿童肾脏疾病患者,尽量避免使用具有肾毒性的中西药物。
3. 急性肾衰阶段应注意休息,避免劳累。
4. 保证每日足够的能量和营养。
5. 少尿期应严格记录 24 小时出入量,量出为入,注意防治高血钾及酸中毒,多尿期则防治脱水和低血钾。

(张　宁　杜　华)

第十八节　慢性肾衰竭

【概述】

慢性肾衰竭(chronic renal failure,CRF)简称慢肾衰,是指发生在各种慢性肾脏疾病后期的一种临床综合征,以肾功能减退,肾小球滤过率降低为主要特点,以代谢产物和毒物的潴留,水、电解质、酸碱平衡紊乱以及某些内分泌功能异常为主要表现。慢性肾脏病(chronic kidney disease,CKD)指持续的肾脏损害或者 GFR<60ml/min,超过 3 个月。CRF 与 CKD 的含义有相当大的重叠,后者范围更广,CRF 多处于 CKD 中后期阶段。

近年来 CKD 患病率逐年上升,全球一般人群患病率已高达 14.3%,我国横断面流行病学研究显示,18 岁以上人群 CKD 患病率为 10.8%。随之而来的是终末期肾脏疾病的患病率持续上升,根据美国肾脏数据系统,2015 年美国共有 124114 名终末期肾脏疾病患者开始进行肾脏替代治疗。其中糖尿病肾脏疾病是终末期肾脏疾病最常见原因。自肾脏替代治疗问世以来,慢性肾衰患者生存期得到显著延长,但肾脏替代疗法多用于终末期肾脏病患者,且所需医疗费用高,患者生活质量较低,临床推广受限。如何延缓或阻止慢性肾衰病程的进展是肾脏病研究中的热点和难点。中医药在内科非透析疗法中占有重要地位,日益受到国内外肾脏病学界的关注和重视。

慢性肾衰竭是指由肾病日久,致肾气衰竭,气化失司,湿浊邪毒不得下泄,以少尿甚或无尿,或以精神萎靡、面色无华、皮肤瘙痒、口有尿味等为常见症状的疾病。在中医古籍文献中,有很多类似本病的症状描述。因其临床上常见恶心、呕吐、小便不利、水肿等症状,故属于中医"关格""虚劳""肾劳""溺毒"等病范畴。目前中医临床常用"肾衰病"病名。

【病因病机】

一、中医病因病机

肾衰病发病原因与体质因素、感受外邪、饮食失节、药毒伤肾、失治误治密切相关。肾衰病的基本病机是肾体劳衰,肾用失司,气化不利,从而导致湿浊邪毒内停,耗气伤血,病久损阴伤阳。

（一）体质因素

肾衰病发病与禀赋不足、素体肾虚体质密切相关，如《灵枢·五变》云："五脏皆柔弱者，善病消瘅。"《灵枢·本脏》言："本脏肾脆，则善病消瘅，易伤。"指出先天禀赋不足，素体"肾脆"，易继发肾脏病变。此外先天不足，肾脏多发囊肿，而成多囊肾，可继发肾衰。

（二）感受外邪

《素问·评热病论》云："有病肾风者，面胕痝然壅，害于言。"风寒或风热之邪直中于肾，伤及肾络，可为肾风，表现为颜面浮肿，言语不利，肾风病变日久使得肾体受损，肾用失司，可见肾衰。

（三）饮食失节

过食肥甘厚味或醇酒辛辣之品，日久损伤脾胃，脾胃运化功能失司，病久及肾，如《素问·通评虚实论》云："凡治消瘅、仆击、偏枯、痿厥、气满发逆，肥贵人则高粱之疾也。"指出过食肥甘厚腻，饮食不节，伤及脾胃，可旁及他脏，而发生肾衰，临床常见于消渴病肾病。

（四）药毒伤肾

毒药、峻药用之得当可攻邪气，若使用不当亦可伤正，尤伤肾脏，即"有病病受之，无病身受之"。另外现代药理研究表明马兜铃酸科属中草药可引起肾损害，如关木通、广防己、青木香、马兜铃、朱砂莲、寻骨风、天仙藤等，应避免使用。

（五）失治误治

慢性肾脏病失治误治，治不得法，使得病情迁延，内热伤阴耗气，日久阴阳两虚，久病入络，湿热郁瘀内生，伤及肾络，肾失气化，水湿内停，可见肢体水肿，小便不利，肾失封藏，精微外泄，而成肾衰病。

二、西医发病机制

据近年的相关报道，随着糖尿病患病率在我国的不断增长，糖尿病相关慢性肾脏病已经超过了肾小球肾炎相关慢性肾脏病，成为慢性肾脏病的首要病因。在原发性肾小球肾炎引起的慢性肾衰竭中，以 IgA 肾病最为常见。在西方发达国家，糖尿病肾脏疾病已经成为引起终末期肾病的首要原因。

（一）遗传易感性

慢性肾衰竭有许多单基因和多基因病因。有些疾病从出生或童年时期就开始显现，而有的疾病则通常出现在晚年，例如常染色体显性遗传多囊肾。基因测序技术的进步已允许对尚未在遗传水平上定义的其他遗传性肾脏病候选基因进行定位。

（二）肾实质减少与健存肾单位血流动力学的改变

1986 年，Brenner 等人提出慢性肾衰竭逐步发展的"三高学说"，认为在病变早期残存肾小球就出现血流动力学改变，其特点为肾小球毛细血管内压力增大（高压力）、血流量增加（高灌注）和 GFR 增高（高滤过），可介导肾小球毛细血管一系列损害，导致肾小球硬化，并逐步进展，GFR 不断下降，最终进入终末期肾病。其产生机制主要是残余肾单位的入球小动脉比出球小动脉扩张更加显著。

（三）"毒素"学说

患者血中存在着如尿素、胍类及中分子物质等多种具有高毒性的物质，可以引起周围神经病变、尿毒症脑病、红细胞生成抑制、抗体生成抑制、血小板功能损害、细胞免疫功能低下等。

（四）肾小球微炎症反应

肾小球微炎症反应是在高血压激活内皮细胞后启动的,炎症细胞（包括巨噬细胞和泡沫细胞）激活肾小球系膜细胞增殖。转化生长因子β1、成纤维细胞生长因子、肿瘤坏死因子和干扰素γ刺激肾小球系膜细胞退化,产生过量的细胞外基质,从而导致肾小球系膜扩张。足细胞的拉伸使肾小球基底膜的区域暴露于鲍曼氏囊,并与之形成黏附,从而导致肾小球硬化。

（五）肾间质纤维化

肾小管萎缩、间质纤维化和瘢痕形成与肾小球滤过率、蛋白尿密切相关。各种异常过滤的尿蛋白（包括补体、细胞因子和白蛋白）刺激管状上皮细胞合成炎性产物,包括活性氧和趋化因子。这些物质将炎性细胞吸引到肾间质中,并与间质成纤维细胞相互作用。随着纤维化的发展,受损的肾小管上皮细胞失去其再生能力并经历凋亡,导致肾小管萎缩。

慢性肾衰竭最终常见病理表现为肾小球硬化、肾小管萎缩和间质纤维化。肾小球硬化是由内皮损伤和功能障碍、平滑肌细胞和肾小球系膜细胞的增殖以及足细胞的破坏引起的。进行性肾小球硬化的危险因素包括高血压、高血糖、血脂异常、高尿酸血症和吸烟等。

【临床表现】

慢性肾衰竭临床表现十分复杂,可累及多个系统,各系统病变的严重程度可以不同,因此症状也可轻重不一。

一、消化系统表现

食欲不振、恶心、呕吐和呃逆是慢肾衰常见的早期表现,也是引起营养不良的主要原因。慢性肾衰竭可并发消化性溃疡,甚至出现消化道出血等严重并发症,危及生命。消化道症状与尿素在胃肠道内经尿素酶作用分解产生氨、胃肠道多肽激素代谢异常、血小板功能障碍、凝血机制异常及血管壁硬化等因素有关。

二、血液系统表现

贫血是慢性肾衰竭的常见表现,肾脏是促红细胞生成素的主要来源,由肾间质成纤维细胞产生,可刺激骨髓造血。慢肾衰患者促红细胞生成素生成减少,从而导致骨髓造血功能减退。此外尿毒症毒素使红细胞存活期缩短和铁缺乏症也可加重慢肾衰贫血。慢性肾衰竭患者常伴有出血倾向,一般表现为皮肤、黏膜出血,如皮下瘀斑、鼻出血和牙龈出血,也可以表现为隐性胃肠道血液丢失,还可表现为手术切口渗血,长时间鼻出血和月经量增多,部分源于血小板功能异常所致。

三、心血管系统

慢性肾衰竭心血管系统异常主要表现为动脉粥样硬化、尿毒症性心肌病、尿毒症性心包炎、心力衰竭、心律失常等。除了传统的导致心血管并发症的因素如贫血、高血压、糖代谢异常、脂质代谢紊乱外,还有一些慢性肾衰竭本身的因素如尿毒症毒素潴留、高半胱氨酸血症、微炎症状态、钙磷代谢紊乱、水负荷过度、动静脉内瘘导致的动静脉分流等。慢性肾衰竭患者过早死亡的风险主要源于心血管疾病。

四、神经肌肉系统症状

轻度症状表现有乏力、头痛、注意力不集中、嗜睡、失眠等。进而会有性格轻度改变,记忆力减退,判断错误,反应淡漠及神经肌肉兴奋性增加如肌肉痉挛、抽搐等。尿毒症末期则有惊厥、谵妄、幻觉和昏迷等。慢肾衰晚期常有周围神经病变。

五、骨骼肌肉表现

肾性骨病是慢性肾衰竭导致的钙磷代谢异常(继发性甲状旁腺功能亢进、骨骼成分与结构的改变和血管及软组织钙化),目前学术界称之为慢性肾脏病 - 矿物质和骨异常。早期肾性骨病患者无症状,尤其是轻度慢性肾衰竭,但此时可能存在钙磷代谢紊乱,进一步发展可导致继发性甲状旁腺功能亢进。

六、水、电解质和酸碱平衡紊乱

水、电解质和酸碱平衡紊乱是指慢性肾衰竭患者对水负荷、电解质(钠、钾、钙和磷)和酸碱平衡的调节能力显著降低。当 GFR 降至 $10ml/(min \cdot 1.73m^2)$ 以下,不限制水分摄入,容易出现容量负荷过度,具体可表现为颜面浮肿、四肢水肿,甚至出现胸腔积液、腹腔积液等,从而导致心功能不全;另一方面尿液浓缩、稀释功能减退,若不适当限制水分或合并胃肠道丢失水分,也可以导致脱水。同样,尿毒症患者容易并发代谢性酸中毒、高钾血症、低钾血症、低钙血症、高磷血症等。上述水、电解质和酸碱紊乱,可以直接或间接促进肾功能进展。

七、蛋白质 - 能量营养不良

蛋白质 - 能量营养不良是指由于摄入蛋白质不足、机体需求增加或营养素额外丢失,从而引发能量和 / 或蛋白质供应不能满足机体代谢需求所导致的营养缺乏状态,主要表现为体重下降、肌肉萎缩、皮下脂肪减少等。营养不良是维持性透析患者发病率和病死率的重要预测因子。慢性肾衰竭患者普遍存在营养不良。根据文献报道,16%~70% 的慢性肾衰竭患者存在不同程度的营养不良,其中 23%~76% 的维持性血液透析和 18%~56% 的连续不卧床腹膜透析(CAPD)患者存在蛋白质 - 能量营养不良。

八、其他

此外,慢性肾衰竭患者常有皮肤瘙痒、色素沉着,营养不良,焦虑抑郁等表现。

【实验室及其他辅助检查】

一、尿液检查

蛋白尿为肾脏损害的重要指标,健康成年人每天在尿液中丢失的蛋白质少于 150mg,白蛋白少于 30mg。持续高于这些数值提示肾脏损害。正常尿液在显微镜下每高倍视野中最多有 3 个红细胞和 5 个白细胞。尿沉渣中细胞、管型和晶体的存在可能为潜在的肾脏疾病的病因提供了线索。

二、血液检查

血常规、肝功能、肾功能、离子系列、血气分析等,包括血肌酐、尿素氮、尿酸、磷、钙、甲状旁腺激素、肌酐清除率等。

三、肾动态显像

适合于双肾血流灌注以及肾功能显像,亦适用于肾小球滤过率的测定。肾动态显像简单、无创、安全,对了解分肾功能和尿路梗阻具有独特价值。

四、双肾超声

监测双侧肾脏大小及体积的变化,慢肾衰患者双肾多弥漫性病变,实质变薄,皮髓界限不清。

【诊断与鉴别诊断】

一、诊断要点

（一）中医的辨病要点和辨证要点

参照中华人民共和国国家标准《中医临床诊疗术语疾病部分》(GB/T 16751.1—1997)。慢性肾衰竭是指由肾病日久,致肾气衰竭,气化失司,湿浊尿毒不得下泄,以少尿甚或无尿,或以精神萎靡、面色无华、口有尿味等为常见症状的疾病。慢性肾衰竭辨证首当明辨标本虚实,其次应该具体分析脾胃肝肾具体脏腑定位。临床观察发现:正虚证型常见脾肾阳虚证、气阴两虚证、肝肾阴虚证、阴阳俱虚证。标实诸候常见湿热证、湿浊证、瘀血证、水停证。本虚标实是慢性肾衰竭基本证候特点,常是本虚证与标实证或数证同时存在。慢性肾衰竭病情迁延或治不得法,可出现吐血、便血、真心痛、厥症等急症,甚至可危及生命。

（二）西医诊断要点

参照美国肾脏基金会 2012 年修订的 KDOQI 慢性肾脏病的临床实践指南,慢性肾脏病定义如下:

1. 肾损伤≥3 个月,有或无 GFR 降低。肾损害系指肾脏结构和功能异常,表现为下列之一:

（1）肾脏形态学和 / 或病理异常。

（2）具备肾脏损伤指标,包括血、尿成分异常或肾脏影学检查异常。

2. GFR<60ml/($min \cdot 1.73m^2$),≥3 个月,有或无肾脏损害表现。

注:仅 GFR 在 60~90ml/($min \cdot 1.73m^2$) 一项不诊断 CKD,因此在正常老龄、婴儿、素食者、单侧肾等均可引起肾脏灌注下降。

慢性肾衰竭诊断标准为符合表 5-18-1 中的 CKD3~5 期标准,并可见以下情况:

1. 病史　有慢性肾脏病或可能影响到肾脏的全身疾病的病史。

2. 症状　可以出现身倦乏力、纳差、厌食、恶心、呕吐、多尿或少尿、夜尿多、皮肤瘙痒、抽搐,甚则昏迷、胸闷憋气、口中有尿味(症状程度、多少因人而异)。

3. 体征　不同程度血压升高、心动过速或过缓;不同程度的水肿、贫血貌,不同程度心脏杂音、心界扩大,或闻及心包摩擦音等。

表 5-18-1　慢性肾脏病分期

分期	描述	GFR[ml/(min·1.73m²)]
CKD1	肾损伤 GFR 正常或升高	≥90
CKD2	肾损伤 GFR 轻度降低	60~89
CKD3	GFR 中度降低	30~59
CKD4	GFR 严重降低	15~29
CKD5	肾衰竭	<15 或透析

4. 实验室检查　血红蛋白降低,血肌酐升高,GFR 下降,高磷血症,低钙血症,全段甲状旁腺激素浓度升高,肾脏超声常见双肾缩小。

二、鉴别诊断

本病应与急性肾衰竭鉴别。

1. 病史　以往有无肾脏病或影响到肾脏的全身疾病史;或是有无导致急性肾衰的肾前性、肾性或肾后性因素。

2. 慢性肾衰竭的临床线索　夜尿增多,贫血,血小板正常,低钙、高磷,全段甲状旁腺激素升高等。

3. 肾脏大小　慢性肾衰竭一般双肾缩小,急性肾衰竭往往肾脏正常或稍大。

【治疗】

一、中医治疗

(一)治疗原则

肾衰病病情稳定期,应治本为主,兼以治标,标本兼顾;病情急变期,应该治标为主,兼以治本,明确标本虚实缓急,注意处理好治本与治标的关系。具体治法应重视和胃泄浊、培补肾元治法。

1. 和胃泄浊　肾衰病肾元虚衰,湿浊邪毒内停,应重视和胃泄浊解毒治法,药物常用生黄芪、当归、川芎、丹参、炒麦芽、大黄、土茯苓、萆薢等。通过益气养血、健脾和胃,以后天养先天;通过泄浊解毒,以祛邪复正。即所谓"护胃气即所以护肾元""泄浊毒即所以保肾元"。

2. 培补肾元　肾衰病肾阴虚出现最早,后期阴损及阳,出现阴阳两虚,晚期形成邪盛正衰局面,因此需重视培补肾元,常用张炳厚教授补肾八法,分别为缓补法、峻补法、清补法、温补法、通补法、涩补法、阴阳双补法、间接补法。

3. 治水五法　水肿是肾衰病最常见的症状之一,临床治疗不可囿于利水消肿,当重视补气、祛风、解毒、理气、活血治法的运用,即所谓"治水需祛风,风去水自清;治水需解毒,毒去水易除;治水需理气,气行水不聚;治水需活血,血行水自解;治水需补气,气足水易去"。

(二)辨证施治

(1)脾肾阳虚证

临床表现:神疲乏力,面色苍白无华,体倦懒言,畏寒肢冷,头晕心悸,腰膝冷痛,腹胀喜暖,恶心呕吐清水,大便稀溏,嗜卧,夜尿频多,小便清长,爪甲色淡,舌胖大,舌质淡暗,舌苔白腻,或灰腻,脉沉细无力。

治法:健脾温肾。

主方:香砂六君子汤(《古今名医方论》)合真武汤(《伤寒论》)加减。

参考处方:木香 10g,砂仁 6g,陈皮 10g,半夏 9g,党参 15g,炒白术 15g,茯苓 30g,炙甘草 6g,炮附子 9g,生姜 10g。

方中党参、炒白术、茯苓、炙甘草健脾益气,木香、砂仁、陈皮、半夏和胃理气、燥湿化痰,炮附子、生姜、茯苓温阳利水,二方合用脾肾双补,利水化饮。

临床应用:若畏寒肢冷,恶心,呕吐清涎,大便不通者,可配合大黄附子汤加味;阳虚突出,畏寒,男子阳痿,妇女带下清稀,治当补肾壮阳,方可用五子衍宗丸,药可加用菟丝子、沙苑子、枸杞子、仙茅、淫羊藿、鹿茸片、露蜂房等。

(2)气阴两虚证

临床表现:乏力气短,动则加重,口干不欲饮,腰膝酸痛,面色萎黄少华,头晕头痛,尿黄便干,舌红,苔薄黄,脉弦细。

治法:益气养阴。

主方:参芪地黄汤(《沈氏尊生书》)加减。

参考处方:党参 15g,生黄芪 30g,生地黄 20g,麦冬 15g,山药 30g,牡丹皮 15g,山萸肉 15g。

方中党参、生黄芪健脾益气,生地黄、麦冬、山药、山萸肉养阴生津,牡丹皮凉血清热,共奏气阴双补之功。

临床应用:兼脾虚湿停、脘腹胀满、食欲不振者,可加用苍术、厚朴、苏叶、藿香、佩兰等;兼脘腹胀痛、泄泻者,可加用苍术、白术、黄连、砂仁等;面色萎黄,身倦乏力突出者,加生晒参另煎兑服;气短、胸闷、心慌,气虚症状突出者,方可用生脉散或用升陷汤。

(3)肝肾阴虚证

临床表现:神疲乏力,口燥咽干,双目干涩,乏力体倦,头晕心悸,腰膝酸软,五心烦热,皮肤瘙痒,或小腿抽筋,爪甲色淡,舌暗红,舌体瘦,苔薄黄腻,脉沉细或数。

治法:滋补肝肾。

主方:六味地黄丸(《小儿药证直诀》)加减。

参考处方:熟地黄 30g,山药 15g,山萸肉 15g,牡丹皮 12g,土茯苓 30g,土大黄 30g。

熟地黄、山药、山萸肉滋阴补肾,牡丹皮凉血清热,土茯苓、土大黄利湿泄浊解毒。

临床应用:若小便泡沫较多,加覆盆子、菟丝子、莲子、莲须益肾固精;若兼有尿频、尿急、尿痛,加瞿麦、萹蓄、滑石、蒲公英、鱼腥草、草河车加强清热利湿之功;若腰以上肿或眼睑水肿,加用炙麻黄、苏叶、杏仁等,提壶揭盖,加强利水之功。

(4)阴阳两虚证

临床表现:神疲乏力,表情淡漠,面色黧黑,头晕耳鸣,视物模糊,心悸气短,咽干口燥,口中尿味,腰膝酸冷,手足心热而手足背寒,自汗盗汗,夜尿频多,大便时干时稀,爪甲色淡,舌体胖大,暗淡有齿痕,舌苔黄腻,或白腻,或灰腻,脉沉细。

治法:阴阳双补。

主方:济生肾气丸(《济生方》)加减。

参考处方:桂枝 9g,炮附子 9g,熟地黄 30g,山萸肉 30g,山药 15g,茯苓 30g,泽兰 15g,怀牛膝 15g、车前子 15g。

桂枝、炮附子温阳散寒,熟地黄、山萸肉、山药滋阴补肾,茯苓、泽兰利水消肿,怀牛膝强腰补肾,车前子利湿通淋。

临床应用:兼脾虚湿停、脘腹胀满、食欲不振者,可加用苍术、厚朴、苏叶、藿香、佩兰等;兼脘腹胀痛、泄泻者,可加用苍术、白术、干姜、黄连、砂仁等;阳虚水饮内停,呕吐痰涎、清水,背寒,或水肿者,可配用五苓散,可加用猪苓、桂枝、白术、冬瓜皮、玉米须、石韦、土茯苓等。

（5）湿浊证

临床表现:食欲减退,恶心欲吐,口中黏腻,甚或口中尿臭,皮肤瘙痒。

治法:利湿化浊。

主方:二陈汤(《太平惠民和剂局方》)合济生橘皮竹茹汤(《济生方》)加减。

参考处方:法半夏 9g、陈皮 9g、茯苓 15g、炙甘草 6g、竹茹 10g、枇杷叶 15g、土茯苓 30g、土大黄 30g。

半夏、陈皮、茯苓理气燥湿化痰,竹茹、枇杷叶和胃化浊止呕,炙甘草护胃气,土茯苓、土大黄利湿泄浊解毒。

临床应用:兼气滞湿阻者,当重视疏肝理气,可加用枳壳、苏梗、香橼、佛手等;湿浊痰火相兼,心胸烦闷,脘腹痞满,口干黏腻,舌红苔腻而黄,脉象滑数者,方可用温胆汤加味;寒热错杂,心下痞满,呕恶,舌苔黄白相间者,治当辛开苦降,方可用半夏泻心汤、连苏饮化裁;食谷则呕者,可用吴茱萸汤温中散寒,降逆止呕。

（6）湿热证

临床表现:头晕沉重,脘腹痞闷,四肢沉重,口中黏腻,大便不爽,小便黄赤,舌偏红,舌苔黄腻,脉滑数或濡数。

治法:清热利湿。

主方:三仁汤(《温病条辨》)加减。

参考处方:生薏苡仁 30g、杏仁 10g、白蔻仁 10g、通草 6g、淡竹叶 10g、茯苓 30g、半夏 9g、厚朴 15g、滑石 15g。

生薏苡仁、通草、淡竹叶、滑石清热利湿,白蔻仁化湿止呕,苦杏仁宣通肺气,半夏、厚朴燥湿化痰,行气除满。

临床应用:湿热阻于膜原,见恶寒发热、头身疼痛、胸脘痞闷、舌苔白如积粉者,可用柴胡达原饮加味;若脾虚湿热,脘腹胀满,食欲不振,口渴不欲饮,恶心,四肢沉重,头晕头沉,舌苔白腻,脉象濡缓者,治当化湿醒脾,可加用苍术、白术、茯苓、陈皮、藿香、佩兰、菖蒲、草果、苏梗等。

（7）瘀血证

临床表现:胸痛,或有肢体麻木疼痛,或有半身不遂,肌肤甲错,舌质暗淡,或暗红,脉细涩。

治法:活血化瘀。

主方:桃红四物汤(《医宗金鉴》)加减。

参考处方:桃仁 10g、红花 10g、当归 15g、川芎 12g、赤芍 10g、生地黄 10g。

桃仁、红花、川芎、赤芍活血化瘀,当归、生地黄养血活血。

临床应用:气虚突出,乏力体倦者,治当益气活血,方可用补阳还五汤;气滞血瘀者,当行气活血,可加用柴胡、枳壳、郁金等;兼痰湿阻滞、肢体沉重、口中黏腻者,治当重视化痰活血,药可加僵蚕、清半夏、瓜蒌等;久病入络,或见肢体麻木、疼痛者,可加用地龙、全蝎、蜈蚣等虫类药。

（8）水停证

临床表现:面目及肢体浮肿,或小便量少,四肢沉重,舌体胖大有齿痕,苔水滑,脉弦滑或沉。

治法:利水消肿。

主方:五苓散(《伤寒论》)加减。

参考处方:猪苓 30g,泽兰 30g,茯苓 30g,白术 30g,桂枝 10g。

猪苓、泽兰、茯苓利水消肿,白术健脾益气,桂枝温阳化气。

临床应用:如遇肿甚者加车前子、冬瓜皮、茯苓皮;若胸闷气喘,咳逆倚息不得平卧者,可加用葶苈子、车前子等,泻肺利水;若畏寒肢冷、背寒,或脘腹冷凉、痞满者,可加用桂枝、肉桂、生姜等温阳散寒;若腹胀甚、恶心、呕吐清水者,可加重行气药用量,或加用炒莱菔子、大腹皮、木香、槟榔、砂仁等。

（9）风动证

临床表现:肢体抽搐,甚则角弓反张,或手足震颤,小腿抽筋,全身骨骼酸痛、乏力,舌淡,脉细弱,或弦细。

治法:解痉息风。

主方:三甲复脉汤(《温病条辨》)加减。

参考处方:生地黄 15g,白芍 30g,麦冬 15g,阿胶(烊化)10g,炙甘草 10g,龟甲(先煎)30g,牡蛎(先煎)30g,鳖甲(先煎)30g。

生地黄、白芍、麦冬、阿胶滋阴养血,芍药、甘草缓急解痉,龟甲、牡蛎、鳖甲滋阴潜阳息风。

临床应用:肢体畏寒,骨骼疼痛者,可加入桂枝、桑枝、鸡血藤等,温经通络。

（10）动血证

临床表现:牙龈出血,皮下紫癜,呕血,咳血,吐血,便血。

治法:凉血宁血。

主方:犀角地黄汤(《温病条辨》)加减。

参考处方:水牛角 30g,生地黄 15g,赤芍 15g,牡丹皮 15g,三七粉(冲服)3g。

临床应用:今用水牛角代替犀角,适用于慢肾衰晚期浊毒内留、毒邪伤血的证候,"入血尤恐耗血动血,直须凉血散血",所以可用生地黄、赤芍、牡丹皮、三七粉等凉血、活血、止血之品。若表现为呕血者,需胃肠减压,可用云南白药止血;若为皮下出血,可加用紫草、茜草根。咳血加桑叶、桑白皮;尿血加白茅根、生地榆、大小蓟等。

（11）窍闭证

临床表现:表情淡漠,或躁扰不宁,嗜睡,甚则意识模糊,昏不知人,神昏谵语。

治法:化浊醒神。

主方:菖蒲郁金汤(《温病全书》)加减。

参考处方:石菖蒲 10g,郁金 10g,藿香 10g,佩兰 10g。

临床应用:本方由石菖蒲、郁金组成,湿浊之邪,蒙闭清窍,可表现为神志异常。治当除湿浊,泄下解毒,醒脑开窍。药用石菖蒲、郁金可化湿醒神,藿香、佩兰、荷叶可醒脾化湿、升发清阳。临床除可以积极采取血液透析疗法外,也可给予清开灵、醒脑静注射液静点。

（三）其他治法

中药灌肠治疗：以大黄为主的中药灌肠对肾衰病有较好的疗效。灌肠方常用大黄 30g，煅牡蛎 30g，蒲公英 30g，丹参 30g，浓煎至 200ml，行保留灌肠，每日 1~2 次，以排便 2~3 次为宜。亦可采用中药结肠透析机等设备进行治疗。

二、西医治疗

（一）生活方式的改变

吸烟者应该戒烟，肥胖者应该减轻体重，可以有效减少蛋白尿。

（二）饮食治疗

饮食治疗是慢性肾衰竭患者保守治疗中最重要的措施之一，主要指限制饮食中蛋白质和磷的摄入，保证足够的热量。在低蛋白、低磷饮食的基础上，合并使用 α- 酮酸治疗，使营养疗法的效果显著提高。α- 酮酸疗法的主要机制包括：①与氨基生成必需氨基酸，有助于尿素的再利用；②含有钙盐，对纠正钙磷代谢紊乱、减轻继发性甲状旁腺功能亢进均有一定疗效。

（三）维持水电解质和酸碱平衡

根据血压、体重、水肿和尿量调节水分和钠盐的摄入，根据需要应用襻利尿剂，同时应防止因过度利尿、呕吐、腹泻等原因引起肾功能急剧恶化。代谢性酸中毒是慢性肾衰竭的常见表现，通常给予碳酸氢钠片口服纠酸，严重者应静脉滴注碳酸氢钠注射液，根据血气分析调整用药剂量。

（四）控制血压

慢性肾衰竭患者的血压控制目标为 <140/90mmHg，对于血肌酐 >265μmol/L（3.0mg/dl）的中、晚期慢性肾衰患者不建议使用 ACEI 或 ARB 降压药物，以免引起肾功能急性进展及高钾血症，可使用钙通道阻滞药（CCB）、噻嗪类或襻利尿剂、β 受体阻滞剂等降压药物。

（五）控制血脂

基于多项针对非透析的慢性肾脏病人群的临床研究证实，他汀类药物可降低慢性肾脏病患者心血管事件和心血管死亡风险。基于中国成人血脂异常防治指南，糖尿病肾脏病患者的 LDL-C 目标值为 <2.6mmol/L，对于有动脉粥样硬化心脏病患者考虑降至 <1.8mmol/L。

（六）控制肾衰竭并发症

针对肾性贫血，可予叶酸片、琥珀酸亚铁片口服补充造血原料，促红细胞生成素皮下注射促进骨髓造血，或口服罗沙司他纠正贫血；针对钙磷代谢紊乱及继发性甲状旁腺功能亢进，可予碳酸钙片口服补钙，碳酸钙餐中嚼服或碳酸镧或碳酸司维拉姆口服降磷，骨化三醇胶囊口服降低全段甲状旁腺激素水平。

（七）肾脏替代治疗

血液净化治疗，包括血液透析、血液滤过等；腹膜透析治疗；肾移植治疗。

三、中西医结合治疗

慢性肾衰竭的协同治疗分为三个阶段。

第一阶段为慢性肾衰竭的预防，加强对重点人群，如糖尿病、高血压、高尿酸血症、慢性肾炎患者健康教育，采取健康的生活方式包括饮食治疗、运动、戒酒、戒烟、控制体重，同时服用中药,避免肾脏病的发生。

第二阶段为慢性肾衰竭早期治疗,积极控制血糖、血压,同时中医辨证论治,可采用本虚定证型、标实定证候,在益气化瘀散结基础上,重视泄浊解毒治法,延缓肾功能进展,改善生活质量。

第三阶段对于终末期肾脏病患者肾脏替代治疗,包括血液透析、腹膜透析和肾脏移植等。中医治疗改善患者生存质量,减少透析相关并发症的发生。

中医药治疗慢性肾脏病除中药组方外,对于单味中药也有较多研究,如黄芪、大黄、三棱、莪术、冬虫夏草等在治疗慢性肾衰竭方面都显示出较好疗效,并积累了一定的循证医学证据。黄芪对慢性肾衰竭有延缓进展作用,对缺血性的肾脏病具有保护作用,通过抗氧化、清除自由基、减少尿白蛋白排泄、促肝脏合成白蛋白等作用,以达到保护肾脏作用。大黄能调节机体的代谢、促进代谢产物的排泄进而延缓慢性肾衰竭的进展。肾纤维化是几乎所有肾脏疾病进展到终末期肾衰竭的共同通路,中药三棱、莪术破血祛瘀,可减轻肾脏纤维化。冬虫夏草及其制剂对于多种慢性肾脏疾病具有较好的降低蛋白尿、改善肾功能、延缓疾病进展的作用。此外,冬虫夏草可以提高患者免疫力,能够有效地防治慢性肾脏病患者反复的机体感染。

【调护】

1. 饮食护理　优质低蛋白饮食、低盐、低脂、低磷饮食。
2. 生活护理　适当休息,慎起居,避风寒。
3. 情志护理　保持心情舒畅,避免烦躁、焦虑等不良情绪。

(赵文景　申子龙)

第十九节　血液净化并发症

血液净化一词,源于英文"blood purification",其概念是从血液透析(hemodialysis, HD)发展而来的,血液透析已有明确的定义,即把患者血液引出体外并通过一种净化装置,除去其中某些致病物质,净化血液,达到治疗疾病的目的,血液透析已经有150多年的历史。有学者把类似于血液透析治疗的过程,称为"血液净化"。按照血液净化的方式,可将其分为体外血液净化和体内血液净化,体外血液净化是利用弥散、对流、吸附和置换的原理以达到清除体内毒素并补充机体所需物质的治疗方法,包括血液透析、血液滤过、血液透析滤过、单纯超滤、血液灌流、血浆置换、免疫吸附、连续性肾脏替代治疗等。体内血液净化是利用自体的半透膜实现体液与透析液的溶质交换,包括腹膜透析和结肠透析。在肾脏病领域,血液透析和腹膜透析是终末期肾脏病最常用的肾脏替代治疗方法,因此,本专题重点讨论血液透析和腹膜透析并发症的中医药治疗问题。

一、血液透析的基本原理与适应证、禁忌证

(一)血液透析的基本原理

根据膜平衡原理,半透膜两侧液体各自所含溶质浓度的梯度差及其所形成的不同渗透浓度,可使某溶质从浓度高的一侧通过平衡膜向浓度低的一侧移动(弥散作用),而水分则

从渗透浓度低的一侧移向渗透浓度高的一侧(渗透作用)。此外,在透析器内流动的血液具有一定的压力,其血流压力较透析液侧的压力高,血液内能通过透析膜的溶质与水分向透析液侧单向性渗透(对流作用),但这一对流作用相对缓慢。若在透析液一侧增加负压,扩大跨膜的压力差,则可显著增加体内水分的排出(超滤作用),以清除体内过多的水分。血液透析过程就是血液中各种溶质和多余的水分透过半透膜进行交换或排除,使机体的内环境接近正常的过程,从而达到治疗的目的。

(二)血液透析的适应证

1. 终末期肾脏病　透析指征:非糖尿病肾脏疾病 eGFR <10ml/(min·1.73m^2);糖尿病肾脏疾病 eGFR <15ml/(min·1.73m^2)。

当有下列情况时,可酌情提前开始透析治疗:严重并发症,经药物治疗等不能有效控制者,如容量过多包括急性心力衰竭、顽固性高血压;高钾血症;代谢性酸中毒;高磷血症;贫血;体重明显下降和营养状态恶化等。

2. 急性肾损伤。

3. 药物或毒物中毒。

4. 严重水、电解质和酸碱平衡紊乱。

5. 其他　如严重高热、低体温等。

(三)血液透析的禁忌证

血液透析无绝对禁忌证,但下列情况应慎用:①颅内出血或颅内压增高。②药物难以纠正的严重休克。③严重心肌病变并有难治性心力衰竭。④活动性出血。⑤精神障碍不能配合血液透析治疗。

二、腹膜透析的基本原理与适应证、禁忌证

腹膜透析与血液透析相比,腹膜透析具有对免疫系统的干扰相对少、失血少、透析低血压发生率低、发生血源性传染病的机会少、对残余肾功能的保护亦优于血液透析、可在家中进行透析等特点,近年来接受腹膜透析的患者不断增多。

(一)腹膜透析的基本原理

腹膜透析是利用患者自身腹膜的半透膜特性,通过弥散和对流的原理,规律、定时地向腹腔内灌入透析液并将废液排出体外,以清除体内潴留的代谢产物、纠正电解质和酸碱失衡、超滤过多水分的肾脏替代治疗方法。

(二)腹膜透析的适应证

1. 终末期肾脏病　透析指征:肌酐清除率(Ccr)或估算的肾小球滤过率(eGFR)小于10~15ml/min;糖尿病患者 Ccr 或 eGFR≤15ml/min;尿毒症症状明显者,即使没有达到上述数值,也可考虑开始进行腹膜透析治疗;如出现药物难以纠正的急性左心衰、代谢性酸中毒或严重电解质紊乱,应提早开始透析。

2. 急性肾衰竭或急性肾损伤　如何选择腹膜透析的时机、方式及透析剂量,应根据患者的临床状态与生化指标综合考虑。

3. 急性药物与毒物中毒。

4. 水电解质和酸碱平衡失调　对内科无法纠正的水电解质和酸碱平衡失调时,可选择腹膜透析。

5. 内科或药物治疗难以纠正的下列情况　充血性心力衰竭;急性重症胰腺炎;严重高

胆红素血症;高尿酸血症等。

（三）腹膜透析的禁忌证

1. 绝对禁忌证　腹膜广泛粘连或纤维化;腹部或腹膜后手术导致严重腹膜缺损;外科无法修补的疝等。

2. 相对禁忌证　腹部手术 3 天内,腹腔置有外科引流管;腹腔有局限性炎性病灶;肠梗阻;腹部疝未修补;严重炎症性或缺血性肠病;晚期妊娠、腹内巨大肿瘤及巨大多囊肾;严重肺功能不全;严重腹部皮肤感染;长期蛋白质及热量摄入不足所致严重营养不良者;严重高分解代谢者;硬化性腹膜炎;不合作或精神病患者;过度肥胖等。

三、血液透析急性并发症的中医治疗

血液透析急性并发症包括两大方面,一是与血液透析相关的急性心脑血管并发症,如心脏骤停、急性心衰、心律失常、透析中高血压、急性脑血管病等,这类急性并发症的中医治疗,可根据中医内科学、中医急症学中有关章节的内容进行辨证论治,积极采用中西医结合的方法进行救治和后期的康复治疗。二是与血液透析治疗密切相关的,发生于血液透析治疗过程中的急性并发症,包括:①血管通路急性并发症如自体动静脉内瘘和移植血管内瘘出血、感染、急性血栓形成、窃血综合征、血管狭窄、肿胀手综合征、高输出量性心力衰竭、穿刺导致的出血和血肿等,中心静脉留置导管感染、血栓形成、导管脱落等。②透析器相关的急性并发症,常见的有透析器反应,既往又称为"首次使用综合征",临床又分为 A 型反应（过敏反应）和 B 型反应（原因不明,可能与补体激活有关）,透析器破膜等。③透析治疗有关的急性并发症,常见的有透析中低血压、透析中高血压、肌肉痉挛、失衡综合征、发热寒战、恶心呕吐、头痛、胸背痛、瘙痒、体外循环凝血、空气栓塞、溶血等,以下介绍常见急性并发症及其中医药治疗。

（一）失衡综合征

是指发生于透析中或者透析结束后不久（一般在 24 小时内）出现的以脑电图特征性改变,以神经系统症状为主的综合征,轻者表现为头痛、恶心、呕吐、烦躁,严重者出现抽搐、意识障碍、癫痫样发作,甚至昏迷、死亡。其发病机制是由于血液透析快速清除溶质和纠正酸中毒,血液溶质浓度快速下降,由于血脑屏障的存在,导致血液与脑组织液间的渗透压差增大,水向脑组织转移以及脑脊液 pH 值改变,导致脑水肿和脑脊液压力升高。多发生于首次透析,或透析前血肌酐和血尿素氮过高,或透析间隔时间过长,但在任何一次透析过程中均可以发生。其中医病机多为浊阴上逆或痰浊（痰湿）中阻,重者可见痰浊蒙蔽清窍。浊阴上逆者可用五苓散加减,痰浊（痰湿）中阻者可用温胆汤、涤痰汤等加减,痰浊蒙蔽清窍者可用安宫牛黄丸、至宝丹,或醒脑静注射液治疗。此外,失衡综合征还存在有肝阳上亢、肝血亏虚、肾精不足所致者,可分别治以平肝潜阳、养血息风、补肾填精等。总之,具体可参照中医内科学中"眩晕""头痛""呕吐""痉证"等进行辨治。

（二）透析中低血压

透析中低血压是指透析中收缩压下降 >20mmHg,或平均动脉压下降 >10mmHg,并伴有临床低血压症状的并发症,患者可以出现头昏、眩晕、烦躁、焦虑、面色苍白、打哈欠、恶心、呕吐、胸闷、心率增快、腹部不适、冷汗,严重者可有呼吸困难、黑蒙、肌肉痉挛,甚至一过性意识丧失。低血压是血液透析中常见的急性并发症,发生率为 20%~30%,尤其好发于老年人、糖尿病或有心血管疾病的患者。其发病机制主要与超滤速度过快、设定的干体重过低、透析机超滤故障或透析液钠浓度偏低、血管收缩功能障碍、心脏舒张功能障碍等相关，属于中医"厥脱证"的范畴，其基本病机为"气随津（液）脱"，中医防治以"益气养阴""回阳固脱"为原则，生脉制剂是最为常用的治疗透析中低血压的中药，包括生脉胶囊、生脉口服液、生脉散基础上制成注射液品种如生脉注射液、参麦注射液以及参附注射液等，也有报道黄芪制剂也有一定的疗效。在中医非药物防治方面，灸疗以及灸药结合（灸疗配合生脉制剂）可以防治透析中低血压，根据血液净化中心环境要求，采用无烟灸法（如无烟的纸管贴穴灸疗器），选取足三里、三阴交（两穴左右交替选用）及关元，于每次透析开始时施灸，每次 2~3 穴，每穴1~2 壮，以患者有持续温热感，局部皮肤潮红为度，每周治疗 2~3 次，4 周为一个疗程，或在此基础上配合口服生脉胶囊。耳穴疗法和针刺疗法也可防治透析中低血压，如耳穴压豆选取心、肾上腺、低血压耳穴敏感点，采用王不留行子贴压法；毫针针刺疗法选取百会、关元、内关、足三里、三阴交等穴，在透析开始前半小时施针，平补平泻，留针 30 分钟。

（三）透析中高血压

透析中高血压是指透析过程中平均动脉压较透析前升高超过 15mmHg。其发病机制主要与透析中血管活性物质的变化如肾素 - 血管紧张素 - 醛固酮系统（RAAS）激活、交感神经系统活化、血管活性物质分泌过多等，透析中血流动力学异常以及降压药物的清除等有关。中医根据其头痛、眩晕等临床表现，将其归属于"眩晕""头痛"等疾病的范畴，其病机以肝阳上亢为主，但亦可见到痰湿中阻致清阳不升，浊阴不降者，可参照中医内科学"眩晕""头痛"等辨证用药。中医针灸、推拿等非药物疗法防治透析中高血压具有一定的作用，如选取耳穴心、肝、肾、神门、降压沟 5 个穴位，用王不留行子贴压在所取耳穴上，用适当的指力每穴按压 1~2 分钟，使之产生酸、麻、胀、痛、热感，刺激强度以患者能耐受为度，具有防治作用。也可采用推拿按摩方法，用拇、食指拿捏风池，再用拇指按揉缺盆、肩井、天宗、太阳、曲池、合谷等穴，每穴 1~2 分钟。以上两种方法，均可在透析过程中应用有助于降血压。

（四）肌肉痉挛

肌肉痉挛是血液透析患者的常见并发症之一，在血液透析治疗过程中及透析间期均可发生，其发病率可达 20%。临床常以肌肉突发性强直收缩为主要表现，且疼痛较剧烈，可持续几秒，甚至数分钟，痉挛部位以双下肢肌肉最为高发，手部、上肢和腹部肌肉亦可受累，部分患者可自行缓解，部分患者则需要通过物理治疗、药物治疗甚至停止血液透析方可恢复。血液透析相关性肌肉痉挛的病理生理学机制尚未完全明确，其发生可能与细胞外液体积减小和低血压、低钠血症和低渗透压、组织缺氧、钙磷代谢紊乱、低镁血症、肉碱缺乏、血清瘦素水平升高等相关。肌肉痉挛属于中医学"转筋""筋痹""偏枯"等范畴，本病多因机体内津液大量脱失，导致筋脉失荣，或造成阴阳气血难以调和，气不养络，血不荣筋，致使筋脉失于濡养而发病。若以阴血不足、血不荣筋为主，当以滋阴养血，缓急止痛，芍药甘草汤最为常用，其预防透析中肌肉痉挛的疗效肯定；若阴损及阳，可配合附子理中汤。在缓解痉挛症状方面，中医针刺、推拿的非药物疗法常可迅速取效，如下肢痉挛选风市、阳陵泉、阴陵泉、丰隆，腹部痉挛选中脘、气海、关元、膻中，面部痉挛选百会、太阳、四白、印堂、合谷、攒竹，上肢痉挛选曲池、手三里、内关、神门，均选用毫针针刺，每 5 分钟行针 1 次，留针 20 分钟。最简便的缓解肌肉痉挛的方法是穴位按摩，如下肢腓肠肌痉挛者选穴委中、承山，取患肢穴位施术，以点按法按摩，力度由小逐渐变大，再由大变小，以能耐受为度，待小腿肌肉逐渐松弛，痉挛症状缓解后，再以拍打手法放松小腿至足底。足部小肌群或脚趾痉挛为主者选取太冲、涌泉，在患肢取穴，以左右两手拇指以点按法同时按摩太冲及涌泉两个穴位，点按 3~5 遍，待痉挛好转后,再用常规拿捏手法按摩放松局部肢体。手指痉挛者选合谷、内关、手三里,腹部痉挛者可选中脘、内关穴,均施以点按法。

（五）其他

对于血管通路相关的急性并发症的中医防治,临床上常应用活血化瘀中药如桃仁、红花、乳香、没药、三七、丹参、川芎、桂枝等组方,通过外治方法如贴敷、熏洗、浸泡等方法,预防动静脉内瘘血栓形成;内瘘穿刺后血肿、肿胀手综合征等可采用中药芒硝外敷治疗。

血液透析相关的发热寒战,一般指除外感染,由于透析管路和透析器等复用不规范、透析液污染等导致热原反应而引起的发热,常常伴有寒战,可以参考中医"外感发热"和"内伤发热"进行辨治。

四、腹膜透析相关并发症的中医治疗

腹膜透析治疗相关并发症主要包括感染性并发症和非感染性并发症,也有学者将腹膜透析治疗相关的并发症分为腹膜透析导管相关并发症和腹膜透析非导管相关并发症。其并发症主要有腹膜炎、导管相关感染（导管出口处和隧道感染）等感染性并发症,导管脱出,导管堵塞、移位等导致的导管功能障碍以及腹膜透析机械性并发症如疝（脐疝、切口疝、直接或间接腹股沟疝、管周疝等）、透析液渗漏（管周和腹壁渗漏、胸腔积液、生殖器水肿等）,糖、脂质代谢异常和电解质紊乱以及腹膜衰竭等。

（一）腹膜炎

是腹膜透析的严重并发症,是导致腹膜透析患者死亡和腹膜透析技术失败的重要原因,临床表现常见为腹痛、腹胀、发热或伴寒战、恶心、呕吐、腹膜透析液浑浊、腹膜透析超滤异常减少等。其中医病机特点可概括为湿、热、瘀、毒,治疗以化湿、清热、解毒、活血为主要治法。对于脾湿内蕴为主者,用平胃散加减治疗,湿热蕴毒者以黄连解毒汤加减,硬化性腹膜炎属于瘀血内结者用桃红四物汤加减,有研究表明加用清腑降浊类中药口服,或在辨证内服中药的同时,配合芒硝外敷治疗,可以提高疗效,亦可减少弥漫性腹膜炎手术治疗后的并发症,促进胃肠功能的恢复。许多学者认为,中药可以提高机体抵抗力,协同抗感染,减少腹膜透析相关腹膜炎的发生,辅助抗生素控制腹膜炎,在临床和实验研究中,将中药注射液如黄芪注射液、麦冬注射液、穿琥宁注射液、川芎嗪注射液等加入腹透液中,以防治腹膜炎,但也有不同的观点,其认为尽管以上方法有理论和实验研究结果的支持,但有关中药注射剂的腹膜生物安全性仍缺乏足够的临床证据支持,应持谨慎态度。

（二）导管出口处和隧道感染

中医认为多属于热毒为患,可配合清热解毒中药内服和外用,内服中药如金银花、野菊花、蒲公英、紫花地丁、黄芩、生甘草等,外用如金黄膏等,尤其中医外用药具有简、便、廉、验的特点,针对性强而副作用少,有较好的推广应用价值。

（三）腹膜功能衰竭

近年来研究表明,中医药在防治腹膜透析患者腹膜纤维化、改善腹膜功能、防治腹膜功能衰竭方面显示出良好的应用前景。干预方法主要有两类,一是腹透液中加入中药制剂,以益气活血类中药如黄芪、丹参、川芎、三七等为主,多选用其注射液或单体有效成分,如黄芪注射液、丹参注射液、川芎嗪注射液、三七总苷、葛根素、丹参酮等。另一类是中药复方内服,多从健脾益肾、活血祛瘀、化湿降浊、软坚消癥立法。研究表明,中药可以保护腹膜间皮细胞的结构和功能,抑制转分化生长因子 β_1、结缔组织生长因子、血管内皮生长因子等纤维化生长因子的表达,以影响腹膜间皮细胞外基质的聚集和降解,抑制炎症反应和增强腹膜防御能力。

此外,有关腹膜透析机械性并发症如疝、胸腔积液、生殖器水肿等可以参照中医"疝气""水饮""水肿"等辨证论治。

五、透析患者远期并发症的中医治疗

透析患者的远期并发症,有学者称之为慢性并发症,目前认为透析患者的远期并发症可以发生于全身各个系统,既包括器质性病变,又包括功能性、代谢性、社会心理等问题。因此,为解决这一系列的复杂问题,近年来,有关透析患者的综合康复理念备受关注,中医药在该领域的运用也面临新的挑战和机遇。以下仅就透析患者常见的远期并发症的中医治疗进行介绍。

(一)贫血

尽管由于以人工重组促红细胞生成素(EPO)为代表的红细胞生成刺激剂(ESA)和静脉铁剂的广泛应用,透析患者贫血的改善和治疗达标率显著提高,但由于促红细胞生成素抵抗或低反应性等问题,仍有近 1/3 的患者贫血治疗不能达标。目前多认为透析患者的贫血属于中医"虚劳"中"血虚"的范畴,责之于肾虚精亏,精不化血,或脾胃虚弱,气血生化不足,强调脾肾兼顾,气血双补,多从健脾益肾、补气养血入手,常选用当归补血汤、八珍汤、六味地黄丸等经典名方加减,此外,湿浊、瘀血等邪实证候不可忽视,湿浊中阻,脾胃失健则运化无力,瘀血内停则新血不生,可在健脾益肾、补气养血基础上,配伍化湿降浊、活血化瘀之品。也有配合中脘、足三里、肾俞、脾俞、心俞等穴位埋线以及食疗、灸疗等非药物疗法治疗的报道。

(二)营养不良

营养不良是透析患者的常见并发症,是透析患者死亡和影响其生存质量的独立危险因素。透析患者因尿毒症毒素、微炎症、胃肠功能紊乱等,在蛋白质和营养物质缺乏的基础上,机体出现蛋白质和能量代谢异常,其营养不良多表现为蛋白质能量消耗(protein energy wasting, PEW),通过补充营养物质无法完全改善。因此,如何更好地改善透析患者的营养状况,仍是目前研究的热点和难点之一。有关透析患者营养不良的中医病机认识,多数学者认为是虚实夹杂,并且正虚和邪实相互影响,共同导致营养不良的发生,多项研究认为正虚以脾肾气虚为主,邪实以血瘀、湿热、浊毒为主,脾胃功能失调,气血生化不足是其病机关键所在。因此,可以选用调理脾胃方剂如参苓白术散、六君子汤、温胆汤等和补益气血方剂八珍汤、归脾汤、人参养荣汤、当归补血汤等加减治疗。此外,临床研究表明,中医健脾补肾活血类膏方、以足三里、三阴交两穴组成调理脾胃灸法等可以改善血液透析患者营养不良,艾灸神阙穴可以改善腹膜透析患者营养不良。

(三)矿物质及骨代谢异常综合征

慢性肾脏病矿物质和骨异常(chronic kidney disease-mineral and bone disorder, CKD-MBD)在透析患者中普遍存在,临床表现为钙、磷、甲状旁腺激素或维生素 D 代谢异常,骨转化、骨矿化、骨量、骨线性生长或骨强度异常,血管或其他软组织钙化。既往多称为"肾性骨病"。临床常见有高磷血症、低磷血症、高钙血症、低钙血症、继发性甲状旁腺功能亢进、肾性骨营养不良(包括高转化骨病、骨软化症、无动力性骨病和混合型骨病)、骨质疏松症、软组织钙化(动脉钙化、皮肤钙化、钙化防御等)。尽管血液净化技术不断完善、临床治疗药物如不同的磷结合剂、活性维生素 D 及其类似物、拟钙剂以及甲状旁腺切除手术、甲状旁腺介入治疗的应用,矿物质及骨代谢异常尤其高磷血症、高钙血症、继发性甲状旁腺功能亢进和肾性骨营养不良等仍然是临床亟待解决的难题。中医学者多数认为其病机为本虚标实,本虚责之于肾、脾、肝,标实多为瘀血、湿浊、湿热、浊毒,属于中医"骨痿"范畴,临床多从补益肝肾、补肾健脾、补肾活血、补肾壮骨入手,常在辨证基础上选用桑寄生、补骨脂、骨碎补、续断、狗脊、杜仲、独活等中药。

(四)微炎症状态

透析患者由于残余肾功能的逐渐消失,肾脏对机体代谢废物的清除能力逐步丧失,体内大量堆积的糖基化产物和蛋白质降解产物,不能及时排出体外,加之脂质代谢紊乱、氧化应激反应、透析液和透析膜生物相容性、继发性甲状旁腺功能亢进、代谢性酸中毒等因素,引起微炎症状态。有学者认为"气虚血瘀"是透析患者微炎症状态的基本病因病机,以中医"益气活血"为治疗大法,将益气活血中药按注射剂标准制备,加入常规碳酸氢盐透析液中,可降低血液透析患者血中 IL-6 和 TNF-α 水平。也有报道冬虫夏草制剂、八段锦运动处方可以改善腹膜透析患者的微炎症状态。中药复方改善透析患者微炎症状态的研究亦得到重视。

(五)透析患者的症状困扰和社会心理问题

症状困扰和心理问题是影响透析患者生活质量的重要因素,常见的有:皮肤瘙痒和干燥、睡眠障碍、口渴、疲乏、性欲减退、便秘、恶心呕吐、食欲减退、不宁腿、抑郁、焦虑、认知障碍等。中医药对此具有其独特的优势,如透析患者的皮肤瘙痒,中医多从血虚风燥、湿毒浸渍、瘀血阻络、营卫不和、阴虚风盛辨证,采用养血祛风、清热燥湿、活血化瘀、调和营卫等治法,除辨证服用中药外,还可采用中药外洗、药浴、熏蒸等外治方法,或者中药内服外治并用,以及辨证使用针刺、耳穴疗法等非药物疗法。对于透析患者的睡眠障碍,抑郁、焦虑、疲乏、性欲减退、便秘、不宁腿等可以参照中医"不寐""郁证""虚劳""阳痿""便秘""痉病"等辨治。但中医心理疗法在该领域的临床运用有待加强。

六、中医药在血液净化领域临床和研究中应关注的问题

(一)透析患者中医证候辨证标准的问题

目前,尽管有大量关于血液透析、腹膜透析患者中医证候的临床研究,以及透析并发症的中医证候特点研究,但尚未达成共识。虽存在许多研究参照有关慢性肾衰的中医证候辨证标准,而这些标准是针对未进入透析的慢性肾衰患者的中医证候诊断标准。研究表明,进入透析治疗后,无论是血液透析还是腹膜透析,患者的中医证候特点与进入透析治疗前有明显的不同。因此,透析患者中医证候辨证标准的研究制定亟待解决。

(二)中医药保护残余肾功能和提高透析效能的问题

保护透析患者的残余肾功能,有助于清除透析治疗中难以清除的大、中分子毒素,对于改善透析患者的营养状态、减少微炎症、控制钙磷代谢紊乱和维持水电解质平衡、减少心脑血管并发症等,均具有积极的临床意义。目前单中心小样本的临床研究报道显示,口服中药复方具有延缓透析患者残余肾功能下降的作用,有待于多中心、大样本的临床研究予以证实。尽管已有一些中药腹膜透析液(腹膜透析液中加入中药注射液)、中药血液透析液(在常规碳酸氢盐透析的 B 液中加入中药药液)的临床研究报道,但由于透析液的特殊性,在透析液中加入中药成分是否符合相关的法律法规仍无定论,限制了该方面研究的开展,我国目前尚无获批上市的中药腹膜透析液或血液透析用透析液。

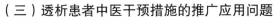

（三）透析患者中医干预措施的推广应用问题

中医药防治透析并发症具有其特色优势，但如何进行推广应用是中医药领域值得关注的问题。以下因素是其瓶颈：①对中医药在透析领域的作用重视不够，临床和基础研究投入不足；②中医干预措施的循证证据不足，基于中医药方法的康复方案缺如；③对透析患者最常见的并发症如肾性贫血、CKD-MBD 等，中医药治疗方面尚无实质性的突破，确实有效的防治药物和中医方案尚未形成；④该领域中医或中西医结合的专家共识、临床路径、临床指南的研究和制定还未得到充分重视；⑤该领域中西医结合人才队伍建设有待加强。

（邱模炎）

主要参考书目

1. 方药中 . 实用中医内科学［M］. 上海：上海科学技术出版社, 1985.

2. 李平, 王国柱, 余仁欢 . 时振声中医肾脏学［M］. 北京：中国医药科技出版社, 2023.

3. 张勉之, 杨洪涛, 王莹 . 张大宁补肾活血法研究［M］. 北京：中国科学出版社, 2016.

4. 王钢, 邹燕勤, 周恩超 . 邹云翔实用中医肾脏病学［M］. 北京：中国中医药出版社, 2013.

5. 王海燕, 赵明辉 . 肾脏病学［M］. 4 版 . 北京：人民卫生出版社, 2021.

6. 王质刚 . 血液净化学［M］. 4 版 . 北京：北京科学技术出版社, 2016.

7. 聂莉芳, 余仁欢 . 聂莉芳治疗肾病经验辑要［M］. 北京：北京科学技术出版社, 2016.

8. 赵进喜 . 吕仁和临床经验集：第 2 辑［M］. 北京：人民军医出版社, 2009.

9. 张佩清, 李淑菊 . 张琪肾病论治精选［M］. 北京：科学出版社, 2014.

10. 中国中医科学院 . 中医循证临床实践指南：中医内科［M］. 北京：中国中医药出版社, 2011.

11. 叶任高, 沈清瑞 . 肾脏病诊断与治疗学［M］. 北京：人民卫生出版社, 1994.

12. 李平, 谢院生 . 糖尿病肾病中西医结合诊疗与研究［M］. 北京：中国医药科技出版社, 2018.